Emergencies in Anaesthesia

麻 醉 急 症

（第 3 版）

原　著　Alastair Martin
　　　　Keith G. Allman
　　　　Andrew K. McIndoe

主　译　高志峰　张　欢

副主译　段　怡　吉晓琳

U0197401

北京大学医学出版社

MAZUI JIZHENG（DI 3 BAN）

图书在版编目（CIP）数据

麻醉急症：第 3 版 /（美）阿拉斯泰尔·马丁
（Alastair Martin）等原著；高志峰，张欢主译 . —北京：
北京大学医学出版社，2022.10
书名原文：Emergencies in Anaesthesia
ISBN 978-7-5659-2697-6

Ⅰ.①麻…　Ⅱ.①阿…②高…③张…　Ⅲ.①麻醉学
Ⅳ.①R614

中国版本图书馆 CIP 数据核字（2022）第 136026 号

北京市版权局著作权合同登记号：图字：01-2022-0779

麻醉急症（第 3 版）

主　　译：高志峰　张　欢
出版发行：北京大学医学出版社
地　　址：（100191）北京市海淀区学院路 38 号　北京大学医学部院内
电　　话：发行部 010-82802230；图书邮购 010-82802495
网　　址：http://www.pumpress.com.cn
E - m a i l：booksale@bjmu.edu.cn
印　　刷：北京信彩瑞禾印刷厂
经　　销：新华书店
责任编辑：王智敏　　责任校对：靳新强　　责任印制：李　啸
开　　本：889 mm×1194 mm　1/32　印张：17.625　字数：694 千字
版　　次：2022 年 10 月第 1 版　2022 年 10 月第 1 次印刷
书　　号：ISBN 978-7-5659-2697-6
定　　价：120.00 元
版权所有，违者必究
（凡属质量问题请与本社发行部联系退换）

译校者名单

主　译：高志峰　张　欢

副主译：段　怡　吉晓琳

译　者（按姓氏汉语拼音排序）

崔　蕾	段　怡	高志峰	郭梦倬	胡　健
吉晓琳	李盛达	廖　玥	刘　攀	刘　娴
孟园园	庞文婷	王　苗	王晓宇	韦玉枝
温　馨	武昊天	杨　博	张海静	张　欢

中文版序

自古以来，人类在生存和劳动中一直饱受着灾害带来的创伤，同时还要忍受疾病带来的痛苦。从古至今，人类从未停止过对减除疼痛的药物和方法的找寻。1846 年 10 月 16 日，William Morton 在波士顿麻省总医院公开实施乙醚麻醉，开启了现代麻醉学。从此以后，"手术的疼痛被攻克，科学战胜了疼痛"。现代麻醉学虽然只有不足二百年的历史，但麻醉的发明，对促进人类健康发展和社会文明进步具有划时代的意义。170 余年来，麻醉学经历了巨大的变化，麻醉医师的工作不再局限于手术室内，已延伸到围手术期处理及各种急症的救治中。而外科手术也发生了天翻地覆的变化，人体已无手术禁区。越来越复杂、精准的手术操作对麻醉管理提出了更高的要求，也发展出更多相应的麻醉技术。随着社会现代化和科技化的进展，人类生活模式与人口结构发生改变，高龄、多合并症患者，以及涉及个人或群体的危急时刻与日俱增，麻醉医师也面临着前所未有的挑战。

2018 年首个中国医师节前夕，由国家七部委联合发布的《关于印发加强和完善麻醉医疗服务意见的通知》(简称"21 号文件")进一步强调了麻醉学科的水平是衡量医院医疗水平的重要指标。通过加强麻醉学科的建设和麻醉专科医师的培训，提升麻醉医师围手术期的管理水平及应对危机的处理能力，更好地保证手术患者的安全及高效地救治急重症患者，对于实践健康中国战略，具有重要意义。

《麻醉急症》作为牛津临床医学系列出版物，已经更新到第 3 版。该书分主题列出了麻醉医师可能面临的各种紧急情况，涉及术前、术中和术后。能否成功处理麻醉期间发生的各种急症，取决于麻醉医师及其团队能否快速反应并做出理性决定。这种快速反应能力，是通过个人和团队在日复一日的不断积累和训练中养成的，包括具备丰富的临床知识、熟练的操作技能、完善的仪器设施和成竹在胸的应急预案。《麻醉急症》提供了处理各种急症的思维框架和应急预案，可以帮助麻醉医师专注和处理最可能的病因，同时排除罕见病因。该书能激励麻醉医师去反思他们的知识储备是否充足，操作技能是否值得信赖，以及在面对紧急情况时是否能冷静应对；对于培训和提升麻醉医师处理危急情况的能力，具有很好的指导作用。

生命无比珍贵，但时刻面临岌岌可危的困境。相信在研读这本书后，麻醉医师在面对生命困境时，可以更加从容地应对。

董家鸿

清华大学讲席教授

中国工程院院士

中国医师协会常务副会长

清华大学临床医学院院长

清华大学附属北京清华长庚医院院长

2022 年 8 月

译者前言

在秋风送爽、硕果累累的季节，《麻醉急症》（第3版）中文版终于与广大读者见面了。

麻醉学的发展正在经历巨大的改变和进步。2018年首个中国医师节前夕，由国家七部委联合发布的《关于印发加强和完善麻醉医疗服务意见的通知》（简称"21号文件"）进一步强调了麻醉学科的水平是衡量医院医疗水平的重要指标。而麻醉医师应对围术期急症的危机处理能力以及针对危重患者的临床救治能力正是学科建设的核心内容，也是围术期患者的安全底线。

正如原著主编在原著前言中所说："麻醉急症处理是否成功，取决于麻醉医师和他们的团队是否能以冷静和合理的方式做出应对。"通常，正确的应对仰赖于充分的知识经验储备和定期的培训。因此，本书列举了多个急症主题，内容涵盖术前、术中以及恢复期，力求帮助每一位读者随时获得做出临床决策所需的支撑信息。

《麻醉急症》已历经3版，最新版既是对过去各版的继承和延续，同时又针对近年来麻醉学发生的变化进行了全面的精选与补充。鉴于此，经过与北京大学医学出版社的反复讨论，我们决定将《麻醉急症》（第3版）进行翻译，以呈现给全国同道。

为了能给广大读者一个良好的阅读体验，我们的翻译团队不仅邀请了深具临床、教学和科研经验的知名专家，也纳入了很多英语造诣颇深的麻醉新秀。团队成员精耕细作，克尽厥职，力求达到"信、达、雅"的目标。尽管如此，由于时间所限，本书难免有许多缺点和不妥之处，望广大读者批评指正。

我们要感谢北京大学医学出版社王智敏主任及其团队，他们一丝不苟、严谨细致的工作使得本书倾向于圆满。

我们对本书翻译、审校以及编辑的所有人员致以衷心的感谢和崇高的敬意！

我们谨以此书献给热爱和关心麻醉事业的广大读者，正是你们的支持和鼓励，持续地推动着我们努力追求卓越。我们诚挚地希望得到你们对本书的意见和建议。

高志峰　张　欢

2022年8月

原著前言

欢迎阅读《麻醉急症》(第3版),同时也欢迎我们的新任主编Alastair Martin,他承担了繁重的新版本修订任务。

在临床工作中,麻醉医师经常会面临各种急症。《麻醉急症》旨在帮助我们对此类情景进行合理的预判。本书描述了很多需要即刻或尽快处理的事件,内容涵盖术前、术中以及恢复期。

麻醉急症的处理是否成功,取决于麻醉医师和他们的团队是否能以冷静和合理的方式做出应对。而应对能力可以通过经验、培训和个人及团队的准备得到显著提升。急症的准备包括获得正确的知识、技能、设备和帮助。同时,预案可以提供应对框架,帮助我们关注和处理最可能的原因,同时排除罕见原因。

我们希望《麻醉急症》能够激励读者重新审视自己,评估自身应对急症事件的知识和准备。此外,鉴于急症处理不仅需要团队内所有成员的协作,也需要手术间设备齐全,本书亦可为我们的工作场所提供设备清单。在大多数情况下,有效合理的计划会帮助我们更好地应对急症。

我们要特别感谢参与本书的所有作者,感谢他们的出色工作,当然也要感谢家人们一直以来的支持。

Alastair Martin

Keith G. Allman

Andrew K. McIndoe

2020年2月

(崔蕾 译 段怡 校)

原著第 3 版编者

James Bennett
Consultant Anaesthetist, Conquest Hospital, East Sussex Healthcare NHS Trust, Hastings, United Kingdom

Jim Blackburn
Anaesthesia, North Bristol NHS Trust, Honorary Associate Lecturer, University of Bristol, United Kingdom

Hannah Blanshard
Consultant in Anaesthesia, University Hospitals Bristol NHS Foundation Trust, Bristol, United Kingdom

Tim Cook
Consultant in Anaesthesia and Intensive Care Medicine, Royal United Hospital, Bath, United Kingdom

Louise Cossey
Anaesthetic Registrar, University Hospitals Plymouth NHS Trust, Plymouth, United Kingdom

Jules Cranshaw
Consultant in Anaesthesia and Intensive Care Medicine, Royal Bournemouth Hospital, Bournemouth, United Kingdom

Owen Davies
Consultant Anaesthetist, Christchurch Public Hospital, Christchurch, New Zealand

Craig Dunlop
Consultant in Cardiothoracic Anaesthesia and Intensive Care Medicine, University Hospitals Plymouth NHS Trust, Plymouth, United Kingdom

Charles Gibson
Consultant in Anaesthesia and Intensive Care Medicine, Royal Devon and Exeter NHS Foundation Trust, Exeter, United Kingdom

Gerard Gould
Consultant Anaesthetist, Conquest Hospital, East Sussex NHS Trust, Hastings, United Kingdom

Kim J. Gupta
Consultant in Anaesthesia and Intensive Care Medicine, Royal United Hospital NHS Trust, Bath, United Kingdom

Katharine Hunt
Consultant Neuroanaesthetist, National Hospital for Neurology and Neurosurgery, University College London Hospitals, London, United Kingdom

John Isaac
Consultant Anaesthetist, University Hospitals Birmingham NHS Foundation Trust, Birmingham, United Kingdom

Michael Kinsella
Consultant Obstetric Anaesthetist, St. Michael's Hospital, University Hospitals Bristol NHS Foundation Trust, Bristol, United Kingdom

Daniel Lutman
Chief of Heart and Lung, Children's Acute Transport Consultant, Great Ormond Street Children's Hospital, London, United Kingdom

Bruce McCormick
Consultant Anaesthetist, Royal Devon and Exeter NHS Foundation Trust, Exeter, United Kingdom

Simon Mercer
Director of Medical Education, Liverpool University Hospitals NHS Foundation Trust, Aintree University Hospital, Liverpool, United Kingdom

Jerry Nolan
Consultant in Anaesthesia and Intensive Care Medicine, Royal United Hospital, Bath; Professor of Resuscitation Medicine, University of Warwick, Warwick, United Kingdom

Neil Rasburn
Consultant Anaesthetist, University Hospitals Bristol NHS Foundation Trust, Bristol, United Kingdom

Mark Scrutton
Consultant Obstetric Anaesthetist, St. Michael's Hospital University Hospitals Bristol NHS Foundation Trust, Bristol, United Kingdom

Mark Stoneham
Consultant Anaesthetist and Honorary Clinical Senior Lecturer, Nuffield Department of Anaesthetics, Oxford, United Kingdom

Kath Sutherland
Specialty Registrar in Anaesthesia, Bristol Royal Children's Hospital, University Hospitals Bristol NHS Foundation Trust, Bristol, United Kingdom

Benjamin Walton
Consultant in ICM and Anaesthesia, North Bristol NHS Trust, Bristol, United Kingdom

Manni Waraich
Consultant in Neurointensive Care & Neuroanaesthetics, National Hospital for Neurology and Neurosurgery, University College London Hospitals, London, United Kingdom

Nerida Williams
Intensive Care Registrar, National Capital Private Hospital, Canberra, Australia

原著第 1 版编者

Ciara Ambrose
Specialist Registrar in Anaesthesia, Southmead Hospital, Bristol, United Kingdom

Davinia Bennett
Fellow in Liver Transplant, Anaesthesia and Intensive Care, Queen Elizabeth Hospital, University of Birmingham NHS Trust, Birmingham, United Kingdom

Colin Berry
Consultant Anaesthetist, Royal Devon and Exeter NHS Trust, Exeter, United Kingdom

Hannah Blanshard
Specialist Registrar in Anaesthesia, Bristol Royal Infirmary, Bristol, United Kingdom

Elaine Boyle
Specialist Registrar, Neonatal Unit, Royal Infirmary of Edinburgh, Edinburgh, United Kingdom

Tim Cook
Consultant Anaesthetist, Royal United Hospital, Bath, United Kingdom

Jules Cranshaw
Specialist Registrar in Anaesthesia, Bristol Royal Infirmary, Bristol, United Kingdom

R.D. Evans
Reader, University of Oxford, Nuffield Department of Anaesthetics, Radcliffe Infirmary, Oxford, United Kingdom

Gerard Gould
Fellow in Thoracic Anaesthesia, Guy's and St Thomas' Hospital, London, United Kingdom

Kim J. Gupta
Consultant Anaesthetist, Bath, United Kingdom

Katharine Hunt
Consultant Neuroanaesthetist, National Hospital for Neurology and Neurosurgery, London, United Kingdom

John Isaac
Consultant Anaesthetist, University Hospital, Birmingham, United Kingdom

Michael Kinsella
Consultant Obstetric Anaesthetist, United Bristol Healthcare NHS Trust, Bristol, United Kingdom

Chris Langrish
Specialist Registrar in Anaesthesia, Bristol, United Kingdom

Stephen J. Mather
Consultant in Anaesthesia and Perioperative Medicine, United Bristol Healthcare NHS Trust, Bristol, United Kingdom

Bruce McCormick

Senior Lecturer, Queen Elizabeth Hospital, Balantyre, Malawi, Africa; Specialist Registrar in Anaesthesia and Intensive Care Medicine, Frenchay Hospital, Bristol, United Kingdom

Jerry Nolan

Consultant in Anaesthesia and Intensive Care Medicine, Bath, United Kingdom

Aidan O'Donnell

Specialist Registrar in Anaesthesia, Royal Infirmary of Edinburgh, Edinburgh, United Kingdom

Adrian Pearce

Consultant Anaesthetist, Guy's and St Thomas' Hospital, London, United Kingdom

Richard H. Riley

Clinical Associate Professor of Anaesthesia, University of Western Australia, Australia

Mark Scrutton

Consultant Obstetric Anaesthetist, United Bristol Healthcare NHS Trust, Bristol, United Kingdom

Martin Smith

Consultant Neuroanaesthetist and Honorary Lecturer in Anaesthesia, National Hospital for Neurology and Neurosurgery, London, United Kingdom

Ben Stenson

Consultant Neonatologist, Royal Infirmary of Edinburgh, Edinburgh, United Kingdom

Mark Stoneham

Consultant Anaesthetist and Honorary Clinical Senior Lecturer, Nuffield Department of Anaesthetics, Oxford, United Kingdom

Ranjit Verma

Consultant Anaesthetist, Derby City General Hospital, Derby, United Kingdom

Benjamin Walton

Specialist Registrar in Anaesthesia, Bristol, United Kingdom

David Wilkinson

Anaesthetic Practitioner, Royal Devon and Exeter NHS Trust, Exeter, United Kingdom

原著献辞

谨将此版《麻醉急症》献给我们的夫人们：

Sue McIndoe，Fiona Martin，Cathy Allman，

非常感谢你们所付出的爱与支持。

药物剂量说明

郭梦倬　译　吉晓琳　校

本书中涵盖一些专家用药建议，这些药物和使用剂量非英国国家处方（British National Formulary，BNF）内容，属于超说明书使用。建议在使用任何不熟悉的药物前，务必查阅 BNF 和产品说明书。

目　录

第1章

危机管理和人员因素

Simon Mercer

廖玥　译　段怡　校

⑦ 人员因素

引言

人员因素（human factors）在医疗保健，尤其是在急症处理和危机管理中的影响越来越受到重视。2013 年，国家质量委员会（National Quality Board，NQB）达成协议，从政策层面推动了医疗行为中人员因素的概念普及。

人员因素是反映认知、社会和个人资源的综合能力，是对技术技能的补充，有助于改善临床工作的安全性和高效性。

人员因素、危机资源管理和非技术技能这三个术语通常是可以互换的。从某种意义上说，它们探讨的都是机构组织、工作任务和个体工作者三者之间的相互作用，以及该作用对人类行为和系统运行的影响。通常，对人员因素和管理系统设计方式的忽视会导致患者安全事故的发生。

2011 年，英国皇家麻醉医师学会和困难气道协会的第 4 次国家审计项目会议报告了气道管理的主要并发症。报告中明确指出某些人员因素类别的失误属于并发症的促发因素，包括沟通、决策和领导方面的失误。进一步的分析表明，在每个病例报告中，都可能存在多达 4 个属于人员因素类别的问题。在另一个引人关注的病例中，患者的死亡被认为与人员因素类别的问题有关，包括麻醉方式的实施以及麻醉间内工作人员的行为问题。

医疗文化的改变势在必行，我们需要借此来确保医疗保健机构能够贯彻人员因素这一概念。新的医疗系统的设计应做到可以规避"潜在的组织缺陷"。

拓展阅读

Bromiley, M. (2008). Have you ever made a mistake? *Bulletin of the Royal College of Anaesthetists*, **48**, 2442–5.

Carayon, P., Xie, A., Kianfar S. (2014). Human factors and ergonomics as a patient safety practice. *BMJ Quality & Safety*, **23**, 196–205.

Department of Health (2000). *An Organisation with a Memory.* London, UK: Department of Health.

Fletcher, G., McGeorge, P., Flin, R.H., Glavin, R.J., Maran, N.J. (2002). The role of non-technical skills in anaesthesia: a review of current literature. *British Journal of Anaesthesia*, **88**, 418–29.

Flin, R.H., O'Connor, P., Crichton, M. (2008). *Safety at the Sharp End: A Guide to Non-Technical Skills.* Farnham, UK: Ashgate Publishing, Ltd.

NHS England. *Human Factors in Healthcare—A Concordat from the National Quality Board.* Available at: http://www.england.nhs.uk/wp-content/uploads/2013/11/nqb-hum-fact-concord.pdf

⊙ 前期准备

　　以团队的形式进行危机管理的模拟教学和培训，这是至关重要的。许多常见的紧急事件可通过定期的"现场"演练进行模拟训练。

　　尽管很多急症不具备提前规划的条件，但只要时间允许，就应该考虑到以下几点：

急症事件的应对准备包括：

☑ 我应该去哪？（急诊科在哪里？）

☑ 我的值班一线医生是谁？我的听班上级医生是谁？

☑ 还有谁能够提供帮助？

☑ 手术室从业人员（operating department practitioner，ODP）的呼叫号码是什么？

☑ 其他关键号码是什么？

- 输血科
- 重症监护室
- 急诊室协调员

☑ 我需要清楚哪些标准作业流程？

☑ 我需要熟练使用哪些设备？

- 快速输液仪
- 麻醉机
- 输液泵
- 呼吸机

标准作业流程

　　在危机处理中标准作业流程（standard operating procedures，SOPs）、治疗方案和核查清单都是非常有用的，它们可以减少错误，特别是用药错误。作为一个专科，麻醉学建立了相关 SOPs 以应对急症事件的发生，这些 SOPs 已经通过国家级的同行评议，是我们每个人都需要熟悉的内容。它们包括：

- 过敏反应
- 恶性高热
- 无法插管，无法通气
- 局麻药毒性反应
- 复苏委员会指南
- 大量失血

WHO 核查清单

　　这是一份需要在**麻醉开始前（sign in）、手术切皮前（timeout）**和**患者出室前（sign out）**完成的特定的核查清单。据报道，三方核查将手术死亡率减少了 40% 以上，并发症减少了 1/3 以上。

　　这份清单使得整个团队都能够了解患者、手术和其他特殊情况，并确保整个团队能够遵循相同的思维模型。它提供了很好的机会去提高安全意识，同时降低"不可能事件（Never Events）"的发生概率。

除此以外，WHO 核查清单还要求明确以下内容：

- 团队中的所有成员彼此认识。
- 正确的患者正在接受正确的手术。
- 相关的辅助检查结果可以获得（影像、血型和配血）。
- 患者过敏史已经确认。
- 预防性使用抗生素（术前酌情使用）。
- 设备检查。
- 外科医生希望团队了解的关于手术的任何问题。
- 任何麻醉复苏期间可能遇到的问题。

创伤患者或危急患者的应对准备包括：

☑ 确定团队的负责人。

☑ 分配团队中其他人员的角色和职责。

☑ 如有需要，呼叫他人帮助（非工作时间不能到场时，上级医师可能只能进行院外指导）。

☑ 根据院前预警进行团队简报，提炼可能的思维模型（或可能发生的事件）。

☑ 准备一个含有各类药物的"湿包裹"[包括诱导药、肌肉松弛药（简称肌松药）、阿片类药物和其他可能使用到的药物，如抗生素和氨甲环酸]。

☑ 准备相关设备，如快速输液仪。

☑ 联系相关科室，如手术室、重症监护室、放射科和输血科。

☑ 在一些医院可能需要提前启动 CT 扫描设备。

☑ 可能需要从区域医疗网络中调取更多的血液制品以应对大量输血。

☑ 手术室协调员可能需要进行手术备物。

拓展阅读

Arbous, M.S., Meursing, A.E., van Kleef, J.W., et al. (2005). Impact of anesthesia management characteristics on severe morbidity and mortality. *Anesthesiology*, **102**, 257–68.

Gaba, D.M. (2010). Crisis resource management and teamwork training in anaesthesia. *British Journal of Anaesthesia*, **105**, 3–6.

Haynes, A.B., Weiser, T.G., Berry, W.R., et al. (2009). A surgical safety checklist to reduce morbidity and mortality in a global population. *New England Journal of Medicine*, **360**, 491–9.

NHS England (2018). *Never Events Policy and Framework*. Available at: https://improvement.nhs.uk/documents/2265/Revised_Never_Events_policy_and_framework_FINAL.pdf

:✪: 危机管理

关键的人员因素非常重要，它可以确保麻醉医师能够在紧急或重大事件中充分发挥作用。要尽早寻求他人帮助。

态势感知

态势感知（situational awareness）是一个至关重要的动态过程，主责麻醉医师必须始终保持对当前态势的感知，避免被"抓住"从而出现纰漏。

态势感知有三个要素：

1. 对周围环境的感知。
2. 对当前形势的理解。
3. 对未来情况的预测。

或者更简单地描述为：

1. **收集信息**——来自院前警报、患者的交接资料、监护仪、病史记录（和既往的病案记录）、血液检查（动脉血气）、影像学资料（X 线片、扫描检查和超声检查）。

2. **根据思维模型来理解信息。**［如：一名头部受伤的患者格拉斯哥昏迷量表（Glasgow coma scale，GCS）评分为 3/15，那么后续需要对其进行气管插管、辅助通气和头颅 CT 扫描］。

3. **对后续的状况展开预测和计划**（如：头部受伤的患者进行 CT 扫描后需要转入神经外科继续治疗）。

以下的任何状况都可能导致失去态势感知：

- 收集信息时出现错误。
- 对信息的错误理解。
- 未能根据收集的信息采取行动。
- 未能提前安排计划。

除此之外，以下原因也可能会造成失去态势感知：

- 领导力缺乏（缺乏领导、团队矛盾）。
- 注意力分散（嘈杂环境、各种干扰、超负荷工作）。
- 信息不明确（如：创伤患者极度心动过速，而此时的血压被假定为既往的正常血压值）。
- 只专注于某一具体任务（如：气管插管或动脉置管）。
- 非自主意识（只看到自己所期望看到的，缺乏长远的眼光）。

主责麻醉医师把自己的想法用正确的语言表达出来，这是非常重要的。这样整个团队才能够明了领导者的思路。主责麻醉医师可以通过以下的方法保持态势感知：

☑ 后退一步，保持全局观。
☑ 不要被卷入到某一项操作任务中。
☑ 如果领导者是唯一能够完成某项操作任务（如：气管插管）的人，那么操作前将领导权进行正式移交。任务完成后即可收回领导权。
☑ 及时表达想法并复盘之前的行动。
☑ 定期向团队传达最新讯息。

领导者

非常重要的一点是团队成员需要知道领导者是谁，如果有任何不确定，必须要向团队宣布由谁担任领导者。领导者负责：

☑ 任务分配和划分优先顺序。
☑ 协调各项任务。
☑ 提前制订计划。
☑ 激励团队成员，鼓舞人心。
☑ 站在幕后控制全局而不是承担某项具体的任务，保持态势感知。

沟通

在发生急症事件或重大事件时，良好的沟通是至关重要的。人处于压力之下时会变得沉默，而沉默会阻碍交流。可以通过以下方式改善沟通情况：

☑ 降低工作区域的噪声（通过制定纪律来规范）。
☑ 确保沟通在领导者发起后可被团队内成员接收，反之亦然。
☑ 按照团队成员的名字分配任务或者直接指派任务，而不是提一些笼统的要求。
☑ 通过反馈确保指令被理解（即：团队的成员将接收到的任务复述给领导者，任务完成后告知领导者）。
☑ 使用"情况报告"（简要的信息更新），确保参与各项操作任务的团队成员能够保持态势感知。

使用一个结构性的系统来寻求帮助，例如 SBAR：

● **S**（Situation）情况
● **B**（Background）背景
● **A**（Assessment）评估
● **R**（Recommendation）建议

英国国防医疗服务部门发明了助记词 **TBCS**，在损伤控制性复苏期间每 10～30 min 进行一次简短的"情况报告"（或信息更新）：

● T——手术开始的时间（**Time**）。
● B——血液（**Blood**）（输血量 & 输血速率）和血气检查结果。
● C——凝血（**Clotting**）（通过 RoTEM™ 测得）和温度（**Cold**）（当前的体温）。
● S——手术（**Surgical**）的进展或新的手术方案的讨论。

团队合作

急症救援队往往具有以下的特点：

- 由多个学科组成，团队中每个成员都有不同的角色。
- 有一个共同的目标（如：稳定一位危重患者的病情）。
- 承担角色的周期有限（即：一旦团队的目标实现，成员可以重新承担其他角色）。

救援队有义务做到下列要求：

- 成员之间互相支持。
- 解决危机情况下出现的任何冲突。
- 有效地交换信息。
- 任务期间，协调所进行的各项活动。

决策

可采用以下方法做出决策：

- 以认知为导向（如：基于以前的经验）。
- 基于原则（如：使用预先准备的指南和研究方案）。
- 评估备选方案。
- 既定的解决方案或创造性决策。

拓展阅读

Endsley, M.R. (1995). Toward a theory of situation awareness in dynamic systems. *Human Factors: The Journal of the Human Factors and Ergonomics Society*, **37**, 32–64.

Fortune, P.-M., Davis, M., Hanson, J., Phillips, B. (2012). *Human Factors in the Health Care Setting: A Pocket Guide for Clinical Instructors*. New York, NY: John Wiley & Sons, Ch. 7, p. 59.

Pierre, M.S., Hofinger, G., Buerschaper, C., Simon, R. (2011). *Crisis Management in Acute Care Settings*, 2nd edition. Cham, Switzerland: Springer.

Rall, M., Glavin, R.J., Flin, R. (2008). The '10-seconds-for-10-minutes principle'. Why things go wrong and stopping them get worse. *Bulletin of the Royal College of Anaesthetists*, **51**, 2614–16.

Toft, B., Mascie-Taylor, H. (2005). Involuntary automaticity: a work-system induced risk to safe health care. *Health Services Management Research*, **18**, 211–16.

⑦ 后续处理

总结汇报

事件发生后的总结汇报是非常重要的。这种通过复盘事件来改善未来行为的过程被称为经验学习。针对严重不良（灾难性）事件的处理原则，大不列颠和爱尔兰麻醉医师协会已经制定了相应的指南。

总结汇报的注意事项包括：

☑ 事件结束后尽快组织汇报。

☑ 远离临床环境，选择安静且私密的房间进行汇报。

☑ 在平静的气氛中进行汇报（然而，在刚刚经历高压事件后可能很难保持平静）。

☑ 确保所有相关人员都有发言的机会；如有必要，让他们"表达不满"。

☑ 确保所说的内容都是有建设性的。

☑ 确保汇报的内容涵盖了希望讨论的所有问题。

☑ 确保汇报的方式没有对抗性，并保证团队成员不会感到被针对。

☑ 汇报结束时，需要将所有内容进行整合，并总结关键点。

如有必要，后续再次安排进一步的总结汇报。

拓展阅读

Association of Anaesthetists. *Catastrophes in Anaesthetic Practice*. Available at: http://www.aagbi. org/sites/default/files/catastrophes05.pdf

第 2 章

心血管

Jerry Nolan，*Craig Dunlop*

庞文婷　译　段怡　校

☠ 心搏停止和无脉性电活动

定义

心搏停止（asystole）：心脏电活动完全消失的心脏骤停。

无脉性电活动（pulseless electrical activity，PEA）：有组织电活动，但无有效机械活动的心脏骤停。

临床表现

- **心搏停止**：ECG 上没有电活动——通常，在监护仪上可见基线缓慢的波动。无法触及中心脉搏（颈动脉或股动脉）。心室电活动停止后，心房电活动可能会继续。这被称为"P 波停搏"，此时，心脏对电起搏可能会有反应。
- **PEA**：存在有组织的心脏电活动，通常与脉搏一致。但无法触及中心脉搏（颈动脉或股动脉）。

即刻处理

[⊃ 见图 2.1 和图 2.2，分别为成人院内复苏流程和加强生命支持（advanced life support，ALS）流程，p.12、p.13。]

☑ 立刻停止任何可能引起过度刺激迷走神经的手术操作（如：牵拉腹膜）。

☑ 建立通畅的气道并使用 100% O_2 进行通气。

☑ 以 100 ～ 120 次 / 分的频率进行胸外按压——如果已进行气管插管或建立声门上气道，应避免因为通气中断按压。

☑ ETCO$_2$ 水平可以反映胸外按压的有效性——心肺复苏（cardiopulmonary resuscitation，CPR）时目标 ETCO$_2$ ≥ 20 mmHg。

☑ 如果心搏停止是由手术刺激迷走神经引起的，给予阿托品 0.5 mg IV。

☑ 如果出现 PEA，或者通过停止手术及静脉注射阿托品无法立即恢复心搏，则给予肾上腺素 1 mg IV，而后每 3 ～ 5 min 给予一次相同剂量的肾上腺素直至自主循环恢复。

后续管理

☑ 治疗心搏停止的可逆性病因（⊃ 见"排除 / 病因"，p.11）。

☑ 快速输液（如有大量出血，可输血）。

☑ 若为完全性房室传导阻滞（三度）或莫氏 II 型房室传导阻滞，可考虑安装起搏器。在等待可熟练操作经静脉起搏的专业人员时，可先植入经皮起搏器。也可以开始静脉输注异丙肾上腺素（起始剂量为 5.0 µg/min）。

☑ 如果复苏成功，则应该进行急诊手术（如：控制出血）。

☑ 除非 CPR 的时间很短（可能短于 3 min），否则患者应保留气管插管并转入重症监护室继续治疗。

☑ 在长时间的心脏骤停后，如果存在神经系统损伤的可能，则要考虑有针对性的体温管理。

☑ 完善胸部 X 线、12 导联 ECG、动脉血气和电解质分析。

☑ ⮑见"复苏后处理"，p.389。

辅助检查

尿素和电解质、动脉血气、ECG 和胸部 X 线。

危险因素

- 可能过度刺激迷走神经的手术（如：妇科 / 眼科手术）。
- 既往患有完全性房室传导阻滞、二度房室传导阻滞或三分支传导阻滞。

排除 / 病因

- ECG 导联断开——监护仪上显示为一条直线。
- 缺氧——气道阻塞、食管插管、支气管插管、供氧失败。
- 低血容量——失血性休克（特别是在麻醉诱导时），过敏反应。
- 低 / 高钾血症和代谢紊乱——肾衰竭，烧伤患者使用琥珀胆碱诱发的高钾血症。
- 低体温——可能性低。
- 张力性气胸——尤其是创伤患者或进行中心静脉置管后。
- 填塞——穿透性创伤后。
- 中毒性 / 治疗相关的疾病——药物过量（自残 / 医源性）。
- 血栓栓塞——严重的肺栓塞。

儿科患者

- 成人治疗原则也适用于儿科患者心搏停止。
- 缺氧更有可能是主要病因。
- 药物剂量请参考"儿童加强生命支持"（⮑p.130 ～ 133）。

注意事项

- 因过度刺激迷走神经或注射琥珀胆碱引起的心搏停止通常会自行复跳。可给予阿托品（0.5 ～ 1.0 mg IV）或格隆溴铵（200 ～ 600 μg IV）；偶尔需要进行短暂的胸外按压。
- 上述情况通常不需要后续的辅助检查。
- 其他情况下，除非病因是可逆的并且可以立即治疗，否则心搏停止与不良预后有关。

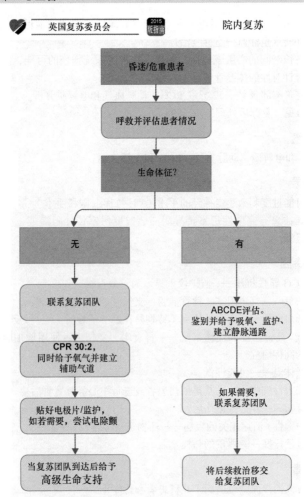

图 2.1　成人院内复苏流程

Reproduced with the kind permission of the Resuscitation Council（UK）

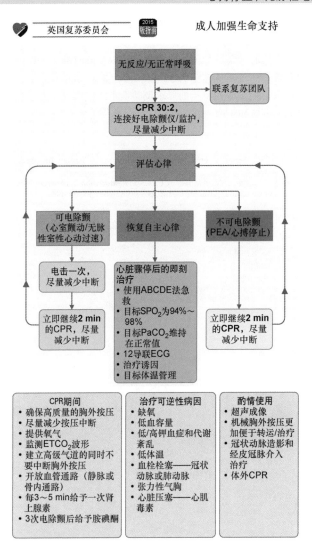

图 2.2　成人加强生命支持流程
Reproduced with the kind permission of the Resuscitation Council（UK）

- 如果心脏骤停时患者已有动脉置管，则可同时使用 $ETCO_2$ 和有创血压监测优化胸外按压的质量。
- 无论初始心律情况如何，心脏骤停院内复苏时都应考虑进行目标体温管理。建议目标体温为 $32 \sim 36℃$，并维持 24 h 以上；具体的目标体温可根据所在机构的要求调整。手术室内降温方法包括静脉输注低温液体和（或）外部降温（如：冰袋）。

拓展阅读

Nolan, J., Soar, J., Hampshire, S., et al. (eds) (2016). *Advanced Life Support*, 7th edition. London, UK: Resuscitation Council UK.

Soar, J., Nolan, J.P., Bottiger, B.W., et al. (2015). European Resuscitation Council guidelines for resuscitation 2015 section 3 adult advanced life support. *Resuscitation*, **95**, 99–146.

☠ 心室颤动

定义

ECG 呈现为快心律，伴不规则、无序且宽大的复合波，可进展为心脏骤停。

临床表现

- ECG 呈现心室颤动（ventricular fibrillation，VF）的特征性表现。
- 无法触及中心脉搏（颈动脉或股动脉）。

即刻处理

［见图 2.2　成人加强生命支持流程，➲p.13］

1. 明确是否发生心脏骤停——检查生命体征，如果接受过相关培训，可以同时检查呼吸和脉搏。
2. 联系复苏团队。
3. 进行不间断的胸外按压，同时在右锁骨的下方和左腋中线 V_6 的位置放置自粘型除颤/监护电极片。
4. 暂停胸外按压进行心律分析之前应做好下一步的诊治计划，并明确传达给团队内其他成员。
5. 停止胸外按压，通过 ECG 确认 VF/pVT 波形。CPR 中断的时间应尽可能短暂，不超过 5 s。
6. 立刻恢复胸外按压，警示除胸外按压人员外的其他救援人员远离患者，并将供氧装置移至合适的位置。
7. 由指定的人员在除颤仪上选择好适当的能量后启动按钮。第一次除颤需要至少 150 J 的能量，后续除颤时选择相同或者更高的能量，或者遵循厂商提供的操作指南。如果无法决定能量的大小，选择可用的最高能量。
8. 确保进行胸外按压的人员是唯一接触患者的人。
9. 除颤仪充电完成后，立即进行安全检查并告知正在胸外按压的救援人员远离患者，而后进行电除颤。
10. 电除颤完成后立刻恢复胸外按压，以 30∶2 的按压∶通气比例重新开始 CPR。如果高级气道已经成功建立，在胸外按压的同时以 10 次/分的频率进行通气。避免停下操作去重新评估心律及脉搏。胸外按压中断的时间应尽可能短暂，每次不超过 5 s。
11. 继续进行 2 min 的 CPR，团队领导者在这期间为下一次暂停进行准备。
12. 快速检查监护仪上的数据。
13. 如果为 VF/pVT，重复步骤 6～12，进行第二次电除颤。
14. 如果 VF/pVT 持续，重复步骤 6～8，进行第三次电除颤。然后立刻恢复胸外按压，给予肾上腺素 1 mg IV 和胺碘酮 300 mg IV，再次进行 2 min 的 CPR。如果在 CPR 过程中自主循环恢复（return of spontaneous circulation，ROSC），则不再给予肾上腺素。

15. 如果 VF/pVT 持续，重复进行 "2 min 的 CPR—心律 / 脉搏检查—除颤" 这一程序。

16. 在交替电除颤后给予肾上腺素 1 mg IV（即：大约每 3 ～ 5 min 给药一次）。

17. 若 ECG 中出现有节律的电活动且与心输出量相匹配，则寻找 ROSC 的证据（生命体征、中心脉搏及 ETCO$_2$）。
    a. ROSC 后启动复苏后处理。
    b. 如果没有 ROSC 迹象，继续 CPR 并切换至不可电击复律的流程。

18. 如果出现心搏停止，继续 CPR 并切换至不可电击复律的流程。

在连接除颤仪时出现 VF/pVT

- ☑ 如果患者在出现 VF/pVT 时就已连接了除颤仪，那么可以进行 3 次快速连续（叠加）电击。
- ☑ 在每次除颤后快速检查心律变化，条件允许时，在每次除颤后检查 ROSC。
- ☑ 如果 3 次电击复律不成功，需要启动胸外按压并继续 2 min 的 CPR。

后续管理

- ☑ 如果 VF 持续存在，需要排除潜在的可逆性病因。
- ☑ 如果复苏成功，应进行急诊手术（如：控制出血）。
- ☑ 除非 CPR 的时间很短（可能短于 3 min），否则患者应保留气管插管并转入重症监护室继续治疗（➲见 "复苏后处理"，p.389）。

辅助检查

尿素和电解质、动脉血气、ECG 和胸部 X 线。

危险因素

- 近期心肌梗死病史。
- 缺血性心脏病。
- 内源性或外源性儿茶酚胺升高。
- 低钾血症。
- 中心静脉置管时导丝刺激心肌。

排除

- ECG 伪影——由于透热疗法或患者体动造成的干扰。

- 多形性室性心动过速——在没有脉搏的情况下，仍然使用电除颤治疗。
- 存在房室旁路的心房颤动——通常传导速度非常快。

儿科患者

- VF 心脏骤停在儿科患者中很少见。
- 成人治疗原则也适用于儿科患者 VF 的治疗。
- 合适的除颤能量和药物剂量请参考"儿童加强生命支持"（⊃p.130）。

注意事项

- 电除颤通常使用自粘型电极片，较少使用手动电极板和导电凝胶电极片。一个电极片贴在右锁骨下方，另一个贴在左侧腋中线大约第 5 肋间隙（V_6 导联）的位置。对于属于高危 VF 的患者，可在术中预防性应用自粘型电极片。
- 治疗无脉性室性心动过速与 VF 相同。
- 在重症监护区外的地方通常会安置 AEDs 或具备除颤提示功能的除颤仪（具有手动控制功能）。这类设备有一显著缺点，即在自动分析心律时需要停止胸外按压。因此，建议具备心律分析能力的施救人员在手动模式下操作这些设备。

拓展阅读

Nolan, J., Soar, J., Hampshire, S., et al. (eds) (2016). *Advanced Life Support*, 7th edition. London, UK: Resuscitation Council UK.

Soar, J., Nolan, J.P., Bottiger, B.W., et al. (2015). European Resuscitation Council guidelines for resuscitation 2015 section 3 adult advanced life support. *Resuscitation*, **95**, 99–146.

✚ 术中心律失常：心动过缓

定义

心动过缓指心室率＜ 60 次 / 分，包括绝对心动过缓（＜ 40 次 / 分）和相对心动过缓（心率引起患者的血流动力学不稳定）。其可能与窦房结或房室传导阻滞 / 病态窦房结综合征有关。

临床表现

- 心室率＜ 60 次 / 分。
- 12 导联 ECG 确定心律。

即刻处理

（➥见图 2.3　成人心动过缓处理流程，p.19）

☑ 立刻纠正低氧血症。

☑ 检查脉搏——如果没有脉搏（无脉性电活动——PEA），启动 CPR 并按照心搏停止治疗（➥见 p.10）。

☑ 若无循环不稳定的表现可不采取任何处理（即血压可接受，外周灌注充足时）。

☑ 纠正其他潜在的病因——停止可能刺激迷走神经的手术操作。

☑ 给予阿托品（500 μg IV，可增加至 3 mg），格隆溴铵（200 ～ 600 μg IV）或麻黄碱（6 ～ 9 mg IV）。

☑ 如果心动过缓持续，可考虑使用异丙肾上腺素（起始剂量为 5.0 μg/min）或肾上腺素（2 ～ 10 μg/min）。

☑ 如果药物治疗无效，在植入经静脉起搏电极导线或永久性起搏器之前，可使用经皮起搏器。启用经皮起搏器时额定电流需要达到 50 ～ 100 mA，从而完成起搏夺获。

后续管理

☑ 治疗可逆的诱发因素（电解质紊乱）。

☑ 停止使用延长 QT 间期的药物（如：胺碘酮、索他洛尔、红霉素、丙吡胺、普鲁卡因胺、奎尼丁、氟哌啶醇、氯丙嗪）。

☑ 对于持续性心动过缓的患者，12 导联 ECG 可以评估有无心脏传导阻滞。

辅助检查

ECG、尿素和电解质、动脉血气。

危险因素 / 病因

窦性心动过缓可能由以下原因引起：

- 手术操作刺激迷走神经。
- 药物因素（β 受体阻滞剂、地高辛、胺碘酮、抗胆碱酯酶、琥珀胆碱）。

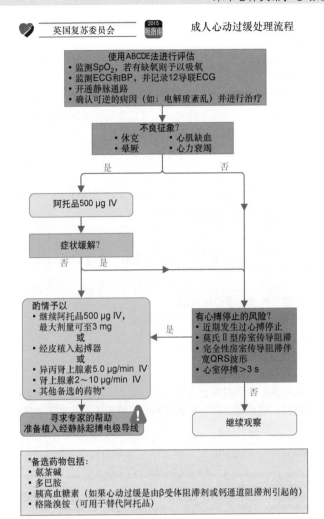

图2.3　成人心动过缓处理流程（包括引起血流动力学不稳定的相对心动过缓）
Reproduced with the kind permission of the Resuscitation Council（UK）

- 病态窦房结综合征。
- 心肌梗死。
- 颅内压升高。
- 体温过低。

三度房室传导阻滞或莫氏 II 型房室传导阻滞可导致明显的心动过缓、血流动力学不稳定，并出现心搏停止。其他重要危险因素包括近期发生的心搏停止或心室停搏＞ 3 s。

严重的低氧血症也会导致心动过缓。

排除

适当的心动过缓且心输出量足够——核对患者的既往史和目前用药情况（如：正在服用 β 受体阻滞剂，患者为运动员）。

儿科患者

在儿科患者中，心动过缓通常继发于缺氧，必须立刻恢复充分的氧合。

注意事项

术前安置起搏器的适应证包括：

- 莫氏 II 型房室传导阻滞或 2∶1 下传的房室传导阻滞（周期性传导阻滞）。
- 完全性房室传导阻滞。
- 有症状的窦房结病。

无症状的束支传导阻滞、双分支、三分支和一度房室传导阻滞不是术前安置起搏器的适应证。除非患者有症状，莫氏 I 型（文氏）房室传导阻滞通常不需要安置起搏器。

拓展阅读

Nolan, J., Soar, J., Hampshire, S., et al. (eds) (2016). *Advanced Life Support*, 7th edition. London, UK: Resuscitation Council UK.

Soar, J., Nolan, J.P., Bottiger, B.W., et al. (2015). European Resuscitation Council guidelines for resuscitation 2015 section 3 adult advanced life support. *Resuscitation*, **95**, 99–146.

⚠️ 术中心律失常：心房颤动

定义

无节律且无序的心房去极化，同时伴有**不规则**的心室率。

临床表现

- ECG 表现为不规则的 QRS 波，其大小与频率发生不规律的改变，这与快速且无序的心房活动相关，但 P 波不可见。12 导联 ECG 是确诊心房颤动（简称：房颤，atrial fibrillation，AF）的最佳方法。
- 房室结的不应期决定心室率。在没有药物治疗或疾病的情况下，心室率将为 120 ～ 200 次 / 分。

即刻处理

（➡️见图 2.4　成人心动过速处理流程，p.24。）

☑ AF 的治疗取决于它是阵发性的还是持续性的。新出现（48 h 内）的 AF，且伴有明显的循环不稳定（低血压、心室率＞ 150 次 / 分、心力衰竭、相关瓣膜疾病）时，治疗应包括：

- 尝试通过 120 ～ 150 J 的同步电复律恢复窦性心律。如果第一次电击不能扭转心律失常，可以再进行两次电击，并将能量提升到除颤仪的最大设定值。
- 立即纠正诱因，如电解质紊乱。

☑ 如果电复律失败，尝试进行药物复律，胺碘酮 300 mg IV，给药时间持续 1 h 以上，随后继续胺碘酮 900 mg IV，给药时间持续 23 h 以上。胺碘酮即使不能恢复窦性心律，也会减慢心室率。

☑ 对于 AF 发作后血流动力学持续恶化，甚至危及生命的患者，无论 AF 持续时间长短，都应进行紧急电复律。在这种情况下，应给予治疗剂量的肝素。

☑ 若患者未出现危及生命的血流动力学不稳定，如果 AF 持续超过 48 h，在尝试复律前需要抗凝治疗（以降低心房血栓栓塞的风险）：

- 控制心室率可以通过静脉注射 β 受体阻滞剂来实现，如：艾司洛尔、阿替洛尔或美托洛尔。
- 使用钙通道阻滞剂控制心室率是一个很好的选择，其中地尔硫䓬疗效最好，但在英国没有静脉注射使用的先例。
- 出现心力衰竭时，可静脉注射地高辛 500 μg 控制心室率，2 ～ 4 h 后重复给药。

后续管理

- ☑ 治疗可逆的诱因（电解质紊乱、低血容量、败血症）。对于使用地高辛的患者，确保其血药浓度在治疗水平（1 ~ 2 ng/ml）。除非有禁忌证，否则常规进行抗凝治疗。
- ☑ AF 患者在尝试转复前需要进行 3 周的充分抗凝治疗。对于持续性 AF 患者，控制心室率是首选方案，但以下人群除外：
  - AF 的原因是可逆的。
  - 主要继发于 AF 的心力衰竭患者。
  - 新发 AF。
  - 心房扑动（简称房扑）的患者中，适合使用消融来恢复窦性心律的人群。
  - 根据临床判断，更适合采用节律控制策略的患者。
- ☑ 早期使用胺碘酮控制心室率的 AF 患者，后期必须改用另一种药物（如：β 受体阻滞剂或地尔硫䓬）来控制心室率（与胺碘酮相关的远期并发症有关）。
- ☑ 心室率控制的目标是静息心室率为 60 ~ 90 次 / 分，而非在轻度活动后心室率 > 110 次 / 分。

辅助检查

ECG、尿素和电解质、动脉血气、甲状腺功能、Mg^{2+}。

危险因素

AF 常见的病因包括：
- 心肌缺血。
- 败血症。
- 风湿性心脏病。
- 电解质紊乱（特别是低钾血症或低镁血症）。
- 高血压。
- 行胸外科和心外科手术。

排除

- 频发的心房异位起搏可引起 AF。
- 其他室上性心动过速是有节律的，但在速度很快的情况下，很难将其与 AF 区分。
- 房扑的特征是快速而有规律的心房活动，频率为 250 ~ 350 次 / 分。ECG 上呈现为典型的锯齿状振颤波，在 II 导联和 V_1 导联中最为明显。通常有 2∶1 到 8∶1 的房室传导阻滞。因此，300 次 / 分的房扑合并 2∶1 的房室传导阻滞会导致心室率为 150 次 / 分。

注意事项

对于 CHA_2DS_2-VASc 评分（房颤抗凝评分）为 1 分的男性和 2 分的女性，通常建议长期抗凝治疗（表 2.1）。抗凝药物可用阿哌沙班、达比加群、利伐沙班或华法林。

表 2.1 CHA$_2$DS$_2$-VASc 评分表

危险因素	得分
充血性心力衰竭	1
高血压	1
年龄≥ 75 岁	2
年龄 65 ～ 74 岁	1
糖尿病	1
卒中 / 短暂性脑缺血发作（TIA）/ 血栓栓塞	2
血管疾病	1
女性	1

拓展阅读

National Institute for Clinical Health and Excellence (2014). *NICE Clinical Guideline 180. Atrial Fibrillation: The Management of Atrial Fibrillation*. Available at: http://www.nice.org.uk/guidance/cg180

Nolan, J., Soar, J., Hampshire, S., et al. (eds) (2016). *Advanced Life Support*, 7th edition. London, UK: Resuscitation Council UK.

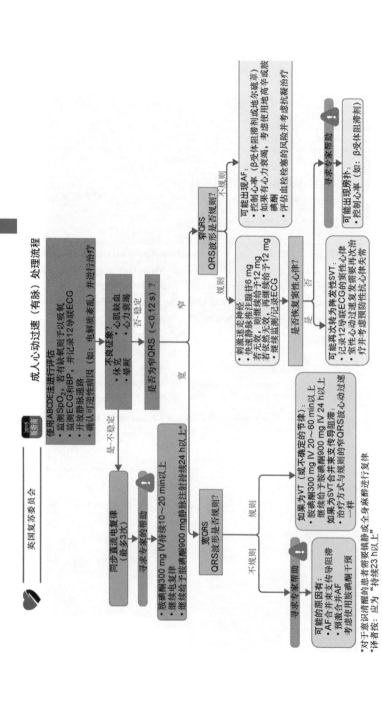

图 2.4 成人心动过速处理流程

Reproduced with the kind permission of the Resuscitation Council（UK）

*对于意识清醒的患者需要镇静或全身麻醉进行复律

*译者按：应为"持续23 h以上"

:❂: 术中心律失常：窄 QRS 波心动过速

定义

为规则的、窄 QRS 波（QRS < 0.12 s）的室上性心动过速。包括：窦性心动过速、房性心动过速、交界性心动过速和房扑。

临床表现

- ECG 呈窄 QRS 波的心动过速（QRS < 0.12 s），心率通常在 100 ~ 300 次 / 分之间。
- P 波正常提示窦性心动过速。
- 扑动波提示房扑（典型频率为 300 次 / 分）。通常房扑 2：1 下传，心室率为 150 次 / 分。
- 交界性心动过速时，P 波可能隐藏在 QRS 波后面，如果 P 波可见，通常为倒置或异常形态。
- 窦性心律时，12 导联 ECG 出现以下征象提示可能存在旁路。
  - PR 间期缩短。
  - R 波（δ 波）上升不良。

即刻处理

（ ➲ 见图 2.4　成人心动过速处理流程，p.24。）

☑ 如果是窦性心动过速，需要治疗潜在的病因（ ➲ 见 "危险因素"，p.26 ）。

☑ 排除窦性心动过速后，可尝试刺激迷走神经，如按摩颈动脉窦。

☑ 快速静脉推注腺苷 6 mg，如有必要，可重复给药 2 次，每次 12 mg。腺苷可终止心律失常或暂时降低心室率，从而确诊潜在的心律失常（如：扑动波可能变得更加明显）。腺苷的副作用包括面部潮红、呼吸困难和头痛。

☑ 如果循环不稳定（收缩压 < 90 mmHg、心力衰竭、意识丧失、心肌缺血），进行同步电复律，70 ~ 120 J。如果第一次电击不能复律，后两次电击直接选择除颤仪的最大能量进行电击复律。

☑ 如果转复失败，胺碘酮 300 mg IV，给药时间持续 10 ~ 20 min，然后再次电击。随后胺碘酮 900 mg IV，给药时间超过 23 h。

☑ 在循环稳定的前提下，可尝试药物复律或控制心室率［如：胺碘酮 300 mg IV，持续 20 ~ 60 min，随后 900 mg IV，持续 23 h 以上；艾司洛尔 50 ~ 200 μg/（kg·min），或维拉帕米 2.5 ~ 5 mg IV］。

后续管理

☑ 治疗可逆的病因（电解质紊乱、低血容量、败血症）。

☑ 寻找存在旁路的证据。

☑ 若存在旁路，需要转诊至心内科进行治疗。

辅助检查

ECG、尿素和电解质、动脉血气、甲状腺功能。

危险因素

窦性心动过速的常见原因包括：

- 麻醉和（或）镇痛不足
- 低血容量
- 低氧血症
- 高碳酸血症
- 脓毒症

室上性心动过速的原因包括房室旁路引起的预激逆向（折返）心律失常［如：Wolf-Parkinson-White（WPW）综合征］。

排除

- 苏醒 / 麻醉过浅——检查患者吸入 / 静脉麻药的输注情况。
- 室性心动过速会引起 QRS 波增宽（QRS > 0.12 s）。
- 快速房颤时 ECG 波形看似规则，可通过 12 导联 ECG 进行鉴别。

注意事项

由异常传导通路引起的室上性心动过速可表现为宽大的 QRS 波，类似于室性心动过速。若患者伴有严重的临床症状，治疗应同室性心动过速（➲见 "术中心律失常：宽 QRS 波心动过速"，p.27）。

拓展阅读

Nolan, J., Soar, J., Hampshire, S., et al. (eds) (2016). *Advanced Life Support*, 7th edition. London, UK: Resuscitation Council UK.

Page, R.L., Joglar, J.A., Caldwell, M.A., et al. (2015). ACC/AHA/HRS guideline for the management of adult patients with supraventricular tachycardia: a report of the American College of Cardiology/American Heart Association Task Force on Clinical Practice Guidelines and the Heart Rhythm Society. *Journal of American College of Cardiology*, **133**, E506–74.

:✛: 术中心律失常：宽 QRS 波心动过速

定义

来源于室性心动过速（ventricular tachycardia，VT），或与异常传导通路有关的室上性心动过速（supraventricular tachycardia，SVT）。QRS > 0.12 s。尖端扭转型 VT 是多形性 VT 的一种特殊类型。

临床表现

- 宽 QRS 波的心动过速，心率> 100 次 / 分。
- 有缺血性心脏病病史，可见独立 P 波、融合波或心室夺获波，提示为 VT 而不是 SVT。
- 对于循环稳定的患者，可以使用腺苷（快速静脉推注 6 mg，必要时重复使用 2 次，每次 12 mg）来区分 VT 和异常传导通路的 SVT。
- 引起不规则宽 QRS 波心动过速的原因包括：尖端扭转型 VT、预激伴房颤和束支传导阻滞伴房颤。尖端扭转型 VT 是一种多形性 VT，QRS 波的振幅与波峰呈周期性改变，围绕基线不断扭转主波方向，伴 QT 间期延长。

即刻处理

（⊙见图 2.4，"成人心动过速（有脉）处理流程"，p.24.）

☑ 触摸脉搏——如果为无脉性 VT，治疗方式与 VF 相同，立即启动除颤。给予非同步电复律——见"心室颤动"，p.15。

☑ 若循环不稳定（收缩压< 90 mmHg、心力衰竭、意识丧失、心肌缺血），则尝试同步电复律，120 ～ 150 J。如果第一次电击不能复律，后两次电击直接选择除颤仪的最大能量进行电复律。

☑ 纠正电解质紊乱，如低钾血症或低镁血症。对于常规服用利尿剂的患者，若出现低镁血症，给予镁 2 g IV。

☑ 如果电复律失败，则给予胺碘酮 300 mg IV，给药时间 10 ～ 20 min，并再次尝试电复律。

☑ 在循环稳定的前提下，纠正电解质紊乱后，尝试药物复律，即：胺碘酮 300 mg IV，给药时间 20 ～ 60 min，然后继续 900 mg IV，给药时间 23 h 以上。必要时选择电复律。

☑ 如果出现尖端扭转型 VT，给予镁 2 g IV，给药时间 10 min 以上，同时纠正电解质紊乱，如低钾血症。

后续管理

☑ 治疗可逆的病因（如：因电解质紊乱导致的 QT 间期延长）。

☑ 停止使用延长 QT 间期的药物。

☑ 持续性或复发的宽 QRS 波心动过速需立即转诊至心内科——可能需要使用其他的抗心律失常药物或超速起搏治疗。

辅助检查

ECG、尿素和电解质、动脉血气、Mg^{2+}。

危险因素

VT 的原因包括：

- 缺血性心脏病。
- 心肌梗死或既往心脏手术后心室瘢痕。
- 右心室衰竭。
- QT 间期延长的患者出现电解质紊乱（服用三环类抗抑郁药、抗组胺药、吩噻嗪类药物；或 Brugada 综合征），可能导致尖端扭转型 VT。
- 由房室旁路引起的 SVT，可引起预激逆向（折返）心律失常［如：Wolff-Parkinson-White（WPW）综合征］，导致宽 QRS 波心动过速。

排除

- SVT 伴传导异常——在紧急情况下，治疗方法与 VT 相同。
- 伴有束支传导阻滞的窦性心动过速——每个 QRS 波前都有 P 波。

注意事项

- 对于复发性持续 VT 或对 β 受体阻滞剂或胺碘酮无反应的 VF，或存在胺碘酮禁忌证的患者，可考虑经静脉给予利多卡因（50 mg IV，给药时间持续 2 min 以上，每 5 min 重复一次，最大剂量为 200 mg）。

拓展阅读

Nolan, J., Soar, J., Hampshire, S., et al. (eds) (2016). *Advanced Life Support*, 7th edition. London, UK: Resuscitation Council UK.

Priori, S.G., Blomstrom-Lundqvist, C. (co-chairs) (2015). The Task Force for the Management of Patients with Ventricular Arrhythmias and the Prevention of Sudden Cardiac Death of the European Society of Cardiology (ESC). 2015 ESC Guidelines for the management of patients with ventricular arrhythmias and the prevention of sudden cardiac death. *European Heart Journal*, **36**, 2793–867.

✛ 术中低血压

定义

动脉收缩压降低超过术前基础血压的 20%。

临床表现

- 无创或有创血压监测提示低血压。
- 评估末梢循环：
  - **末梢温暖**提示血管扩张——考虑麻醉药物过量（检查呼气末挥发性麻醉药浓度或静脉麻醉泵的设置）或区域阻滞平面过高，败血症（发热、心动过速、诱发因素），药物引起组胺释放，过敏反应。
  - **末梢寒冷**提示低血容量或心脏泵功能衰竭。
- 通常低血压都会伴有心动过速（低血容量、败血症、心源性休克）。高位神经阻滞常会伴随心动过缓，这也是造成低血压的主要原因。脊髓损伤导致的低血压较为罕见，且伴心动过缓。

即刻处理

☑ ABC——确保充足的氧供和通气，酌情增加吸入氧浓度。

☑ 检查失血量，确保静脉回流没有被外科医生无意阻断（如：术中操作直接压迫下腔静脉，腹腔镜手术中气腹压过大）。

☑ 考虑体液再分布失调造成的过度损失，并迅速评估外周的灌注情况。

☑ 给予晶体液 10 ml/kg，从而提高灌注压并进行评估（如：心率、血压、CVP）。采用头低脚高位可迅速增加静脉回流。

☑ 适当地降低全身麻醉的深度。

☑ 置入动脉导管，进行连续血压监测。

☑ 考虑给予血管收缩药或强心药：

- 如果外周血管扩张且对快速输液的反应较差，则给予血管收缩药，如：间羟胺（0.5 ～ 1.0 mg IV）或去氧肾上腺素（0.25 ～ 0.5 mg IV）。
- 在适当的快速输液后，如果外周灌注仍然不足且心输出量较低，则予以麻黄碱 6 mg IV 并考虑输注正性肌力药，如：多巴酚丁胺［2 ～ 5 μg/（kg·min）］或肾上腺素［0.1 ～ 0.2 μg/（kg·min）］。

后续管理

如果低血压持续存在，进一步处理可包括：

☑ 使用心输出量测量系统（如：PiCCO、LiDCO、经食管超声心动图）对液体反应性及心输出量进行准确评估。

☑ 检查尿量，评估肾的灌注情况。

☑ 如果持续低血压并且患者血管仍处于扩张状态（如：感染性休克），则输注去甲肾上腺素 [0.1 ~ 0.2 μg/（kg·min）或根据需要增加剂量]。

☑ 如果容量充足但心输出量低且伴有低血压，则输注多巴酚丁胺 [2 ~ 5 μg/（kg·min）]。持续的代谢性酸中毒和血清乳酸升高提示可能存在心输出量减少及供氧不足。

☑ 持续性低血压、少尿和严重酸中毒的患者术后需要转入 ICU。

辅助检查

ECG、胸部 X 线、动脉血气、血红蛋白和心肌酶。

危险因素 / 病因

术中低血压的原因包括：

- 缺氧
- 出血
- 毛细血管渗漏（感染性休克、过敏反应）
- 脱水 [腹泻和（或）呕吐]
- 静脉回流受阻（张力性气胸、下腔静脉受压）
- 血管扩张
- 高位脊髓 / 硬膜外阻滞麻醉
- 麻醉药物或其他血管扩张药物过量
- 过敏或类过敏反应，或感染性休克
- 艾迪生危象
- 梗阻性休克
- 肺栓塞
- 空气栓塞
- 羊水栓塞
- 心脏泵功能衰竭
  - 左心 / 右心衰竭
- 心律失常

排除

- 测量误差：
  - 动脉导管阻尼测量误差。
  - 无创血压袖带测量受到干扰。
- 低血容量——通常伴有心动过速，末梢寒冷，静脉塌陷（低 CVP），动脉波形受呼吸影响或每搏量变异度 > 10%。
- 脱水——若患者出现口干舌燥、眼球凹陷同时伴有血尿素氮和肌酐升高，应考虑为脱水。

- 肺 / 空气栓塞——若患者存在低 CVP，以及开放的静脉床，应考虑肺 / 空气栓塞可能。体征包括：$ETCO_2$ 降低，SaO_2 降低，CVP 升高。
- 微栓塞——在进行长骨骨折手术或髓内手术时，可能出现来自于髓内腔的微栓塞。
- 心力衰竭——若存在颈静脉怒张（高 CVP）、心动过速、末梢寒冷、肺水肿（低氧血症、肺部听诊有湿啰音）或 ECG 提示心肌缺血，应考虑心力衰竭可能。
- 过敏反应——伴有不同程度的心动过速、红斑、皮疹、荨麻疹、喘鸣音和血管性水肿。

儿科患者

- 同样的原则也适用于儿科患者低血压的治疗。
- 以 10 ml/kg 的剂量推注液体，必要时反复进行。

注意事项

- 使用 β 受体阻滞剂的患者在出现低血压时，可能不会表现为心动过速。
- 对于年轻、健康的患者，只要心输出量正常，短时间的低血压一般不会产生危害。缺血性心脏病和（或）慢性高血压患者则需要较高的血压来维持重要器官的灌注。

☼ 术中高血压

定义

血压升高超过基础血压的 15%。

收缩压＞ 160 mmHg 或舒张压＞ 100 mmHg。

重度高血压：收缩压＞ 180 mmHg 或舒张压＞ 110 mmHg。

临床表现

- 无创 / 有创血压监测提示高血压。

即刻处理

☑ ABC：检查气道、呼吸、循环。

☑ 暂停手术直至血压得到控制。如果需要，增加吸入氧浓度。如果出现高碳酸血症，增加潮气量。确认各项指标的数值。增加麻醉深度。给予镇痛药。给予血管扩张药和（或）β 受体阻滞剂和（或）α 受体阻滞剂。

考虑并治疗潜在原因：

☑ 缺氧 / 高碳酸血症——ABC；同时检查 SpO_2 和 $ETCO_2$。

☑ 麻醉深度不足——检查呼气末挥发性麻醉药浓度，检查全凭静脉麻醉泵和 IV 套管，检查麻醉深度监测仪（如：BIS）。

☑ 镇痛不足——若怀疑镇痛不足，则静脉注射阿芬太尼 10 ～ 20 μg/kg 或瑞芬太尼 0.5 μg/kg 并观察效果。

☑ 测量误差——在触诊远端脉搏时重复进行无创血压测量（脉搏重现时压力值接近收缩压）；如果使用有创血压监测，请检查换能器零点的高度。

☑ 医源性药物反应——重新检查安瓿瓶（如：误用可卡因或麻黄碱代替吗啡）并确认血管收缩药或正性肌力药的稀释比例。

☑ 先兆子痫——若患者孕 20 周以上并出现高血压时，检查尿蛋白、血小板计数、凝血功能和肝功能（➲见"先兆子痫"，p.166）。

☑ 颅内高压——检查有无 Cushing 反应（高血压和心动过缓）和瞳孔散大（➲见"颅内压升高"，p.190）。

☑ 若术中血压升高不是继发于纠正原因的生理反应，则予以对症治疗以预防心肌缺血 / 梗死或高血压性卒中。除了增加麻醉深度和给予更多的镇痛药物外，可酌情给予下述治疗：

- 血管扩张药：
  - 肼屈嗪 5 mg 缓慢 IV，每 15 min 一次。
  - 硝酸甘油（配制为 50 mg/50 ml，从 3 ml/h IV 开始，滴定至起效）。
  - 顽固性高血压可使用硝普钠治疗 [0.5 ～ 1.5 μg/（kg·min）]。

- β 受体阻滞剂，尤其适用于高血压伴有心动过速：
  - 美托洛尔 IV，每次增加 1 ～ 2 mg。
  - 拉贝洛尔 IV，每次增加 5 ～ 10 mg（β：α 阻断比为 7∶1）。
  - 艾司洛尔 IV，先给负荷剂量 0.5 mg/kg，然后以 50 ～ 200 μg/(kg·min) 输注。

后续管理

- ☑ 瑞芬太尼 0.25 ～ 0.5 μg/(kg·min) 可提供较强的镇痛作用，适用于难以缓解的手术刺激。
- ☑ 若认为有严重的心肌缺血或梗死，应在术后检查 12 导联 ECG，12 h 后检查心肌肌钙蛋白水平。
- ☑ 密切监测血压。治疗任何潜在的慢性病因（原发性高血压、甲状腺功能亢进、嗜铬细胞瘤）。

辅助检查

ECG、肌钙蛋白、甲状腺功能和 24 h 尿儿茶酚胺检测。

危险因素 / 病因

- 麻醉深度不够 / 镇痛不足。
- 气管插管 / 拔管。
- 术前未控制的原发性高血压或"白大衣效应"高血压（血压不稳定性增加）。
- 主动脉手术——主动脉阻断时，特别是在肾动脉上方进行阻断，会显著增加全身血管阻力。
- 高碳酸血症。
- 低氧血症。
- 妊娠期高血压。
- 药物——单胺氧化酶抑制剂（＋哌替啶）、氯胺酮、麦角新碱、含有肾上腺素的溶液、去氧肾上腺素滴眼剂和可卡因。
- 家族史——多发性内分泌肿瘤（2 型）综合征、甲状腺髓样癌和原发性醛固酮增多症（康恩综合征）。
- 急性颅脑损伤 / 颅内压升高。
- 甲状腺危象导致的 T_4 和 T_3 水平升高。
- 嗜铬细胞瘤导致的血浆去甲肾上腺素水平升高。
- 恶性高热。

排除

- 测量误差：
  - 无创血压的袖带太小。
  - 测量无创血压时受到干扰。
  - 无创（译者按：应为"有创"）血压传感器位置相对于患者心脏水平过低或未正确归零。

注意事项

若怀疑高血压与颅内高压相关，则需要进行头颅 CT 扫描，排查是否存在颅内病变，以及是否具有神经外科干预的适应证。确保 MAP 维持在 > 80 mmHg、头高脚低位、上腔静脉引流通畅和正常的血碳酸水平。可予以甘露醇和短期过度通气。

:✪: 术中心肌缺血

（➲也可见"急性冠脉综合征"，p.335～337）

定义

氧供不足，无法满足心肌的氧需。

临床表现

- ECG 显示 ST 段压低（缺血）或 ST 段抬高（急性心肌梗死）。只有通过多个导联才能准确分析这些变化，条件允许时应立即获取 12 导联 ECG，尤其存在可疑 ST 段抬高时。
- 心肌功能受损可能导致低血压和（或）肺水肿——需要评估外周灌注，进行肺部听诊，明确有无提示左心衰竭和肺水肿的细湿啰音。
- 心脏传导系统缺血可能导致严重的室性心律失常——这些也会加剧心肌缺血。
- 超声心动图可能显示缺血区域的心肌在收缩期向外膨出（反向运动）。
- 心肌梗死会引起心肌肌钙蛋白水平增加——在没有 ST 段抬高的情况下，肌钙蛋白的显著增加提示非 ST 段抬高型心肌梗死（NSTEMI）。然而只有在心肌梗死发生后 12 h 才能检查到可靠的肌钙蛋白值。

即刻处理

☑ ABC——恢复心肌氧供：

- 如果需要，增加吸入氧浓度。
- 如果血容量不足，则给予补液处理，如果存在严重的贫血，则输注血制品——心肌耗氧通常非常高，冠状动脉疾病和严重的急性贫血并存时可迅速引起心肌缺血，需要足够的血红蛋白浓度（70～90 g/L）来逆转心肌缺血。
- 心输出量监测可提示液体反应性并指导补液治疗。
- 当已经恢复了足够的容量但缺血性改变仍然存在时，若血压较低，则使用血管加压药（如：去甲肾上腺素），若血压稳定但心输出量较低，则使用变力扩血管药（如：多巴酚丁胺）。

☑ 减少心肌氧需：

- 心动过速时，使用 β 受体阻滞剂和（或）镇痛药来降低心率 [美托洛尔 Ⅳ，每次增加 1～2 mg，艾司洛尔 Ⅳ，给予 0.5 mg/kg 的负荷剂量，然后输注 50～200 μg/（kg·min）]。
- 根据情况，酌情治疗快速型心律失常（见室上性和室性心律失常的治疗，➲p.25、p.27）。

- 如果出现高血压，需予以对因处理并考虑输注硝酸甘油以减少后负荷（配制为 50 mg/50 ml，从 3 ml/h 开始并滴定至起效）。为了加快起效速度，可以在患者舌下喷 400 μg 硝酸甘油。
- ☑ 如果出现 ST 段抬高，立即进行 12 导联 ECG 检查——若确诊为急性心肌梗死，考虑急诊经皮冠脉介入治疗——给予阿司匹林（300 mg 嚼服 / 鼻饲）和替格瑞洛（180 mg）或普拉格雷（60 mg）。

后续管理

- ☑ 术后复查 12 导联 ECG，调整吸入氧浓度，目标 SpO$_2$ 为 94% ～ 98%，同时保持适当的平均动脉血压。
- ☑ 如心肌缺血持续存在，继续静脉滴注硝酸盐。
- ☑ 急诊心脏超声检查心肌功能。
- ☑ 若最佳化前负荷、后负荷和心肌收缩力后，心肌缺血仍持续存在，则需要使用肝素充分抗凝（除非有绝对禁忌证），并将患者转至心内科进一步诊治。
- ☑ 检测心肌肌钙蛋白水平进行风险评估（以此指导进一步的治疗），并排除或确认心肌梗死。
- ☑ 在出现 ST 段抬高型心肌梗死（STEMI）时，尽快进行冠状动脉造影和经皮冠脉介入治疗（PCI）。

辅助检查

ECG、全血细胞计数、肌钙蛋白（心肌缺血后 12 h）。

危险因素

- 并存冠状动脉疾病：
  - 合并冠状动脉疾病时，低血压、低血容量或贫血更容易引起心肌缺血。
  - 自发性斑块破裂伴冠状动脉部分或完全闭塞也可能是心肌缺血或梗死的主要原因。

排除

- 传导异常，如束支传导阻滞，应与继发于心肌缺血或梗死的 ST 段改变鉴别。
- 术中 ECG 电极放置位置不正确——在诱导前务必将电极放置在正确的位置，并对其波形进行评估。这有助于识别术中出现的波形改变。

注意事项

如果患者意识清醒，心肌缺血和（或）梗死时很可能伴有心绞痛。

拓展阅读

Timmis, A. (2015). Acute coronary syndromes. *British Medical Journal*, **351**, h5253.

✥ 心脏压塞

定义

对心脏的机械压迫导致的低心输出量状态。

临床表现

- 通常出现穿透性胸部创伤或心脏手术后。
- 全身性低血压伴心室充盈压升高，右心房压（CVP）和左心房压（PCWP）趋于一致；脉压下降；颈静脉压升高；奇脉；中心静脉压波形无明显的 "y" 波。
- 少尿。
- 外周灌注不良，发绀，代谢性酸中毒，低氧血症。
- 呼吸困难。
- 心脏手术后大量出血的患者，胸腔引流突然减少 / 停止。
- 心脏骤停。

即刻处理

☑ ABC——给予 100% O_2 吸氧。

☑ 评估生命体征。

☑ 开放足够的静脉通路；给予静脉输液、正性肌力支持。

☑ 心脏手术后——警惕 "乳糜状" 胸腔引流液；尝试用软头抽吸导管抽吸引流管中的凝块。联系外科进行手术；预警手术室；准备开胸（必要时在心脏康复区进行操作）。

☑ 如果存在穿透性异物，不要移除。

☑ 除非出现心脏骤停，开胸前应予以麻醉：麻醉方式应尽可能避免血管扩张；开胸前进行气管插管和通气；气管插管后立即进行开胸（钢丝钳）。

☑ 如果出现无法控制的血流动力学紊乱，立即开胸。

☑ 在穿透性胸部创伤后，如果因心脏压塞导致心脏骤停，需要立即进行急诊开胸手术。

☑ 心包穿刺术可能会节省抢救时间，并减轻麻醉对血流动力学的影响（很少用于紧急情况）。

☑ 必要时需要补充血制品和凝血因子。

后续管理

☑ 保持充盈压力和交感神经的兴奋性：避免心动过缓。

☑ 开胸后解除压塞时血压会随即显著升高；通常纵隔充分引流后血流动力学会迅速恢复稳定。

☑ 确保外科医生明确出血点并清除血凝块。

☑ 纠正代谢性酸中毒。

☑ 正压通气会加重心脏压塞和低血压。

☑ 如果再次开胸，重复使用抗生素。

辅助检查

胸部 X 线（纵隔增宽），ECG（低电压，电交替，T 波异常），超声心动图 / 经食管超声心动图检查术（TOE）（心包积液，心室小且不充盈）。

危险因素

- 胸部创伤（特别是穿透伤）
- 近期心脏手术史，尤其注意：
  - 术后胸腔引流大量血液
  - 围术期**未**打开胸膜
  - 二次手术
- 凝血异常（高凝和低凝）
- 低体温

排除

- 张力性气胸
- 心源性休克 / 心力衰竭 / 心肌梗死
- 肺栓塞
- 过量输血，液体过载
- 速发型过敏反应

儿科患者

- 纵隔内少量的积血即可诱发心脏压塞。
- 可突然发生且表现为心脏骤停。
- 发绀、复杂的二次手术和继发于肝淤血的凝血功能障碍会导致心脏压塞的风险增加。

注意事项

- 电交替现象——每次心搏的 QRS 电轴出现交替性改变，这与心脏的机械性钟摆状运动有关。这是心脏压塞的特征，但不常见。
- 心脏手术后出现相关症状时需要高度怀疑心脏压塞。
- 只有开胸才能做出**明确**的诊断——即使超声心动图只显示少量心包积液，若压迫右心房也会产生显著的血流动力学影响。
- 诊断心脏压塞可能非常困难，尤其是在并存心力衰竭 / 液体过载的情况下。
- 如果病情严重，冠状动脉供血不足可能会导致心肌缺血，使诊断进一步复杂化。
- 临床症状的出现可能会很慢，也可能会很快。
- 凝血功能障碍的患者更容易出现心包内出血。
- 高凝患者更有可能在胸腔引流管中形成血凝块。

- 由穿透性创伤引起的心脏压塞，包括心脏刺伤和枪伤，应立即送往手术室进行心包探查。穿透性胸部创伤后心脏骤停的患者需要立即进行急诊开胸手术（通常在急诊科进行）。经皮心包引流（心包穿刺术）通常无效，除非无法进行手术，否则不应进行这项操作。

:✺: 肺栓塞

定义

肺栓塞（PE）是指血栓栓子阻塞肺循环。

临床表现

- 胸痛（通常由胸膜炎引起）。呼吸困难、呼吸急促、咯血。
- 低氧血症或 A-a P_{O_2} 梯度升高。
- 低血压、心动过速、心律失常、发绀、外周灌注不良、颈静脉 / 中心静脉压升高、$ETCO_2$ 降低。
- 少尿。
- 心力衰竭、心脏骤停。

即刻处理

☑ ABC——给予 100% O_2 吸氧，气管插管 / 通气（出现心脏骤停或其他极端情况时）。

☑ 严重度分级：

- 非大面积 PE——无右心室功能障碍。
- 次大面积 PE——右心室舒张和运动功能减退，无全身性低血压。有胸痛和呼吸困难的症状。
- 大面积 PE——严重的血流动力学和通气障碍，右心室后负荷增加。

药物治疗

非大面积和次大面积 PE

☑ 抗凝——使用治疗剂量的低分子量肝素（如：首选依诺肝素 1.5 mg/kg QD）。肾功能严重受损且出血风险高、老年患者或极低体重或超重患者首选普通肝素（先给予 10 000 U 的负荷量，然后以每小时 1500 ～ 2000 U 的速度继续治疗，维持 APTT 在 1.5 ～ 2.5× 正常值）。

大面积 PE

☑ 大口径 IV 通路、液体复苏、中心静脉通路。

☑ 监测生命体征（包括有创动脉压和中心静脉压）。

☑ 酌情予以正性肌力支持。

☑ 溶栓（阿替普酶，rt-PA 10 mg，1 ～ 2 min 缓慢给药，随后继续予以 90 mg，给药时间持续 2 h；替奈普酶，t-PA 30 ～ 50 mg 单次推注）。近期手术史（1 ～ 2 周）是溶栓的相对禁忌证。但在某些次大面积 PE 的病例中也可考虑溶栓治疗。

☑ 如果有溶栓治疗禁忌，则考虑手术取栓。

后续管理

- ☑ 如有抗凝禁忌证，可考虑置入下腔静脉滤器。
- ☑ 手术取栓——适用于病情严重或恶化，抗凝 / 溶栓 / 置入滤器失败，循环衰竭或心脏骤停的患者，应在具备手术条件的中心进行治疗。
- ☑ 经静脉取栓术（具备手术条件的中心进行）。

辅助检查

- 动脉血气（低氧血症、高碳酸血症或呼吸性碱中毒、代谢性酸中毒）。
- 立即行经胸超声心动图检查。
- 胸部 X 线（肺野缺血、肺动脉段突出）。
- ECG：
  - 窦性心动过速。
  - 20% ~ 50% 出现 "$S_I Q_{II} T_{III}$"。
  - 85% 出现 T 波倒置。
  - 75% 出现右心功能不全。
- CTPA。
- 肌钙蛋白——肌钙蛋白升高的次大面积 PE 患者更能从溶栓中受益。

危险因素

- 长期卧床、瘫痪、近期有过航空旅行。
- 术后的患者（通常为术后 10 天），尤其是在长时间及广泛的盆腔 / 腹部探查后；血管损伤的患者。
- 既往 DVT/ 血栓栓塞史。
- 高凝状态、肥胖、口服避孕药、恶性肿瘤病史、老年。
- 心力衰竭。

排除

- 心肌梗死
- 呼吸道感染、肺炎
- 气胸
- 心脏压塞
- 支气管肿瘤，急性气道阻塞
- 败血症

注意事项

急诊外科取栓术的麻醉管理

- ☑ 避免诱导时出现低血压（"固定心输出量"——心室负荷降低可导致心脏骤停）。
- ☑ 建立大口径静脉通路、中心静脉通路、有创动脉通路，外科团队在诱导前刷手。
- ☑ 考虑在局麻下进行股动脉置管术。
- ☑ 总体目标是维持低肺血管阻力以降低右心室的负荷（注意**避免**全身血管的过度舒张），维持心输出量和冠状动脉血流。
- ☑ 如果需要强心药，首选肾上腺素。

☑ 积极的液体治疗以维持循环血容量（中心血容量增加会导致肺血管扩张；肺水肿的风险很小，但可能诱发右心室衰竭）。

☑ 避免低氧血症和高碳酸血症（比 IPPV 期间胸内压升高更重要），因为这会降低肺血管阻力（PVR）。

☑ 在肺动脉搭桥切开取栓期间辅以适当的手部按压通气，促使血凝块从肺动脉中排出。

☑ 处理肺出血（可能从气管导管处发现大量出血）：

- 交叉配血，联系获取凝血因子——尤其是在溶栓治疗后。
- 反复气管插管（ETT）抽吸。
- 呼气末正压（PEEP）。
- 如果已知为一侧出血，考虑使用双腔支气管内导管插管。
- 可能需行全肺切除术。

拓展阅读

Konstantinides, S.V., Torbicki, A., Agnelli, G., et al. (2014). 2014 ESC Guidelines on the diagnosis and management of acute pulmonary embolism. *European Heart Journal*, **35**, 3033–80.

✳ 心脏损伤

定义

心脏或大血管的钝性或穿透性损伤。

临床表现

- 胸部挫伤、休克、低血压、低血容量、低氧血症。
- 外周灌注不良，外周脉搏搏动不规律或缺失，心律失常，心脏压塞。血胸，胸部叩击音低钝，呼吸音减弱。
- 可能同时存在其他胸部结构损伤：
  - 胸壁外伤（肋骨骨折、胸骨骨折、吸吮性伤口、连枷胸）。
  - 肺挫伤（咯血、血胸、低氧血症）。
  - 气管支气管破裂（喘鸣音、呼吸困难、气胸、低氧血症）。
  - 膈肌破裂（呼吸困难，低氧血症，胸"肠"音）。
  - 食管破裂（疼痛，吞咽困难，胸部 X 线显示纵隔积气）。

即刻处理

- ☑ 针对所有创伤病例的一般管理策略。颈部制动。
- ☑ ABC——给予 100% O_2 吸氧。
- ☑ 开放大口径静脉通路，进行液体复苏。
- ☑ 如有必要，气管插管 / 通气。
- ☑ 快速确定损伤的性质和程度——心脏挫伤的诊断较困难，它很少单独发生，通常会伴有胸骨 / 肋骨的损伤。
- ☑ 所有钝性胸部创伤的病例均要高度警惕心脏损伤。要点在于评估心功能是否良好。
- ☑ 如存在穿透性异物，请勿移除。
- ☑ 血流动力学不稳定的可能原因包括低血容量、心脏压塞、钝性胸主动脉损伤或原发性心肌功能障碍。
- ☑ 开放中心静脉通路，进行有创动脉血压监测（右臂）。
- ☑ 血胸 / 气胸需要进行胸腔引流；观察出血 / 漏气量（若出血 / 漏气量较大则需要联系手术室）。
- ☑ 获取血制品和凝血因子，联系手术室。
- ☑ 镇痛。
- ☑ 如果怀疑是钝性主动脉损伤，在没有头部损伤的情况下，将收缩压控制在 80 ～ 90 mmHg，直到修复 / 支架置入术完成。

后续管理

- ☑ 麻醉方面的考虑。假定患者饱胃；控制气道和通气；如果无法控制气道（如：下段气管破裂），紧急心肺转流可能是唯一的选择。
- ☑ 给予抗生素，注射破伤风疫苗。

心脏挫伤：

☑ 血流动力学监测和 ECG。

☑ 正性肌力药和抗心律失常药。

☑ 处理其他伤口。

☑ 冠状动脉损伤非常罕见，如果出现可能需要进行冠状动脉旁路移植术。

心脏或大血管破裂 / 穿孔：

☑ 持续复苏。

☑ 急诊手术。

☑ 获取血制品和凝血因子。

☑ 同主动脉夹层，钝性胸主动脉损伤可表现为近心端高血压。

☑ 进行经典的正中胸骨切开术。

☑ 心脏修补术可以在不停跳的心脏上进行；如果心内膜损伤，需要进行旁路移植。记得在主动脉 / 股动脉插管前给予肝素（300 U/kg）。开胸时可能出现大量出血，需要进行胸部吸引器−股动脉转流。

☑ 钝性胸主动脉损伤现在越来越多地采用血管内膜支架介入治疗。

- 心脏压塞——➔ 见 p.38。
- 主动脉夹层——➔ 见 p.46。

辅助检查

胸部 X 线（肋骨 / 胸骨骨折，纵隔增宽，血胸），ECG（心律失常，非特异性或 ST 段改变），超声心动图，CT 扫描（增强，螺旋），主动脉造影，肌钙蛋白。

危险因素

- 旅行事故，尤其是道路交通事故（RTA）
- 车祸中安全带损伤是心脏损伤的重要原因
- 撞击的速度

排除

- 其他部位的出血
- 心脏压塞
- 主动脉夹层
- 原发性心肌功能障碍
- 可能同时合并其他部位的损伤（颈部、头部、腹部、四肢）

分类

- 钝性伤（非穿透性）：
  - 钝性心脏损伤（"心脏挫伤"）
  - 心脏破裂
  - 主动脉夹层
  - 大血管撕裂 / 破裂
- 穿透伤（穿透物可能在，也可能不在）
  - 心脏穿孔
  - 大血管穿孔

⊕ 胸主动脉夹层

定义

动脉内膜撕裂，进而在主动脉壁形成假腔。

临床表现

- 突发胸痛，呈"撕裂"样，放射至背部。
- 严重高血压；四肢血压存在差异（部分病例可能表现为低血压 / 脉搏微弱或消失）。
- 急性主动脉瓣关闭不全的征象（脉压增大、脉搏微弱）。
- 外周器官灌注不良。少尿。
- 出现以下情况时，可表现为心力衰竭 / 心脏骤停：
  - 心脏压塞（如果夹层破裂，血液进入心包）。
  - 血胸（如果夹层破裂，血液进入胸膜腔）。
- 在进行心肺转流时，表现为静脉回流和平均动脉压突然下降，而动脉的"管路压力"（即从心肺转流到体内循环的动脉插管中所测得的压力）升高。

即刻处理

☑ ABC——给予 100% O_2 吸入。

☑ 开放大口径外周 IV 通路。

☑ 进行有创动脉压监测，开放中心静脉通路，留置导尿管。

☑ 控制血压——降低心肌收缩力（必要）± 血管舒张（有帮助）。目标为收缩压 ≤ 110 mmHg。

☑ α_1 / β_1- 肾上腺素受体阻滞剂（如：拉贝洛尔静脉推注 5 mg 或静脉滴注 2 mg/min 直至达到目标血压及心率；最大剂量为 200 mg）。

☑ 输注硝普钠 [初始剂量为 0.3 μg/（kg·min），最高可增加至 1.5 μg/（kg·min）直到达到目标血压]。

☑ 镇痛（如：静脉注射吗啡）。

☑ 监测四肢脉搏；检查神经系统（脑和脊髓灌注）。

☑ 安排手术或转诊。

后续管理

"A"型主动脉夹层

☑ 手术步骤是进行升主动脉人工血管置换术和主动脉瓣成形术；必要时行瓣膜 / 主动脉根部置换和冠状动脉旁路移植术（麻醉管理不变，**或者**主动脉弓置换（需行深低温停循环以进行脑保护）。通常此类患者不常规进行冠状动脉造影，因此冠状动脉的状态是未知的。

☑ 使用右侧桡动脉 / 肱动脉进行监测；如果夹层撕裂累及右侧肢体，该侧脉搏消失，则需要使用左上肢。

分类

- "A"型——累及升主动脉（即近端，无论是否延伸到远端）：
  - 紧急手术治疗。
  - 正中胸骨切开入路。
  - 通常合并主动脉瓣关闭不全（主动脉瓣环撕裂）。
- "B"型——仅涉及降主动脉（即远端，不涉及升主动脉）：
  - 通常早期进行内科保守治疗，但如果病情复杂（夹层破裂、血压无法控制、远端血管受损）可能会紧急进行开胸手术。
  - 血管内膜支架治疗日益普及。
  - 常合并脊髓缺血。

☑ 开放大口径 IV 通路 / 中心静脉通路 / 肺动脉漂浮导管（PAFC）进行麻醉诱导前准备。放置鼻咽、直肠和外周温度探头。PAFC 有帮助，但不要为放置 PAFC 而延迟手术。

☑ 控制血压（收缩压目标为 80 ~ 90 mmHg）：
- 尤其要避免插管、诱导和胸骨切开时的血压升高（可能导致主动脉破裂，可使用芬太尼、艾司洛尔）。
- 使用挥发性麻醉药 / 拉贝洛尔 / 血管扩张药持续输注以维持降压效果。

☑ 主动脉瓣关闭不全的处理——避免心动过缓（异丙肾上腺素、阿托品），减少后负荷（异丙肾上腺素、血管扩张药），避免严重的舒张压降低（减少冠状动脉灌注）。

☑ 在胸骨切开之前，常预留股动脉插管以备心肺转流。

☑ 务必在插管前给予肝素（300 U/kg）。存在大量失血和凝血障碍可能——交叉配血（6 U），获取凝血因子，准备氨甲环酸。

☑ 存在心肌功能障碍可能（心肌肥大、旁路移植和阻断时间延迟、涉及冠状动脉的夹层）。

☑ 注意假腔可能已被插管——在心肺转流降温期间，通过监测鼻咽温度（"脑温"）和直肠温度（"核心温度"）来验证插管位置是否正确——"脑温"必须随着直肠温度降低；检查瞳孔及尿量。

☑ 如果手术涉及主动脉弓，则需要进行深低温停循环（注意脑和肾脏保护，可给予：硫喷妥钠 10 mg/kg；甲泼尼龙 30 mg/kg）。

☑ 应对股动脉拔管时可能的低血压（乳酸释放）——碳酸氢钠 50 ~ 100 mmol。

"B"型主动脉夹层

☑ 如果可以，行手术治疗，目前多采用血管介入治疗。

☑ 如果要行开胸手术，则在左侧开胸；采用双腔支气管插管。

☑ 不需要建立心肺转流，但需要：

- 单肺通气。
- 主动脉阻断会伴有严重的近端高血压（需控制血压）；而主动脉开放也会造成血流动力学波动（$NaHCO_3$、正性肌力药）。
- 在左锁骨下动脉阻断时，使用右桡动脉 / 肱动脉进行有创血压监测。
- 在主动脉阻断之前应加强肾脏保护。
- 该手术有脊髓缺血的风险（考虑使用类固醇、巴比妥类药物、脊髓引流管进行脊髓保护）。
  ☑ 术中通常会有严重的出血——交叉配血（6 U）、凝血因子、氨甲环酸，有条件时使用细胞保护剂。

辅助检查

胸部 X 线（纵隔增宽；主动脉结消失；心内膜钙化移位）、ECG（心肌肥厚，电轴偏移，若冠状动脉受累则出现心肌缺血）、CT 主动脉造影（内膜瓣、真腔和假腔），MRI 扫描（内膜瓣、真腔和假腔）、超声心动图、动脉血气（代谢性酸中毒、肠系膜缺血）。

危险因素 / 病因

- 高血压
- 马方综合征，结缔组织病，囊性中央坏死
- 胸部创伤
- 动脉粥样硬化
- 心脏手术（术中并发症）

排除

- 心肌梗死
- 肺栓塞
- 急性进展的胸主动脉瘤

将胸主动脉破裂的患者转移到心脏中心

☑ 稳定患者，开放大口径 IV 通路，吸氧。

☑ 镇痛（吗啡、芬太尼）。

☑ 监测心肺状态（血压、ECG、SpO_2）。

☑ 必要时进行插管和通气（诱导时维持循环稳定）。

☑ 维持血流动力学稳定——将动脉收缩压控制在 80 ~ 90 mmHg 之间（如：输注拉贝洛尔）。避免静脉输液过量。

☑ 确保接收医院得到充分的通知。迅速转移。

☑ 提前采血；持续监测、控制血压和镇痛 / 镇静。

⚕ 主动脉瓣狭窄

定义

在心脏收缩时通过主动脉瓣的血流受阻，导致左心室压力负荷增加。瓣口面积小于 1 cm^2 为重度狭窄（正常为 2.5 ～ 3.5 cm^2）。（⊃ 见表 2.2　主动脉瓣狭窄分级）

临床表现

- 最常见的为进行性劳力性呼吸困难、心绞痛和晕厥。
- 症状可能与疾病严重程度不符。
- 典型的体征是右侧第 2 肋间收缩期杂音，放射至颈部。
- 可能存在细迟脉、颈动脉和心前区震颤。
- 左心室肥大导致心脏舒张功能障碍，晚期失代偿时出现心力衰竭表现。

辅助检查

ECG——左心室肥大，继发性 ST 段和 T 波改变，传导阻滞。

胸部 X 线——常无异常。偶见瓣膜钙化或主动脉狭窄后扩张。肺淤血提示疾病晚期或合并其他病理改变。

超声心动图——评估心脏解剖结构和病变的严重程度，排除其他病因，评估心室功能。

心导管术或 CT 主动脉造影可以排除并存的冠状动脉疾病。

危险因素

- 最常见于退行性钙化疾病。
- 先天性二叶主动脉瓣往往在较小年龄段即发病。

排除

- 并存冠状动脉性心脏病
- 合并的瓣膜病变

表 2.2　主动脉瓣狭窄分级

	最大跨瓣流速（ m/s ）	平均跨瓣压差（ mmHg ）	主动脉瓣口面积（ cm^2 ）
轻度	< 3.0	< 20	> 1.5
中度	3.0 ～ 4.0	20 ～ 40	1.0 ～ 1.5
重度	> 4.0	> 40	< 1.0

围术期管理

有症状或主动脉瓣严重狭窄的患者围手术期有猝死的风险，其他手术应尽可能推迟至瓣膜置换术后。如果紧急，那么：

☑ 开放足够的静脉通路，诱导前建立有创动脉血压监测。

☑ 置入中心静脉导管，方便血管活性药物的使用。

☑ 血流动力学的目标是维持心肌氧供。

☑ 倾向于使用阿片类药物（芬太尼、瑞芬太尼）。

☑ 维持正常心率低限（50 ~ 70 次 / 分）。

☑ 使用 α 受体激动剂（间苯二酚 / 去氧肾上腺素 / 去甲肾上腺素）滴定，维持体循环阻力以使血压达到诱导前的水平。

☑ 维持正常血容量，避免过多液体输注。

☑ 积极治疗心律失常。

☑ 慎用椎管内阻滞。

☑ 区域阻滞技术可提供理想的镇痛效果并帮助达到目标血流动力学水平。

☑ 除非手术极小，所有患者均应在重症监护室中进行术后护理。

☑ 根据当地指南预防性使用抗生素。

注意事项

- 主动脉瓣球囊成形术可作为一种临时措施，但其并非没有风险，且效果无法持续。

- 越来越多的高危患者被推荐接受经导管主动脉瓣置入术；但开放式瓣膜置换术仍然是当前的金标准。

- CPR 相对无效。

- 警惕报告中狭窄程度低但有症状的患者——可能预示着严重的疾病伴心室衰竭。

- 滴定给药的椎管内阻滞方式已成功用于产科患者的管理，但仍然存在高风险。

☼ 主动脉瓣反流

定义

舒张期存在流经主动脉瓣的逆向血流，导致左心室容量负荷增大。严重时反流分数大于 50%。

临床表现

- 慢性反流的病程可长达数年，通常耐受良好。
- 失代偿后呼吸困难加重。
- 出现心房颤动时会心悸（左心房扩张）。
- 右侧第 2 肋间可闻及舒张早期杂音。
- 脉压增大（水冲脉，Corrigan 征）。
- 左心室无法代偿骤然上升的容量负荷时会出现急性肺水肿症状。

辅助检查

- ECG——左心室肥大，心房颤动。
- 胸部 X 线——心影增大，肺淤血。
- 超声心动图——评估病因和严重程度，排除其他病因，评估心室功能。
- CT 主动脉造影——排查主动脉根部和（或）升主动脉扩张，急性主动脉夹层。

围术期管理

☑ 慢性反流患者通常对麻醉耐受良好。

☑ 足够的静脉通路，大手术备动脉通路。

☑ 维持正常高限的心率（80 ～ 100 次 / 分）以缩短反流时间。

☑ 维持正常低限的体循环阻力以增加前向血流，增加每搏输出量。

☑ 维持正常血容量。

☑ 治疗新发的心律失常，尽管主动脉瓣反流的患者对心动过速的耐受可能比狭窄者更好。

☑ 通常对椎管内阻滞耐受良好。

☑ 根据当地指南预防性使用抗生素。

危险因素

- 慢性反流的病因可能是退行性病变、继发于结缔组织疾病的瓣环扩张、长期高血压、炎性疾病、先天性异常、风湿性心脏病。
- 急性症状继发于主动脉夹层或心内膜炎。

排除

- 主动脉夹层
- 心内膜炎

注意事项

- 出现急性症状需要进行急诊瓣膜置换。
- 大量的反流可能与低舒张压和冠状动脉灌注不足有关。此时应使用升压药，即使存在增加反流和降低心输出量的风险。
- 慢性病程中，当症状加重或有心室功能障碍的证据时考虑瓣膜置换。
- 主动脉内球囊反搏会加重反流，禁用。

☀ 二尖瓣狭窄

定义

在舒张期通过二尖瓣的血流受阻，导致左心房压力负荷增加。瓣口面积小于 1 cm^2 为重度狭窄（正常 4 ~ 6 cm^2）。（➋ 见表 2.3 "二尖瓣狭窄分级"）

临床表现

- 由于存在代偿，在疾病晚期之前通常无症状。
- 失代偿后会出现呼吸困难、乏力、频繁的下呼吸道感染和咯血。
- 可发展为肺水肿和肺动脉高压。
- 常见心房颤动，且新发房颤可能会导致急性失代偿。
- 舒张中期杂音在心尖部最明显。
- 可发展为右心衰竭（颈静脉压升高、肝大、外周水肿）。

辅助检查

- ECG——常见心房颤动，窦性心律时 P 波增宽伴切迹（二尖瓣型 P 波）。
- 胸部 X 线——左心房增大，瓣膜钙化，肺淤血。
- 超声心动图——评估解剖异常和严重程度，排除其他病因，评估心室功能。

围术期管理

- ☑ 开放足够的静脉通路，诱导前建立有创动脉血压监测。
- ☑ 置入中心静脉导管，方便血管活性药物的使用。
- ☑ 可能需要抗凝治疗。
- ☑ 维持较低 / 正常心率（50 ~ 70 次 / 分），以改善左心室充盈。
- ☑ 倾向于应用阿片类药物。
- ☑ 心输出量的病理生理改变与主动脉瓣狭窄相同——使用 α 受体激动剂（间苯二酚 / 去甲肾上腺素 / 去甲肾上腺素）维持体循环阻力。
- ☑ 维持正常血容量——对容量过负荷的耐受性差。
- ☑ 椎管内阻滞需慎用。
- ☑ 区域阻滞技术可能提供理想的镇痛效果并帮助达到目标血流动力学水平。
- ☑ 积极治疗心律失常，尽管已经存在的房颤不太可能成功复律。谨慎地使用短效 β 受体阻滞剂（即艾司洛尔）控制心率对稳定循环可能会有所帮助。
- ☑ 避免缺氧、高碳酸血症、酸中毒、N$_2$O——以上均可能会加剧肺动脉高压。
- ☑ 除非手术极小，所有患者均应在重症监护室中进行术后护理。
- ☑ 根据当地指南预防性使用抗生素。

表 2.3 二尖瓣狭窄分级

	平均跨瓣压差（mmHg）	二尖瓣口面积（cm²）
轻度	< 5	> 1.5
中度	5 ~ 10	1.0 ~ 1.5
重度	> 10	< 1.0

危险因素

- 在世界范围内风湿性心脏病仍为主要病因。
- 在发达国家常为退行性钙化或心内膜炎，浸润性疾病或先天性异常导致的二尖瓣狭窄较为罕见。

排除

- 并存冠状动脉性心脏病
- 合并的瓣膜病变

注意事项

- 某些病例可采用经皮二尖瓣成形术治疗。
- 瓣膜置换是有症状患者的首选治疗方法。
- 妊娠耐受性差（循环容量增加、心动过速），可能是首次就诊的原因。
- 早期谨慎的椎管内镇痛有助于分娩。
- 缩宫素会引起心动过速和血管扩张——需谨慎使用。

☼ 二尖瓣反流

定义

收缩期存在流经二尖瓣的逆向血流，导致左心房和心室容量负荷增大。严重时反流分数大于 50%。

临床表现

- 乏力、呼吸困难。
- 严重反流可伴有肺水肿和肺动脉高压。
- 右心衰竭（颈静脉压升高、肝大、外周水肿）。
- 因左心房无法代偿突然增加的容量负荷，出现急性肺水肿和循环衰竭。
- 可能存在心肌缺血和心内膜炎的相关病征。
- 心尖部全收缩期杂音。

辅助检查

- ECG——常为房颤，窦性心律时可表现为左心房增大，缺血性改变。
- 胸部 X 线——心影增大，瓣膜钙化。
- 超声心动图——评估病因和严重程度，评估心室功能（包括右心）和局部室壁运动异常，排除左心房血栓（若有房颤）。因为存在大量反流，射血分数常高于实际情况。

围术期管理

☑ 无症状的慢性反流通常对麻醉耐受良好。

☑ 足够的静脉通路，大手术备动脉通路。

☑ 可能需要进行抗凝治疗。

☑ 维持正常高限的心率（80 ～ 100 次 / 分）以缩短反流时间。

☑ 维持正常低限的体循环阻力以增加前向血流和增加每搏输出量。

☑ 维持正常血容量——可能很难评估，但目标是保证灌注良好。

☑ 治疗新发的心律失常，尽管二尖瓣反流的患者对心动过速的耐受可能比狭窄者更好。

☑ 避免缺氧、高碳酸血症、酸中毒、N_2O——以上均可能会加剧肺动脉高压。

☑ 通常对椎管内阻滞耐受良好。

☑ 根据当地指南预防性使用抗生素。

危险因素

- 瓣膜功能障碍可能是原发性或继发性的。
- 主要原因包括：
  - 瓣叶病变：退行性（黏液性）疾病、脱垂、心内膜炎、风湿性心脏病。
  - 腱索 / 乳头肌破裂：缺血、心内膜炎。
- 与心室功能障碍相关的继发原因（"功能性"二尖瓣反流），可能是由于瓣环扩张或局部室壁运动异常所致。

排除

- 心肌缺血
- 心内膜炎

注意事项

- 出现急性症状需要进行急诊瓣膜修复或置换。
- 紧急情况下可能需要通气、血管扩张药和利尿治疗。
- 低血压会限制血管扩张药的使用。需要应用血管收缩药，虽然其会导致反流加重。
- 主动脉内球囊反搏可减少后负荷，增加冠状动脉灌注，提供有效的桥接治疗。
- 当反流严重且有症状，或心室功能下降时，慢性原发性反流应考虑手术。
- 慢性继发性反流的外科治疗方案尚不明确，需要多学科参与决策。
- 经皮介入治疗是一类新兴技术，长期结果尚不清楚，但可考虑用于不适合传统手术治疗的高危患者。

拓展阅读

Holmes, K., Gibbison, B., Vohra, H. (2017). Mitral valve and mitral valve disease. *British Journal of Anaesthesia Education*, **17**(**1**), 1–9.

Nishimura, R.A., Otto, C.M., Bonow, R.O., et al. (2014). 2014 AHA/ACC guideline for the management of patients with valvular heart disease. *Circulation*, **129**, e521–e643.

第 3 章

呼吸

Tim Cook，Benjamin Walton

李盛达 译 段怡 校

☼❂ 高碳酸血症

定义

$PaCO_2 > 6.3$ kPa（50 mmHg）。

临床表现

$ETCO_2$ 或 $PaCO_2$ 升高。

即刻处理

☑ 增加吸入氧浓度，维持 $SpO_2 > 95\%$。

☑ 检查/增加每分通气量。对自主呼吸的患者需要排除麻醉过深，并酌情予以辅助通气。

☑ 比较吸入/呼出潮气量，排查回路漏气导致的通气量减少。检查气管导管或声门上气道装置（SGA）套囊压力。

☑ 检查 $ETCO_2$ 波形图，排查 CO_2 重吸收。若存在 CO_2 重吸收，可增加新鲜气体流量或更换钠石灰罐。

☑ 检查呼吸回路内部连接是否断开（如：Bain 回路中的内部管路），而导致无效腔增加。

☑ 确认呼吸回路的呼气阀未被卡住。

☑ 若考虑呼吸回路故障，应在保证麻醉深度足够的同时更换其他辅助通气方法。

后续管理

☑ 若 $PaCO_2$ 或 $ETCO_2$ 持续升高，需排除恶性高热、甲状腺危象和其他高热状态。

辅助检查

行动脉血气，确认 $PaCO_2$ 升高，并检查 BE 水平，若 BE 升高，则提示可能存在酸碱紊乱。若怀疑恶性高热，应检测体温、K^+ 和肌酸激酶。

危险因素/病因

- CO_2 产生增多——包括发热、败血症、恶性高热、神经阻滞剂恶性综合征、血清素综合征、再灌注损伤、甲状腺危象等。
- CO_2 清除减少——呼吸抑制、支气管痉挛、间歇正压通气（IPPV）患者每分通气量不足、呼吸回路故障、部分气道阻塞、自主呼吸时无有效呼吸、呼吸回路无效腔过多。
- 外源性 CO_2 过多——CO_2 气腹、CO_2 气胸。
- CO_2 重吸收——钠石灰耗尽，半开放系统中的新鲜气体流量（FGF）不足，回路阀故障或新鲜气体中混入 CO_2。

排除

- 恶性高热（ $\ominus$ 见 p.280 ）。
- 在采用保留自主呼吸的麻醉方法时，常见一定程度的低通气。

儿科患者

在小儿麻醉中任何无效腔的增加都可能显著影响呼出 CO_2 的排出。当使用 T 型呼吸回路时，需要 5 L/min 以上的 FGF，防止 CO_2 重复吸入。

注意事项

- 在绝大多数手术中，出现高碳酸血症不具有临床意义。若不伴心律失常或颅内压升高则无需特殊治疗。
- 儿童 / 青少年脓毒症患者可能会出现很高的代谢率和 CO_2 升高。

✛ 低碳酸血症

定义

$PaCO_2 < 4.5$ kPa（35 mmHg）。

临床表现

$ETCO_2$ 或 $PaCO_2$ 降低。

即刻处理

无 $ETCO_2$

☑ 确认患者状态、监护仪及呼吸机回路连接情况，同时予以 100% O_2 吸入，检查并确认患者脉搏。检查 CO_2 监测连接是否正确；呼吸机是否打开。

☑ 若发现心脏骤停，立即进行加强生命支持（➲ 见 p.13）。注意，心肺复苏（或心脏骤停）期间，只要肺部仍有通气，$ETCO_2$ 波形就应存在，尽管波幅可能降低，但不是完全平坦的。

☑ 鉴别回路断开、气道错位和阻塞。使用 100% O_2 手动通气，观察胸廓起伏情况（必要时可掀开无菌单暴露胸部）。

☑ 若回路断开——重新连接。

☑ 若气道错位（包括食管插管）——重新放置。

☑ 若气道阻塞，应迅速确定阻塞位置：(i) 患者和气道或 (ii) 麻醉回路。

☑ 排除患者和气道阻塞（➲ 见 p.76）：

- 确认气管导管或声门上气道装置位置。
- 可将吸痰管穿过气管导管或声门上气道装置辅助确认导管通畅
- 鉴别是否为完全性喉痉挛、异物或导管移位。若无法确定，应立即重新插管。

☑ 排除 / 处理呼吸回路阻塞：若怀疑回路故障且无法立即排除，可使用充有 100% O_2 的自充氧气袋暂时替代。条件允许时应保持 $ETCO_2$ 监测。确保每次使用新的热湿交换呼吸过滤器（HME，俗称人工鼻）。

低 $ETCO_2$

☑ 确认患者的生命体征（脉搏、SpO_2、血压、体温），同时检查监护仪。

☑ 寻找心输出量降低的诱因（如：下腔静脉压迫、隐匿性失血、肺栓塞、心肌缺血导致的静脉回流减少）（➲ 见 "术中低血压"，p.29）。

☑ 患者是否过度通气——呼吸频率过快或潮气量过高。

☑ 鉴别空气 / 气体栓塞（➲ 见 p.77）。条件允许时，可要求外科医生压迫出血点或冲洗伤口。

☑ 行动脉血气检查。观察 $ETCO_2$ 与 $PaCO_2$ 是否仍存在相关性。若无相关性，则应进一步明确是否需要更换 / 校准 $ETCO_2$ 监测设备。

后续管理

☑ 若发现仪器故障，应及时修理或更换，以便后续使用。

☑ 一般情况较差的老年患者代谢率往往偏低，此类患者若通过调整呼吸参数达到正常 ETCO$_2$ 水平可能会导致脑血管过度收缩。

☑ 甲状腺功能减退—— 一种罕见的潜在原因（➲ 见 p.353）。

辅助检查

● 动脉血气

危险因素

行大型手术的老年患者（低血容量、低体温、低代谢率）。

排除

● **无 ETCO$_2$**——提示无通气或监护仪器断开 / 故障。

  ● 检查脉搏 /SpO$_2$、气道和呼吸回路、CO$_2$ 分析仪及连接情况。

  ● 检查呼吸机是否打开。

  ● 警惕食管插管和意外脱管。

● **低 ETCO$_2$**——考虑下降速度。

  ● 患者因素——心输出量减少或心脏骤停，CO$_2$ 产生减少（低体温 / 低血压 / 过敏反应 / 血栓），换气功能障碍，代偿性代谢性酸中毒，气道阻塞。

  ● 麻醉因素——过度通气或麻醉过深。

  ● 设备因素——监护仪器或采样管故障。

注意事项

注意，心脏骤停期间，无论是否进行 CPR，只要肺部通气存在，就应当存在 ETCO$_2$ 波形，虽然波幅降低（或读数减小），但并非完全平坦。因此若波幅完全平坦，应排查食管插管。

警惕高龄、低血压、低血容量的患者。PaCO$_2$ 过低会损害脑循环。应减少通气量，并进行复苏。

扩展阅读

No trace = wrong place https://www.youtube.com/watch?reload=9&v=t97G65bignQ

Cook TM, Harrop-Griffiths W. Capnography prevents avoidable deaths BMJ 2019; 364 doi: https://doi.org/10.1136/bmj.l439

☒ 麻醉期间低氧血症

定义

动脉血氧含量不足。

临床表现

- 灌注良好的情况下，$SpO_2 < 90\%$。发绀。
- 儿童有心动过缓表现。

即刻处理

☑ 予以 100% O_2 吸入——确认 O_2 监测仪正常。若怀疑 O_2 源故障应立即进行更换。

☑ 大潮气量手动通气——观察胸廓起伏。

☑ 若怀疑呼吸回路泄漏或阻塞，在故障解除前应用自充氧气袋临时替代，或拆除并更换问题部件。更换热湿交换呼吸过滤器（人工鼻）。

☑ 若回路通畅，但通气受阻，应使用吸痰管或使用软支气管镜确认气管导管 / 声门上气道装置是否畅通，必要时可更换气管导管 / 声门上气道装置或改为面罩通气。

☑ 若胸廓运动或呼吸音听诊不对称，应考虑气胸（特别是张力性气胸）或支气管插管。

☑ 听诊闻及异常呼吸音，应排除支气管痉挛、肺水肿及误吸。

☑ 检查脉搏和血压——排除低血容量 / 心力衰竭。

☑ 若怀疑肺不张（常见于老年、吸烟、肥胖、仰卧位患者），可使用持续气道正压通气（CPAP）30 cmH$_2$O 持续 30 s 进行肺复张，而后使用呼气末正压（PEEP）辅助的间歇正压通气（IPPV）。

后续管理

☑ 术后（或术中）胸部 X 线检查。

☑ 考虑并纠正贫血、低血容量、CO 中毒、镰状细胞病等会加重低氧血症危害的异常状态。

☑ 考虑严重的右向左分流（可能表现为缺氧症状）。

辅助检查

动脉血气、胸部 X 线（CXR）、支气管镜检查。

危险因素 / 病因

- 吸入氧浓度降低——供气故障（⮞p.408）。
- 肺泡通气量降低——呼吸抑制、气道 / 回路断开、气道阻塞、回路阻塞、食管插管、意外脱管或支气管插管、支气管痉挛 / 哮喘、肌松残余。

- 肺通气／血流失调加重——慢性肺疾病、肺间质病（水肿、感染）、肺栓塞、误吸、气道塌陷、肺不张、肥胖。

排除

- SpO_2 探头故障或位置问题、外科透热疗法，患者过度体动（如寒战或癫痫发作）。检查波形及读数，调整探头位置以获得更好的波形——如果不能确定读数是否准确，行动脉血气检查。肢体灌注不足可能造成读数不准确，应测量血压。
- 过敏反应可表现为低氧血症——通常伴有特征性的低血压。
- 高铁血红蛋白血症患者。由于血氧探头无法识别脱氧的高铁血红蛋白，监测值常偏低（通常读数在 85% 左右）。

  甲状旁腺或肾手术中注射亚甲蓝以及乳腺手术中用于识别前哨淋巴结的专利蓝也有可能产生相似效果。由于上述情况发生时也可能同时伴有低氧血症，因此 SpO_2 降低时不应首先考虑此类原因。
- 碳氧血红蛋白（COHb）会造成 SpO_2 读数偏高，可通过动脉血气中的 SaO_2 读数来排除。

儿科患者

- 儿童氧耗较高且功能残气量（FRC）较低，发生低氧血症时，血氧饱和度会快速下降。
- 儿童严重缺氧可导致心动过缓，甚至进展为心脏骤停。
- 气道黏液阻塞和肺不张常见于婴儿，气管插管、吸痰和适当呼气末正压对婴儿有益。
- 对先天性心脏病患儿应积极使用 100% O_2 治疗，以降低肺血管阻力（PVR）。通过肾上腺素和静脉输液增加体循环阻力（SVR），从而减少右至左分流。咨询专科意见。

注意事项

只有当脱氧血红蛋白含量大于 50 g/L 时，**临床上才会观察到发绀**。因此严重贫血患者虽然极度缺氧，但不会出现发绀。

☼: 非张力性气胸

⊃另见 "OLV 时通气侧肺发生气胸",p.232。

定义

空气进入胸膜腔内。

临床表现

- 呼吸困难、咳嗽、胸膜炎性疼痛、缺氧。
- 胸廓起伏不对称,进气减少,叩诊过清音(体征常不明显或缺失)。间歇正压通气期间气道压升高。
- 立位胸部 X 线表现为肺缘外侧肺纹理缺失。仰卧位胸部 X 线的诊断常较为困难。前侧气胸可见于创伤/ICU 患者——需通过 CT 明确诊断。
- 肺超声显示肺滑动征消失。

即刻处理

☑ 吸氧以维持氧合。开放 IV 通路。

☑ 排除张力性气胸(低血压、严重呼吸窘迫)。气管偏移和颈静脉怒张为晚期表现,且不常见(⊃见 p.66 和 p.475)。

☑ 若怀疑张力性气胸,则应立即行穿刺减压(第 2 肋间锁骨中线或胸腔造口术,p.66),并留置肋间引流管(⊃p.472-475)。

☑ N$_2$O 会加重气胸,应避免使用。

☑ 间歇正压通气可能会加重气胸。条件允许时,应切换至自主呼吸。降低潮气量/气道压直到引流管放置到位。

后续管理

- 气胸可分为 1 度(如:健康患者)或 2 度(如:合并潜在胸科疾病的患者)。2 度气胸的预后更差。
- 通过胸部 X 线在肺门水平进行距离测量,可以评估气胸的大小。
- 多数指南是为非麻醉环境设计的,麻醉期间应预先放置引流。

    ☑ 间歇正压通气患者应放置肋间引流,除非可以立即停止间歇正压通气。

    ☑ 1 度气胸,若有症状和(或)气胸 > 2 cm:穿刺引流。若第一次失败,可再尝试一次。随后置入肋间引流管。若无症状,或气胸 < 2 cm——观察。

    ☑ 2 度气胸——若有症状,气胸 > 2 cm,或年龄 > 50 岁:留置肋间引流管,否则应穿刺抽气。气胸量 < 1 cm 可观察。

☑ 若持续漏气——应考虑在 48 h 后进行抽吸（高容量 / 低压，10 ～ 20 cm H_2O）。考虑行胸外科手术以进一步治疗（如：胸膜固定术或胸膜切除术）。

辅助检查

对复杂病例行胸部 X 线或 CT。

危险因素

- 继发性气胸——有相关病史，如肺气肿、马方综合征和 Ehlers-Danlos 综合征。
- 高速创伤——麻醉或间歇正压通气前应排除气胸。建议预防性进行胸腔引流术。
- 医疗操作——如颈内或锁骨下静脉置管、经皮气管切开术、局部麻醉、心肺复苏。可能在医疗操作后数小时出现。
- 间歇正压通气相关——慢性阻塞性肺疾病（COPD）、哮喘、急性呼吸窘迫综合征（ARDS）患者。
- 手术相关——腹腔镜手术、胸科手术、肾切除术、经皮肾镜取石术。

排除

- 张力性气胸、肺大疱、大面积肺栓塞、肺塌陷（对侧）；横膈膜破裂（胃疝入胸腔）。
- 间歇正压通气——单肺通气导致的肺塌陷。
- 支气管胸膜瘘（胸外科术后或严重创伤后）。

注意事项

- 塌陷的肺组织复张过快时可出现肺水肿，应密切监控。
- 胸腔引流管置入（➲p.472 ～ 475）。
- 拔除前夹闭胸管：有争议。尚无证据表明夹闭引流管可以提高拔除引流管后的肺复张概率。但夹闭胸管可用于检查胸腔是否漏气。
- 转运前夹闭胸管罕有适应证，因其会增加单纯性气胸复发率，且存在转变为张力性气胸的风险。
- 由肋间引流引起的疼痛常被低估。可通过胸腔引流管向胸腔注射局部麻醉药（如 20 ml 0.25% 布比卡因，必要时每 8 h 一次）可减轻疼痛且不会造成并发症。

扩展阅读

MacDuff, A., Arnold, A., Harvey, J., BTS Pleural Disease Guideline Group Thorax (2010). Management of spontaneous pneumothorax: British Thoracic Society Pleural Disease Guideline 2010. *Thorax*, **65** Suppl 2, ii18–31.

☠ 张力性气胸

（→见"OLV 时通气侧肺发生气胸"，p.232）

定义

胸膜腔内空气受压积聚。

临床表现

- 呼吸困难、咳嗽、胸痛、缺氧或发绀。胸廓不对称性扩张，进气减少，叩诊过清音。气管偏离患侧。
- 低血压和心动过速，颈静脉怒张。间歇正压通气时气道压上升，循环衰竭。
- 胸部 X 线——气胸伴纵隔偏移。偶见双侧张力性气胸——临床表现类似重症哮喘，难以诊断。
- 肺超声显示肺滑动征消失。

即刻处理

☑ 高流量 100% O_2 吸入。开放 IV 通路。

☑ 于患侧第 2 肋间锁骨中线处行穿刺减压（如：成人使用 16 G 或更粗口径）。

☑ 抽吸时可以听到空气在压力下发出"嘶嘶"声。在插入肋间引流管之前，保持穿刺针在原位并与大气相通。

☑ 越来越多的研究推荐将胸膜腔造口术作为替代方案用于需要间歇正压通气的张力性气胸患者。

后续管理

☑ 穿刺减压后于同侧放置肋间引流管（→见 p.472 ～ 475）。

☑ 即使使用穿刺减压不能证实患者存在张力性气胸，也应放置肋间引流管，因为穿刺本身也可能会造成气胸。

辅助检查

临床诊断。胸部 X 线是张力性气胸的诊断性检查，但不能因为胸部 X 线而延误治疗。

危险因素

- 创伤（钝性伤或穿透伤）——通常与肋骨骨折有关。CPR。
- 长时间或高压间歇正压通气，特别是 ARDS 患者。
- 中心静脉导管（CVC）置管，区域阻滞麻醉（可在穿刺后数小时发生）。

- 单纯性气胸可能转化为张力性气胸——间歇正压通气，N_2O，或肋间引流管夹闭不当。
- 手术相关——如腹腔镜手术、胸外科手术、肾切除术、经皮肾镜取石术。

排除

- 气道阻塞。
- 支气管插管。
- 哮喘、支气管痉挛和过敏反应也可同时表现为呼吸和心血管衰竭，但呼吸系统表现常为对称性。

儿科患者

幼儿发生张力性气胸尤其危险，特别是合并胎粪吸入或行间歇正压通气时。患儿可表现为缺氧、低血压或心动过缓。

注意事项

- 支气管胸膜瘘（ 见 p.225 ）。
- 气胸张力的进展与气胸大小无关。
- 高危患者应避免使用 N_2O。

扩展阅读

MacDuff, A., Arnold, A., Harvey, J., BTS Pleural Disease Guideline Group Thorax (2010). Management of spontaneous pneumothorax: British Thoracic Society Pleural Disease Guideline 2010. *Thorax*, **65** Suppl 2, ii18–31.

☀ 肺水肿

定义

细胞外肺水增多。

临床表现

- 呼吸困难、缺氧、大汗、心动过速、粉红色泡沫样痰、颈静脉压力（JVP）升高、奔马律。肺部听诊——吸气相可闻及细小捻发音。
- 间歇正压通气时肺顺应性降低。
- 胸部 X 线——肺水肿（经典的蝙蝠翼征、Kerley B 线、肺水平裂隙积液），心源性肺水肿可见心影增大。

即刻处理

☑ 给予 100% O_2 吸氧，条件允许时应嘱患者端坐。开放 IV 通路。

☑ 呋塞米 50 mg IV 和二乙酰吗啡 1.5 ~ 5 mg IV。

☑ 若收缩压 > 100 mmHg——硝酸甘油（配制为 50 mg/50 ml，以 0 ~ 10 ml/h 泵注）。

☑ 考虑持续气道正压通气（5 ~ 10 cmH$_2$O）或呼气末正压。

后续管理

☑ 若治疗无反应，应行气管插管及间歇正压通气。

☑ 若出现低血压（收缩压 < 100 mmHg），考虑予以正性肌力药［常用多巴酚丁胺 1 ~ 15 μg/（kg·min）］。

☑ 可重复给予呋塞米，并留置导尿管。

☑ 若合并急性心肌梗死，紧急血管造影 / 经皮冠脉介入治疗，条件允许时考虑溶栓。

☑ 主动脉内球囊反搏。

辅助检查

- ECG（心动过速、缺血、心肌梗死、左心室肥大）、胸部 X 线、动脉血气。
- 可以通过超声心动图清楚地显示瓣膜功能和心肌收缩力。

危险因素 / 病因

- 液体过载
- 心力衰竭
- 神经源性肺水肿
- 毛细血管通透性升高（败血症 / 急性肺损伤）
- 气道阻塞继发表现（梗阻后压力性肺水肿）
- 误吸

排除

- 肺部感染、严重哮喘、过敏反应、肺栓塞、误吸。
- 鉴别高静脉压（心力衰竭）与毛细血管渗漏（如：急性肺损伤）。

儿科患者

儿童非心源性肺水肿（如：气道阻塞）较成人更常见。

注意事项

- 左心室衰竭是肺水肿最常见的原因。
- 阿片类药物和呋塞米也可作为血管扩张药使用。
- 急性肺损伤和心源性肺水肿常难以鉴别。急性肺损伤可能与引起全身炎症的严重疾病有关，如：败血症 / 严重创伤 / 胰腺炎等。急性肺损伤患者的 ECG 常无明显异常，胸部 X 线显示双肺弥漫性阴影，常无心影增大或上叶肺静脉扩张。
- 对极度左心室衰竭的患者，静脉切开术（250 ～ 500 ml）可以争取治疗时间。

☠ 严重支气管痉挛

（→另见"急性重症哮喘"，p.136）

定义

- 指危及生命的支气管痉挛，是一种与黏液堵塞和支气管黏膜水肿有关的炎症状态。

临床表现

- 呼吸急促、缺氧、心动过速、发绀、肺过度扩张，听诊可及哮鸣音或沉默肺，意识水平下降、疲惫、低血压。
- 间歇正压通气——气道压增加，$ETCO_2$ 波形倾斜上抬，呼气相延长，气体滞留，可闻及喘鸣或无喘鸣（沉默肺）。

即刻处理

☑ 给予 100% O_2 吸氧、开放 IV 通路。

☑ 沙丁胺醇 5 mg 雾化吸入。必要时重复使用或予以持续吸入。

☑ 异丙托溴铵 0.5 mg 雾化吸入（每 4～6 h）。

☑ 若未缓解可静脉注射沙丁胺醇（负荷量 250 μg 缓慢推注，而后 5～20 μg/min 维持）。

☑ 氢化可的松每 6 小时 100 mg IV 或泼尼松龙每天 40～50 mg PO。

☑ 极端情况下（如意识水平下降）可使用肾上腺素：

- 5 mg 雾化吸入（5 ml，1：1000）。
- 10 μg IV（0.1 ml，1：10 000）。根据反应，可增加至 100 μg（1 ml，1：10 000）。
- 低氧血症和高碳酸血症时应警惕心律失常。
- 若没有可用的静脉通路，可使用 0.5～1 mg（0.5～1 ml 1：10 000）IM。

☑ 镁 1.2～2 g IV（超过 20 min）。

☑ 若麻醉诱导后出现支气管痉挛，停用所有可能引起痉挛的麻醉药（包括地氟烷），使用异氟烷、七氟烷或全凭静脉麻醉。通过适配器吸入 6～8 喷沙丁胺醇（→见 p.453）。考虑过敏反应可能（→p.271）。同时排除回路/气道阻塞（→p.413）。

后续管理

☑ 胸部 X 线——排除气胸（少见但可致命）。

☑ 若对初始治疗无反应，可予以：

- 氨茶碱（负荷量 5 mg/kg，给药时间超过 20 min，维持量 0.5～0.7 mg/（kg·h），心电监护）。若已经在维持阶段，则不再给予负荷量。

☑ 考虑转入 ICU，予以间歇正压通气。

☑ 挥发性麻醉剂（异氟烷/七氟烷）和氯胺酮可能有助于舒张支气管。

辅助检查

- 动脉血气——CO_2 持续上升，提示呼吸功能衰竭。
- 胸部 X 线——排除气胸。
- 全血细胞计数，尿素和电解质（监测 K^+，β_2 受体激动剂可能导致低血钾）。

危险因素

- 哮喘病史（特别是控制不佳、ICU 或间歇正压通气患者）。
- 用药或监测依从性差。社会心理因素。
- 支气管痉挛可被麻醉诱导、气管插管或浅麻醉诱发。此类痉挛大多能迅速缓解。
- 药物使用不当。如在易感个体中使用非甾体抗炎药（NSAIDs）、阿曲库铵、妥布卡林、米卡铵、巴比妥酸盐、新斯的明、吗啡和催产素（仅有少数哮喘患者对 NSAIDs 类药物敏感，且可通过询问病史得知，但此类人群存在交叉敏感）。

排除

- 过敏反应、喉痉挛、声门或声门下气道阻塞、异物、误吸、气胸、肺水肿。
- 回路或气道阻塞，包括声门上气道装置位置不当。

儿科患者

- 处理原则基本同成人，但更危险！
- ➲ 见 p.136.

注意事项

- 麻醉前尽可能控制哮喘。
- 急性哮喘不是常规使用抗生素的适应证。
- 应采取个性化用药方案，先使用最大剂量，再逐渐减量。
- 重复使用 β 受体激动剂时，应警惕低钾血症和高乳酸血症。
- 氦氧混合气理论上具有增加气流量的优势。然而由于吸入氧浓度显著降低（20% ~ 30%）导致其无法用于重症哮喘患者。英国胸腔学会（BTS）指南中不推荐使用氦氧混合气。
- 间歇正压通气时，严重的气体滞留会使胸腔内压力升高，导致静脉回流减少，心输出量降低。因此需要间歇性地断开回路。
- 严重哮喘患者常存在脱水，加之间歇正压通气期间气道压增高，可能出现明显的低血压。
- 2014 年英国全国哮喘死亡审查报告显示每年哮喘死亡人数 > 200 例。其中大多数死亡发生在院前。患者的既往病史和社会心理因素等与入院后的死亡率相关。类固醇治疗不充分、客观监测不足，以及未采用病案管理均是导致死亡的因素。

通气启动及通气策略

☑ 通气指征包括呼吸衰竭、缺氧加重、CO_2 升高（即使仍在正常范围内）、意识水平下降和呼吸停止。

☑ 麻醉诱导尽可能在 ICU 进行，且需有经验的医师在场。转运危重症哮喘患者应小心谨慎。哮喘往往被低估，脆性哮喘可在几分钟内急剧恶化。

☑ 使用静脉麻醉诱导（丙泊酚或氯胺酮），联合阿片类药物和肌松药（维库溴铵或罗库溴铵）。仅在有指征的情况下使用快速序贯诱导（RSI）。使用阿片类药物和丙泊酚／氯胺酮镇静。可使用吸入麻醉药（七氟烷或异氟烷）。肌松药有助于间歇正压通气，但无支气管扩张作用。

☑ 高气道压力是克服气道阻力的必要条件。

☑ 患者可能存在高水平的内源性呼气末正压，且严重的呼气困难会导致显著气体滞留。肺泡处于扩张状态，这会严重损害静脉回流和心脏充盈功能。

- 延长呼气相以保证充分呼气。
- 若出现低血压，尝试将患者与呼吸机断开，使用 100% O_2 进行 4～5 次手动通气，观察肺塌陷情况。
- 可进行手动胸外按压（促进肺塌陷），但效果存在争议。
- 如有必要，可尝试使用低呼气末正压开放气道和辅助呼气。一些呼吸机具备内源性呼气末正压（PEEPi）功能，可用来评估治疗效果。

☑ 允许性高碳酸血症可减少医源性通气并发症。

扩展阅读

British Thoracic Society; Scottish Intercollegiate Guidelines Network (2014). British guideline on the management of asthma. *Thorax*, **69** Suppl 1, 1–192.

Royal College of Physicians (2014). *Why Asthma Still Kills: The National Review of Asthma Deaths (NRAD); Confidential Enquiry Report 2014*. London, UK: Royal College of Physicians. Available at: http://www.rcplondon.ac.uk/sites/default/files/why-asthma-still-kills-full-report.pdf

☠ 大量咯血

定义

导致并发症发病率和（或）死亡率显著增加的下呼吸道出血。

表现

- 气道中出现大量血液，气管导管内或气管吸引时可见鲜血。
- 气体交换或肺顺应性恶化。
- 循环不稳定（未必发生于肺换气功能严重受损前）。

即刻处理

☑ ABC——予以 100% O_2 吸氧。开放 IV 通路。呼叫帮助。

☑ 紧急气管插管及间歇正压通气。

☑ 若出血量较大，可能需要高压通气。

☑ 合适的体位摆放——侧卧位（取决于出血侧肺）。

☑ 确保有效吸引。

☑ 若对侧肺存在污染风险，则应进行肺隔离通气。（➲ 见 "OLV 时通气侧肺发生气胸"，p.232）

☑ 补充容量。

☑ 交叉配血，使用血制品。

☑ 尽早行支气管镜检查，以明确病因。

后续管理

☑ 对因治疗——胸外科、呼吸科、放射科会诊。

☑ 纠正凝血功能障碍。

☑ 插管方案取决于临床情况和麻醉医生的经验。若出血来源已明确，则应行肺隔离通气（进行单腔气管导管支气管插管，双腔支气管插管或支气管封堵器），以防止对侧肺污染。

☑ 可能需要进行硬质支气管镜检查以进行手术治疗。

☑ 介入支气管动脉栓塞术能有效控制出血。但再出血很常见，且需要术后护理。

☑ 急诊手术死亡率高，仅适用于其他治疗失败且肺功能良好的患者。

辅助检查

全血细胞计数、尿素和电解质、凝血、胸部 X 线、支气管镜检查。

危险因素

- 凝血异常，急性血管浸润（如：创伤、肿瘤、脓肿）、支气管扩张症、已存在的血管异常（如：动静脉畸形）、肺血管炎（如：伴肉芽肿的多发血管炎，也称为 Wegener 肉芽肿病）。

- 气管造口术并发症，或 Swan-Ganz 导管引起的肺动脉破裂。
- 胸腔引流管位置不当。

排除

胃肠道出血、上呼吸道出血。

注意事项

- 支气管内隔离可以挽救生命。

❂ 困难控制通气

定义

间歇正压通气期间，需要异常高水平的气道压以产生足够的潮气量。

临床表现

- 高气道压，低潮气量。高碳酸血症伴或不伴缺氧。
- $ETCO_2$ 波形异常。
- 循环衰竭，继发于缺氧或胸腔内压增高导致的静脉回流减少。

即刻处理

☑ 予以 100% O_2 吸氧。

☑ 考虑是否发生以下情况：
- 患者的体位是否发生变化？
- 是否建立气腹？

是否发生过敏反应？
- 近期进行了哪些操作（中心静脉置管、区域阻滞）？
- 困难通气是渐进的还是突发的？

☑ 检查双侧胸廓是否对称。

☑ 听诊肺野是否存在哮鸣音或吸气音减弱。

☑ 临床上排除张力性气胸。

☑ 切换到手动通气：
- 若无通气困难，考虑呼吸回路故障。
- 若仍然存在通气困难，则考虑麻醉回路、导管接合、过滤器、气道装置或患者自身问题。
- 是否存在人机对抗（咳嗽或自主呼吸）？
- 储气球囊充盈缓慢，提示呼气功能障碍（如：部分气道阻塞或支气管痉挛）。

☑ 若仍怀疑回路有问题，应改为手动通气，将自动充气式球囊直接连接到气道设备或更换新的湿热交换器（HME）。注意维持麻醉深度。

☑ 将吸痰管穿过气管导管或声门上气道装置，检查其是否通畅。再次行喉镜检查，并在直视下将气管导管向外退 2 cm 后重新尝试间歇正压通气。如有必要，更换气管导管。

- 通过以上方法可以明确造成困难通气的原因：呼吸回路原因、气道原因或患者原因。

后续管理

☑ 加深麻醉，若气道通畅时应考虑追加肌松药。

☑ 若呼吸回路堵塞或故障，应更换新的回路。在故障排除前使用自动充气式球囊为患者通气。

☑ 若听诊闻及哮鸣音，按支气管痉挛处理（➲p.70）。

☑ 排除过敏反应（➲p.272），并停止给予潜在致敏药物。

☑ 行支气管镜检查以排除气管支气管阻塞（异物/黏液或血液）。

辅助检查

胸部 X 线排除气胸 / 气管导管移位 / 肺水肿 / 急性呼吸窘迫综合征和肺塌陷。酌情处理。

危险因素

膈膜 / 胸壁受压——气腹，严重胃扩张，肌松减退。

排除

- 新鲜气体流量选择错误：一些麻醉机上可能有多条新鲜气体流量管路。
- 自主通气 / 间歇正压通气活瓣卡住。
- 呼吸机设置不正确（报警设置不正确）。
- 支气管痉挛和过敏反应，血 / 气胸，肺水肿，纤维化性肺病，急性呼吸窘迫综合征。
- 气道分泌物、血液、异物（包括误吸）、声门上气道装置相关喉痉挛。
- 设备故障——呼吸回路扭曲或闭塞（如：气管插管打折、螺纹管扭曲）。支气管插管，套囊压力过高，声门上气道装置对位不正，呼吸回路梗阻或安装错误。

儿科患者

- 喉痉挛和支气管痉挛更为常见。小号气管导管被分泌物阻塞，支气管插管也很常见。
- 儿童氧储备较少，因此缺氧进展迅速。

注意事项

- 正确设置（并打开）呼吸机报警有助于早期识别问题。
- 突发的完全阻塞最可能的原因是回路或气道的阻塞（或移位）。任何东西都可能造成阻塞，如过滤器接头的盖子或管路整体打折。必要时可使用自动充气式球囊直接连气管导管，以绕过大部分呼吸回路。也可拔出气管导管或喉罩并用面罩通气代替。
- → 另见 "未预料的困难面罩通气"，p.80。

☠ 空气 / 气体栓塞

定义

指血管［动脉和（或）静脉］系统内出现气体。

临床表现

- $ETCO_2$ 波形突然减弱或消失，伴 SpO_2 下降。
- 心动过速、低血压、心输出量降低、无脉性电活动（PEA）心脏骤停。

即刻处理

☑ 予以 100% O_2 吸氧。停止且不再使用 N_2O（可能造成栓子扩大）。

☑ 排除 PEA 心脏骤停和呼吸回路断开。

☑ 若为 PEA 心脏骤停，应排除其他原因（⊃见 p.11）。

☑ 暂停手术，使手术部位低于心脏水平，压迫出血点，冲洗伤口，以防止空气 / 气体进一步进入。

☑ 若心脏骤停，应立即采取左侧头低位。

☑ 尝试通过补液和血管收缩药来提高静脉压力。

☑ 持续气道正压通气和呼吸末正压可能有助于提高静脉压。

☑ 如有症状，可关闭气腹。

☑ 若已行中心静脉导管（CVC）置管，可尝试经 CVC 回抽。理想情况下，导管末端应放置在右心房（如：栓子内）。若未行 CVC 置管，不要因置入 CVC 延迟复苏。

后续管理

☑ 正性肌力药可能有助于对抗肺血管阻力升高。

☑ 对暴露的骨窦可使用骨蜡封闭。

☑ 高压氧治疗（条件允许时）可用于动脉反常栓塞患者。

辅助检查

临床诊断，$ETCO_2$ 波形监测、动脉血气（低氧血症 ± 高碳酸血症）、胸部 X 线（肺水肿）、ECG（右心劳损及心肌缺血）。

危险因素

- 外科手术因素——伤口位置在心脏上方或被加压气体包围——神经外科、脊柱外科手术、肩部手术、颈部手术、血管外科、髓内钉、大关节置换术、腹腔镜、胸腔镜、内镜。
- 麻醉因素——低血容量，静脉注射器 / 加压输液中存在空气，中心静脉通路留置，以及拔除中心静脉导管。
- 患者因素——卵圆孔未闭（有发生反常栓塞的风险）。

排除

- 低血容量，过敏反应，PEA心搏骤停，呼吸回路断开，肺栓塞，气胸。

儿科患者

新生儿——有通过卵圆孔形成反常栓塞的特殊风险。尽管卵圆孔在出生后24 h内就已功能性关闭，但直到3个月时才会形成解剖关闭。

注意事项

- CO_2栓子可被快速吸收，危险性低于空气栓子。
- 持续气道正压通气/呼气末正压会增加胸腔内压力和中心静脉压，对栓子的大小和进展可能存在限制作用。然而，对于卵圆孔未闭的患者（成年人患病率约10%～15%），右心房压力的升高可能会导致反常栓塞。
- 反常栓塞常表现为中枢神经系统征象。
- 尚无特异性检查能够确诊空气栓塞。经食管超声心动图是最佳选择。$ETCO_2$监测，心前区多普勒结合临床表现的诊断方法更为实用。
- 其他诊断体征包括听诊"磨轮"样杂音和视网膜气泡。

拓展阅读

Muth, C.M., Shank, E.S. (2000). Primary care: gas embolism. *New England Journal of Medicine*, **342**, 476–82.

第 4 章

气道

Jules Cranshaw, Tim Cook

刘攀　译　段怡　校

✪ 未预料的困难面罩通气

定义

尽管面罩型号合适，但缺乏有效的肺部气体交换。

困难面罩通气的发生率大约为 1/20，完全不能通气的发生率＜ 1/1000。大多数困难面罩通气是意料外的。在已预料的困难面罩通气中，其实际发生率约为 1/5。

临床表现

- 即使使用球囊进行手动通气，仍无胸廓起伏。
- $ETCO_2$ 波形平坦。
- 动脉氧饱和度降低。

即刻处理

☑ **处理目标是维持充足的氧合。**

☑ 判断是否能够唤醒患者。条件允许时，立即恢复患者的自主呼吸，在高流量下用 100% O_2 维持持续气道正压通气并唤醒患者。请助手按住快速充氧按钮。

☑ 如果不能迅速恢复足够的自主呼吸，则应加深麻醉，排除喉痉挛、肌紧张或屏气影响，并且抑制咳嗽和自主呼吸造成的人机对抗。首选丙泊酚静脉注射。

☑ 如果麻醉计划中包括使用神经肌肉阻滞剂，可以给药。推荐使用快速起效的琥珀胆碱（1.5 mg/kg）或罗库溴铵（1.2 mg/kg）。**在每一步操作中，充分的麻醉都更有助于气道管理。**

☑ 插管时体位摆放的目的是保证最佳通气，而不是方便喉镜置入。对于成年人，首选"嗅花位"，同时备好其他方案。使患者下颈部俯屈，置于肩水平之上，上颈部伸展，头部处于鼻吸气位。对于肥胖患者，可以考虑在头部垫软枕使患者保持"头高位"。

☑ 抬下颌。

☑ 置入合适型号的口咽通气道或鼻咽通气道。注意防止出血。

☑ 使用四手或六手面罩通气。扣紧面罩，让助手捏放呼吸球囊。四指在下的双手 V-E 手法比两手相对的双手 C-grip 手法更好。请另一个助手增加两手托下颌。缓慢、持续的用力可能比快速、高压通气法更有效。

☑ 按压环状软骨，准备好吸引器。

☑ 放置声门上气道装置（SGA）。（首先按压环状软骨）最多进行三次尝试。如果失败，请考虑更换不同型号 SGA，更换用具和插入方法。最后一次尝试时请使用其他设备。

☑ 如果放置 SGA 后氧合改善，可以考虑使用 SGA 用作术中通气设备。如果继续使用 SGA 是不安全的，则唤醒患者或考虑经 SGA 插管。

☑ 如果放置 SGA 后氧合没有改善，即为"放置 SGA 失败"，则重新尝试面罩通气并按照上述方法进行调整和辅助。准备插管。

☑ 如果最后一次尝试面罩通气失败但尚未使用神经肌肉阻滞剂，使用琥珀胆碱（1.5 mg/kg）或罗库溴铵（1.2 mg/kg）迅速使患者肌肉松弛。如果已给予神经肌肉阻滞剂，确保患者肌松完全。

☑ 如果仍然无法给氧，向团队宣告"面罩通气失败"，**优化体位**，置入喉镜气管插管。

☑ 如果插管失败，启动 CICO 应对计划（➲p.88）。

后续管理

☑ 制订紧急情况下和拔管时的气道管理计划。

☑ 条件允许时，进行胃肠减压。

☑ 在病历中完整记录遇到的所有困难以及处理方法。为未来制订"气道预警"。

☑ 以书面和口头的形式告知患者所遇到的困难。建议他们今后在气道管理中警惕相关风险。病例数据标识。

危险因素

● 未进行预充氧。（预充氧不能避免困难面罩通气，但会减轻其影响。）

● 经验不足。

● 肥胖、打鼾、睡眠呼吸暂停、颈粗、胡须、小下颌、缺牙、颅面畸形、颈部放疗、高龄、男性。

● 预测因素：改良 Mallampati 分级 3 级和 4 级，下颌前伸受限。

排除

如果呼吸球囊已充满气，但通气时未见胸廓起伏，应考虑：

● 气道管理不理想。

● 麻醉回路、过滤器、导管接合器、面罩或人工气道阻塞。尝试更换新球囊和新面罩。（➲见"设备问题"，p.401）

● 麻醉深度不足。部分尚存的气道反射和肌肉强直会使通气变得困难。

● 喉痉挛（➲见 p.104）。

● 未预料的上呼吸道病变，如：肿瘤、囊肿、脓肿、异物（如：咽腔填塞残留）（➲见 p.219）。

● 未预料的下呼吸道病变，如：肿瘤或外部压迫（➲见 p.216）。

● 支气管痉挛（➲见 p.70）。

● 张力性气胸（单侧或双侧）（➲见 p.58）。

● 大量胸腔积液。

● 手动通气导致的意外过度充气——让患者完全呼气。

● 呼气性气道阻塞导致气体滞留。

- 大量误吸（➜见 p.107）。
- 气管食管瘘。

如果呼吸球囊未充满，应考虑：

- 新鲜气体流量计是否打开？
- 回路、球囊或挥发罐漏气。
- 供气故障。

儿科患者

- 上述方案同样适用于儿童。
- 如果患儿小于 2 岁，可以尝试垫肩。如果患儿 2 ～ 8 岁，最初可以尝试自然体位。
- 尽早下胃管。胃内高压可能会引起一系列反应（迷走神经反射、通气困难和反流）。
- 困难插管在儿童中较少见。气道管理的早期方案建议给予患儿肌松之后再插管。
- 如果 SpO_2 可以维持 > 80%，那么给予神经肌肉阻滞剂拮抗剂（酌情）并唤醒患儿可能是一个安全的选择。
- 如果 SpO_2 < 80% 或患儿存在心动过缓，则给予神经肌肉阻滞剂并尝试插管。如果失败，参考儿科 CICO。（➜见 p.90）

注意事项

- 目标是维持充分的氧合。但通常，很难界定会引起不良反应的氧合阈值及低氧持续时间阈值。通过校准，脉氧仪的准确度常在 85% 以上，但可能存在超过 30 s 的延迟。在麻醉状态下，单纯低氧血症引起的 ECG 改变通常不会引起急性不良结果。然而，低氧血症引起进行性心动过缓和心血管衰竭时会危及生命。
- 成功置入 SGA 并保证通气，可以挽救超过 90% 病例。学会使用 SGA，掌握其置入方法很重要。在诱导前就要挑选并准备好 SGA。第二代 SGA 的气密性更好，有助于降低反流风险，更为推荐。
- 尽早寻求有经验医师的帮助。但注意，在紧急情况下，现场人员过多时可能因 "人员因素" 阻碍治疗。
- 认知辅助工具可以降低阻碍治疗的人员因素的风险。"Vortex 方法" 强调使用面罩通气、SGA 置入和气管插管，但**不局限于其中一种方法**。当气道管理失败、患者发生严重低氧血症时，需要紧急进行外科气道的开放（对于 Vortex 方法，➜见 p.89）。
- 力求平稳。如果没有成功的把握，不要冒险尝试新的操作。因为这可能会使当前较为稳定的情况变差甚至失控。
- 可能同时需要很多只手在患者周围进行有效地协作：扣面罩（2）；抬下颌（2）；按压环状软骨（1）和捏放呼吸球囊（2）。

- 困难面罩通气与困难插管有关，还可能与困难 SGA 置入有关。当面罩通气失败时，紧急插管极可能同样困难甚至失败。
- 在困难面罩通气发生期间或之后，若在气道阻塞的情况下患者仍存在自主呼吸，可能会导致负压性肺水肿。这可能会加速低氧血症的进程或延长低氧血症的持续时间。(⊃ 见 p.68)。

拓展阅读

Adnet, F. (2000). Difficult facemask ventilation: an underestimated aspect of the problem of the difficult airway? *Anesthesiology*, **92**, 1217–18.

Chrimes, N. *The Vortex Approach*. Available at: http://vortexapproach.com

Frerk, C., Mitchell, V.S., McNarry, A.F., et al. (2015). Difficult Airway Society 2015 guidelines for management of unanticipated difficult intubation in adults. *British Journal of Anaesthesia*, **115**, 827–48.

Kheterpal, S., Healy, D., Aziz, M.F., et al. (2013). Incidence, predictors, and outcome of difficult mask ventilation combined with difficult laryngoscopy: a report from the multicentre perioperative outcomes group. *Anesthesiology*, **119**, 1360–9.

Langeron, O., Masso, E., Huraux, C., et al. (2000). Prediction of difficult facemask ventilation. *Anesthesiology*, **92**, 1229–36.

Nørskov, A., Rosenstock, C.V., Wetterslev, J., Astrup, G., Afshari, A., Lundstrøm, L.H. (2015). Diagnostic accuracy of anaesthesiologists' prediction of difficult airway management in daily clinical practice: a cohort study of 188064 patients registered in the Danish Anaesthesia Database. *Anaesthesia*, **70**, 272–81.

☼ 未预料的困难插管

定义

全身麻醉时未预料的困难喉镜暴露或气管插管。

导致患者死亡的原因不是插管失败，而是供氧失败。针对未预料的困难插管，应在团队中进行集中讨论，明确应对策略。在麻醉诱导前应执行并签署 WHO 手术安全清单。

临床表现

- 喉部结构无法暴露（但大多数失败的插管并不属于 Cormack-Lehane 分级 4 级——这是非常罕见的）。
- 仅可见会厌尖端。
- 气道病变遮挡声门。
- 尽管声门清晰可见，但无法插入气管导管。

即刻处理

见图 4.1。

☑ 立即寻求有经验医师的帮助，使用"困难气道抢救车"。

☑ 确保神经肌肉阻滞完全。

☑ 在氧合允许的情况下，通过以下方式改善喉部暴露：下颈部屈曲，上颈部伸展；将舌体推向一侧；压迫环状软骨；使用喉外按压手法；向后向上向右按压甲状软骨（Backwards Upwards Rightwards Pressure，BURP）。

☑ 根据实际需要维持静脉麻醉。

☑ 如果患者喉部分级为 2b 或 3a 级，使用喉镜挑起患者会厌，将已塑形的引导器或探条穿过气管导管，然后插入会厌和咽后壁之间，穿过声门，必要时使用盲法置入。注意探条不能置入过深，否则会造成气道损伤。成人探条置入深度距门齿不能超过 26 cm。在清晰的视野下，将气管导管旋转入气管，拔出引导器或探条。连接呼吸机进行通气，通过 ETCO₂ 波形和相应的临床检查确认气管导管位置。

☑ 如果患者喉部分级为 3b 或 4 级，通过喉镜无法提起或看到会厌，则不推荐使用盲法置入。

☑ 如果使用直接喉镜时喉部视野不佳，以致插管失败，推荐使用可视喉镜。具体方案取决于医师的经验和训练。

☑ 使用喉镜尝试的次数不要超过 4 次。如果视野不能得到改善，则更应减少尝试的次数。减轻环状软骨压迫或不再压迫。尝试更换小号的气管导管并塑形（辅以 / 不辅以探条）。第 4 次尝试机会应该留给更有经验的医师。

☑ 脉搏氧饱和度下降时，用 100% 氧气进行面罩通气。如果通气困难，启动未预料的困难面罩通气方案（➔见 p.80）。

☑ 每次喉镜置入都会有如下风险：气道损伤、无法插管无法供氧、氧饱和度反复下降、误吸、循环波动、术中知晓、牙齿损伤、困难 SGA 置入和困难拔管。

☑ 如果不能插管或经过最大努力尝试后仍不成功，向团队宣告"插管失败"并执行方案 B（通过 SGA 维持氧合）。

☑ 置入第二代 SGA（操作者应能熟练使用）。在置入过程中不再按压环状软骨。最多进行 3 次尝试。前两次使用首选 SGA，第 3 次使用备选 SGA。考虑更换不同大小的 SGA 并调整插入手法。

☑ 如果 SGA 能维持充足的氧合，则可以停下来计划下一步通气策略。制订策略时需要充分权衡利弊。后续方案包括：唤醒患者；使用纤维支气管镜经 SGA 进行气管插管（酌情联合 Aintree 插管导管）；继续 SGA 通气；在极少数情况下，行气管切开术或环甲膜切开术后进行通气。

☑ 如果不能维持足够氧合，向团队宣告"SGA 通气失败"并执行方案 C（面罩通气为最终尝试）。

☑ 再次确认神经肌肉阻滞完全。使用困难面罩通气的所有应对策略：患者体位、操作手法、气道用具和助手协助等，做最后的给氧尝试。

☑ 除非唤醒患者无法挽救生命，否则应尝试唤醒。唤醒应在保证氧供充足的前提下进行。有适应证时建议使用舒更葡糖充分拮抗神经肌肉阻滞的效果。如果不能保证氧供，则判定为"不能插管不能供氧"。

☑ 方案 D 是紧急开放外科气道。启动 CICO 方案。推荐使用环甲膜切开术（➲ 见 p.88）。

后续管理

☑ 可能需要对上呼吸道进行仔细的纤维支气管镜检查。

☑ 计划拔管。气道创伤会增加气道和肺部感染、喉痉挛和气道阻塞的风险。

☑ 拔管前需要做好再次插管的准备（➲ 详见"困难气管拔管"，p.110）。

☑ 做好相应的记录。待患者康复后以口头和书面的形式告知患者。完成"气道预警"。

辅助检查

- ETCO$_2$ 波形图。
- 插管后仔细检查气道。

危险因素

- 经验不足。
- 困难插管史。
- 处于加强治疗病房、急诊、产科病房和偏僻的环境。
- 困难面罩通气。
- 有很多可预测困难插管的因素，但大约 90% 的困难插管是意料外的。

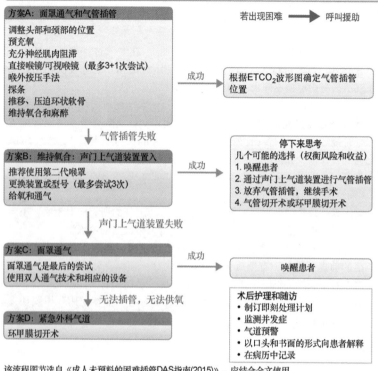

该流程图节选自《成人未预料的困难插管DAS指南(2015)》，应结合全文使用

图 4.1 意外困难插管的处理

Reproduced from Difficult Airway Society 2015 guidelines for management of unanticipated difficult intubation in adults. C. Frerk，V. S. Mitchell，A. F. McNarry，C. Mendonca，R. Bhagrath，A. Patel，E. P. O'Sullivan，N. M. Woodall and I. Ahmad，Difficult Airway Society intubation guidelines working group. British Journal of Anaesthesia，115（6）：827-48（2015）doi：10.1093/bja/aev371

- 单个预测变量的敏感性和特异性较低。多个预测变量可能会增加检查的难度。
- 预测因素包括改良的 Mallampati 分级 3 级或 4 级、甲颏距离 < 6.0 cm、张口度 < 2.5 cm、上颈椎活动度低、小下颌、舌体肥大、颅面部异常。
- 肥胖只轻微增加困难气道的风险，但会显著增加低氧血症的进展速度和严重程度。

排除

- 麻醉或肌松不充分。
- 患者体位不正确。
- 喉镜片过短或过长。不合适的喉镜片会影响声门暴露，以致插管困难。
- 气管插管塑形不当或型号不合适（如：双腔管）。
- 喉镜光源太暗或外部环境灯光太亮。
- **始终牢记需要排除食管插管。**

儿科患者

- 上述处理流程、操作技术和排除内容同样适用于儿童。

注意事项

在采取方案 B 时，要积极做出决定，迅速判断是唤醒患者更有利，还是继续全身麻醉并尝试插管更有利。对下述内容进行权衡：

- 使用 SGA 进行供氧和通气的便利度
- 误吸风险
- 术中维持气道稳定通畅的把握
- 手术的紧迫性
- 唤醒患者的可行性

如果供氧或通气困难、不能维持稳定通畅的气道或有很高的误吸风险，则尝试唤醒患者。但如果手术目的为挽救生命或患者无法唤醒，则不予以唤醒。

认知辅助工具可以降低阻碍治疗的人员因素的风险。"Vortex 方法"强调使用面罩通气、SGA 置入和气管插管，但不局限于其中一种方法。在患者发生严重低氧血症时，需要紧急开放外科气道（➲见 p.89）。

拓展阅读

Chrimes, N. *The Vortex Approach*. Available at: http://vortexapproach.com

Cook, T.M., MacDougall-Davis, S.R. (2012). Complications and failure of airway management. *British Journal of Anaesthesia*, **109** Suppl 1, i68–i85.

Frerk, C., Mitchell, V.S., McNarry, A.F., et al. (2015). Difficult Airway Society 2015 guidelines for management of unanticipated difficult intubation in adults. *British Journal of Anaesthesia*, **115**, 827–48.

Nørskov, A.K., Rosenstock, C.V., Wetterslev, J., Astrup, G., Afshari, A., Lundstrøm, L.H. (2015). Diagnostic accuracy of anaesthesiologists' prediction of difficult airway management in daily clinical practice: a cohort study of 188 064 patients registered in the Danish Anaesthesia Database. *Anaesthesia*, **70**, 272–81.

☠ 无法插管，无法供氧（CICO）

➔另见"环甲膜切开术"，p.454。

定义

在最大限度地进行了气道开放、面罩通气、使用气道辅助设备、SGA 和高压正压 100% O_2 通气后，仍无法成功给氧且气管插管失败的情况，可能危及患者生命。

临床表现

- ETCO$_2$ 波形平坦。
- 无胸廓起伏，无呼吸音。
- 血氧饱和度持续下降。

即刻处理

☑ 立即寻求帮助，尤其是寻求有环甲膜切开术经验的专业麻醉医师、重症监护医师或外科医师的帮助。

☑ 保留 SGA。它不仅是一个人工气道，还可能起到引导作用。

☑ 确保神经肌肉阻滞完全。

☑ 将头部后仰，完全伸展颈部。

☑ 根据现有的经验，在两种环甲膜切开术和通气方法之间做出决定：

- "手术刀"环甲膜切开术，置入一个较小的（4 ～ 6 mm 内径）气管导管并予以常规通气。这是首选方法。
- 套管环甲膜切开术，使用 < 2 mm 内径的套管和喷射（高压源）通气系统，予以 4 bar（400 kPa）氧源。**警惕并发症（见下文）**。经验丰富的从业者可以使用穿刺套件经套管插入气管导管。

☑ 时间允许时，超声可能有助于识别环甲膜。

后续管理

☑ 应予患者静脉用药维持麻醉。

注意：紧急开放外科气道不能草率进行，但是等到心脏骤停再启动也是错误的。从做出决定到实现通气可能需要数分钟的时间，而时间延误是死亡病例的一个特征。"Vortex 法"可以有效防止延误（见图 4.2）。

"手术刀"环甲膜切开术

☑ 环甲膜位置较低，在此水平置入气管导管时应注意预防支气管插管。

☑ 紧急寻求高年资耳鼻喉科医师的帮助，以备进一步气道手术的需要。

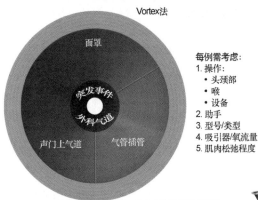

每例需考虑：
1. 操作：
  • 头颈部
  • 喉
  • 设备
2. 助手
3. 型号/类型
4. 吸引器/氧流量
5. 肌肉松弛程度

每种非手术气道操作最多尝试3次，其中高年资经验丰富的
医师至少尝试1次。

图 4.2 Vortex 法
© Nicholas Chrimes 2016. Used with permission.

☑ 固定好气管导管后进行胃肠减压。否则可能出现胃部膨胀，影响通
气，并增加误吸风险。

☑ 将患者转至重症监护治疗病房以应对可能的并发症（如：负压性肺
水肿、缺氧性脑病、误吸）。

Seldinger 法高压通气环甲膜切开术

☑ 要警惕套管和高气道压导致的相关并发症。套管不能提供气道保护。
如果上呼吸道阻塞，限制呼气会导致持续的胸内压增高和心血管损
害。通气不足和高碳酸血症也会导致循环衰竭。高气道压和套管移
位可能导致张力性气胸和皮下气肿。而后者会使后续检查和再次置
入气管导管变得更为困难。

☑ 使用 Seldinger 套件，可以将套管替换为气管导管，通常其内径为
4 ～ 6 mm，且附有套囊。带套囊的气管导管能实现常规通气。如
果上呼吸道尚未完全梗阻，无套囊的气管导管可能影响通气。封堵
SGA 可能可以改善通气。

☑ 套管是一种临时解决方案。术后需在合适的位置置入气管导管。

置入气管导管后辅助检查

- 动脉血气。
- 胸部 X 线（除外气胸、纵隔气肿、支气管插管）。
- 详细的内镜和放射线检查，以确认有无气道和食管损伤。

危险因素

- 困难 / 无法面罩通气和困难 / 无法插管经常伴随出现，很少单独发生。
- 两者可能都与 CICO 相关。
- CICO 可能由插管损伤导致。

排除

- ➔ 另见"困难面罩通气"（➔p.80）和"未预料的困难插管"（➔p.84）。

儿科患者（1 ～ 8 岁）

- 寻求有经验的耳鼻喉科医师协助。如果经验丰富的耳鼻喉科医师已就位，则首选硬质支气管镜检查和压力限制的喷射通气，或行气管切开术。
- 如果 SpO_2 < 80% 或有心动过缓，且耳鼻喉科医师未到位，可在神经肌肉阻滞完全的前提下使用合适型号和长度的专用套管进行套管环甲膜切开术。如果套管环甲膜切开术失败，则进行外科环甲膜切开术。
- 使用初始设置为最低压力的可调节压力限制喷射呼吸机。根据实际需要增加压力以实现足够的胸部扩张。两次吸气之间要有完全的呼气。另一种方案是使用 4 bar 氧源，其流量计单位为 L/min，根据儿童的年龄设置流量大小。连接 Y 型接头来控制通气。**警惕上呼吸道阻塞（如前所述）。可能需要降低流速。**
- 留置胃管予以胃肠减压。

注意事项

- 对于成人来说，尽可能选择环甲膜切开术而不是气管切开术。
- 存在颈部病变（血肿、感染、瘢痕）的患者选择低位入路更安全。

拓展阅读

Cook, T.M., Nolan, J.P., Cranshaw, J., Magee, P. (2007). Needle cricothyroidotomy. *Anaesthesia*, **62**, 289–90.

Frerk, C., Mitchell, V.S., McNarry, A.F., et al. (2015). Difficult Airway Society 2015 guidelines for management of unanticipated difficult intubation in adults. *British Journal of Anaesthesia*, **115**, 827–48.

⚡ 紧急部分气道阻塞

定义

部分气道阻塞的患者首先要警惕的问题是危及生命的气道阻塞。尤其是当氧合难以维持或气管插管困难时。

在极端情况下，气道管理的唯一目标可以是立即"抢救气道"并预防气道阻塞。针对阻塞病灶的处理，可以在此时进行，也可作为一项独立的治疗来进行。

临床表现

出现急性症状的肿瘤、创伤、炎症、烧伤、异物或手术并发症可能导致部分气道阻塞。其临床表现受以下因素影响：

- 解剖水平——口腔、声门上、喉部、气管中段和气管下段。不同的解剖水平会有不同的临床表现。
- 严重程度——严重梗阻征象：呼吸困难加重、体位性或夜间呼吸困难，或伴有焦躁、吞咽困难、喘鸣音和急性发音困难、呼气杂音（提示胸内阻塞）、三凹征、低氧血症和沉默肺。

即刻处理

- ☑ 鼓励患者采用最有利于呼吸的姿势。
- ☑ 吸氧以维持足够的氧合。加温加湿经鼻高流量吸氧（humidified high flow nasal oxygen，HFNO）通常是有益的。
- ☑ 寻求经验丰富、操作熟练的麻醉医师和外科医师的帮助。
- ☑ 获取患者既往气道检查影像以及描述气道管理方案和困难气道的麻醉和手术记录。
- ☑ 如果符合适应证且条件允许，进行全气道 CT 和鼻内镜检查。（氧合下降时，时间紧迫）。
- ☑ 尽可能缩小病灶（皮质类固醇激素，肾上腺素，抗生素，放疗，化疗，引流液体或拆除缝合线或皮钉引流血液）。
- ☑ 根据阻塞程度，请耳鼻喉科、颌面外科和胸外科医师参与制订主要治疗方案或备用方案，从而确保气道安全。
- ☑ 依据氧合风险制订治疗方案。
- ☑ 优选即使失败仍能保证安全的方案。
- ☑ 你要面对的三个主要选择是："清醒"或"睡着"；自主呼吸或控制通气；经口/经鼻气管插管或外科气道。
  - 备好困难气道抢救车。包括高流量氧气输送系统；持续正压气道通气；可视喉镜、气道交换导管、带有相应通气工具的经气管通气导管、硬质支气管镜。氦氧混合气可以改善气流，除非需要额外提高浓度，否则使用 0.21 ～ 0.3 的吸入氧浓度。

所做的选择需考虑到：

- 能够成功进行预充氧，防止氧饱和度下降。
- 主要解决困难插管或困难通气的问题。
- 预计可进行面罩通气，基本能使用声门上气道工具。
- 坐立位、平卧位时病灶的阻塞程度及活动度。
- 呼吸道感染的风险（血液、脓液、分泌物、胃内容物）。
- 外科气道的难度。
- 能够进行全麻或局麻。

注意：唤醒患者并不一定能恢复氧合；清醒纤维支气管镜插管可能会失败或导致并发症；手术并不一定能快速恢复氧合。如果方案 A 失败，你和你的团队要有明确的下一步方案。

☑ 制订气道策略。对于不同解剖水平的阻塞，要权衡下文讨论的各方案的优势和缺点。（牢记阻塞可能存在于多个解剖水平）。对于同一个患者，至少要确定两个方案。

阻塞位于声门上，病变会阻碍插管但不影响气流通过。

局麻吸氧条件下清醒纤维支气管镜或可视喉镜辅助插管

优势： 可以观察阻塞物周围的情况；如果使用有屏幕的设备，周围其他人可以提供帮助；可以维持自主呼吸和气道压。

缺点： 视野可能因分泌物、血液或脓液遮挡；插管期间气道阻塞和呼吸困难加重；丧失保护性反射。

相对禁忌证： 病变可能因接触而出血；气道极度狭窄（虽然罕见，但纤维支气管镜有可能导致完全阻塞——"瓶塞"效应）。

梗阻位于声门处或刚好在声门下方

吸入诱导、喉镜和小号气管导管

（注意：内径为 4.5 mm 的导管其外径通常 > 6 mm。）

优势： 可以保留充足的气道和食管括约肌张力。理论上，阻塞会导致麻醉减浅，进而改善气道情况，但几乎没有证据可以证明这一点。

缺点： 可能需要相当长的时间才能达到足够的麻醉深度，而加深麻醉可能会加重阻塞。在症状减轻和气道改善之前即可能发生严重的低氧血症。（你必须有一个备选方案。）

相对禁忌证： 严重阻塞，尤其是平躺时。

注意： 保留自主呼吸的全凭静脉麻醉可以减少气道刺激，并且可能具有与吸入诱导相似的优势。但全凭静脉麻醉尚未被广泛报道，且实施需要一定的技术和经验。

静脉诱导、神经肌肉阻滞和置入小号气管导管、"喷射通气"导管或硬质支气管镜

优势：诱导、神经肌肉阻滞和插管是我们很熟悉的方法。经验丰富且装备齐全的团队可以使用专业工具建立临时通气和氧合，并立即处理病灶。

缺点：要求：了解患者此刻的气道条件，对于导管的型号有合理的预判；充足的面罩通气；喉镜或快速经纤维支气管镜插管；有使用其他方法的经验和设备。

相对禁忌证：严重阻塞。预测存在困难面罩通气、喉镜置入困难或困难插管。可移动的阻塞物会在吸气或呼气期间被"吹"入气道。

环甲膜切开术（套管、"手术刀"或正式手术）

优势：将绕过喉上和可能的喉阻塞。

缺点：置入困难（错位、出血、阻塞、环甲膜位置不确定）；插管并发症（皮下气肿、呼气不足、气压伤、设备故障。）

相对禁忌证：气管浅部存在肿胀、肿物、甲状腺、血管，气管支架，严重气管移位。（超声可能会有所帮助。）

清醒气管切开术

识别适用人群，对此类人群该方案风险最低。但需注意，此方案并不总能成功。必须有一个备选的替代方案。

气管水平的阻塞

硬质支气管镜和"喷射通气"

优势：可作为评估、氧合、通气和手术（切除、激光或支架置入）的专用气道。

缺点：需要经验丰富的医师和团队。

相对禁忌证：硬质支气管镜的视野有限；严重的牙关紧闭、颈椎不稳定或固定。

心肺转流术

很少使用，一般用于紧急情况。心肺转流术的建立需要协调和时间。若明确该方案可行，尽早转至心外科。

后续管理

☑ 如果阻塞影响了挥发性麻醉药物的吸入，则使用静脉麻醉。

☑ 及时启动备选方案。优先维持氧合。

☑ 环甲膜切开术通常只是一种临时方案。需尽快制订长期的气道管理方案。

☑ 制订拔管方案。（➡见"困难气管拔管"，p.110）

辅助检查

- 胸部 X 线、气道 CT、鼻内镜检查、气道超声。

危险因素

- 已知的气道病变。
- 颈部和气道的创伤及手术。
- 颈部压迫（出血、水肿、术后肿胀）。
- 困难插管。这会加重阻塞。
- 肥胖。肥胖者易出现低氧血症。

儿科患者

- 大多数儿童不适合清醒操作。
- 对于纤维支气管镜引导的插管和阻塞处理来说，先进行吸入诱导再插管。
- 困难气道儿童的氧饱和度下降很快，需要经验丰富、技术娴熟的医生来进行操作。
- 儿童环甲膜切开术的操作更具挑战性，但原则与成人相同（⮯见 p.454）。

示例：首选方案 A。如果决定放弃方案 A，则采用方案 B

口腔和声门上病变（如：**外伤、烧伤、肿瘤、感染、手术并发症**）

注意：在某些情况下，插入声门上气道装置可能是安全的，它可以改善声门上气道条件、辅助纤维支气管镜引导下插管或手术通路开放，也可以用于通气——建立一条"专用"气道。

- 方案 A：清醒纤维支气管镜引导下插管。方案 B：由经验丰富的外科医师经过刷手和各种准备后进行清醒环甲膜切开术或快速气管切开术。
- 方案 A：清醒环甲膜切开术或气管切开术。即使放弃方案 A，在采用另一个方案之前插入气管导管也可以保证患者通气并为下一个方案争取时间。方案 B：清醒纤维支气管镜引导下插管。
- 方案 A：吸入诱导、喉镜和插管。方案 B：由经验丰富的外科医师经过刷手和各种准备后进行清醒环甲膜切开术或快速气管切开术。

喉部（如：**狭窄、肿瘤、感染、烧伤、手术并发症**）

- 方案 A：清醒气管切开术（在第一个气管环下方切开，从而避开病变组织），尤其适用于存在严重气道变形的患者和病灶固定或质脆的患者。方案 B：全身麻醉、硬质支气管镜和"喷射通气"。
- 方案 A：使用小号气管导管在纤维支气管镜引导下进行清醒插管。如果病灶质脆或非常狭窄，不适用此方案。纤维支气管镜和手术扩张器会阻塞气道。方案 B：全身麻醉、硬质支气管镜和"喷射通气"。
- 方案 A：吸入诱导、喉镜（首选可视喉镜）和插管。方案 B：全身麻醉、硬质支气管镜和"喷射通气"。

中段气管（如：甲状腺出血、外伤、手术并发症、肿瘤）

- 方案 A：静脉诱导、神经肌肉阻滞剂。早期使用小号气管导管通气、硬质支气管镜或"喷射通气"。在导管置入过程中使用纤维支气管镜引导可能会有所帮助。方案 B：由经验丰富的外科医生经过刷手和各种准备后进行快速（低位）气管切开术。但切开部位需低于阻塞病灶，且出血或水肿可能会导致完全阻塞。

- 咳嗽可将部分阻塞变为完全阻塞。在不清楚上呼吸道病情时，需考虑到这一因素，避免清醒操作或吸入麻醉。

气管下段病变（如：肿瘤、外伤、胸骨后甲状腺肿）

- 方案 A：静脉诱导、神经肌肉阻滞剂。早期使用小号气管导管通气、硬质支气管镜或"喷射通气"。外科气道无济于事。最好的选择可能是转移到心胸中心。

中低位气道阻塞是一个复杂的胸腔内问题，方案 B 可能只能在心胸中心进行。转运患者时必须平衡转运风险，充分考虑到各科室之间的协调时间。

拓展阅读

Caplan, R.A., Benumof, J.L., Caplan, R.A., et al. (1993). Practice guidelines for management of the difficult airway. A report by the American Society of Anesthesiologists. Task force on Management of the Difficult Airway. *Anesthesiology*, **78**, 579–602.

Conacher, I. (2003). Anaesthesia and tracheobronchial stenting for central airway obstruction in adults. *British Journal of Anaesthesia*, **90**, 367–74.

Cook, T.M., Morgan, P.J., Hersch, P.E. (2011). Equal and opposite expert opinion. Airway obstruction of a retrosternal thyroid mass: management and prospective international expert opinion. *Anaesthesia*, **66**, 828–36.

Hung, O., Murphy, M. (2010). Context-sensitive airway management. *Anesthesia and Analgesia*, **110**, 982–83.

Mason, R.A., Fielder, C.P. (1999). The obstructed airway in head and neck surgery. *Anaesthesia*, **54**, 625–28.

Nouraei, S.A., Giussani, D.A., Howard, D.J., et al. (2008). Physiological comparison of spontaneous and positive-pressure ventilation in laryngotracheal stenosis. *British Journal of Anaesthesia*, **101**, 419–23.

Ovassapian, A., Yelich, S.J., Dykes, M.H.M., Brunner, E.E. (1983). Fibreoptic nasotracheal intubation—incidence and causes of failure. *Anesthesia and Analgesia*, **63**, 692–95.

Patel, A., Nouraei, S.A. (2015). Transnasal humidified rapid-insufflation ventilatory exchange (THRIVE): a physiological method of increasing apnoea time in patients with difficult airways. *Anaesthesia*, **70**, 323–29.

Patel, A., Pearce, A., Pracey, P. (2011). Head and neck pathology. In: Cook, T.M., Woodall, N., Frerk, C. (eds) *The 4th National Audit Project of the Royal College of Anaesthetists and the Difficult Airway Society: Major Complications of Airway Management in the UK*, pp. 143–54. London, UK: Royal College of Anaesthetists.

⑦ 快速序贯诱导

"经典"英国方案

- 预充氧。
- 依次按预定剂量快速注射静脉麻醉药和氯化琥珀胆碱。
- 清醒时"轻柔"地按压环状软骨。诱导后,则由经过培训的助手"用力"按压环状软骨。
- 根据患者情况以及所用药物的性质和剂量,在能成功插管的前提下尽早使用带套囊气管导管进行气管插管。
- 避免手控通气,以降低胃胀气和反流的风险。

通常,更改肌松药或配伍用药时需对该经典方案进行调整。

快速序贯诱导可以降低高危患者的误吸风险。

即刻处理

☑ 需要训练有素的助手进行配合,助手需熟练掌握环状软骨按压技巧。

☑ 必须使用可调节床或推车。

☑ 头端抬高 20° 会延缓低氧血症的发生。

☑ 确保:

- 您的团队了解您对未预料的困难插管和困难通气的应对计划。
- 准备好吸引器、喉镜(包括可视喉镜)、气管导管、套囊和急救设备。
- 大口径静脉通路已开放。
- 有吸力的硬质吸引管就在手边。
- 患者的头部和颈部处于置入喉镜的最佳位置。
- 患者完全预充氧:呼气末氧浓度 > 0.9。

☑ 指导助手在诱导开始时轻柔地按压环状软骨(10 N,1 kg)。

☑ 根据患者的体重和病情给予预定剂量的诱导药(首选丙泊酚)。

☑ 立即给予预定剂量的琥珀胆碱(1.5 mg/kg 根据总体重给药)或罗库溴铵(1.2 mg/kg 根据瘦体重给药)。

☑ 指导助手在患者失去意识时立即以 3 kg(30 N)的力按压环状软骨。

☑ 非必要时避免面罩通气。但如果需要,轻扣面罩进行通气(如:儿童、肺部疾病、肥胖)以避免、推迟和逆转血氧下降。

☑ 给予神经肌肉阻滞剂 45 s 后尝试置入喉镜并插管。

☑ 持续按压环状软骨，直到成功置入气管导管、套囊充气并通过 $ETCO_2$ 波形图和听诊确认其位置正确。

☑ 如果置入喉镜困难，减轻按压环状软骨的压力，必要时推移环状软骨。如果发生反流，请再次按压环状软骨。

☑ 如果插管困难，减轻按压环状软骨的压力，必要时推移环状软骨。用力过大会使气管和喉部变窄。

☑ 如果插管失败，重新按压环状软骨。执行（并清楚地传达）提前制订好的备用方案。

☑ 如果备用方案是提前准备好声门上气道装置，必要时置入，请停止按压环状软骨以便声门上气道装置完全置入。

☑ 注意：如果在给予琥珀胆碱后插管失败，则在呼吸恢复之前可能发生低氧血症。应予以辅助通气。

后续管理

☑ 使用较粗的胃管进行胃肠减压。

☑ 手术结束后，清醒拔管。如果仍有误吸风险，建议采用侧卧位拔管（详见困难气管拔管，➲p.110）。

适应证

● 快速序贯诱导适用于麻醉诱导时反流高危人群（如：肠梗阻、近期进餐史、有反流症状、上消化道出血等）。

排除

避免全身麻醉（如：神经阻滞技术）或考虑在诱导前保护气道（清醒插管），尤其是术前访视已提示喉镜置入困难或插管困难的患者。另外需注意，表面麻醉可能引起误吸。

儿科患者

● 幼儿可能不太配合预充氧和环状软骨按压。

● 诱导后轻扣面罩予以通气，以防止发生低氧血症。儿童低氧血症的发生比成人更快。

● 儿童环状软骨的有效按压力度尚不清楚，儿童的解剖结构也比成人更复杂。

● 困难喉镜置入和气管插管在儿童中不太常见。

● 婴儿使用琥珀胆碱 2 mg/kg；年龄较大的儿童为 1.5 mg/kg。

● 误吸相关的风险可能高于快速序贯诱导相关的风险。

注意事项

压迫环状软骨

需要培训和练习：将充满空气的 50 ml 注射器从 50 ml 压缩到 32 ml 需要 3 kg。单手按压环状软骨为宜。每名助手持续按压不能超过 5 min。用力不当可能会影响喉镜置入并阻塞气道。BURP 手法（向后、向上和向右按压甲状软骨）可能会有利于喉镜的置入，但会增加气道阻塞的风险。在极少数情况下，对于呕吐（但不是反流）的患者，停止按压环状软骨可以降低食管破裂的风险。

预充氧（去氮）和过充氧

可延缓低氧血症的发生。将吸入氧浓度设为 1，嘱患者行正常呼吸 3 ~ 5 分钟或直到呼气末氧浓度 > 0.9。有肺部疾病的患者需要更长的时间。良好的面罩密闭性可以有效防止氧气中混合入空气。在极度紧急的情况下，可以打开快速充氧按钮，让患者进行 4 次深呼吸，但此方法有一定局限性。

可在低流量（鼻导管）下进行经鼻预充氧。但最好是使用加温加湿经鼻高流量吸氧。即使经过长时间的插管尝试，此法也能降低血氧下降的风险。但肥胖患者不适用。

罗库溴铵

罗库溴铵避免了琥珀胆碱的一些副作用。神经肌肉阻滞作用可以维持 50 min 或更长时间。舒更葡糖 16 mg/kg 可快速逆转神经肌肉阻滞作用。然而，不能逆转机械性梗阻，受到其他药物抑制时，也不会恢复患者的自主通气。如果肌松拮抗是您的挽救方案之一，则必须立即给予足够剂量的舒更葡糖。

使用阿片类药物

阿片类药物可以改善血流动力学稳定性（如：针对先兆子痫、缺血性心脏病、颅内压升高人群）。相关风险是呼吸变浅变慢和预充氧受限（应指导患者正确呼吸）、呼吸暂停时间延长（可用纳洛酮 400 ~ 800 µg IV 进行拮抗）以及恶心。呕吐的风险很小。可使用快速起效的阿片类药物如阿芬太尼 10 ~ 30 µg/kg IV。

鼻饲胃管

鼻饲胃管应继续留置并在诱导前用较小的吸力吸引胃内容物，然后保持胃管通畅开放，从而维持胃内压力在正常范围。

气道挽救

置入第二代声门上气道装置至关重要，因为它能有效分隔食管和气道。应尽早成功置入声门上气道装置。对所选设备的使用经验非常重要。

快速序贯诱导的安全性

虽然几乎没有证据表明快速序贯诱导可以提高安全性，但误吸是麻醉中气道相关死亡的最常见原因。在高误吸风险的情况下，该举措仍然是必要的。

拓展阅读

Benumof, J.L., Dagg, R., Benumof, R. (1997). Critical hemoglobin desaturation will occur before return to an unparalyzed state following 1 mg/kg intravenous succinylcholine. *Anesthesiology*, **87**, 979–82.

Donati, F. (2003). The right dose of succinylcholine. *Anesthesiology*, **99**, 1037–8.

Frerk, C., Mitchell, V.S., McNarry, A.F., et al. (2015). Difficult Airway Society intubation guidelines working group. *British Journal of Anaesthesia*, **115**, 827–48.

Heier, T., Feiner, J.R., Lin, J., Brown, R., Caldwell, J.E. (2001). Hemoglobin desaturation after succinylcholine-induced apnea: a study of the recovery of spontaneous ventilation in healthy volunteers. *Anesthesiology*, **94**, 754–9.

Lin, C.W., Xue, F.S., Xu, Y.C., et al. (2007). Cricoid force impedes insertion of, and ventilation through, the ProSeal Laryngeal Mask Airway in anesthetized, paralyzed patients *Anesthesia and Analgesia*, **104**, 1195–8.

Morris, J., Cook, T.M. (2001). National survey of rapid sequence induction. *Anaesthesia*, **56**, 1090–7.

Vanner, R.G., Asai, T. (1999). Safe use of cricoid force. *Anaesthesia*, **54**, 1–3.

☠ 食管插管

定义

意外将气管导管置入食管。

临床表现

- 进行气管插管并通气后没有 $ETCO_2$ 波形。
- 最初 $ETCO_2$ 正常或偏低，随着呼吸迅速减少。
- 气管插管并通气后出现进行性低氧血症。早期预充氧可能会显著延迟这一表现。
- 气道压或顺应性异常。由于没有气体呼出，球囊缓慢充盈。
- 上腹部可及气过水声。
- 尽管套囊的压力和体积正常，但气管导管周围仍有漏气。
- 胃内容物逆流至气管导管。

即刻处理

☑ 除外心脏骤停和严重支气管痉挛（如：过敏反应）导致的 $ETCO_2$ 波形异常。

☑ 快速检查呼吸机有无通气故障。

☑ 怀疑食管插管时应停止通气。

☑ 使用喉镜重新检查气管导管的位置。

☑ 如有疑问，拔出气管导管，使用面罩或声门上气道装置进行通气，恢复氧合。

☑ 重新置入气管导管，直视下看到导管通过声门、有 $ETCO_2$ 波形图（金标准）和双肺听诊可以验证气管导管位置。条件允许时，使用纤维支气管镜查看隆嵴。

☑ 如果插管困难或失败，予 100% O_2 维持氧合，并遵循未预料的困难插管指南（⊃见 p.84）。

后续管理

☑ 气道情况稳定后，留置胃管进行胃肠减压。

危险因素

- 插管时难以看到声门。
- 难以将气管导管置入气管（缺乏经验）。
- 头部或颈部的手术操作。
- 涉及共用气道的手术或内镜检查。
- 对插管过度自信和缺乏经验。
- 使用无套囊的气管导管。

排除（比食管插管更罕见）

- $ETCO_2$ 分析仪自动校准，采样管堵塞或断开、故障。
- 呼吸系统断开、阻塞或泄漏（ ◑ 见 p.402 ）。
- 呼吸机故障（ ◑ 见 p.405 ）。
- 完全性支气管痉挛（包括过敏反应）（ ◑ 见 p.70、p.272 ）。
- 张力性气胸——单侧或双侧（ ◑ 见 p.66 ）。
- 大面积肺栓塞（ ◑ 见 p.41 ）。
- 气管导管打折或阻塞。
- 气管导管套囊未充气或漏气。
- 意外脱管。

儿科患者

- 新生儿和婴儿的气管导管容易移位，且导管更软，易打折和阻塞。
- 胃内压升高可能使随后的通气变得非常困难——应考虑早期减压。

注意事项

- 需要注意，心脏骤停会使 $ETCO_2$ 波形变得低平，但并非完全平坦，且可通过心肺复苏得到改善。胸部和上腹部的听诊有时可能不可靠，会导致错误的判断。
- 患者皮肤色素沉着可能会影响低氧血症的诊断。
- 困难面罩通气会使呼出的气体进入食管和胃。这可能会导致食管插管后能短暂地检测到 $ETCO_2$ 波形。
- 经验丰富的医师可以通过超声检查确认气管导管的位置是否正确并排除食管插管。

拓展阅读

Caplan, R.A., Posner, K., Ward, R.J., Cheney, F.W. (1990). Adverse respiratory events in anesthesia: a closed claims analysis. *Anesthesiology*, **72**, 828–33.

Clyburn, P., Rosen, M. (1994). Accidental oesophageal intubation. *British Journal of Anaesthesia*, **73**, 55–63.

Cook TM, Harrop Griffiths W. Capnography prevents avoidable deaths. No trace = Wrong place. *BMJ* 2019;364:l439 doi: 10.1136/bmj.l439

Cook, T.M., Woodall, N., Harper, J., Benger, J. (2011). Major complications of airway management in the UK: results of the 4th National Audit Project of the Royal College of Anaesthetists and the Difficult Airway Society. Part 2: intensive care and emergency department. *British Journal of Anaesthesia*, **106**, 632–42.

⚠ 支气管插管

定义

计划外的气管内导管越过隆嵴。

临床表现

- 胸廓起伏不对称。
- 未插管侧胸腔呼吸音轻。
- 未预料的高气道峰压或平台压或在压力限制的通气模式下出现低潮气量。
- 未预料的氧饱和度降低，该表现在吸入氧浓度较高时不明显。
- 通气模式会影响 $ETCO_2$ 浓度（$ETCO_2$ 波形可能不变）。

即刻处理

☑ 如果氧饱和度降低，将吸入氧浓度增加到 100%。
☑ 观察胸廓起伏并比较双侧腋中线的听诊情况。
☑ 检查气管导管平门齿的深度是否合适。
☑ 检查气管导管有无堵塞或打折。将吸痰管穿过气管导管以检查其通畅性。
☑ 使用喉镜查看气管导管在喉部的位置是否合适，或用纤维支气管镜查看气管导管的末端是否可见隆嵴。必要时再次压迫环状软骨。套囊放气并回退气管导管，直到能听到双侧呼吸音或通过纤维支气管镜看到隆嵴。重新给套囊充气。
☑ 在通气期间听诊双肺呼吸音。
☑ 监测吸气压力的变化。
☑ 重新固定气管导管。注意导管深度。

后续管理

☑ 确保非通气侧的肺充分复张。如果支气管插管时间较长，可能需要手控通气、持续气道正压通气、呼气末正压、肺复张、侧卧位或物理治疗。
☑ 排除通气侧肺的呼吸机相关肺损伤或气压伤。
☑ 通常，胸部 X 线即可证明肺是否复张，但既往有肺部疾病的患者需通过 CT 明确。

辅助检查

- 纤维支气管镜下可见隆嵴。

危险因素

- 插管后未核查气管导管深度。
- 体型较小的女性插管深度 > 21 cm，体型较大的患者插管深度 > 23 cm。
- 紧急或困难插管。
- 经声门上气道装置插管。
- 操作者经验不足或非麻醉专业。
- 小儿插管经验不足。
- 预制的塑形气管导管（如：加强型气管导管）。

- 插管后移动患者头部或颈部位置。弯曲气管导管。
- 俯卧位。
- 涉及共用气道的手术或内镜检查（如：扁桃体切除术）。
- 气腹和头低位。隆嵴相对于气管导管向头侧移动。
- 气管和支气管的手术操作。
- 气管或支气管解剖异常。
- 经气管切开口或环甲膜切开口置入气管导管。

排除

- 呼吸回路阻塞（⊃ 见 p.402）。更换新的球囊、螺纹管、面罩等。
- 气管导管阻塞或打折。将吸痰管穿过气管导管，检查导管是否通畅。
- 支气管痉挛（⊃ 见 p.70）。一般为双侧，且与喘鸣音、$ETCO_2$ 波形异常相关。
- 气胸（⊃ 见 p.66）。检查双肺扩张度、叩诊、查看气管位置。考虑超声检查。
- 大量胸腔积液或血胸。叩诊。强烈推荐超声检查。
- 完全或部分肺不张。重新放置气管导管且位置正确时仍未缓解相关症状。考虑使用纤维支气管镜检查。
- 套囊内突形成梗阻。检查套囊压力。将吸痰管穿过气管导管，检查导管是否通畅。考虑使用纤维支气管镜检查。
- 支气管异物（⊃ 见 p.216，包括误吸，⊃ 见 p.107）。此时，调整导管位置无法缓解症状。考虑使用纤维支气管镜检查。

儿科患者

- 氧合下降和低氧血症的发生速度比成人更快。
- 支气管插管的可能性增加，因为：
  - 主气道的绝对长度较短。
  - 无套囊的气管导管更易移位。
  - 临床建议的插管深度仅为估计值。
  - 预制的塑形气管导管（如：加强型气管导管）通常太长。

拓展阅读

Black, A.E., Mackersie, A.M. (1991). Accidental bronchial intubation with RAE tubes. *Anaesthesia*, **46**, 42–3.

Freeman, J.A., Fredricks, B.J., Best, C.J. (1995). Evaluation of a new method for determining tracheal tube length in children. *Anaesthesia*, **50**, 1050–2.

McCoy, E.P., Russell, W.J., Webb, R.K. (1997). Accidental bronchial intubation. An analysis of AIMS incident reports from 1988 to 1994 inclusive. *Anaesthesia*, **52**, 24–31.

☼ 喉痉挛

定义

喉内收肌痉挛引起的喉部异常狭窄或闭合，通常是对伤害性刺激的应激反应，可以导致部分或完全气道阻塞。

本节特指全身麻醉期间的喉痉挛。喉痉挛可以迅速发生，且没有明显的即刻体征。对于存在危险因素的患者，在发生快速进展的危及生命的低氧血症之前进行早期干预非常重要。注意：脉搏氧饱和度不能反映患者的实时血氧情况，其监测结果较为滞后。

临床表现

- 自主呼吸期间：
  - 喉部分关闭时可及喘鸣音、喉完全关闭时呼吸音消失、呼吸窘迫、气管偏移、三凹征、胸腹反常运动、为对抗高阻力进行的用力吸气（会对心肺功能产生影响，导致快速进展的低氧血症）。
  - 屏气。膈肌和腹肌紧张。
  - 很难或无法通过声门上气道装置或面罩进行辅助通气。
  - ETCO$_2$ 波形异常或低平。

即刻处理

☑ 停止或去除引起喉痉挛的刺激因素。

☑ 如果可能，氧合下降之前就采取措施解除喉痉挛。

☑ 给予高流量 100% O$_2$ 吸氧。

☑ 如果人工气道位置正确且气密性良好，通过面罩或声门上气道装置持续正压通气。

☑ 用力托下颌，通过刺激和开放气道解除喉痉挛。

☑ 静脉注射丙泊酚迅速加深麻醉。这可能会缓解喉痉挛并为气道检查创造条件。

☑ 如果上述措施失败，患者出现氧合下降，应重新评估气道的稳定性及肌紧张程度，使用快速起效的肌松药。

☑ 进行喉镜检查，确保气道通畅。反流可能引发喉痉挛。

☑ 如果通气变得顺畅，氧合改善，并且气道不需要保护，一般面罩通气即可维持足够的氧合。否则，予以气管插管。

☑ 在特殊情况下，如严重的喉痉挛导致危及生命的低氧血症，或没有合适的插管药物，外科气道可能会挽救生命（❥见 p.454）。

后续管理

☑ 警惕负压性肺水肿。这可能是喉痉挛解除后的致命并发症。

☑ 胃肠减压。

☑ 如果需要插管，要提前做好拔管计划。所选场合应具备拔管条件，并提前准备好监护设施、医护人员和设备，预防再次插管及抢救。（➲见"困难气管拔管"，p.110）。

☑ 其他药物：多沙普仑（1～1.5 mg/kg IV）、地西泮（成人1～2 mg/kg IV）、利多卡因（0.5～1.5 mg/kg IV）和预防性使用硫酸镁（15 mg/kg，超过20 min缓慢IV），可用于治疗和预防喉痉挛，但病情严重时上述药物不适用。

辅助检查

● 观察后期是否出现负压性肺水肿。

● 如果有误吸或肺水肿风险，请行胸部X线检查。

危险因素

● 儿童，尤其是幼儿和婴儿。

● 浅麻醉，尤其是在诱导和苏醒期间。

● 分泌物、血液、胃内容物刺激喉部。

● 强烈刺激（如：肛门牵拉、宫颈扩张）。

● 气道高敏（如：吸烟者、哮喘、慢性阻塞性肺疾病、尿路感染）。

● 气管拔管。

● 复发性喉神经损伤。

● 喉部和上呼吸道手术。

● 巴比妥类诱导剂。

● 吸入麻醉药；地氟烷＞异氟烷＞七氟烷＞氟烷。

● 对异常焦虑的患者进行麻醉。

● 置入或拔除声门上气道装置。

● 声门上气道装置保持不动，头颈部相对移位。

排除

● 呼吸回路阻塞（➲见 p.413）。更换新的球囊、螺纹管、面罩等。

● 声门上阻塞；舌底、异物（如：手术包扎）、血凝块、肿瘤或水肿。

● 喉阻塞；外伤（如：环杓关节脱位）、水肿、血肿、肿瘤或声带麻痹（尤其是双侧部分喉返神经损伤）。

● 声门下气道阻塞；异物、胃内容物误吸、凝块、痰液、肿瘤、支气管痉挛、气管软化。

● 残余肌松作用。

● 屏气。

● 张力性气胸（➲见 p.66）。

● 过度通气/焦虑。

● 低钙血症和低镁血症（➲见 p.324、p.328）。

儿科患者

- 喉痉挛在儿童中更为常见，病因也更多。
- 儿童低氧血症进展更快，因此处理必须果断而迅速。
- 喉痉挛是小儿麻醉相关心动过缓或心脏骤停的重要原因。
- 阿托品不是低氧血症相关心动过缓或心脏骤停的一线用药。

注意事项

- 丙泊酚和神经肌肉阻滞剂的适应证不同，但均可用于崩溃气道（airway crisis）患者，且均可快速起效。
- 丙泊酚的推荐剂量因人而异，参考剂量为 1 mg/kg。
- 根据患者的年龄和低氧血症的严重程度，建议琥珀胆碱的用药剂量在 0.1 ～ 2 mg/kg。如果不能立即进行静脉注射，则给予 2 ～ 4 mg/kg 琥珀胆碱肌内注射、骨髓注射或舌下含服。
- 若引发喉痉挛（非低氧血症）的刺激同时也引起了心动过缓，立即使用阿托品 10 ～ 20 μg/kg 静脉注射 / 肌内注射 / 骨髓注射，以预防或治疗心动过缓。尤其是在儿童中。
- 长时间保持头低位、长时间俯卧位、大量液体复苏、先兆子痫和过敏反应都与喉水肿有关，此类患者在拔管时可能出现类似顽固性喉痉挛的表现。

拓展阅读

Larson, C.P. (1998). Laryngospasm—the best treatment. *Anesthesiology*, **89**, 1293–4.

⚠ 全身麻醉或镇静期间的误吸

定义

固态或液态异物进入下呼吸道。最常见的异物来源是上消化道。另一个重要来源是上呼吸道的出血。

临床表现

- 区分反流和误吸很重要。要确诊误吸，应在喉镜检查中看到异物进入气道口，或经正确定位的气管导管吸引出异物。这通常较罕见。
- 如果出现未预料的气道压升高、肺顺应性下降或听诊时出现爆裂音和喘鸣音、氧饱和度下降，应怀疑在机械通气期间是否发生误吸。
- 在自主呼吸期间，可能会出现咳嗽、喉痉挛、呼吸困难、喘鸣音和爆裂音。
- 插管和拔管期间的误吸风险最高。
- 手术后立即出现与吸入性肺炎症状类似的咳嗽、呼吸困难、喘息、虚弱、爆裂音、低氧血症和胸部 X 线片变化均提示发生了误吸。
- 反流可能导致误吸，因此在未行气道保护的情况下发现口腔中出现异物，需要立即采取措施预防或减少误吸。同样，声门上气道装置（SGA）呼吸通路中出现异物表明已经发生或可能发生误吸。SGA 引流管中能看到异物表明出现反流，应采取措施预防或减少误吸。

即刻处理

- ☑ 予以 100% O_2 吸氧。氧合允许时，避免在气道清理期间进行通气。
- ☑ 用吸引器清理口咽部，防止在随后的气道操作中再次误吸。
- ☑ 如果使用 SGA，要先区分反流和误吸。如果明确 SGA 未能保护气道，则拔出 SGA。
- ☑ 如果推测或看到异物来自食管，则予以环状软骨按压。
- ☑ 予患者头低位，倾斜＞15°，并垫高头部使其高于颈部。该体位有助于喉部引流。侧卧位患者需要更多的时间进行处理，且需要助手帮助。针对侧卧位患者行气道操作更加困难。
- ☑ 迅速使患者充分肌肉松弛（如果尚未完全肌松）并尽快插管。

☑ 用吸引器清理气管和支气管。考虑在纤维支气管镜引导下吸引。

☑ 当气管和主支气管畅通后，重新建立足够的肺容量和动脉氧饱和度。肺复张和呼气末正压可能会有所帮助。使用肺保护性通气策略。酌情使用支气管扩张剂。

☑ 取消择期手术。

☑ 继续急诊手术，但需尽快完成。

☑ 注意：如果发生呕吐，应帮助患者侧卧，并采取头低位。呕吐时不要按压环状软骨，因为有食管破裂的风险。

后续管理

☑ 不要混淆反流与误吸。反流先于误吸，但误吸并非不可避免，特别是在使用气管导管或第二代 SGA 时。发生反流时，很重要的一点是不要在采取预防措施之前取出气管导管或 SGA，以确保防止误吸。

☑ 发生大量误吸，尤其是颗粒物的误吸之后，应将患者转入重症监护室。血凝块误吸可引起致命的气道阻塞，可能需要支气管镜（可弯曲或硬质）取出。若患者出现气道阻塞和肺炎，其并发症可能是致命的。

☑ 即使在手术过程中，少量误吸也会迅速消退。少量血液误吸一般很少引起并发症。术后拔管一般是安全的。术后要持续观察至少 2 小时，以防出现不良事件。将误吸相关并发症的风险告知外科医师并记录。

☑ 不推荐预防性应用皮质类固醇、抗生素或早期支气管肺泡灌洗。

辅助检查

● 胸部 X 线。通常，在刚发生误吸的几个小时内胸部 X 线无明显改变，但之后的胸部 X 线可能会出现条索影或间质阴影，伴局部或弥漫性过度充气。仰卧位误吸最常累及右下肺叶。但任何情况都可能出现。

危险因素

● 饱胃
● 禁食禁水时间不足
● 饮酒
● 腹部病变，尤其是肠梗阻和上消化道出血
● 胃管引流不充分
● 严重创伤
● 阿片类药物、抗胆碱能药物、抗多巴胺药物和胰高血糖素样肽类似物
● 妊娠后期和产后 48 小时
● 自主神经病变（如：糖尿病）
● 急诊手术
● 上呼吸道出血 / 积血

- 腹内压升高（如：腹腔镜手术）
- 无效环状软骨按压或手法欠佳 / 过早停止按压
- 手动通气困难，胃内压增高
- 暴力置入 SGA、患者咳嗽或 SGA 位置不良
- 呃逆
- 肥胖
- 头低位或截石位手术
- 神经肌肉阻滞拮抗不完全 / 残余肌松
- 患者存在咽囊 / 网
- 食管病变（狭窄、肿瘤、贲门失弛缓症、裂孔疝、下食管括约肌功能不全）
- 喉反射受损
- 喉部和气管的表面麻醉
- 影响喉部和（或）咳嗽反射的神经肌肉疾病
- 易受残留麻醉或镇静剂影响的患者（如：体弱的老年人和幼儿）
- 需要按压环状软骨时未按压
- 在高危患者中使用 SGA
- 没有气道保护的深度镇静

排除

- 反流但无误吸
- 气管导管或 SGA 错位、移位和套囊放气
- 呼吸机或气道阻塞（ ⊖ 见 p.413 ）
- 支气管痉挛和过敏反应（ ⊖ 见 p.70、p.272 ）
- 异物吸入（ ⊖ 见 p.219 ）
- 急性肺水肿（ ⊖ 见 p.68 ）
- 肺炎

注意事项

- 确保足够的禁食禁水时间。必要时使用快速序贯诱导。高危患者避免全身麻醉。推荐不使用镇静剂的区域或局部麻醉。
- 术前应用柠檬酸钠、H_2 受体拮抗剂或质子泵抑制剂缓冲胃酸（给予足够的时间起效）不会降低误吸的风险，但可以降低其后果的严重程度。但不适用于颗粒状物质误吸。

拓展阅读

Cook, T.M., Frerk, C. (2011). Aspiration of gastric contents and of blood. In: Cook, T.M., Woodall, N., Frerk, C. (eds). *The 4th National Audit Project of the Royal College of Anaesthetists and the Difficult Airway Society: Major Complications of Airway Management in the UK*, pp. 155–64. London, UK: Royal College of Anaesthetists.

Kluger, M.T., Visvanathan, T., Myburgh, J.A., Westhorpe, R.N. (2005). Crisis management during anaesthesia: regurgitation, vomiting and aspiration. *Quality and Safety in Health Care*, **14**, e4.

⚠ 困难气管拔管

定义

有紧急气道、心肺和其他并发症风险的拔管可被定义为困难气管拔管（➔见"危险因素"，p.112）。

气道因素和合并症可能表明患者的呼吸和氧合将出现危险。再次予以氧合、辅助通气和气道管理（包括再次插管）也可能存在困难。咳嗽和用力可能会导致静脉压、颅内压和眼内压升高。

临床表现

- 应提前对困难气管拔管有预判。
- 警惕紧急气道创伤和慢性气道病变、肥胖、阻塞性睡眠呼吸暂停、反流和心胸疾病（拔管可能导致支气管痉挛、心律失常、心肌缺血和心力衰竭）病史。
- 长时间俯卧位或头低位和体液过多会导致气道水肿。
- 小下颌或颈椎固定会增加再次插管的难度。
- 体温过低、酸中毒和凝血功能障碍可能会延迟拔管。

即刻处理

☑ 为高危患者制订拔管计划和相关的术后管理计划。计划的关键是决定立即拔管还是推迟拔管。若预计拔管困难但仍需拔管，应首选清醒拔管。不过，"先进"技术可能更有优势（➔见 p.113 用于"高危"患者的拔管）；
  - "深"麻醉下拔管
  - 瑞芬太尼辅助拔管
  - 将气管导管更改为 SGA
  - 插入气道交换导管
☑ 如果拔管尚不安全，应等到风险降低再进行拔管，或行气管切开术。
☑ 优化拔管环境，包括配备训练有素的医护人员、监护设施和急救设备。检查用物。在拔管前沟通拔管策略及备用计划。
☑ 如果有气道肿胀或损伤可能，检查患者是否存在水肿、血肿、出血、血栓和喉部损伤。
☑ 警惕喉神经损伤可能，以及拔管后的脊髓功能障碍。
☑ 用吸引器清理上呼吸道和下呼吸道。
☑ 必要时排空胃部。
☑ 确保神经肌肉阻滞拮抗充分。拮抗罗库溴铵时使用舒更葡糖比新斯的明更可靠。
☑ 使用神经肌肉阻滞监测仪观察 ToFr 恢复情况。视觉或触觉方法无法可靠地评估 ToFr 是否高于 0.4。

☑ 重新建立和评估自主通气。

☑ 可以进行套囊漏气实验。给套囊放气。如果在正压吸气期间气管导管周围无漏气，应考虑推迟拔管。能听见导管周围大量漏气是令人放心的。但要注意，"漏气测试"的结果还取决于气管导管的大小，对于预测拔管成功既无特异性也无敏感性。

☑ 检查通气的难易程度、呼吸情况、心血管稳定性，以及是否有液体平衡、温度、pH 和凝血功能的问题。

☑ 放置牙垫防止气管导管被咬闭和继发的负压性肺水肿。若套囊未放气时导管被咬闭，应考虑给套囊放气。

☑ 拔管后高度怀疑上气道阻塞时，考虑预防性置入声门下导管进行氧气输送。警惕导管错位、移位、外伤和气压伤。

☑ 优化患者体位；可选择仰额抬颏（如：肥胖）或头偏向左侧（如：误吸风险高）。

☑ 充分预充氧。拔管前不要断开呼吸回路。

☑ 松开套囊，而后在负压吸引下拔管，以排出分泌物。

☑ 拔管后加强监测，直到气道阻塞风险消失。

后续管理

☑ 根据需要在拔管后继续辅助通气和维持氧合。

☑ 注意患者体位。避免因镇静而出现呼吸抑制。

☑ 注意持续正压气道通气、无创通气加温加湿经鼻高流量吸氧原有的、新的适应证和禁忌证。

☑ 鼻咽通气道可能有助于阻塞性睡眠呼吸暂停患者维持气道通畅。

☑ 必要时进行物理治疗，这可能需要有效的镇痛。

☑ 即使没有临床症状，也不要忽视患者的焦虑、激动和呼吸困难表现。

☑ 在有计划、有设备和有经验的工作人员的前提下，尽早进行再插管。尽可能避免在紧急情况下仓促操作。

☑ 记录好困难气管拔管过程和方案（有效和无效）。

☑ 做好预警并与患者和全科医生进行有效沟通，包括书面沟通。

☑ 若存在指征，告知患者气道创伤的远期影响（长期疼痛、声音嘶哑、吞咽困难和颈胸部感染）。

辅助检查

● 纤维支气管镜检查。可视喉镜检查。胸部 X 线可显示软组织损伤和气道交换导管的位置。更详细的信息可通过 CT 检查获得。

危险因素

麻醉

- 预判错误，对困难估计不足，计划不足，过度自信，缺乏经验。
- 浅麻醉和喉部反射恢复。
- 某些特定手术（如：颈椎固定手术）可能会增加喉镜检查的困难。
- 气道肿胀（水肿、过敏、血管性水肿、长时间俯卧位、气道和颈部手术、烧伤、血肿）。
- 既往困难拔管（如：喉痉挛）。
- 麻醉药残留、阿片类药物代谢不全、残余肌松，以致喉部反射不足。

患者

- 肥胖。
- 阻塞性睡眠呼吸暂停（气道和呼吸系统易受阿片类药物、镇静剂和麻醉剂影响）。
- 慢性 2 型呼吸衰竭。
- 急性或慢性头颈部病变。
- 有头颈部肿瘤手术史或放疗史。
- 颅内压、眼压升高，严重的心脏或呼吸系统疾病（包括大量分泌物）。
- 喉部疾病（类风湿性关节炎、肿瘤、放疗后改变）。
- 咽部疾病（天疱疮、类天疱疮、淀粉样变）。
- 咳嗽无力（慢性神经肌肉麻痹、脑血管事件）。
- 气道狭窄。
- 喉部反射功能障碍。
- 环杓关节功能障碍和声带麻痹。

手术

- 颌面、头颈部和颈椎手术，尤其是切除正常静脉或淋巴引流的手术。
- 气道手术。
- 术后出血（耳鼻喉科、气道、颌面、甲状腺和颈动脉手术）。
- 长时间头低位或俯卧位。
- 喉返神经损伤（颈部、胸部）。
- 肺不张和胸廓塌陷。
- 肺创伤、胸廓塌陷、气胸、大量胸腔积液、血胸、胸外科手术。

排除

- 可能需要气管切开术的患者。

儿科患者

- 需要根据年龄和患儿配合程度来制订拔管方案。
- 浅麻醉的并发症和苏醒时的躁动更为常见。
- 除最小的气管导管外，其他型号导管都会刺激患儿气道，且很难耐受。
- 上呼吸道感染更为常见，且与喉痉挛相关。

"高危"患者的拔管

清醒拔管

- 清醒拔管可保证气道压、咽反射和呼吸驱动的安全。适用于有误吸风险、肥胖和某些困难气道的患者。术前向患者解释该过程，以防止产生"术中知晓"的错觉。

"深"麻醉下拔管

- 仅适用于气道管理容易且没有明显误吸风险的患者。"深"麻醉下拔管时，气道阻塞风险增加，但咳嗽、肌紧张、喉痉挛和心肺不良刺激的风险降低。

在"深"麻醉或神经肌肉阻滞下插入 SGA

- "Bailey 手法"是指在拔管前将喉罩置入气管导管后方。在气管导管拔出前有效的置入喉罩可降低阻塞风险，并提供一定的气道保护，同时也能避免清醒拔管时的刺激。如果存在反流风险或二次插管困难，则此法不可行。

瑞芬太尼辅助拔管

- 静脉滴注瑞芬太尼（注意滴速）可以抑制苏醒期间的伤害性刺激。其安全性取决于其他麻醉药的代谢程度。此法使患者更易耐受气管导管，保持清醒和合作。风险为延迟拔管、长时间镇静、呼吸抑制、气道阻塞和气道反射减弱以致误吸。如果存在反流风险或可能难以二次插管，则此法不可行。局部或静脉注射利多卡因也可以减轻咳嗽反射。其他心脏抑制剂（钙通道阻滞剂、镁、可乐定、右美托咪定、氯胺酮和 β 受体阻滞剂）亦各有优缺点，但尚缺乏临床数据的支持。

通过 AEC 拔管

- AECs 只能由经过培训、经验丰富的医护人员使用。如果有重新插管可能，且可能插管困难，可考虑使用 AEC。将局部麻醉剂注入导管和气管将有助于患者耐受 AEC。插入气道交换导管后需仔细固定。插入深度距口唇不应＞ 25 cm。导管移位会有气道和食管损伤的风险。AEC 可以辅助插入内径＞ 4 mm 的气管导管，其成功率为 90%。如果 AEC 被放置或移位到隆嵴下方，那么经 AEC 供氧时会有气压伤和死亡的风险。如果可能出现或已经出现低氧血症，则应先行使用面罩、鼻导管、加温加湿经鼻高流量吸氧或持续正压气道通气以及气道开放操作来给氧。在危及生命的情况下，如果确定 AEC 尖端位于隆嵴上方并且呼吸通路通畅，则通过 AEC 给予 1 ～ 2 L/min 的氧气。只有在处于麻醉状态、肌肉松弛和直接或间接喉镜辅助下，才能通过 AEC 进行二次插管。如果存在反流风险，则 AEC 不太适用。用于阶段性拔管的导管内含有一根金属丝，拔管后可将其留在气道内。如果需要重新插管，可通过金属丝置入 AEC，然后再通过 AEC 插管。目前尚缺乏阶段性拔管设备的相关文献报道。

延迟拔管

- 若拔管风险过高，应该延迟拔管，直到风险降低。延迟拔管的原因可能是临床因素（如：肿胀尚未消退）或非临床因素（如：现场设备不足）。如果患者被转运到 ICU，则应有书面的拔管计划和意外脱管时的紧急再插管计划。转运必须经过仔细规划，配备相关人员和设备。在 ICU 中应该有适当的监测、专业医护人员和其他必要的设备，以便及时促进氧合、改善气道和紧急再插管。高风险的拔管应提前制订好方案，在麻醉医生的监督下拔管。患者应持续禁食禁水。

气管切开术

- 如果气道由于合并症、手术、肿胀或病变而长时间处于不稳定状态，则应考虑进行气管切开术。

皮质类固醇

- 皮质类固醇［如：地塞米松 0.15 mg/kg（最大量 4 mg）IV，每 6 小时一次，持续 24 小时］可以减轻**炎症性**水肿，但对继发于静脉或淋巴压力的血肿或水肿没有效果。局部使用或雾化吸入肾上腺素能起短暂作用，但不建议常规使用。

拓展阅读

Axe, R., Middleditch, A., Kelly, F., Batchelor, T., Cook, T.M. (2015). Macroscopic lung barotrauma during oxygenation and ventilation via an airway exchange catheter. *Anesthesia and Analgesia*, **120**, 355–61.

Cavallone, L., Vannucci, A. (2013). Extubation of the difficult airway and extubation failure. *Anesthesia and Analgesia*, **116**(**2**), 368–83.

Duggan, L.V., Law, J.A., Murphy, M.F. (2011). Brief review: supplementing oxygen through an airway exchange catheter: efficacy, complications, and recommendations. *Canadian Journal of Anaesthesia*, **58**(**6**), 560–8.

Popat, M., Mitchell, V., Dravid, R., Patel, A., Swampillai, C., Higgs, A. (2012). Difficult Airway Society Guidelines for the management of tracheal extubation. *Anaesthesia*, **67**, 318–40.

☠ 气道着火

定义

激光或透热疗法引燃人工气道（如：气管导管、喷射通气导管）、棉球或组织。

术前准备必须包括对于高火灾风险的预警，通过特定的麻醉和手术技术降低火灾风险，做好火灾管理。在进行有火灾风险的气道手术时，应始终备好含有 50 ml 0.9% 盐水的注射器。

临床表现

- 手术区域内可见燃烧或冒烟。
- 通常由外科医师首先发现。

即刻处理

☑ 停止激光或透热疗法。

☑ 关闭新鲜气体或氧气。停止通气。

☑ 切断呼吸系统。

☑ 夹闭设备末端以减少通向燃烧区域的气流。

☑ 移除所有燃烧或损坏的气道装置，保留好以供后续检查完整性。

☑ 用 0.9% 盐水溶液浇灭气道中剩余火焰。

☑ 将火完全扑灭。

☑ 全程维持静脉麻醉。

☑ **不要**立即通气。延迟通气可以减少流向着火区域的氧气和碎屑，同时避免将碎屑吹向远端。

☑ 取出气道中所有的棉球或纱布。

☑ 在直接或可视喉镜下用硬质吸盘和镊子清理气道中的可见碎屑。

☑ 使用大口径吸引导管、镊子和带有较大操作空间的纤维支气管镜清除声门下气道中的碎屑。首选硬质支气管镜。

☑ 在气道清理干净后，重新开启麻醉气体并进行通气。先给予空气，再增加氧气以维持足够的氧饱和度。（警惕气道远端残留热碎屑的可能性。）

☑ 尽早插管以防止气道水肿。

☑ 如果无法插管，使用气道喷射通气进行临时通气。

☑ 进行紧急纤维支气管镜检查，以评估气道。也可以通过纤维支气管镜指导环甲膜切开术或气管切开术。

后续管理

☑ 考虑延迟拔管。气道着火可能的并发症有喉痉挛、进行性气道水肿和完全性气道阻塞。可以进一步行支气管镜检查以进行评估。急性呼吸窘迫综合征在这类患者中可能进展缓慢。考虑转入重症监护室，以维持气道和通气。

☑ 计划拔管应在严密的监护下进行，并配备相应的监测设备、人员和设施，以备必要时快速重新插管。

☑ 考虑大剂量静脉注射皮质类固醇［如：地塞米松 0.5 mg IV（最大 8 mg），每 6 h 一次，共 6 次］减轻水肿。

☑ 及早安排转诊，于专科处理瘢痕和狭窄。

辅助检查

● 纤维支气管镜和硬质支气管镜检查。

危险因素

● 着火需要可引燃和燃烧的气体作为燃料。燃料可以是任何可燃烧的材料，可以是 O_2 或 N_2O。引燃可由激光或透热疗法（特别是单极）触发。氩气可能相对安全。

● 在激光使用期间，以下因素会增加风险：
  ● 设备选用不当（如：常规气管导管、气管切开导管或喷射导管）。
  ● 设备误用（如：在气管导管套囊中充入空气而不是 0.9% 盐水）。
  ● 吸入高浓度 O_2 或 N_2O。
  ● 套囊漏气。
  ● 气道中有易燃物（如：干棉球）。

排除

● 使用激光时产生的正常烟雾——注意：烟雾和烧伤组织在 O_2 中可能复燃。

儿科患者

● 与成人相比，即便是较轻的气道水肿，也会导致通气显著减少。

注意事项

● 如果在气道手术期间（包括在呼吸暂停期间）使用加温加湿经鼻高流量吸氧，则不应使用透热疗法和激光，因为这样有火灾风险。

● 停止通气通常会阻止或抑制燃烧。在使用激光期间，避免使用 N_2O，并在维持足够氧饱和度的情况下尽可能降低吸入氧浓度。如果可能，请使用不支持燃烧的载气，如氮气或氦气。

● 着火时，烟雾、热气和碎屑可经人工气道被吹至气道远端。可能会引发明显的下呼吸道烧伤。

- 在声门上手术前，将阻燃湿包放置在气管导管周围，之后用0.9%盐水填充气管导管套囊，可降低气道火灾的风险。提前签好知情同意书。

- 将亚甲蓝添加到0.9%盐水中加入气管导管套囊内，可以在任何富氧载气到达上呼吸道之前提前发现套囊破损。

- 进行气道消防演习可能会加快危机处理速度，外科医师和麻醉医师之间的有效沟通至关重要。大多数气道火灾发生得极快，手术团队应答再迅速也可能无法阻止患者灼伤。

拓展阅读

FDA. *Alerts and Notices*. Available at: https://www.fda.gov/radiation-emitting-products/radiation-safety/alerts-and-notices

Kitching, A.J., Edge, C.J. (2003). Lasers and surgery. *British Journal of Anaesthesia. CEPD Reviews*, **8**, 143–6.

Patel, A. (2002). Anaesthesia for endoscopic surgery. *Anaesthesia and Intensive Care Medicine*, 201–5.

第 5 章

儿科

Daniel Lutman

王苗 译 段怡 校

☣ 新生儿复苏和从胎儿到新生儿的生理过渡

定义

新生儿分娩时的复苏。

临床表现

- 新生儿软瘫、发青或面色苍白、呼吸暂停或喘息样呼吸、心动过缓。

即刻处理

（➲ 见 p.121，图 5.1 新生儿生命支持流程图）

☑ 把婴儿擦干并包裹好，维持体温（36.5 ～ 37.5℃）。

☑ 评估肤色、哭声、呼吸和心率。

☑ 开放气道（颈部处于中立位）。

☑ 予以 5 次正压通气（2 ～ 3 s，30 cmH$_2$O）。

☑ 重新评估心率，确认胸廓运动。

☑ 如果通气不足：

- 重新确认气道位置；
- 重复正压通气；
- 重新评估心率。

☑ 如果仍然没有反应：

- 检查口咽，必要时吸痰；
- 考虑气管插管（表 5.1 示气管内插管型号）；
- 重复正压通气。

☑ 有效通气 30 s 后，如果心率＜ 60 次 / 分且未增加：

- 以 120 次 / 分的速度开始胸外按压；
- 胸外按压与正压通气以 3：1 同步进行。

☑ 每 30 s 重新评估一次心率。

☑ 如果心率加快，停止胸外按压。如果呼吸没有恢复，继续通气。

☑ 如果心率仍＜ 60 次 / 分，继续通气和胸外按压。

☑ 如果没有反应，考虑药物支持（见表 5.2）：

- 脐静脉置管、开放骨内或其他静脉通路；
- 肾上腺素静脉注射或骨髓腔内注射（1：10 000；0.1 ～ 0.3 ml/kg）；
- 碳酸氢钠静脉滴注（2 ～ 4 ml/kg；4.2%）；
- 如仍无反应，给予葡萄糖静脉注射（2.5 ml/kg；10%）。
- 如果婴儿面色苍白或发白，快速输注 10 ～ 20 ml/kg 0.9% 盐水或 O⁻型（CMV 阴性）血进行扩容。

后续管理

☑ 如果复苏有效，婴儿呈现粉红色、活动有力且能哭闹，可将其交给父母。

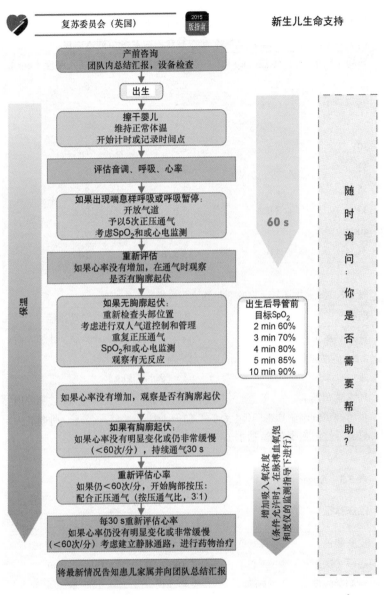

图 5.1 新生儿生命支持

Reproduced with the kind permission of the Resuscitation Council（UK）

☑ 如果经过 10 min 持续充分的复苏（包括通气、心外按压、药物和扩
容治疗）后仍无生命迹象，应与高年资儿科医生讨论停止复苏。

☑ 记录 Apgar 评分（见表 5.3）。

表 5.1　气管导管内径和深度（根据孕周和体重）

按孕周排列的第 50 百分位数体重		导管内径及经口插入深度	
孕周（周）	体重（kg）	导管内径（mm）	插入深度（cm）
23/24	0.5	2.5	6
26	0.75	2.5	6.5
27	1.0	2.5	7
30	1.5	2.5	7.5
33	2.3	2.5 ～ 3.0	8
35	2.5	3.0	8.5
37	3.0	3.0 ～ 3.5	9
40	3.5	3.5	9.5
	4.0	3.5 ～ 4.0	10

表 5.2　新生儿复苏药物的剂量和给药途径

药物	剂量	给药途径
肾上腺素（1：10 000）	0.1 ～ 0.3 ml/kg	静脉 / 骨髓腔内
4.2% 碳酸氢钠（0.5 mmol/ml）	2 ～ 4 ml/kg（1 ～ 2 mmol/kg）	
10% 葡萄糖	2.5 ml/kg	静脉 / 骨髓腔内
扩容剂（巨细胞病毒阴性、O$^-$型悬浮红细胞或 0.9% 盐水）	10 ～ 20 ml/kg	静脉 / 骨髓腔内

表 5.3　Apgar 评分

临床体征	评分标准		
	0	1	2
皮肤颜色	青紫或苍白	躯干红，四肢青紫	全身红润
心率（次 / 分）	无心率	< 100	> 100
对刺激的反应	无反应	有些动作	哭闹
肌张力	完全松弛	四肢略屈曲	四肢活动有力
呼吸（呼吸作用）	无呼吸	呼吸缓慢，且不规则，哭声微弱	呼吸正常，哭声响亮

后续管理

- ☑ 如果复苏有效，婴儿呈现粉红色、活动有力且能哭闹，可将其交给父母。
- ☑ 如果经过 10 min 持续充分的复苏（包括通气、心外按压、药物和扩容治疗）后仍无生命迹象，应与高年资儿科医生讨论停止复苏。
- ☑ 记录 Apgar 评分（见表 5.3）。

危险因素

- 胎儿窘迫，器械分娩，羊水存在胎粪污染。
- 母亲有阿片类药物使用史，全身麻醉。
- 多胎妊娠、早产、肩难产。

排除

- 低血容量——尽管通气良好且心率正常，但婴儿仍然十分苍白。可通过脐静脉给予 O‾ 型血 20 ml/kg（如果没有血制品，则用 0.9% 盐水），需要时可重复给予。
- 膈疝——膨肺困难，心尖部移位，舟状腹。放置较粗的鼻胃管以排空胃部。予以气管内插管以避免进行面罩通气。
- 气胸——在复苏过程中可能会出现张力性气胸，空气难以进入一侧或两侧胸腔，心音遥远。如果情况危急，无法等待胸片检查，可在前胸壁第 2 肋间与锁骨中线交点处进针，使用 20 ml 注射器和三通阀抽出空气。
- 胎儿水肿——造成这种情况的原因很多。婴儿出生时有严重的全身水肿，可能有腹水、胸膜或心包积液。用针头或套管引流积液和腹水可改善复苏反应不佳的情况。
- 先天性完全性心脏传导阻滞。婴儿的肤色、音色以及呼吸良好，但心率仍维持在 60 次 / 分左右，脉搏良好。不需要进一步的复苏，转至新生儿病房进一步检查。
- 浸渍的死胎。在出生后的任何阶段都无法检测到心搏，皮肤脱落，腹部变色。婴儿在子宫内死亡已经有一段时间，任何复苏尝试都是徒劳的。

注意事项

胎粪抽吸

- 大多数吸入胎粪污染羊水的婴儿情况尚良好。如果婴儿四肢活动有力，则不需要进一步的气道管理。
- 如果婴儿四肢软瘫，呼吸困难或暂停，则应如前所述，在第 1 min 内开始通气。
- 呼吸支持应借助气管插管，而不是气道吸引。
- 没有证据显示常规气管插管和吸痰可改善预后，现仅在怀疑气道阻塞时才推荐使用。

早产

- 出生后立即使用食品级塑料膜包裹，可大大降低体温过低的风险。
- 将体温维持在 36.5 ～ 37.5℃很重要。
- 对于大多数早产儿来说，正压通气压力在 20 ～ 25 cmH$_2$O 之间就足够。
- 考虑应用持续正压通气（continuous positive airway pressure，CPAP）进行呼吸支持。
- 大多数 28 周或更小的婴儿需要使用表面活性剂进行治疗，早期用药会更有效。

母亲有阿片类药物用药史

- 纳洛酮不作为复苏药物。
- 首先建立有效的通气。
- 如果婴儿出现呼吸抑制，可以考虑纳洛酮治疗。
- 足月婴儿可肌内注射 200 μg 纳洛酮（60 μg/kg）。

氧疗

如果担心高氧对早产儿的影响，可以先使用空气进行通气。但除非婴儿对空气立刻有反应，否则还应额外给予氧气。使用脉搏血氧仪来指导治疗，以避免高氧血症。

转入婴儿特别护理病房（SCBU）的原因

- 需要持续的呼吸支持治疗。
- 严重的先天性异常。
- 早产。

拓展阅读

Resuscitation Council (UK) (2015). *Resuscitation and Support of Transition of Babies at Birth*. London, UK: Resuscitation Council. Available at: https://www.resus.org.uk/resuscitation-guidelines/resuscitation-and-support-of-transition-of-babies-at-birth/

☠ 儿童基础生命支持

定义

- 在不使用设备的情况下维持呼吸道并支持呼吸和循环功能:
  - 婴儿——1 岁以下;
  - 儿童——1 岁至青春期。

临床表现

- 患儿反应迟钝,没有呼吸和循环的迹象。
- 原发性心脏骤停并不常见。
- 不到 10% 的病例会出现心室颤动。

即刻处理

(➜见 p.126,图 5.2 PBLS 流程图)

检查患儿的反应:

☑ 轻微刺激,"你还好吗?"(不要摇晃怀疑有脊柱损伤的患儿)。

如果患儿有反应:

☑ 将患儿留在原地,检查身体状况,定期重新评估。

如果患儿无反应:

☑ 通过仰头和抬颏开放气道,避免挤压颏下的软组织,因为这可能会造成气道阻塞。如果怀疑有脊柱损伤,避免移动头部——应用托下颌法。

气道

☑ 保持呼吸道通畅。贴近患儿脸部,沿胸腔观察胸部运动,通过视、听和触,感受患儿的呼吸。

呼吸(评估时间小于 10 s)

☑ 如果患儿呼吸正常,可将其转向一侧,观察是否有持续呼吸。

☑ 如果患儿没有呼吸或呼吸不规则,解除所有明显的气道阻塞,不要盲目地用手指探查,进行 5 次人工呼吸(持续 1 s)。

循环脉搏(评估时间小于 10 s)

☑ 寻找生命迹象,检查脉搏:

- 儿童——颈动脉
- 婴儿——肱动脉

☑ 如果脉搏 > 60 次 / 分,继续人工呼吸,直至患儿呼吸恢复。

☑ 如果脉搏 < 60 次 / 分或脉搏消失(或不确定),开始胸外按压并继续人工呼吸。

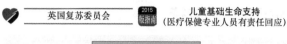

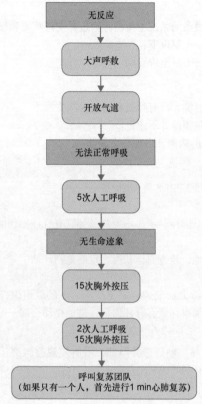

图 5.2　儿童基础生命支持（Pediatric Basic Life Support, PBLS）流程图（医疗保健专业人员有责任回应）

Reproduced with the kind permission of the Resuscitation Council（UK）

后续管理

☑ 呼救至关重要，但如果只有一名救援人员在场，则在寻求帮助前先进行 1 min 的复苏。

☑ 如果复苏成功，转至医院或 ICU。转移途中可能会持续存在再次心肺骤停的风险。

☑ 条件允许时，尽快开放静脉或骨内注射通路。

危险因素

原发性呼吸系统和心血管系统疾病、代谢性疾病、淹溺、窒息、外伤、出血、触电、败血症。

排除

因呼吸道阻塞、溺水、中毒、有毒气体或触电引起的缺氧。

注意事项

- 冷水淹溺：
  - 基础生命支持（Basic Life Support，BLS）应持续到核心温度恢复到 32℃以上。
  - 体温过低时心室颤动可能会持续存在。

人工呼吸

儿童

☑ 仰头抬颏。

☑ 捏住鼻子，打开嘴巴，保持下颏抬起。

☑ 稳定地向嘴里吹气，同时关注胸部隆起。

☑ 移开嘴巴，观察胸部下陷——保持仰头抬颏。

☑ 重复 5 次。

婴儿

☑ 仰头抬颏。

☑ 用嘴覆盖口鼻。对于较大的婴儿覆盖口鼻可能很难，紧闭婴儿嘴巴，进行嘴对鼻吹气可能更有效。

☑ 稳定地向嘴和鼻子吹气超过 1 s，观察胸部隆起。

☑ 移开嘴巴，观察胸部下陷——保持仰头抬颏。

☑ 重复 5 次。

胸外按压

儿童

☑ 使用单手掌根按压胸骨的下半段。

☑ 抬起手指以避免压到患儿的肋骨。

☑ 保持手臂伸直，垂直向下按压胸骨。

☑ 按压深度为胸廓前后径的 1/3。

☑ 以每分钟 100 ～ 120 次的速度按压并重复。

☑ 按压 15 次后，仰头抬颏，进行两次有效人工呼吸。

☑ 以 15：2 的比例继续按压和通气。

☑ 8 岁以上的儿童可能需要成人双掌按压技术。

婴儿

☑ 两指 * 置于婴儿乳头连线下方一指处。(＊译者注：示指和中指)

☑ 按压胸骨，下压深度约 4 cm。

☑ 以每分钟 100 ～ 120 次的速度按压并重复。

☑ 以 15：2 的比例继续按压和通气。

☑ 如果救援人员不止一位，那么另一种可选用的按压方法为：

- 双手环抱胸部，将两拇指放在胸骨下半段，即乳头连线下方一指处。
- 用两拇指按压胸骨，深度约 4 cm。
- 第二名救援人员进行人工呼吸。

异物阻塞

(见图 5.3，FBAO 流程图)

☑ 鼓励患儿咳嗽，因为这是缓解气管异物引起的阻塞的最有效方法。

☑ 当咳嗽无效或呼吸不畅时，应采取积极的干预措施清除异物。

☒ 禁止盲目地用手指探查，因为异物可能会被推入气道远端。

意识清晰，无有效咳嗽

☑ 让患儿俯卧，头部低于胸部，打开气道。

☑ 在双侧肩胛骨之间的背部中点，进行 5 次猛烈叩击。

☑ 如果异物仍在原位，则于患儿前方进行 5 次冲击（婴儿在胸部，大于 1 岁的儿童在腹部）。

☑ 胸部冲击——让婴儿仰卧，头低于胸部，打开气道。

☑ 使用与胸外按压相同的方法，向胸骨方向进行 5 次快速用力的胸部冲击。

☑ 腹部冲击——站在或跪在患儿背后，用手臂环抱患儿，将拳头握紧置于在脐和剑突之间，向内向上冲击腹部。

☑ 目的是通过每次的叩击或冲击来解除阻塞，而不是完成 5 次的叩击或冲击。

☑ 进行胸部或腹部冲击后，检查口腔内有无异物脱落的痕迹。认真清除所有异物。

意识丧失，无有效咳嗽

☑ 打开嘴巴：尝试用单个手指清除较明显的异物。

☑ 重新对气道和呼吸进行评估。

☑ 如果仍然有阻塞，打开气道，继续 BLS，进行 5 次人工呼吸，并开始 CPR。(➲见 p.125，儿童基本生命支持)

重新评估气道和呼吸

☑ 继续 BLS。

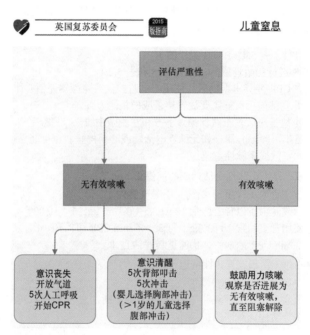

图 5.3　儿科气道异物阻塞（FBAO）的治疗

Reproduced with the kind permission of the Resuscitation Council（UK）

拓展阅读

UK Resuscitation Council Guidelines. Available at: https://www.resus.org.uk

:☠: 儿童加强生命支持

定义

应用高级技能来支持重要器官的功能。

临床表现

- 因缺氧、创伤、脓毒血症、心脏疾病、代谢紊乱或迷走神经刺激而导致的收缩期心脏骤停，很少出现室性心动过速（室速）或心室颤动（室颤）。
- 儿童心脏骤停通常继发于缺氧，而非源于急性的原发疾病。

即刻处理

（ ⊃见 p.131，表 5.4，PALS 流程图）

☑ 依 BLS 进行初始管理。（ ⊃见 p.125 和表 5.2）

☑ 在建立 CPR 并寻求帮助后，使用心电监护仪或除颤器评估心律。

- 婴儿胸部前后可能需要放置垫子或硬板。
- 儿童垫子应放置于右侧锁骨下方和左侧腋中线。

☑ 通常是不可除颤心律，如无脉性电活动或心搏停止；也可能是可除颤心律，如室颤或无脉性室速。

不可除颤心律（无脉性电活动或心搏停止）：

☑ 经静脉或骨内（IV/IO）给药（不是气管内）。

☑ 经静脉或骨内予以肾上腺素 10 μg/kg（0.1 ml/kg，1 : 10 000）。

☑ 重复使用肾上腺素 10 μg/kg，每 3 ～ 5 min CPR 可给药一次。

☑ 每个 2 min CPR 周期后，快速重新评估心律。

可除颤心律（室颤或无脉性室速）：

☑ 进行一次除颤（4 J/kg）。

☑ 除颤后立即恢复心肺复苏 2 min，不需要重新评估心律或检查脉搏。

☑ 然后稍作暂停，观察监护仪。

☑ 如果仍是室颤或无脉性室速，则继续除颤（4 J/kg）并立即恢复 CPR。

☑ 每 3 ～ 5 min 重复一次除颤、CPR 和 10 μg/kg 肾上腺素的循环（约 2 个周期）。

☑ 标准的 AED 可用于儿童，小于 8 岁使用儿童模式，8 岁以上使用成人模式。

心肺复苏期间

☑ 考虑可逆的病因（4 Hs & 4Ts）

- 低氧（Hypoxia）
- 低血容量（Hypovolaemia）
- 低 / 高钾血症（Hypo/hyperkalaemia）
- 低体温（Hypothermia）
- 张力性气胸（Tension pneumothorax）
- 心脏压塞（Tamponade）
- 中毒或摄入毒品（Toxic/drug ingestion）
- 血栓栓塞（Thromboemboli）

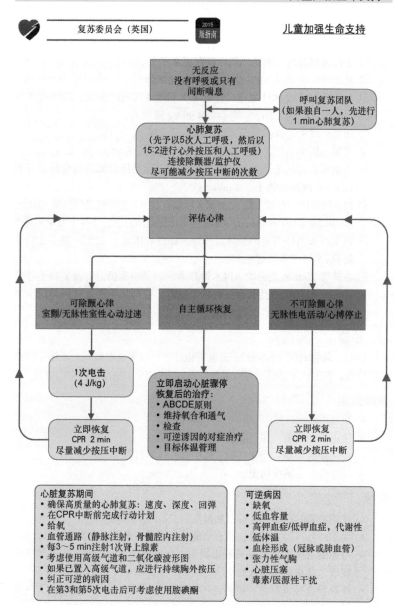

图 5.4 儿童加强生命支持（Paediatric Advanced Life Support，PALS）
Reproduced with the kind permission of the Resuscitation Council（UK）

后续管理

- ☑ 尽量减少按压中断，持续进行有效的心肺复苏是关键。
- ☑ 进行纯氧通气，维持二氧化碳在正常水平。
- ☑ 低血容量应予以 0.9% 盐水 20 ml/kg 治疗。
- ☑ 对于室颤或无脉性室速，在第 3 次和第 5 次电除颤后，给予胺碘酮（mg/kg IV）5（用 5% 葡萄糖 4 ml/kg 稀释）。
- ☑ 如果出现迷走神经兴奋，给予阿托品（20 μg/kg IV）。
- ☑ 如果出现尖端扭转型室性心动过速，给予镁剂 25 ～ 50 mg/kg IV。
- ☑ 当出现长时间心跳停搏、高钾血症或三环类抗抑郁药过量时，可予以 8.4% 碳酸氢钠 1 ～ 2 ml/kg IV。
- ☑ 24 h 目标体温管理（32 ～ 36℃）可能有益于自主呼吸循环恢复（return of spontaneous circulation, ROSC）但仍昏迷的儿童。（寻求专家意见）
- ☑ 自主呼吸循环恢复的低体温儿童，如核心体温 > 32℃，则不必积极复温。（寻求专家意见）
- ☑ 在持续 20 min 充分的 APLS 治疗后，如果患儿仍没有恢复自主呼吸循环，那存活的概率会变得越来越低，应与高年资儿科医师讨论停止复苏。

辅助检查

ECG、动脉血气（ABGs）、全血细胞计数、尿素及电解质、血糖、凝血功能检查，根据病史还可考虑碳氧血红蛋白（COHb）和毒理性相关检查。

危险因素

- 缺氧。
- 迷走神经刺激（如：眼肌的手术牵拉）。
- 代谢紊乱（如：糖尿病酮症酸中毒、体温过低）。
- 既往合并心脏疾病史。

排除

- 明确缺氧的原因并立即开始治疗。
- 要求外科医师立即停止所有可能引起迷走神经刺激的操作。
- 考虑是否接触了毒品或有毒物质，如果怀疑毒品过量，应寻求专科建议。注意烟雾吸入史。
- 怀疑异物吸入导致心搏停止的患儿，可能需要进行紧急硬质支气管镜检查。

注意事项

合并先天性心脏病变（如：单心室心脏、法洛四联症、未矫正的室间隔缺损）的患儿，可能会随着肺动脉压的升高而出现大量的右向左分流，注意尽量维持体循环压力。若具备硬件条件，难治性心肺骤停或 ROSC 后患儿可从体外膜肺氧合（extracorporeal membrane oxygenation, ECMO）中获益。

骨髓腔内通路

（ ⊋另见 p.492 ）

所有建议的复苏药物都可通过这一路径给药。可选入路：

- 胫骨前表面、胫骨粗隆下 2 ~ 3 cm 处（注意避开骨骺板）。
- 股骨前外侧面、外侧髁上方 3 cm 处。

拓展阅读

UK Resuscitation Council Guidelines. Available at: https://www.resus.org.uk

☠ 淹溺

定义

- **淹溺**——由于浸没于液体介质中而导致原发性呼吸系统损伤的过程。（由国际复苏联络委员会定义，ILCOR）

临床表现

有因浸没于液体中而引起呼吸或心搏、呼吸骤停的病史。可能有严重低体温。可能并存创伤，需要儿科创伤团队参与治疗。

即刻处理

基础生命支持

☑ 警惕颈椎损伤。通过牵引装置进行颈椎固定。

☑ 如复苏设备已就位，可通过袋瓣面罩给氧。

☑ 有误吸胃内容物风险的患儿，应尽早行气管内插管。

☑ 考虑快速序贯诱导。

☑ 放置胃管进行胃肠减压，也可以选择洗胃。

加强生命支持

☑ 如果核心体温 < 30℃，停用肾上腺素和其他复苏药物。

☑ 如果核心体温在 30 ~ 35℃，给药间隔时间应延长至两倍。

☑ 如果存在室颤，CPR 的同时应予以 3 次电除颤，如果患者对最初 3 次除颤无反应，再次除颤应等到核心体温上升到 30℃。

主动复温

除非核心体温升高至 32℃以上，否则复苏的成功率很低。最好进行食管测温，也可经直肠测温。

☑ 脱掉所有湿衣服，擦干患者身体。

☑ 使用充气式保温毯，同时进行输液加温。

☑ 条件允许时，加热呼吸机的呼吸回路，或使用钠石灰和低新鲜气流量的循环系统来加热吸入的气体。需要注意的是，低温时 CO_2 的产生会减少。

☑ 用 40 ~ 42℃的 0.9% 盐水进行胃或膀胱的灌洗。

☑ 用 40 ~ 42℃的无钾透析液以 20 ml/（kg·15 min）的速度进行腹膜循环灌洗。

☑ 心肺转流下进行血液复温。

二次检查

☑ 二次检查明确是否存在其他伤口。

后续管理

- ☑ 重点在于促进缺氧性中枢神经系统损伤的恢复。
- ☑ 处理并存创伤。
- ☑ ICU 支持治疗。
- ☑ 定期进行气管内吸引，吸引物送培养。
- ☑ 考虑应用抗生素治疗。
- ☑ 物理治疗及后续胸片检查。

辅助检查

动脉血气、血糖、电解质、使用**低温温度计**（如：热敏电阻探头）测量的核心温度、胸部 X 线、血培养、颈椎 CT 平扫。

危险因素

- 儿童于水边玩耍。意外伤害导致淹溺或暴露于水渠、农场泥浆附近的有毒物质（如：农药或有害气体）。
- 非意外受伤史。

排除

- 潜水造成的头部受伤事件。
- 接触水中的有毒废物和化学品。
- 中毒。
- 故意伤害（非意外受伤）。

注意事项

- 如果溺水者从水中被救出后能立即得到基本生命支持治疗，3/4 的患儿可完好地存活下来。
- 暴露时间越长，生存概率就越低。淹溺时间短于 10 min，较易能获得良好的预后。
- 开始复苏后不久（几分钟）即恢复自主通气是一个好的预后迹象。
- 成人数据显示，0.5% 的溺水患者会出现颈椎损伤。
- 深低温（冷水淹溺）可保护重要器官的功能，但易诱发室颤。该类型室颤在复温达 32℃以上之前进行治疗，通常难以纠正。
- 通常，体温在 30℃以下时，心肌对药物无反应，所以当核心体温 < 30℃时，停用肾上腺素和其他复苏药物。按照标准 ALS 给药间隔时间用药时，药物容易在外周蓄积，因此当体温 > 30℃时建议使用最低推荐剂量，并将给药间隔时间加倍。
- 最初的呼吸暂停和心动过缓，是淹溺后迷走神经刺激所导致的（潜水反射）。持续的呼吸暂停会导致缺氧和反射性心动过速。缺氧进一步会引发严重的酸中毒。而后，呼吸恢复（"转折点"），液体被吸入，同时诱发喉痉挛。接着，喉痉挛会随着重度缺氧而解除，水和异物再次被吸入。随后的缺氧和酸中毒会导致心动过缓和心律失常，最终导致心脏骤停。

拓展阅读

Mackway Jones, K., Molyneux, E., Phillips, B., Wieteska, S. (eds) (2001). *Advanced Paediatric Life Support: The Practical Approach,* 3rd edition. London, UK: BMJ Books.

UK Resuscitation Council Guidelines. Available at: https://www.resus.org.uk

☠️ 急性重症哮喘

（➲另见 p.70，支气管痉挛）

定义

由高反应性炎症气道发生可逆性狭窄，引起的严重支气管痉挛。

临床表现

- **急性重症**——出现以下任何一种情况：
  - 呼气峰值流速（peak expiratory flow rate，PEFR）占个人最佳值或正常预计值的百分比为 33% ～ 50%；SpO_2 < 92%；脉搏 > 125 次/分（> 5 岁）或 > 140 次/分（2 ～ 5 岁）；呼吸 > 30 次/分（> 5 岁）或 > 40 次/分（2 ～ 5 岁）。
- **危及生命**——急性重症哮喘患者出现以下任何情况：
  - PEFR 占个人最佳值或正常预计值的百分比 < 33%；SpO_2 < 92% 或 PaO_2 < 8 kPa（60 mmHg）；$PaCO_2$ 正常 [4.6 ～ 6 kPa（35 ～ 45 mmHg）]；低血压；精力耗竭；意识模糊或昏迷；沉默肺；发绀；呼吸困难。
- **近乎致命**——$PaCO_2$ 升高和（或）需要机械通气。
  - 精神错乱或昏昏欲睡，辅助呼吸肌活动过度增强；精力耗竭；吸空气 SpO_2 < 92%；HR > 140 次/分且无法讲话，心动过缓提示预后不良。

即刻处理

☑ 吸 100% O_2。

急重症哮喘

☑ 通过吸入器、垫片 ± 面罩给予沙丁胺醇 10 喷，或雾化予以沙丁胺醇（2.5 ～ 5 mg）。

☑ 泼尼松龙 20 mg（2 ～ 5 岁）、30 ～ 40 mg（> 5 岁）口服或氢化可的松 25 mg（< 1 岁）、50 mg（1 ～ 5 岁）、100 mg（6 ～ 12 岁）IV，每日 4 次。

☑ 每 20 ～ 30 min 重复给予 1 次沙丁胺醇。加用异丙托溴铵 250 µg，每 20 ～ 30 min 雾化一次。

危及生命

☑ 沙丁胺醇 2.5 ～ 5 mg 雾化。

☑ 异丙托溴铵 500 µg 雾化（2 ～ 12 岁，250 µg）。

☑ 氢化可的松 25 mg（< 1 岁）、50 mg（1 ～ 5 岁）、100 mg（6 ～ 12 岁）IV，每日 4 次。

☑ 重复使用支气管扩张剂，每 20 ～ 30 min 1 次。

☑ 考虑静注支气管扩张剂：沙丁胺醇、氨茶碱和硫酸镁。

后续管理

☑ 如果患儿好转——监测 SpO_2，每 3 ～ 4 h 雾化一次，口服泼尼松龙 3 天，病情稳定后转入呼吸科病房。

☑ 如果药物治疗后病情仍持续恶化：

- 沙丁胺醇 IV，5 µg/kg（1 个月～2 岁）、15 µg/kg（2～18 岁），最大剂量为 250 µg。
- 随后以 1～2 µg/（kg·min）的速度持续泵注，根据患儿反应和心率调整泵注剂量——注意监测乳酸性酸中毒。
- 氨茶碱：若为首次使用，予以 5 mg/kg 负荷剂量，然后以 1 mg/（kg·h）（< 9 岁）或 800 µg/（kg·h）（9～16 岁）静脉泵注。
- 继续每 20 min 雾化 1 次。
- 硫酸镁 50 mg/kg IV，给药时间超过 30 min（最大剂量 2 g）。

☑ 如果濒临呼吸衰竭，予以气管内插管、辅助通气，在患儿病情稳定后转入儿童重症监护病房（PICU）。（见下文"注意事项"）

辅助检查

- SpO_2、呼气峰值流速（PEFR）或 FEV_1（> 5 岁）。
- 如果病情严重，检测：ABGs、胸片、乳酸、血清茶碱水平。

危险因素

- 既往急性哮喘入院病史。
- 呼吸道感染史。
- 触发因素暴露史（如：压力、寒冷、运动、烟雾、过敏原等）。
- 早产儿和低出生体重儿。

排除

- 考虑其他原因造成的喘息：
  - 毛细支气管炎或喉炎
  - 误吸——双肺听诊不对称
  - 会厌炎——自引入 b 型流感嗜血杆菌疫苗（HIB）以来，该疾病已罕见
  - 肺炎——造成喘息的主要原因，也是哮喘发作的诱因之一
  - 气管软化
  - 过敏反应

注意事项

- 对于气道压很高（30～40 cmH_2O）的重度哮喘可能很难进行间歇正压通气（intermittent positive pressure ventilation，IPPV），表现为呼气末二氧化碳波形图斜率上升以及小潮气量。这时手动通气是很必要的。如果患儿只合并单系统疾病，可考虑允许性高碳酸血症（目标动脉血气 pH 值为 7.25）。
- 尝试应用 PEEP（5～7 cmH_2O），减慢呼吸频率或延长呼气相时间，避免动态肺过度充气。
- 挥发性麻醉剂均可扩张支气管，可用于极端情况。使用时注意废气排放。
- 患儿通常处于脱水状态，因此在麻醉诱导插管前，应予以晶体液 20 ml/kg 的负荷量扩容。注意应缓慢给药，但对于禁食时间短的饱胃患者可能需要进行快速序贯诱导。
- 考虑应用氯胺酮 1～2 mg/kg。
- 避免使用可引起组胺释放的药物，如吗啡或阿曲库铵。
- 如果需要正性肌力药物，可考虑予以肾上腺素静脉泵注。
- 如果镇静深度足够，气管插管后强化物理治疗可能对预后非常有益。

表 5.4   儿童最大呼气峰值流速（PEFR）正常值

身高（cm）	PEFR（L/min）
120	215
130	260
140	300
150	350
160	400
170	450
180	500

- **儿童的呼气峰值流速**——是一种衡量气道阻塞程度的简易方法，使用标准 Wright 峰值流量计进行测量，可检测中重度疾病（见表 5.4）。

  预计 PEFR（L/min）=［身高（cm）− 80］×5。

拓展阅读

British Thoracic Society/Scottish Intercollegiate Guidelines Network. *Asthma*. Available at: https://www.brit-thoracic.org.uk/quality-improvement/clinical-resources/asthma/

☠ 喘鸣

定义

- 因气道阻塞而产生的高频呼吸音。
- 吸气性喘鸣提示喉、鼻或咽部病变。
- 呼气性喘鸣提示胸内（气管或支气管）病变。
- 双相性喘鸣提示声门下或声门的病变。

临床表现

- 喘鸣，胸骨上、肋间或肋下的呼吸做功增加，辅助呼吸肌的活动增强。
- 病情恶化并且需要紧急干预的征象——缺氧、疲劳或意识水平下降、呼吸做功增加。
- 呼吸做功减少（呼吸肌疲劳）和喘鸣减少（更严重的梗阻）也可能预示着呼吸衰竭的发生。
- 小心淡漠的儿童。

即刻处理

☑ 让患儿以舒适的姿势安静地坐在父母的腿上。

☑ 不去干扰，注意密切观察。

☑ 评估呼吸窘迫的严重程度，并针对最可能的诱因制订治疗计划。

☑ 严重梗阻时，辅助供氧会造成不可靠的 SpO_2 数值。

☑ 考虑使用恩纳乳膏（EMLA®，利丙双卡因乳膏）或 4% 丁卡因凝胶（Ametop®），以帮助开通静脉通路。

☑ 考虑予以肾上腺素（1：1000）0.5 ml/kg 雾化（最大剂量 5 ml）。

☑ 如果病情恶化，准备气管内插管。

气道阻塞患儿的麻醉

☑ 寻求高年资麻醉医师和耳鼻喉科医师的帮助。

☑ 保持环境安静，进行吸入麻醉诱导。

☑ 酌情使用干燥剂，阿托品 20 μg/kg（100 ～ 600 μg）IV。

☑ 吸入 100% O_2 和七氟烷。

☑ 可以让患儿在父母的腿上或坐位进行诱导，如果这种体位有助于维持气道通畅。

☑ 如果患儿可耐受，通过面罩予以持续气道正压通气（CPAP）。

☑ 可能需要很长时间才能达到足够的麻醉深度。

☑ 保持自主呼吸，留意是否需用球囊通气。必要时**轻**捏球囊予以辅助通气，注意避免胃部扩张。

☑ 只要患者达到足够的麻醉深度——不使用肌松剂，直接进行喉镜检查。

☑ 如果可能，进行气管内插管——喉炎患儿可能需要更细的导管（不需要预防性气切）。

☑ 会厌炎患儿的插管可能很困难——通过气泡定位声门开口，使用探条和加强管进行插管。

☑ 在需要紧急开放静脉输液通路的时候，谨记骨内通路是可以迅速建立的。

☑ 如果插管成功后阻塞仍未解除：尝试推进导管（纵隔肿块或异物）；考虑导管堵塞（气管炎）；尝试俯卧位通气（纵隔肿块）。

☑ 绝大多数的喘鸣儿童可以由经验丰富的麻醉医师来进行气管内插管，但有时候经验丰富的耳鼻喉科医师进行的硬质支气管镜检查可能会挽救患儿生命。

后续管理

☑ 气管插管后注意维持麻醉深度，在手术室可静脉注射吗啡和咪达唑仑，持续泵注静脉麻醉药或吸入麻醉剂）。

☑ 如果尚未用药，考虑地塞米松 0.6 mg/kg IV。

☑ 转入 PICU。

☑ 对于会厌炎的患儿，予以头孢噻肟 50 mg/kg（每日 4 次）或头孢曲松 50 mg/kg（每日 1 次）IV。

☑ 拔管：通常在拔管前至少 6 h 予以地塞米松（0.25 mg/kg IV，每 6 小时 2～3 次）。在尝试拔管前，应在 20 cmH$_2$O 的压力下观察气管内导管周围有无轻微漏气。

☑ X 线检查通常无法提供软组织相关的信息。即使拔管前有漏气，如果再次水肿，也可能需要重新插管。

辅助检查

监测吸空气和 100% O$_2$ 下的 SpO$_2$。

危险因素

● 在英国，喉炎可能是最常见的急性病因。

● 临床表现高度重叠。

● 严重呼吸窘迫的患儿在吸氧后，可能直至临终前都一直呈现粉红色，这容易导致人们忽略患儿病情的恶化。

排除

● 喉炎——剧烈的犬吠样咳嗽、发热、痛苦但病情较轻。

● 会厌炎——有感染，不咳嗽，吸气和呼气性喉鸣，流涎。

● 异物——平时无症状，突然发作，咳嗽、窒息、失音和流涎。胸片很难检测到。

● 过敏反应——面部和舌体肿胀、喘息、荨麻疹。

● 咽后脓肿——高热、颈部过度伸展、吞咽困难、分泌物蓄积。

● 细菌性气管炎——有细菌感染、气管触痛（插管时需警惕——脓性黏膜可造成导管阻塞）。

● 既往存在的喘鸣——先天性异常、喉软化或声门下狭窄。

☠ 过敏反应

（➡另见成人"过敏反应"，p.272）

定义

- 严重的、危及生命的、广泛的或全身性的超敏反应。
- 该定义包括 IgE 和非 IgE 介导的反应。

临床表现

- 常见——喘鸣、喘息、咳嗽、氧饱和度降低、呼吸窘迫、心电图改变、心力衰竭及休克的临床症状。
- 少见——水肿、皮疹和荨麻疹。
- 既往出现过伴有呼吸困难和（或）低血压，尤其是存在皮肤改变的严重类过敏反应时更应警惕。

即刻处理

☑ 寻求帮助。

☑ 100% O_2。

☑ 持续心电监护下，予肾上腺素（1∶10 000）1 μg/kg 缓慢 IV，并逐渐加量直至血压恢复正常。

☑ 或肌内注射肾上腺素（1∶1000），较少出现心律失常：
- 12 岁以上：500 μg（0.5 ml）。
- 6 ～ 12 岁：250 μg（0.25 ml）。
- 6 月龄～ 6 岁：120 μg（0.12 ml）。
- ＜ 6 月龄：50 μg（0.05 ml）。

☑ 抗组胺药物：氯苯那敏：
- 12 岁以上：10 mg IM 或缓慢 IV。
- 6 ～ 12 岁：5 mg IM 或缓慢 IV。
- 6 月龄～ 6 岁：2.5 mg IM 或缓慢 IV。
- ＜ 6 月龄：250 μg/kg IM 或缓慢 IV。

☑ 氢化可的松：
- 12 岁以上：200 mg IM 或缓慢 IV。
- 6 ～ 12 岁：100 mg IM 或缓慢 IV。
- 6 月龄～ 6 岁：50 mg IM 或缓慢 IV。
- ＜ 6 月龄：25 mg IM 或缓慢 IV

☑ 必要时每隔 5 min 重复 1 次肾上腺素给药，可能需要进一步的液体治疗。

☑ 可予肾上腺素［0.05 ～ 0.5 μg/（kg·min）］持续静脉输注。

后续管理

☑ 尽量去除过敏原。

☑ 用 0.9% 生理盐水 20 ml/kg 扩容。

☑ 若存在对肾上腺素无反应的严重支气管痉挛，则根据急性重症哮喘治疗方案（➡见 p.136）吸入支气管扩张剂，如沙丁胺醇吸入器 / 雾化器。

☑ 可能出现持续数小时的循环不稳定，可予儿茶酚胺类药物持续输注，肾上腺素或去甲肾上腺素 0.05 ～ 0.5 µg/（kg·min）。

☑ 动脉血气分析，必要时补充碳酸氢盐：若 pH 小于 7.1，最多可予 8.4% 碳酸氢钠 1 mmol/kg（1 mmol ＝ 1 ml）。

辅助检查

取凝血标本测定肥大细胞胰蛋白酶（分别于发病早期、1 ～ 2 h 及 24 h 取样）。

危险因素

● 既往过敏史，尤其是逐渐加重的过敏史。

● 哮喘或特异反应性病史。

● 青霉素、放射性造影剂、某些食物（尤其是坚果）。交叉致敏意味着既往暴露史并非必要（如：乳胶和香蕉）。

● 静脉输注抗原会增加过敏风险。

排除

● 原发性心血管疾病（如：新生儿先天性心脏病）。

● 脓毒症（伴有皮疹）。

● 乳胶过敏。

● 张力性气胸。

● 急性重症哮喘（既往住院治疗的哮喘病史）。

● 气道阻塞（如：异物吸入）。

注意事项

● 切勿静脉注射未稀释的肾上腺素（1∶1000）。肌内注射肾上腺素引起潜在危及生命的心律失常的风险较小，但如果组织灌注不佳，则会影响药物的吸收，导致给药无效。静脉注射肾上腺素可能导致心律失常，但在缓慢给药并持续心电监护的情况下，可能对严重的过敏性休克更有效。

● 氯苯那敏和类固醇起效需数小时——不必要即刻给药。

● 氯苯那敏不适用于新生儿。

● 缺乏呼吸回路或过滤器会增加暴露于空气中雾化乳胶颗粒的风险。

● 向 MHRA 报告药物不良反应（🔗 http://www.mhra.gov.uk）。

● 所有出现过敏反应的患儿，都应转诊至过敏专科医院治疗（🔗 https://www.bsaci.org）。

拓展阅读

Harper, N.J., Dixon, T., Dugué, P., et al.; Association of Anaesthetists of Great Britain and Ireland (2009). Suspected anaphylactic reactions associated with anaesthesia. *Anaesthesia*, **64**, 199–211.
UK Resuscitation Council Guidelines. Available at: https://www.resus.org.uk

☼ 严重创伤

定义

头部、胸部、腹部、骨盆或脊柱的严重损伤。

临床表现

- 病史是了解损伤严重程度和类型的关键。
- 初期时间紧迫。多学科会诊，优先处理危及生命的损伤可改善患者预后。
- 在最开始的"首次评估"之后，为了发现可能存在的所有损伤，需要进行详细的"二次评估"。
- 儿童和婴儿通常比成人有更大的代偿储备能力，这可能会导致其损伤的严重程度被低估。
- 治疗的重点在于保持气道通畅、保证通气、避免缺氧和低血压。

即刻处理

☑ ABC—100% O_2。

☑ 开放两路粗大的外周静脉或骨内通路。如果开通外周静脉有困难，不要浪费过多时间。

☑ 对于格拉斯哥昏迷评分（GCS）< 8 或 GCS 中运动部分有改变的患者，可能需要在快速序贯诱导后进行气管插管以保护气道，避免缺氧（进展为呼吸衰竭）。注意保护颈椎——若患者存在脊柱损伤，使用轴线固定或硬颈托。

☑ 对于意识丧失的患者必须进行辅助通气，最好予以肌肉松弛剂，以维持血碳酸正常。

☑ 出现心动过速和毛细血管再充盈不良的低血容量患者，应予以 20 ml/kg 晶体液（乳酸钠林格液或 0.9% 生理盐水）进行液体复苏治疗。如果对晶体液的初级反应较差，可使用胶体液。若仍没有改善，应输血进行扩容。

☑ 对于头部受伤的患者，在避免液体过负荷的同时还要维持足够的平均动脉压，保证脑灌注。头部受伤的患者，尤其是婴儿，头皮的伤口或硬膜下腔可能会出现大量失血。

☑ 可能需要紧急进行胸腔穿刺术或心包穿刺术。

☑ 应常规置入胃管和导尿管。

后续管理

☑ 二次评估应检查所有系统是否有损伤迹象。生命体征和神经系统状态（障碍）应持续进行重新评估。

☑ 所有患者在转移到 CT 或 PICU 前都需要优先处理通气、氧合和心输出量问题。为了做出正确的保持患者稳定的决策，进行转移的临床医师必须清楚地了解转移的风险和获益。

☑ 脑外伤所致的癫痫发作：考虑苯妥英钠注射。

☑ 若怀疑非意外伤害，请联系儿童保护服务（通常通过儿科专家联系）。

辅助检查

- 全血细胞计数、尿素氮和电解质、血糖、交叉配血、动脉血气分析、凝血功能。
- X 线检查：颈椎、胸部 X 线、骨盆、胸腰椎。
- 超声：检查是否存在腹腔游离液体。
- CT 检查。
- 其他外周 X 线检查。

危险因素

- 步行者风险最大，其次是骑行者和其他交通工具乘客。
- 头部损伤占儿童创伤死亡的 40%。

排除

- 意外创伤中的非意外损伤，尤其是头部损伤。"摇晃婴儿"综合征。
- 昏迷或癫痫发作中的中毒（蓄意或意外）。

A ＝气道（Airway）

B ＝呼吸（Breathing）

C ＝循环（Circulation）

D ＝残疾（Disability）（神经系统状态）

E ＝暴露（Exposure）（去除衣物后评估——注意保温）

神经系统障碍最初是通过 AVPU 进行评估：

A ＝意识（Alert）

V ＝对声音的反应（responds to Voice）

P ＝对疼痛的反应（responds to Pain）

U ＝无反应（Unresponsive）

GCS 评分适用于 4 岁以上儿童（另见"格拉斯哥评分"，➲p.194）。

拓展阅读

Mackway Jones, K., Molyneux, E., Phillips, B., Wieteska, S. (eds) (2001). *Advanced Paediatric Life Support: The Practical Approach*, 3rd edition. London, UK: BMJ Books.

☼ 烧伤

（➲另见成人"烧伤"，p.426）

定义

干性烧伤或烫伤 ± 烟雾吸入。

临床表现

- 明显的热损伤——尽可能脱掉所有的衣服。
- 烟尘沉积、含碳痰、气道阻塞或支气管痉挛提示存在气道损伤或肺损伤，此时应尽早行气管插管，以免水肿导致插管困难。
- 烧伤后短时间内出现的低血容量可能是由于其他原因导致，比如出血（如：跌倒、逃离火灾或爆炸时受伤）。
- 除了最简单的病例外，其他所有病例应由多学科联合的儿科创伤小组处理。

即刻处理

☑ ABC—100% O_2。

☑ 气道评估。如果存疑，气管插管。考虑到面部水肿，使用绑带型固定装置的气管导管。

☑ 必要的镇痛：吗啡 100 µg/kg IV，滴定剂量，如果需要可重复给药。可考虑予氯胺酮 0.5 ～ 1 mg/kg。

☑ 开放两路粗大的外周静脉通路或骨内通路。可考虑股静脉穿刺置管（避免气胸的风险）。若存在低血容量，予 20 ml/kg 的乳酸钠林格液或 0.9% 生理盐水补液治疗，如不缓解（毛细血管再充盈＞2 s，低血压），可重复给药。尿量应大于 1 ～ 2 ml/（kg·h）。注意：烧伤补液公式不适用于本阶段。

☑ 若烧伤涉及气道，可能导致困难通气及插管，可选择七氟烷吸入诱导。

后续管理

☑ 检测碳氧血红蛋白。吸入 100% 氧气直至碳氧血红蛋白＜10%。应用高压氧舱治疗的风险及获益尚不明确。

☑ 可能需要氰化物解毒剂［3% 亚硝酸钠溶液 4 ～ 10 ml/kg，加上 50% 硫代硫酸钠溶液 400 mg/kg（最多 12.5 g）］。监测高铁血红蛋白水平（应保持＜10%）。

☑ 留置导尿管观察尿量以指导液体平衡［尿量＞2 ml/（kg·h）］。

☑ 创面护理：感染是重要的致死原因之一。使用保鲜膜、无菌纱布或敷料覆盖烧伤创面。

☑ 根据当地政策给予预防性抗生素。

液体治疗

- 在二次评估时评估烧伤深度和面积，用于指导随后的液体治疗方案。注意：补液公式对于液体治疗只是一个指导，经常重新评估循环状态和观察尿量是必要的。

- 应用皮肤表面积随年龄变化的特殊图表［如：隆德（Lund）和布劳德（Browder）图，图5.5］评估烧伤面积。"九分法则"（➲见 p.428）不适用于14岁以下儿童。对于大面积烧伤的患者，可用其手掌（包括手指）的表面积评估其未烧伤的面积，一个手掌 = 0.8% 体表面积。

- 干燥、蜡质或革质、不敏感的且针刺**不出血**的是全层烧伤。全层烧伤容易与正常皮肤混淆。

- 对于非全层烧伤面积大于10%体表面积或全层烧伤大于5%体表面积的患者，除了基础的液体治疗外仍需额外补液治疗。额外补液量可使用不同公式计算（请咨询专家意见），如帕克兰（Parkland）公式：4 ml× 体重（kg）× 烧伤面积%（ml）。

- 在烧伤后的前8 h内给予补液总量的50%。使用晶体液或胶体液目前存在争议，但晶体液现在更常用。之后通过尿量指导补液量。

辅助检查

脉氧饱和度，动脉血气分析，血红蛋白，碳氧血红蛋白，氰化物水平（大于100 ppm 可致命）。尿素和电解质，血糖，血型鉴定和不规则抗体筛查，肌红蛋白（尤其是电烧伤），如有吸入烧伤：胸部 X 线。

危险因素

- 70% 是学龄前儿童，1 ~ 2 岁的儿童风险最大。

- 在室内火灾中大多数致命伤是烟雾吸入所致。在试图逃离火灾时往往容易发生其他损伤。

- 在室内火灾中塑料和羊毛的燃烧可导致氰化物中毒。

- 儿童烧伤的常见原因包括热饮、热水浴（婴儿）、食用油。

- 电烧伤。

排除

非意外伤害（NAI）：全身或肢体的热水浴导致的烫伤可能呈现出"手套或袜子"的外观。"冷灼伤"（接触极冷物体），延迟就医，病史含糊不清，新旧伤结合等也可能是 NAI。若怀疑可能存在 NAI，请联系儿童保护服务（通常通过儿科专家联系）。

转移到烧伤病房的标准

- 全层烧伤或超过10%的非全层烧伤。

- 特殊部位烧伤，如：面部、手部、会阴部。

- 缺乏处理小于10%体表面积的烧伤的设备。

- 收治医院缺乏专业团队（如：儿科团队）。

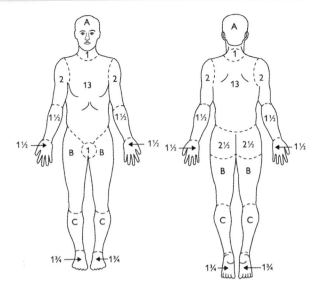

受生长影响的体表面积相对百分比（年龄）

	0	1	5	10	15	成人
A：一侧头部	9½	8½	6½	5½	4½	3½
B：一侧大腿	2¾	3¼	4	4½	4½	4¾
C：一侧小腿	2½	2½	2¾	3	3¼	3½

图 5.5 烧伤程度评估：隆德和布劳德图

Reproduced from Lund，C. C.，Browder，N. C.（1944）. The estimation of areas of burns. Surgery Gynecology & Obstetrics（now Journal of the American College of Surgeons），79：352-58. © 2019 by the American College of Surgeons. Published by Elsevier Inc. All rights reserved

注意事项

- 小面积电烧伤：可能存在内脏损伤和肌红蛋白尿。
- 心理创伤。
- 非意外伤害中全面而完整的记录。

拓展阅读

Peltier, P.J., Purdue, G., Shepherd, J. (2001). *Burn Injuries in Child Abuse*. Rockville, MD: US Department of Justice, National Criminal Justice Reference Service.

University of Washington (2011). *Pediatric Burn Injuries*. Available at: https://www.depts.washington.edu/pccm/3-pediatric%20burns%2011.pps

✛ 脓毒症和脓毒性休克

（另见成人脓毒症治疗，➲p.373）

定义

- **脓毒症**：继发于感染的急性器官功能障碍。
- **脓毒性休克**：不存在低血容量的情况下，需要使用血管加压药的脓毒症。

临床表现

- **暖休克**：低血压，尤其是舒张期低血压，心动过速，血管扩张伴随毛细血管再充盈时间缩短，通常心输出量高。
- **冷休克**：血压正常或低血压，心动过速，毛细血管再充盈时间延长，通常心输出量低。

  早发现和补液治疗是改善预后的关键措施。

即刻处理

☑ 如果患儿发热且不舒服，但意识清醒，循环正常，给氧；开通外周静脉通路，进行检验检查，给予维持输液，并观察是否存在发生脓毒性休克的迹象。

脓毒性休克

☑ 关注意识状态并补液。

☑ 给氧并评估气道（基础生命支持）。

☑ 20 ml/kg 晶体液（不含葡萄糖）快速补液以改善血流动力学情况。

☑ 检测血乳酸水平。

☑ 纠正低血糖和低钙血症，给予抗生素。

☑ 一旦发现严重脓毒症，立即联系 PICU 寻求建议。

☑ 若休克持续不缓解，并且出现肝大或肺部湿啰音进展，开始外周静脉或骨内给予多巴胺 [5 ～ 15 μg/（kg·min）]，气管插管（氯胺酮、琥珀胆碱、芬太尼），进行中心静脉及动脉置管，以血红蛋白 100 g/L 为目标，继续补液或输血。

☑ 液体治疗反应差，多巴胺抵抗性休克：

- 暖休克：去甲肾上腺素 [0.1 ～ 1.0 μg/（kg·min）]。
- 冷休克：肾上腺素 [0.1 ～ 1.0 μg/（kg·min）]。
- 逐渐增加正性肌力药直至临床终点并保持中心静脉血氧饱和度大于 70%。
- 对于难治性休克，必要时予多巴酚丁胺 [5 ～ 15 μg/（kg·min）] 或米力农 [0.25 ～ 0.75 μg/（kg·min）]。
- 应由当地 PICU 指导治疗方案。

必要时

☑ 若肾上腺功能不全，每 6 小时予氢化可的松 1 mg/kg。

☑ 晶体扩容后，可应用 4.5% 人血白蛋白。

☑ 补充血浆和血小板以维持凝血功能。

☑ 严重酸中毒时，应予 8.4% 碳酸氢钠（新生儿使用 4.2% 碳酸氢钠）纠正。根据碱缺失予半量治疗量纠正（若 pH < 7.1）并重复测动脉血气分析：

全量治疗量（ml）＝体重 ×0.3× 碱缺失。

☑ 避免低血糖。

☑ 抗生素：

- 新生儿：氨苄西林 30 mg/kg，6 h 一次（小于 7 日龄的患儿 8 h 一次），加庆大霉素 2.5 mg/kg，8 h 一次（小于 7 日龄的患儿 12 h 一次）；监测血药浓度。
- 年长儿：头孢噻肟 50 mg/kg IV，6 h 一次，或头孢曲松 50 mg/kg，每日一次。
- 对于中毒性休克综合征患者，必要时应用克林霉素。
- 难治性休克可应用 ECMO。

后续管理

☑ 若存在颅内压升高的风险，不要进行腰椎穿刺。

☑ 若怀疑存在颅内压升高，予甘露醇（0.5 ～ 1.0 g/kg）或呋塞米（1 mg/kg）以争取时间，并留置导尿。

辅助检查

血红蛋白，尿素和电解质，血糖，凝血功能，动脉血气分析，血钙，血镁，血磷，血培养。

危险因素

- 暴露于革兰氏阳性或阴性细菌、李斯特菌、立克次体、真菌和病毒，尤其是疱疹病毒。
- 免疫系统缺陷，手术和慢性疾病。

排除

- 任何原因引起的低血容量。
- 原发性心脏病（如：心肌病）；先天性心脏病（如：未确诊的室间隔缺损伴心力衰竭）。
- 过敏。
- 中毒。

注意事项

- 休克患儿无明显出血，应按照脓毒症治疗，直到找到其他原因。
- 脑膜炎球菌感染的皮疹并非总是立即出现。仔细检查有无紫癜是十分必要的。少数病例没有皮疹。
- 黏膜下出血提示可能存在 DIC。
- 婴儿可能不发热。体温大于 38℃意味病情严重。
- 出现意识水平恶化，易激惹，肌张力升高或降低时，需要立即检查。

脑膜炎

- 瘀斑和紫癜不仅见于脑膜炎球菌性脑膜炎，也可见于嗜血杆菌和肺炎球菌（肺炎链球菌）。
- 脑膜炎可能是细菌性或病毒性的。细菌性脑膜炎在新生儿和婴儿中更为常见。病毒性脑膜炎通常不那么严重，伴有发热、头痛和颈强直，但也可能与细菌性脑膜炎相类似：
  - 新生儿：B 族 β 溶血性链球菌，革兰氏阴性细菌（大肠杆菌；假单胞菌属），李斯特菌属。
- 大于 3 月龄的婴儿和儿童：流感嗜血杆菌、肺炎链球菌、脑膜炎奈瑟菌、结核杆菌、真菌、病毒（通常是肠道病毒）、柯萨奇病毒和埃可病毒。
- 任何意识水平改变或昏迷的婴儿或儿童，尤其是发热和白细胞计数高的，均应警惕脑膜炎。
- 常见症状：发热、嗜睡、易怒、食欲减退、呕吐、头痛、畏光、意识改变、惊厥、颈强直。颅内压升高的症状：囟门隆起，视乳头水肿，瞳孔改变。局灶性症状（如：偏瘫）提示肿瘤或脑缺血。
- 类固醇可用于流感嗜血杆菌和肺炎链球菌脑膜炎，从而减少听神经损伤引起的听力损失。病毒性脑膜炎或脑炎不常规应用类固醇。

脑炎

- 相比于脑膜炎较罕见。最常见的表现是意识改变 / 昏迷、头痛、恶心和呕吐。疱疹病毒感染可表现为惊厥，常为局灶性惊厥。癫痫发作可能很难控制。水痘病毒脑炎的特征性表现为小脑受累（共济失调）。
- 常见病原体：单纯疱疹病毒、带状疱疹病毒、EB 病毒、巨细胞病毒、麻疹病毒、腮腺炎病毒、水痘病毒、肠病毒、腺病毒。
- 若患者病因不明，可考虑使用头孢菌素、大环内酯类和阿昔洛韦＋CT 检查。

拓展阅读

Dellinger, R.P., Levy, M.M., Rhodes, A., et al. (2012). Surviving Sepsis Campaign: international guidelines for management of severe sepsis and septic shock. *Critical Care Medicine*, 41(2), 580–637.

Levin, D.L., Morris, F.C. (eds) (1997). *Essentials of Paediatric Intensive Care*, 2nd edition. Edinburgh, UK: Churchill Livingstone.

Macnab, A.J., Macrae, D.J., Henning, R. (eds) (2001). *Care of the Critically ill Child*. Edinburgh, UK: Churchill Livingstone.

常用数据

小儿气管导管的型号和置入深度

紧急气管插管时建议选择比表 5.5 中计算出的型号小 1 号的带套囊的气管导管。注意，内径小于 4 的气管导管可能会影响气体交换和分泌物排出。

正常值

儿科麻醉正常值见表 5.6。

表 5.5 小儿气管导管的型号和置入深度

年龄	体重 （kg）	内径 （mm）	外径 （mm）	距唇深度 （cm）	距鼻深度 （cm）
新生儿	＜0.7	2.0	2.9	5.0	6
新生儿	＜1.0	2.5	3.6	5.5	7
新生儿	1.0	3.0	4.3	6	7.5
新生儿	2.0	3.0	4.3	7	9
新生儿	3.0	3.0 ＋	4.3	8.5	10.5
新生儿	3.5	3.5 ＋	4.9	9	11
3 月龄	6.0	3.5	4.9	10	12
1 岁	10	4.0	5.6	11	14
2 岁	12	4.5	6.2	12	15
3 岁	14	4.5	6.2	13	16
4 岁	16	5.0	6.9	14	17
6 岁	20	5.5	7.5	15	19
8 岁	24	6.0	8.2	16	20
10 岁	30	6.5	8.9	17	21
14 岁	50	7.5	10.2	19	23

气管导管型号：（年龄 /4）＋ 4。插管深度（经口）：（年龄 /2）＋ 12

给药方案

常用药物剂量见表 5.7，儿科麻醉的药物输注方案见表 5.8。

表 5.6 正常值

年龄	体重（kg）	脉搏（次/分）	平均血压（mmHg）
足月新生儿	3.5	95～145	40～60
3 月龄	6.0	110～175	45～75
6 月龄	7.5	110～175	50～90
1 岁	10	105～170	50～100
3 岁	14	80～140	50～100
7 岁	22	70～120	60～90
10 岁	30	60～110	60～90
12 岁	38	60～110	65～95
14 岁	50	60～110	65～95

年龄＜9 岁：体重（kg）＝（年龄＋4）×2；年龄＞9 岁：体重（kg）≈3×年龄

表 5.7 常用药物剂量

肾上腺素	IV：1 μg/kg（1：10 000，0.01 ml/kg），逐渐加量
	IM：10 μg/kg（1：10 000，0.1 ml/kg 或 1：1000，0.01 ml/kg）
	ETT：100 μg/kg（1：1000，0.1 ml/kg）
	持续输注：0.05～1 μg/（kg·min）
氨茶碱（口服茶碱除外）	负荷量 5 mg/kg 大于 1 h IV
胺碘酮	经中心静脉给药（紧急情况下可经外周给药）：5 mg/kg IV
阿曲库铵	0.5 mg/kg IV，之后按需追加 0.1 mg/kg
阿托品	10～20 μg/kg IV（最少 100 μg，最多 600 μg）
碳酸氢钠	1 mmol/kg IV
氯苯那敏	1 月龄～1 岁：250 μg/kg（新生儿避免使用）IM/ 缓慢 IV
	1～5 岁：2.5～5 mg IM/ 缓慢 IV
	6～12 岁：5～10 mg IM/ 缓慢 IV
10% 氯化钙	0.1～0.2 ml/kg 缓慢 IV
10% 葡萄糖酸钙	0.3～0.5 ml/kg 缓慢 IV
丹曲林	1 mg/kg，重复给药直至起效 [最大剂量：10 mg/（kg·24 h）]

表 5.7　常用药物剂量（续表）

地塞米松	6 小时一次，每次 0.15 mg/kg（最大剂量 10 mg）PO/IV
地西泮	0.3 mg/kg IV/IO；0.5 mg/kg PR
芬太尼	1 ~ 2 μg/kg
呋塞米	0.5 ~ 1 mg/kg
葡萄糖	低血糖：10% 葡糖糖注射液 2.5 ~ 5 ml/kg
	高钾血症：10% 葡萄糖注射液 5 ml/（kg·h）＋胰岛素 0.05 ~ 0.1 U/（kg·h）
格隆溴铵	5 ~ 15 μg/kg IV
氯胺酮	麻醉：1 ~ 2 mg/kg IV，5 ~ 10 mg/kg IM
	镇静/镇痛：0.5 mg/kg，之后 4 μg/（kg·min）静脉输注
利多卡因	神经阻滞：最大剂量 3 mg/kg
劳拉西泮	癫痫持续状态：0.1 mg/kg IV
镁剂	25 ~ 50 mg/kg 缓慢 IV
甘露醇	0.25 ~ 0.5 g/kg IV
咪达唑仑	镇静：0.1 ~ 0.2 mg/kg IV，经鼻给药加量至 0.3 mg/kg，0.5 mg/kg PO（静脉制剂加到果汁中或口服制剂）
米库氯铵	0.1 ~ 0.2 mg/kg IV
吗啡	0.1 ~ 0.2 mg/kg IV
纳洛酮	阿片类药物过量：100 μg/kg IV/IM/SC，之后 10 μg/（kg·h）
	拮抗麻醉：0.5 ~ 1 μg/kg IV，必要时重复给药
新斯的明	肌松拮抗：50 ~ 100 μg/kg IV
一氧化氮	1 ~ 20 ppm（0.1 L/min 的 1000 ppm 一氧化氮加入 10 L/min 气体＝ 10 ppm）
去甲肾上腺素	0.05 ~ 0.5 μg/（kg·min）静脉输注：经中心静脉给药 由于其强烈的缩血管作用，只能短暂经外周静脉给药
苯妥英钠	20 mg/kg IV［不超过 1 mg/（kg·min）］（治疗窗：10 ~ 20 mg/L）
丙泊酚	2 ~ 5 mg/kg IV
瑞芬太尼	可用到 1 μg/kg IV，之后 0.05 ~ 0.25 μg/（kg·min）静脉输注
罗库溴铵	0.6 ~ 1.2 mg/kg IV，之后按需追加 0.1 ~ 0.2 mg/kg IV
沙丁胺醇	每 2 ~ 6 h 雾化吸入 2.5 mg
	15 μg/kg 超过 10 min 缓慢 IV，之后 1 ~ 5 μg/（kg·min）
琥珀胆碱	2 mg/kg IV（儿童），3 mg/kg（新生儿）
硫喷妥钠	2 ~ 5 mg/kg 缓慢 IV（癫痫持续状态加量至 7 mg/kg）
曲马多	1 ~ 2 mg/kg IV
维库溴铵	0.1 mg/kg IV，之后按需追加 20 ~ 50 μg/kg IV

表 5.8　药物输注

肾上腺素 去甲肾上腺素	300 μg/kg 药物使用 5% 葡萄糖注射液稀释到 50 ml
	1 ml/h = 0.1 μg/（kg·min）
	剂量范围：0.05 ~ 1 μg/（kg·min）（0.5 ~ 10 ml/h）
	紧急情况下经外周静脉给药，建立中心静脉通路后换至中心静脉给药
多巴酚丁胺 多巴胺	3 mg/kg 药物使用 5% 葡萄糖注射液稀释到 50 ml
	1 ml/h = 1 μg/（kg·min）
	剂量范围：3 ~ 20 μg/（kg·min）（3 ~ 20 ml/h）
	紧急情况下经外周静脉给药，建立中心静脉通路后换至中心静脉给药
阿曲库铵	剂量范围：0.5 mg/kg，之后 300 ~ 600 μg/（kg·h）

第6章

产科

Mark Scrutton, *Michael Kinsella*

胡健　译　吉晓琳　校

☠ 孕产妇虚脱

定义

妊娠 20 周后出现的孕产妇急性心血管虚脱 / 呼吸衰竭。

临床表现

* 孕晚期虚脱：通常发生于分娩时、产后或术中。
* 休克，呼吸窘迫，意识障碍，惊厥。

即刻处理

☑ ABC—100% O_2。

☑ 体位：尽量减少子宫对下腔静脉的压迫。如需胸外心脏按压，人为将子宫移至左侧；左侧卧位，除非产科情况不允许。

☑ 尽快气管插管以防反流误吸并确保膈肌活动受限时也能保证有效的肺泡通气。若延迟插管，应行环状软骨压迫。

☑ 通气和循环良好的情况下，持续换气障碍可能提示肺水肿、肺栓塞、羊水栓塞或吸入性肺炎。

☑ 若诊断不明确，立即快速补液。若出现出血，立即输血（若不能立即获得患者配型血液，输注 O 型阴性血）。

☑ 升压药物：麻黄碱可产生 α 和 β 激动效应，去氧肾上腺素和间羟胺可产生 α 激动效应，如何选择取决于孕产妇心率。若这些药物无效，予 100 μg 肾上腺素 IV。虽然肾上腺素会引起胎盘血管收缩，但此时不应禁用。

☑ 心脏停搏：除非循环完全恢复，否则应在心脏停搏 5 min 内行围死亡期剖宫产；立即做好相关准备。

后续管理

☑ 若未分娩，必须尽快评估胎儿情况。因胎儿窘迫需要分娩，必须保证母亲状态平稳。

☑ 进一步检查和治疗，并根据病因转运至手术室或 ITU。

辅助检查

心电图，动脉血气分析，尿素和电解质，凝血功能。如果怀疑，按当地预案检查肺栓塞。超声心动图。

危险因素

- 出血、下腔静脉受压和麻醉平面过高会导致静脉回流受阻和心输出量下降。这些因素会协同作用。
- 警惕血管迷走神经性心动过缓及心搏停止。

排除 / 病因

- 主动脉下腔静脉受压：侧卧位快速改善。
- 低血容量：产科检查以确定是否存在内出血（宫内或宫外）；对充分补液治疗有反应——CVP 具有指导意义。若方便，行超声心动图检查。
- 麻醉平面过高：检查感觉平面，上肢肌力以及呼吸情况；早期积极给予血管加压药可治疗低血压。必要时气管插管行人工通气。
- 子痫：惊厥过后血压恢复正常或高血压；若发生反流误吸可能造成呼吸衰竭。
- 局麻药中毒：前驱症状，惊厥；布比卡因可能引起尖端扭转型室速及长时间的心脏抑制。应用脂肪乳剂® 治疗（ ◉ 见 p.248）。
- 肺栓塞：存在深静脉血栓或其他风险因素；心电图改变［$S_1 Q_{III} T_{III}$，窦性心动过速和（或）新发的右束支传导阻滞］。按照当地预案行放射性检查（如：通气/灌注扫描或 CT 肺动脉造影——CTPA）。
- 心脏疾病：临床表现多变，应尽快行超声心动图检查以鉴别心肌功能障碍，瓣膜病变，明确是否为心源性肺水肿。
- 过敏：与给药存在时间相关性；首要症状可能是支气管痉挛；确诊须通过血清类胰蛋白酶检查。
- 羊水栓塞：临床表现各异，但最常见的症状包括呼吸衰竭；伴有循环衰竭，凝血功能紊乱和惊厥。通过排除法和对治疗反应差来确诊。
- 给药错误（如：硫喷妥钠或肌肉松弛剂）。

注意事项

- 孕妇心脏停搏很罕见。但团队领导必须意识到尽早行围死亡期剖宫产的重要性。
- 当出现循环衰竭时需要更大角度的身体/盆腔侧倾以缓解下腔静脉受压——远大于常规剖宫产的 15°。因此在心肺复苏时侧倾是不现实的，例如保持有效的胸外心脏按压的胸廓侧倾角度不能大于 27°。目前建议用手把子宫移到左侧。
- 为降低误吸的风险，应行环状软骨压迫并尽早行气管插管。足月妊娠时正常的 $PaCO_2$ 为 4.0 kPa。相较于非孕妇，孕妇应用可调节吸氧面罩所能达到的 FiO_2 更低。

- 足月妊娠时血容量增加 20%，因此相较于非孕妇，足月妊娠孕妇对早期失血的耐受性更好。
- 是否在对肾上腺素反应差的复苏中应用 α 肾上腺素激动剂目前存在争议。在麻醉平面过高导致的循环衰竭发生时，标准复苏剂量的血管升压药可能疗效不佳。
- 心肺复苏时胎儿获得的供血很少，建议在 5 min 内行剖宫产娩出胎儿，从而减轻下腔静脉压迫，以改善产妇复苏效果。妊娠子宫越大，下腔静脉受压程度越大。在妊娠大于 20 周时建议行围死亡期剖宫产。
- 建议产后行腹主动脉压迫，此举有利于增加大脑和心脏血供，同时有助于控制子宫出血。

严重局麻药中毒的治疗

➔另见 p.248

☑ 寻求帮助。

☑ ABC—100% O_2 吸氧。尽早给氧十分必要。

☑ 给予苯二氮䓬类、硫喷妥钠或丙泊酚控制惊厥。

若循环衰竭：

☑ 心肺复苏。

☑ 超过 1 min 缓慢推注 1.5 ml/kg 的 20% 脂肪乳剂®。

（70 kg 患者予 105 ml）

☑ 以 15 ml/（kg·h）的速度持续输注 20% 脂肪乳剂®。

（70 kg 的患者速度为 1050 ml/h）

☑ 若循环未恢复，间隔 5 min 重复推注 2 次，并加快输注速度至 30 ml/（kg·h）。

（70 kg 的患者速度为 2100 ml/h）

☑ 持续输注直至循环恢复平稳。

拓展阅读

AAGBI safety guideline. *Management of Severe Local Anaesthetic Toxicity*. Available at: https://www.aagbi.org/sites/default/files/la_toxicity_2010.pdf

⚕ 宫内胎儿复苏

定义

- 应对急性胎儿窘迫时最大化改善胎儿氧合的措施，通常发生在分娩时。目标是恢复子宫胎盘氧供以及胎儿胎盘（脐带）血流。

临床表现——适应证 / 迫切性

- 产科医师应告知麻醉医师急性胎儿窘迫的严重程度。
- 严重的胎儿窘迫需立即分娩，通常表现为持续性胎心减速。
- 轻度胎儿窘迫往往表现为：
  - 晚期或变异减速。
  - 心率变化曲线呈正弦波。
  - 无变异的心动过速。
  - pH < 7.2。

即刻处理

- ☑ 缩宫素：停用。
- ☑ 体位：完全左侧卧位；保持体位至转运。若胎心率仍严重异常，尝试改为右侧卧位或膝肘卧位以改善可能存在的脐带受压。
- ☑ 抗早产：特布他林 0.25 mg 皮下注射。
- ☑ 给氧：通过松紧合适的带有储氧袋的哈德逊面罩予 15 L/min 的氧气吸入。
- ☑ 补液：快速输注 Hartmann 液 1 L（除非存在禁忌，例如先兆子痫等）。
- ☑ 若产后或区域麻醉后出现低血压，可予麻黄碱 IV（6 mg）
- ☑ 注意：进入手术室应重新开始并尽可能地持续进行电子胎儿监护。

后续管理

- ☑ 若复苏无效，应及时终止妊娠。由产科医师决定经阴道试产或剖宫产。出现以下情况任意一项时，行紧急剖宫产：

  1. 危及孕妇或胎儿生命时。

  2. 产妇情况及胎儿窘迫不会立即危及生命。

  - 1 型剖宫产的麻醉方式选择因人因地而异（另见"1 型剖宫产"，p.175）。

辅助检查

- 行产科检查以评估宫口扩张情况及是否存在脐带脱垂。
- 若胎心有改善，留取胎儿头皮血样。

危险因素

- 引起胎儿氧供不可逆中断从而导致紧急终止妊娠的相关因素，包括但不限于：
  - 可疑胎盘早剥
  - 伴胎心异常的脐带脱垂
  - 瘢痕子宫破裂
  - 胎儿出血（如：前置血管）

排除

- 胎心减速可能是产妇显著低血压的早期预警指标，区域阻滞或其他罕见原因引起的孕产妇虚脱可导致显著低血压。

注意事项

- 先兆子痫孕妇谨慎补液。
- 某些伴有心脏病的孕妇禁用特布他林。
- 孕妇循环衰竭导致胎盘氧供减少从而影响到胎儿。除抗凝外，处理方式与宫内胎儿复苏相同。

脐带脱垂

- ☑ 持续人工托举先露。
- ☑ 采取左侧半俯卧位或膝肘卧位（前者更利于转运及区域阻滞麻醉操作）。
- ☑ 轻柔地将脐带放回阴道。
- ☑ 通过面罩最大流量给氧。
- ☑ 特布他林 0.25 mg 皮下注射（0.5 ml）。
- ☑ 若不能立即分娩：留置 14 号导尿管并充起水囊；经导尿管灌注 500 ml 温热的无菌溶液并夹闭（可暂停人工托举先露）
- ☑ 检查胎心率以备：
  - **不正常**——1 型剖宫产——可能需要全身麻醉。
  - **正常**——2 型剖宫产——建议蛛网膜下腔麻醉或连续硬膜外麻醉。

拓展阅读

Thurlow, J., Kinsella, S.M. (2002). Intra-uterine resuscitation; active management of fetal distress. *International Journal of Obstetric Anaesthesia*, **11**, 105–16.

:☼: 严重出血

定义

- **原发性**：围产期子宫或产道急性出血超过 1000 ml。
- **继发性**：产后 24 h 至 12 周的子宫或产道出血超过 1000 ml。

临床表现

- 低血容量休克：收缩压小于 90 mmHg，脉率每分钟大于 120 次，意识状态恶化，外周灌注不足。
- 失血量常被低估。
- 由于孕期全身血容量增加 20%，导致症状和体征往往是隐匿的，但很快会失代偿。

辅助检查

- 全血细胞计数，凝血功能检查（包含纤维蛋白原），交叉配血。
- 必要时查血栓弹力图（TEG/ROTEM）：注意产妇正常值与常人不同。

危险因素

- 产前出血（胎盘早剥 / 前置胎盘）
- 产程延长
- 多胎产
- 剖宫产史，子宫手术史，子宫病变（如：子宫肌瘤）
- 多胎妊娠，巨大儿，羊水过多
- 既往产后出血史
- 凝血功能障碍

排除

- 刺激迷走神经引起的低血压，例如子宫转位或妊娠产物卡在宫颈口。

即刻处理

☑ 寻求帮助。

☑ ABC—100% O_2。

☑ 开通两路 14 G 静脉通路。

☑ 静脉输注晶体液 / 胶体液 2000 ml。

☑ 启动严重出血预案。

☑ 特殊血型红细胞（可考虑 O 型阴性血）。

☑ 氨甲环酸：静脉注射 1 g，若 30 min 后仍持续出血或 24 h 内反复出血，再追加 1 g IV。

☑ 补充凝血因子：大出血早期或弥散性血管内凝血（disseminated intravascular coagulation，DIC）时，补充冷沉淀或纤维蛋白原优于新鲜冰冻血浆（fresh frozen plasma，FFP），因为 FFP 会稀释孕期增高的纤维蛋白原水平。

☑ 疑似宫缩乏力或胎盘残留，予缩宫素 5 ~ 10 IU **缓慢 IV**（注意：会引起血管扩张从而加重低血容量），麦角新碱 500 μg IM，米索前列醇 400 ~ 1000 μg 经直肠给药 / 舌下含服，卡前列素 250 μg IM（可能诱发支气管痉挛）。参见催产药物，表 6.1。

☑ 双合诊压迫。

☑ 当复苏起效时转运至手术室行麻醉下检查——不要延误。

☑ 必要时使用血管升压药（麻黄碱 6 mg，去氧肾上腺素 25 ~ 50 μg 或肾上腺素 5 ~ 10 μg）

☑ 出血时可能需要全身麻醉——必须快速序贯诱导。出血是区域麻醉的相对禁忌证，但某些特殊情况偶尔也会使用，例如平稳的患者选择留置的硬膜外导管进行麻醉。

后续管理

☑ 开始正式治疗后行动脉置管，中心静脉置管并留置导尿管。

☑ 持续监测全血细胞计数及凝血功能。

☑ 加温输液（快速输注系统）。

☑ 患者保暖。

☑ 开腹手术时，若出血量过多可行主动脉压迫。

☑ 由于产后 24 h 内再次出血很常见，此类人群的血红蛋白目标值应大于 70 g/L。

☑ 纤维蛋白原的目标值为大于 2 g/L。

☑ 一旦患者状况平稳，就应转运至产科高依赖病房（HDU）或加强治疗病房（ITU）以利于进一步监测。

注意事项

● 产科出血往往是隐匿的、难以量化的，出血量经常被低估。

● 严重的胎盘早剥或羊水栓塞可能引起暴发性 DIC。此时需要补充大量凝血因子。

● 通过输注冷沉淀或单纯的纤维蛋白原维持血纤维蛋白原水平十分重要。

● 重组活化Ⅶ因子已成功应用于一些产科大出血病例。首先要尽力纠正其他异常（FFP/ 冷沉淀 / 血小板 / 红细胞）。

自体血回输（血细胞回收）

● 血细胞回收技术越来越多地被应用于产科。

● 羊水污染并不一定是血细胞回收技术的禁忌。

● 有望成为"常规"。

介入放射学

☑ 预计可能出现大出血时（如：胎盘植入），如果需要，可考虑预防性子宫动脉栓塞术。

表 6.1　催产药物

	剂量	副作用
缩宫素 卡贝缩宫素	5 IU 缓慢 IV 10 IU/h 静脉输注 100 IU 缓慢 IV	血管扩张→低血压 心动过速 可能增加肺循环阻力
麦角新碱	500 μg IM	血管收缩→高血压 心动过缓 恶心呕吐 先兆子痫患者禁用
米索前列醇	400 ～ 1000 μg PR/SL	面色潮红，体温升高，腹泻
卡前列素	250 μg IM 或子宫注射 （每 15 min 一次，最多 8 次）	高血压 支气管痉挛（若意外注入静脉 将十分严重）

1 ml Syntometrine® 溶液包含 5 IU 缩宫素及 500 μg 麦角新碱。
使用所有种类的催产药物均对患有心脏病的孕妇存在潜在风险，须慎用

☑ 虽然急诊介入治疗对急性大量出血帮助不大，但有助于控制持续中等出血。

拓展阅读

Collins, P.W., Bell, S.F., deLloyd, L, Collis, R.E. (2019). Management of postpartum haemorrhage: from research into practice, a narrative review of the literature and the Cardiff experience. *International Journal of Obstetric Anesthesia*, 37, 106–117.

Esler, M.D., Douglas, M.J. (2003). Planning for hemorrhage. Steps an anesthesiologist can take to limit and treat hemorrhage in the obstetric patient. *Anesthesiology Clinics of North America*, **21**, 127–44.

Mousa, H.A., Alfirevic, Z. (2003). Treatment for primary postpartum haemorrhage. *Cochrane Database of Systematic Reviews*, **1**, CD003249.

Su, L.L., Chong, Y.S., Samuel, M. (2007). Oxytocin agonists for preventing postpartum haemorrhage. *Cochrane Database of Systematic Reviews*, **3**, CD005457.

☠ 羊水栓塞

定义

- 羊水进入母体循环后引起的严重反应。

临床表现

- 除外性诊断。表现为呼吸衰竭，伴有呼吸困难、低氧血症、低血压及循环衰竭。
- 早期出现短暂的肺动脉高压及右心衰，随后出现左心功能不全。
- 很可能发生 DIC 以及继发于脑供氧不足导致的惊厥。

即刻处理

- 死亡率极高，可能需要长时间的 CPR。
- 肺循环阻力增加及左心衰均可能发生。
- 严重的凝血功能紊乱。预约血制品的同时预约冷沉淀（纤维蛋白原）、FFP 以及血小板。
- 支持治疗。
- 必要时急诊行剖宫产终止妊娠。

维持氧合

☑ 寻求帮助。评估 ABC。
☑ 100% O_2。必要时气管插管人工通气。
☑ 必要时应用 PEEP/CPAP。

血流动力学支持

☑ 另见"孕产妇虚脱"（⤵ p.156）。
☑ 予补液及血管收缩药物维持血压。
☑ 向左牵拉子宫。
☑ 手术娩出胎儿并控制出血。

（产后）加强宫缩及减少出血

☑ 另见"大出血"（⤵ p.161）。
☑ 双合诊按摩 / 压迫子宫。
☑ 缩宫素，卡贝缩宫素，麦角新碱，卡前列素，米索前列醇（参见"催产药物"，表 6.1）。
☑ 可预见的凝血功能紊乱——确保可用的血制品。
☑ 必要时使用血细胞回收及输液加温仪。
☑ 必要时应用 Rusch 球囊 /B-Lynch 缝合。
☑ 必要时介入栓塞治疗 / 子宫切除。

后续管理

☑ 血液病专家应尽早介入。
☑ 适当的放射性检查（如：通气灌注扫描或 CTPA）以除外肺栓塞。
☑ 行超声心动图检查以除外心脏病变并量化评估左右心功能受损情况及肺高压。

- 羊水栓塞的死亡率高达 50%，仅有 15% 的患者能幸免于神经系统损伤。

辅助检查

- 全血细胞计数，尿素及电解质，凝血功能，超声心动图。

危险因素

- 引产术。
- 多胎妊娠。
- 剖宫产。
- 高龄少数民族产妇。

排除

- 低血容量：产科检查以明确是否存在内出血（宫内或宫外），对适量的补液治疗反应良好。但羊水栓塞即使补足循环血量依旧会有持续的循环衰竭。
- 肺栓塞：存在高危因素；无凝血功能障碍。
- 子痫：惊厥恢复后可能伴随高血压。若无吸入性肺炎则不存在换气功能障碍。
- 局麻药中毒：与局麻药给药时间存在相关性，有前驱症状，惊厥，长时间的心脏抑制，但不伴换气功能障碍。
- 心脏疾病：临床表现多变，尽快行超声心动图检查。
- 过敏：与给药时间存在相关性；支气管痉挛，无明显换气功能障碍；确诊须通过血清类胰蛋白酶检查。
- 给药错误（如：硫喷妥钠或肌肉松弛剂）。

拓展阅读

Knight, M., Tuffnell, D., Brocklehurst, P., Spark, P., Kurinczuk, J.J.; UK Obstetric Surveillance System (2010). Incidence and risk factors for amniotic-fluid embolism. *Obstetrics and Gynecology*, **115**, 910–17.

⚛ 先兆子痫

定义

- 血压 ≥ 160/110 mmHg 伴尿蛋白＋＋＋（ ≥ 300 mg/24 h ）。
- 伴或不伴：
  - 头痛，视功能障碍，上腹痛
  - 腱反射亢进
  - 血小板计数 < $100×10^9$/L
  - 肝功能异常

临床表现

- 孕 24 周后出现的血压升高伴或不伴蛋白尿，水肿，头痛，视功能障碍及上腹痛。

辅助检查

- 全血细胞计数，凝血功能，尿素及电解质，肝功能，尿酸。
- 尿蛋白肌酐比（ urine protein：creatinine ratio，PCR ）。
- 每 6 h 复查。

危险因素

- 初产妇。
- 新配偶。
- 非裔–加勒比人。
- 孕妇基础状况（如：高血压，肾脏病，糖尿病，肥胖，抗磷脂综合征，心脏病 ）。

排除

- 孕前存在高血压。
- 肾脏或肝脏疾病。
- 急性妊娠期脂肪肝。

即刻处理：高血压

一线用药：拉贝洛尔

☑ 确定无禁忌证：除外哮喘。

口服治疗

☑ 口服 200 mg（初始剂量）。

☑ 若 30 min 后不缓解，再次口服 200 mg。

☑ 若不能口服治疗或第二剂后血压仍未得到控制则开始静脉治疗。

静脉治疗

☑ 推注 50 mg。

☑ 5 min 内血压应得到控制。

☑ 间隔 5 min 重复给药直至血压得到控制或达到极量 200 mg。

☑ 开始以 20 mg/h 的速度持续输注拉贝洛尔。

☑ 每 30 min 输注速度翻倍直至极量 160 mg/h。

二线用药：硝苯地平

☑ 拉贝洛尔无效或存在禁忌时使用。

☑ 10 mg 口服（不是舌下含服）。

☑ 若血压未得到控制，30 min 后重复给药。

三线用药：肼屈嗪

☑ 5 mg IV。

☑ 15 min 后重复给药。

☑ 持续输注 5 ～ 15 mg/h。

即刻处理：预防子痫发作

镁剂

☑ 负荷剂量 4 g 5 ～ 15 min 缓慢 IV。

☑ 1 g/h 持续静脉输注至少 24 h。

☑ 若子痫发作，再次 2 g IV。

☑ 注意：若镁剂过量引起心肺功能抑制，予 1 g 葡萄糖酸钙 IV（10 ml 10% 的溶液）（➲另见 p.326）。

后续管理

☑ 治疗团队应包括高年资产科医师、产科麻醉医师及助产士。

治疗目标

☑ 分娩**前**保持平稳——可能持续数小时。

☑ 控制高血压。

☑ 预防子痫

☑ 适时终止妊娠。

液体平衡

☑ 限液：1 ml/（kg·h）的背景剂量。补充丢失量。

☑ 每小时评估液体平衡。容许少尿。

☑ 超过 250 ml 的快速补液应只能在监测下进行——可考虑 CVP 指导。

麻醉管理

分娩镇痛

- 硬膜外镇痛可用于预防宫缩痛相关的血压骤升。
- 硬膜外镇痛不应被用于治疗高血压。
- 血小板计数 < 50×10^9/L 且未纠正是区域阻滞麻醉的相对禁忌证；当血小板计数大于 50×10^9/L 且小于 100×10^9/L 时，参考当地指南/会诊意见。
- 先兆子痫时血小板功能障碍和血小板计数减少可同时发生。

剖宫产的区域阻滞麻醉

- 首选全身麻醉。
- 单次蛛网膜下腔麻醉和腰硬联合麻醉无显著性差异，而是否选择硬膜外麻醉应根据具体临床情况。

全身麻醉

- 尽早呼叫高年资医师协助。
- 患者通常未禁食。
- 麻醉药物可能会增强降压药物效果并与镁剂发生相互作用。
- 可能因气道水肿导致插管困难。
- 减轻插管及拔管反应（见表 6.2）。
- 术后返回 HDU 监测——拔管后气道水肿可能恶化。

注意事项

- ITU 适应证：呼吸衰竭、肾衰竭、肝衰竭。

表 6.2 减轻插管和（或）拔管反应的方法

阿芬太尼	7.5 ～ 10 μg/kg
硫酸镁	30 mg/kg
艾司洛尔	0.5 mg/kg
拉贝洛尔	0.5 mg/kg
利多卡因	1 mg/kg

拓展阅读

Ramanathan, J., Bennett, K. (2003). Pre-eclampsia: fluids, drugs, and anesthetic management. *Anesthesiology Clinics of North America*, **21**, 145–63.

Santos, A.C., Birnbach, D.J. (2003). Spinal anesthesia in the parturient with severe pre-eclampsia: time for reconsideration. *Anesthesia and Analgesia*, **97**, 621–22.

The Magpie Trial Collaboration Group (2002). Do women with pre-eclampsia, and their babies, benefit from magnesium sulphate? The Magpie Trial: a randomised placebo-controlled trial. *Lancet*, **359**, 1877–90.

☠ 子痫

定义

子痫前期伴强直阵挛性发作（➲见 p.166）。

临床表现

- 约 33% 的惊厥发作发生于临产前，33% 发生于产程中，另 33% 发生于产褥期。
- 产后超过 1 周仍有可能惊厥发作。

辅助检查

- 全血细胞计数，凝血功能，尿素及电解质，肝功能，尿酸。
- 尿蛋白肌酐比（PCR）。

危险因素

- 先兆子痫。
- 初产妇。
- 新配偶。
- 非裔-加勒比人种。
- 孕妇基础状况（如：高血压、肾脏病、糖尿病、肥胖、抗磷脂综合征、心脏病）。

排除

癫痫或其他与先兆子痫不相关的颅内事件。

即刻处理

☑ 寻求帮助。

☑ ABC—100% O_2。

☑ 左侧卧位。

☑ 不要尝试置入人工气道或手法通气。

☑ 若尚未分娩，紧急情况结束后立即评估胎儿情况。

☑ 硫酸镁 4 g 5 ～ 15 min 缓慢 IV，随后 1 g/h 持续输注。

☑ 对于反复发作的惊厥可再次静脉推注 2 g 镁剂——考虑监测血药浓度。

☑ **第一次发作时不给地西泮**。

注意：子痫患者首次发作的平均时间为 90 s。如果惊厥持续不缓解，一旦麻醉医师到场，立即使用地西泮、硫喷妥钠或丙泊酚。应考虑其他原因引起的惊厥发作，包括颅内出血。

后续管理

☑ 应在母亲情况稳定后分娩。

☑ 依照当地指南静脉给予拉贝洛尔或肼屈嗪以控制严重高血压（＞160/110 mmHg）（➲见 p.166）。

☑ 应考虑到存在颅内出血导致惊厥发作的可能性——全面的神经系统检查是必要的。可行 CT/MRI。

☑ 分娩方式存在争议。所有病例都应通知产科医师及麻醉医师会诊。

☑ 若出现严重的胎儿窘迫且对宫内复苏无反应（➋见 p.159）时，可考虑紧急终止妊娠，但这可能威胁产妇的安全。

拓展阅读

Eclampsia Trial Collaborative Group (1995). Which anticonvulsant for women with eclampsia? Evidence from the Collaborative Eclampsia Trial. *Lancet*, **345**, 1455–63.

☠ 全脊髓麻醉

⊃另见"全脊髓麻醉"，第 258 页。

定义

局麻药直接作用于高位颈神经根和（或）脑干所引起的呼吸循环衰竭。

临床表现

- 不同于阻滞平面的逐渐升高，孕妇的意识障碍和意识丧失可能迅速发生，意识丧失前可能出现呼吸困难和（或）呼吸衰竭。
- 手部麻木和说话困难是阻滞平面上升的重要预警（⊃见 p.258）。
- 心动过缓及低血压。
- 胎心减速。

辅助检查

- 检查以排除其他原因引起的虚脱。若尚未分娩，评估胎儿情况。

危险因素

- 意外穿破硬脊膜（无论是否意识到）。
- 硬膜外导管意外置入硬膜下。
- 大剂量或快速地硬膜外追加药物（如：1 型剖宫产时）。
- 硬膜外穿刺原位行蛛网膜下腔麻醉给药。
- 蛛网膜下腔麻醉后即刻硬膜外追加药物。

排除

- 其他原因导致的孕产妇虚脱（如：肺栓塞，羊水栓塞，心脏病，神经系统疾病，过敏，给药错误）。

即刻处理

☑ 寻求帮助。

☑ 安慰患者及配偶。

☑ ABC—100% O_2 吸氧。需要气管插管。若患者意识清醒，需要进行全身麻醉（减少药物剂量）。

☑ 静脉给予麻黄碱 6 mg，去氧肾上腺素 25 ～ 50 μg 或肾上腺素 5 ～ 10 μg 并逐渐加量以维持血压和循环。必要时持续输注血管升压药。

☑ 适时终止妊娠（母亲情况难以稳定或难以复苏的胎儿窘迫）。

☑ 若 ALS 失败，须在 5 min 内娩出胎儿。

☑ 当产妇复苏后给予麻醉药物维持麻醉状态直至阻滞消退。

后续管理

- 阻滞通常于 1 h 后逐渐消退，但也有可能持续数小时。
- 持续高位阻滞：转运 ITU 直至气管拔管。

拓展阅读

Yentis, S.M., Dob D.P. (2001). High regional block—the failed intubation of the new millennium? *International Journal of Obstetric Anaesthesia*, **10**, 159–61.

⚠ 意外穿破硬脊膜

定义

硬膜外穿刺针意外穿破硬脊膜和蛛网膜进入脑脊液中。

临床表现

- 即刻：脑脊液通过硬膜外穿刺针或硬膜外导管流出。
- 早期：高位阻滞或全脊麻（➲见 p.171）。
- 晚期：硬脊膜穿破后头疼。
- 罕见：癫痫样发作，硬膜下血肿。
- 发生率 0.5% ~ 4%。

辅助检查

- 评估经硬膜外穿刺针或硬膜外导管流出液体的温度及葡萄糖含量。若温热且含糖，高度怀疑是脑脊液。

危险因素

- 操作时患者体动
- BMI 增加
- 操作者缺乏经验
- 到达硬膜外间隙后转动穿刺针
- 脊椎手术史
- 硬膜穿破史
- ? 空气阻力消失
- ? 坐位穿刺

排除

- 其他原因引起的头痛：单纯性、脑膜炎、高血压、蛛网膜下腔出血。

即刻处理

☑ 可将硬膜外导管置入蛛网膜下腔或于上一个间隙重新进行硬膜外穿刺。

☑ 无论最终硬膜外导管位置如何，后续所有的药物追加和补液均应由该麻醉医师进行。

☑ 意外穿破硬脊膜不再要求必须器械助产——第二产程应常规处理。

☑ 产后需对患者进行随访。

☑ 如需剖宫产，无论经该硬膜外导管追加药物（无论最终位置如何）或重新行单次蛛网膜下腔麻醉均会增加高位阻滞及全脊麻的风险。

硬膜外穿破后头痛（postdural puncture headache，PDPH）

特点

- 发生率：> 80%（16 G 硬膜外穿刺针），1%（25 G 笔尖式蛛网膜下腔麻醉针）。

- 通常于硬膜穿破后 72 h 内发生。
- 很少于 12 h 前发生。
- 体位：平躺可缓解。
- 活动加重。
- 额部及枕部痛。
- 可能致残。
- 压迫腹部可暂时缓解（诊断性试验）。
- 常伴有颈强直。
- 畏光。
- 偶见颅神经受累：耳鸣、复视。

治疗

早期

☑ 据报道部分病例经硬膜外导管推注（20 ml）或持续输注（1000 ml/8 h）0.9% 生理盐水是有效的。

☑ 据报道，头痛发生前，预防性经硬膜外导管注射血补丁是有效的。但相比于延迟给予血补丁，预防性治疗的头痛很可能复发。（注意：若已将硬膜外导管置入蛛网膜下腔则不要这样做）。

中期

☑ 保证患者充分补液。

☑ 规律应用常规镇痛药：对乙酰氨基酚，非甾体抗炎药，严重时口服吗啡。

☑ 咖啡因可缓解疼痛。每小时按需口服 50 mg（极量 24 h 内 300 mg）。

☑ 曾尝试使用一些其他药物治疗，包括 ACTH 和舒马曲坦，但效果并不理想。

硬膜外血补丁

- 被认为是最确切的治疗方法。
- 最初报道有效率高达 90% 以上，但现在的研究结果显示长期有效率可能只有 30%。
- 延迟至硬膜穿破后至少 24 h，在穿刺的同一间隙或低一间隙注入大于 15 ml 的自体血可使成功率增加。

拓展阅读

Reynolds, F. (1993). Dural puncture and headache. *British Medical Journal*, **306**, 874–6.

Sprigge, J.S., Harper, S.J. (2008). Accidental dural puncture and post dural puncture headache in obstetric anaesthesia: presentation and management: a 23-year survey in a district general hospital. *Anaesthesia*, **63**, 36–43.

Obstetric Anaesthetists Association. OAA Guidelines for Treatment of Obstetric Post-Dural Puncture Headache. (2019) Available at: https://www.oaaanaes.ac.uk/assets/_managed/cms/files/Guidelines/New%20PDPH%20Guidelines.pdf

Sudlow, C., Warlow, C. (2003). Epidural blood patching for preventing and treating post-dural puncture headache (Cochrane Review). *The Cochrane Library*, **2**, CD001791.

Turnbull, D.K., Shepherd, D.B. (2003). Post-dural puncture headache: pathogenesis, prevention and treatment. *British Journal of Anaesthesia*, **91**, 718–29.

⚛ 1 型剖宫产

剖宫产紧急等级

1. 立即威胁孕产妇或胎儿生命。
2. 非立即致命的母体或胎儿损伤。
3. 需要尽早终止妊娠，并未对母体及胎儿造成损伤。
4. 择期剖宫产。

临床表现

- 常见于急性胎儿窘迫（➜另见"宫内胎儿复苏"，p.159）。
- 最常见的母体指征为产前出血。

术前准备

- 术前快速评估：过敏史、用药史、麻醉史、基础疾病、禁食禁水时间、气道评估。
- 开通静脉通路。开始快速输注晶体液预扩容，或胶体液／血液改善低血容量。
- 术前用药：口服枸橼酸钠 0.3 M 30 ml。如时间允许，静脉给予雷尼替丁 50 mg，甲氧氯普胺 10 mg。
- 仰卧位，通过使用楔形垫或倾斜手术台使子宫移向左侧。若麻醉及手术没有耽误，可以在到达手术室后采用此体位。若有延误则应采用完全左侧卧位以使得主动脉下腔静脉压迫程度最小。
- 转运至手术床后应立即开始预充氧。使用合适的密闭面罩高流量吸氧。

麻醉方式选择

- 全身麻醉可以最快建立，但全麻增加危及产妇生命的并发症和早期新生儿呼吸抑制的发生率。麻醉医生需要快速获取影响麻醉方案选择的因素：紧急程度（与术者沟通），母亲的偏好（与母亲沟通），并明确是否存在禁忌证或困难（简单询问病史加上术前气道评估、体重指数、脊柱和凝血状态）。如果尝试进行区域阻滞麻醉，必须限定一个时间，一旦超过时间限制，就必须改为全身麻醉。
- 原位硬膜外麻醉的管理略有不同。硬膜外麻醉不如蛛网膜下腔麻醉效果确切。图 6.1 概括了选择方法。当联合硬膜外麻醉时，蛛网膜下腔麻醉药剂量可能不得不做出调整（➜另见"硬膜外麻醉后蛛网膜下腔麻醉"，p.176）。
- 相较于不太紧急的病例，1 型剖宫产中区域阻滞麻醉改全身麻醉的比率显著升高——做好准备！

全身麻醉

（➔另见"快速序贯诱导"，p.96；➔"插管失败—产科"，p.180）。

- 进行规范的全身麻醉前预充氧，选择合适的麻醉面罩，吸入 100% 氧气至少 3 min。但电脑模拟提示对于孕妇来说 2 min 就足够了。
- 若存在胎儿窘迫，保持吸入氧浓度 100% 直至胎儿娩出，加大吸入麻醉药浓度以抵消不用 N_2O 造成的影响。

蛛网膜下腔麻醉

- 紧急剖宫产时，一个"快速序贯蛛网膜下腔麻醉"将十分合适。完成蛛网膜下腔麻醉操作后应立即将患者置于仰卧位并向左侧倾斜。
- 加用脂溶性阿片类药物（25 μg 芬太尼或 0.3 mg 二乙酰吗啡）可在一定程度上减轻感觉阻滞引起的不适或疼痛，但若不能迅速获取药物，不应因此耽误蛛网膜下腔麻醉。

快速序贯蛛网膜下腔麻醉

☑ 安排其他人员进行静脉穿刺置管并连接监护仪——在静脉导管固定好前不给蛛网膜下腔麻醉药。
☑ 在尝试的过程中进行预充氧。
☑ "不接触"技术——只戴手套。立即用消毒液消毒皮肤。当穿刺工具备好后擦去未干的液体。
☑ 局部浸润麻醉不是必须的。
☑ 若有时间加用芬太尼 25 μg；否则应加大布比卡因剂量。
☑ 只进行一次蛛网膜下腔麻醉试穿，除非有显著的纠正才允许试穿两次。
☑ 如有必要，当阻滞平面高于 T_{10} 水平并呈继续上升趋势时开始手术——准备好转全麻。告知产妇。

硬膜外麻醉后蛛网膜下腔麻醉

- 若硬膜外麻醉后再给予蛛网膜下腔麻醉药物将使感觉阻滞平面更高。尤其当刚刚（30 min 内）追加过大容量（容量效应）高浓度局麻药时影响更大（阻滞叠加效应）。相较于单纯蛛网膜下腔麻醉（＜1：4000），硬膜外麻醉后蛛网膜下腔麻醉更常出现需呼吸支持的危险高位阻滞（1：50）（➔另见"全脊麻"，p.171）。若近期曾经硬膜外追加过药物则风险更高。在硬膜外刚刚追加过"剖宫产"剂量局麻药后，许多麻醉医生会减少 20%～40% 的蛛网膜下腔麻醉药剂量。

硬膜外追加剂量

- 没有数据支持的最佳给药方案。meta 分析显示起效最快的局麻药是利多卡因＋1/200 000 的肾上腺素，加用 100 μg 芬太尼能改善麻醉效果。加入 8.4% 的碳酸氢钠溶液（每 20 ml 利多卡因加 2 ml，每 20 ml 布比卡因加 0.2 ml）也同样常见。

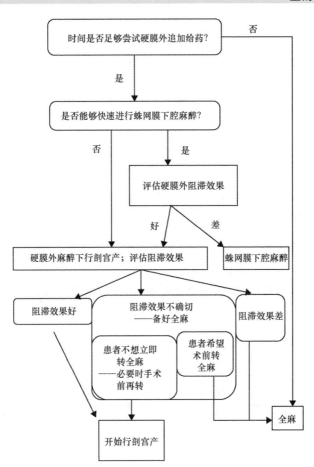

图 6.1　1 型剖宫产

- 争分夺秒的时刻，需要考虑配置混合溶液比单一溶液要花费更多时间。
- 最安全的做法是在手术室，全面监护下缓慢分次追加药物。但对于 1 型剖宫产，这样太慢了。可以考虑在产房开始硬膜外追加药物并在严密的观察下给予全量追加（框 6.1）。若怀疑或已确认穿破硬膜，则不要在产房追加药物。
- 有可用的：
  - 通畅的输液通路
  - 血管加压药
  - 氧气供给及肺通气方法
- 标准的总追加量是 20 ml。若阻滞平面较高或药物浓度高或产妇身材矮小，应减量至 15 ml。
- 在左侧卧位下追加药物（若左侧卧位时胎心率异常则右侧卧位）。

框 6.1 硬膜外追加麻醉清单

安全性评估（30 s）

☑ 导管在硬膜外腔吗（如：无漏液）？

☑ 导管是否置入蛛网膜下腔？——是否存在过度的运动阻滞，反复低血压？

☑ 导管是否置入静脉内？——阻滞效果差，需频繁追加给药，局麻药中毒症状。

☑ **必须做回抽试验。**

试验剂量（60 s）

☑ 给药 3 ml；等待 30 s；评估有无蛛网膜下腔给药导致的阻滞（如：任何全身主观变化，S_1 的冷觉如何，踝关节能否背屈）。

☑ 给药 3 ml；等待 30 s；评估有无静脉内给药的症状（味觉异常、耳鸣、镇静）。

主剂量（90 s）

☑ 给予剩余量并观察改变。

☑ 待在产妇身边并保持交流，监护脉搏和血压。做好应对平面过高的准备。

拓展阅读

Hillyard, S.G., Bate, T.E., Corcoran, T.B., Paech, M.J., O'Sullivan, G. (2011). Extending epidural analgesia for emergency Caesarean section: a meta-analysis. *British Journal of Anaesthesia*, **107**, 668–78.

Kinsella, S.M., Girgirah, K., Scrutton, M.J.L. (2010). Rapid sequence spinal for category 1 urgency Caesarean section: a case series. *Anaesthesia*, **65**, 664–9.

Royal College of Obstetricians & Gynaecologists (2010). *Classification of Urgency of Caesarean Section*. Available at: https://www.rcog.org.uk/en/guidelines-research-services/guidelines/good-practice-11/

⊕ 剖宫产期间的问题

严重低血压

> ➲另见 p.29。

- 区域阻滞：
  - 中胸段的阻滞平面，加上下腔静脉受压伴或不伴低血容量会导致静脉回流减少，心输出量下降，体循环血压降低。
  - 传统上，这会诱发血管迷走反应，导致心动过缓。然而，现在心动过缓更常见于给予 α 肾上腺素受体激动剂（去氧肾上腺素或间羟胺）后出现，同时血压往往是正常或偏高的。
  - 一旦出现严重反应，可能需要待胎儿娩出后才能解决问题。这种情况下需要大剂量的血管活性药物包括升心率药物（β 受体激动剂，麻黄碱或肾上腺素；抗胆碱药，格隆溴铵）。若能暂缓分娩，可采取完全侧卧位。
- 其他原因包括抗生素过敏（➲见 p.272），对缩宫素或全麻药物的反应，未确诊的心脏病，羊水栓塞（➲见 p.164）以及其他。

紧急抑制宫缩（宫缩抑制剂）

- 发生难产时产科医师很罕见的会要求这么做。
- 选择的药物是硝酸甘油（GTN）IV（50 μg 单次给药——效果欠佳则剂量翻倍）。将 1 mg/ml 的药液 1∶20 稀释可得 50 μg/ml 药液。其他药物要么起效太慢，要么持续时间太长。使用吸入性麻醉药抑制宫缩的做法已经过时了，虽然若因为其他适应证进行了全麻，这个效应也可以被利用。

出血

> ➲见 p.161。

吸入性麻醉药会抑制子宫收缩，若全麻剖宫产时发生出血，应改为丙泊酚静脉麻醉。

恶心呕吐

在区域阻滞麻醉的剖宫产中，恶心呕吐常与心输出量减少及低血压相关。胎儿娩出前通常对升压药物及体位改变反应良好，但在胎儿娩出后应除外是否出血。

插管失败

> ➲见 p.84，p.180。

支气管内插管

> ➲见 p.102。

先兆子痫

> ➲见 p.166。

插管失败—产科

（●另见"未预料的困难插管"，p.84）

定义

快速序贯诱导后气管插管失败。

临床表现及发生率

- 全麻剖宫产时的快速序贯诱导。
- 发生率 1：400。
- 相较于剖宫产，其他产科手术中插管失败的发生率大大降低，且并没有特别讨论过。

即刻处理

见图 6.2。

☑ 除非特殊情况，试插次数不应超过两次。

☑ 寻求帮助。

☑ 维持氧合：通过面罩＋口咽通气道或合适喉罩[a]进行通气。若必要，减轻或移除环状软骨压迫。

☑ 能否给氧——决定了唤醒患者或继续。[b]

☑ 不能给氧——"不能插管，不能给氧"的情况[c]——用针或环甲膜切开建立颈前通路。

注释：

[a]：第二代声门上气道工具（LMA ProSeal，LMA Supreme，i-gel）优于第一代。可在置入后经食管口吸引或留置胃管。

[b]：在诱导之前计划万一插管失败是唤醒患者还是继续——这取决于患者、胎儿、麻醉医师、临床情况等多方面的因素；只有在必须或安全的情况下才选择继续。

[c]：不能插管，不能给氧（CICO）时——考虑可逆因素——过度压迫环状软骨，喉痉挛。评估再次给予琥珀胆碱或特殊情况下给予非去极化肌松药的风险及获益。若决定唤醒患者，就不要给予肌松剂；在建立颈前通路前谨慎给药。

后续管理

若继续麻醉

☑ 如果可能的话，保持环状软骨压迫

☑ 决定保留自主呼吸／正压通气

☑ 决定是否使用肌松剂

☑ 决定吸入麻醉或静脉麻醉

- 求助他人／高年资麻醉医师应用任何高级气道技术进行插管／二次麻醉。
- 应避免经喉罩盲插。

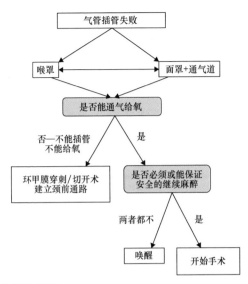

图 6.2　插管失败流程图

若唤醒：
☑ 如果可能的话，保持环状软骨压迫
☑ 决定改为左侧卧位或继续仰卧位。
☑ 选择区域阻滞麻醉下手术或使用纤支镜 / 可视喉镜 / 喉罩行清醒气管插管。

危险因素

- 心理因素：
  - 紧迫感
  - 高压情况和环境。
- 麻醉技术：
  - 环状软骨压迫 / 快速序贯诱导
- 解剖因素：
  - 组织水肿（尤其是先兆子痫患者）
  - BMI 增加
  - 乳房大
- 生理因素：
  - 尽管进行了预充氧，但由于功能残气量减少及氧耗增加会导致氧饱和度快速下降。
  - 腹内压 / 胃内压增加伴随食管下括约肌张力降低导致"屏障压力"降低，增加了反流误吸的风险。

注意事项

- 快速序贯诱导：注意细节——尤其是预充氧，体位和环状软骨压迫。
- 需要建立颈前通路的插管失败概率为 1：50。
- 插管失败导致产妇死亡的概率为 1：100。
- 应经常训练和熟悉合适的工具。
- 定期的插管失败演练是必不可少的；可通过低拟真或高拟真的模拟场景进行演练。

拓展阅读

Obstetric Anaesthetists' Association/Difficult Airway Society (2015). *Obstetric Failed Tracheal Intubation Guideline 2015*. Available at: https://www.oaa-anaes.ac.uk

:☼: 前置胎盘及低位胎盘

（➲另见"产科大出血"，p.161）

定义（最新）

前置胎盘：胎盘附着于宫颈内口。

低位胎盘：孕 16 周后胎盘边缘距宫颈内口 20 mm 以内。

临床表现

- 择期或急诊行子宫下段剖宫产术（lower segment caesarean section, LSCS）。
- 产前可能已经诊断。
- 无痛性产前出血。

出血原因

- 产前过早的胎盘部分剥离。
- 子宫下段切口附近血供增加。
- 胎盘由发育不完全的螺旋动脉供血，薄壁的子宫下段不能有效地收缩止血。
- 胎盘植入范围（若既往无 LSCS 史则为 5%，若胎盘覆盖了既往一个 LSCS 切口则为 25%，若覆盖了两个以上的 LSCS 切口则为 50%）。

辅助检查

- 全血细胞计数，凝血功能，血型鉴定和不规则抗体筛查或交叉配血。

危险因素

- 剖宫产史。

即刻处理

☑ 两位麻醉医师，14 G 静脉通路，快速输液系统，4 U 配型正确的血取至手术室。

☑ 若发生产前大出血，复苏的同时行 LSCS——合理使用 O 型阴性或特殊血型血。启动大出血预案。

☑ 使用血细胞回收。

☑ 尽早给予血及血制品。

☑ 高年资产科医师必须在场。

☑ 若循环稳定，可考虑行区域麻醉。由于手术时间可能很长，腰硬联合麻醉更合适。

☑ 动脉置管、中心静脉置管并监测心输出量，尤其是存在活动性出血和胎盘植入风险增加（如：前置胎盘伴瘢痕子宫）。

☑ 若需要全麻，行快速序贯诱导，全凭静脉麻醉/靶控输注，避免使用挥发性麻醉药以利于子宫收缩。

☑ 胎盘娩出时，缩宫素 5 IU 缓慢 IV，随后持续输注 30 ～ 40 IU 超过 4 h。

☑ 尽早予麦角新碱 500 μg IM，米索前列醇 400 ～ 1000 μg 经直肠给药或舌下含服，或卡前列素 250 μg IM 或子宫肌壁内注射。

后续管理

☑ 若术中持续出血，术者应使用 B-Lynch 缝合。必要时行子宫切除术。

☑ LSCS 术后返 HDU 监护——产后出血的风险升高。

注意事项

- 超声、CT 及 MRI 均被用于评估胎盘植入的严重程度是否累及浆膜层。但均不能准确预测术中出血量。
- 一些病例中，术前介入预防性置入髂内动脉球囊是有效的。但需要专业技能和设备在择期或限期的情况下进行，并且可能引起胎儿窘迫。
- 成功的术后介入栓塞也有报道。同样需要专业技能和设备。

拓展阅读

Parekh, N., Husaini, S.W., Russell, I.F. (2000). Caesarean section for placenta praevia: a retrospective study of anaesthetic management. *British Journal of Anaesthesia*, **84**, 725–30.

Placenta Praevia and Placenta Accreta: Diagnosis and Management (Green-top Guideline No. 27a) (2018) https://www.rcog.org.uk/en/guidelines-research-services/guidelines/gtg27a/ (accessed 9:12:19)

:✪: 胎盘残留

（ ➲ 另见"产科大出血"，p.161 ）

定义

阴道分娩后残留部分或全部胎盘 / 胎膜未娩出，需要麻醉下检查并取出。

临床表现

- 全部分娩中发生率为 0.5% ～ 1%。
- 可能引起少量失血或大量持续出血，取决于剥离程度及子宫收缩力。
- 分娩后应常规检查胎盘，确保没有大块的缺失。在所有伴有宫缩乏力的产后大出血中，均应行麻醉状态下检查（EUA）以除外胎盘残留。
- 残留一些胎盘组织比较常见。通常表现为持续数天 / 周的轻微出血，需要择期或急诊行残留妊娠产物清除术（evacuation of retained products of conception，ERPC）。但也可表现为严重的原发性（24 h 内）或继发性（24 h ～ 6 周）产后出血。

辅助检查

- 全血细胞计数，凝血功能，血型鉴定和不规则抗体筛查。

排除

- 不伴胎盘残留的宫缩乏力。
- 产道裂伤

即刻处理

☑ 开放 14 G 静脉通路。

☑ 合理液体复苏。

☑ 血型鉴定和不规则抗体筛查——交叉配血，若出血大于 500 ml 且持续不止。

☑ 予缩宫素（5 IU 缓慢 IV）、麦角新碱（500 μg IM）、卡贝缩宫素（100 μg IV）以促进胎盘娩出。

☑ 导尿，排空膀胱。

☑ 若胎盘未娩出或大量出血，立刻转运至手术室行 EUA。不要因复苏患者而耽误 EUA。注意：因为随时可能突然出现大出血，即使出血量很小也不要推迟转运至手术室。

☑ 首选区域麻醉——如果留置有硬膜外导管，就追加给药或重新蛛网膜下腔麻醉。阻滞平面需要达到 T6。

☑ 若存在区域麻醉禁忌或循环不稳定，予快速序贯诱导全麻。

后续管理

☑ 术后予缩宫素持续输注至少 4 h。

☑ 若子宫清空后仍存在宫缩乏力，再次予麦角新碱 500 μg IM，米索前列醇 400 ～ 1000 μg 经直肠给药或舌下含服，或卡前列素 250 μg IM 或子宫注射。

☑ 若出血超过 1000 ml，予有创监测 ± 监测液体治疗反应。

☑ 术后返 HDU/ITU。

拓展阅读

Broadbent, C.R., Russell, R. (1999). What height of block is needed for manual removal of placenta? *International Journal of Obstetric Anaesthesia*, **8**, 161–4.

Tandberg, A., Albrechtsen, S., Iversen, O.E. (1999). Manual removal of the placenta. Incidence and clinical significance. *Acta Obstetricia et Gynecologica Scandinavica*, **78**, 33–6.

:✲: 异位妊娠破裂

定义

胚胎于子宫角或输卵管处异常着床，引起疼痛并造成宫角或输卵管破裂。

临床表现

- 通常发生于孕 6 周至 12 周。
- 突然发生的左或右髂部疼痛伴妊娠试验阳性。
- 可能引起严重的循环障碍或虚脱。
- 可通过盆腔超声确诊。

辅助检查

- 全血细胞计数，凝血功能，血型鉴定和不规则抗体筛查。

危险因素

- 异位妊娠病史
- 输卵管手术史。
- 盆腔感染史。

排除

- 其他盆腔 / 下腹部外科情况（如：阑尾炎、输卵管-卵巢脓肿）。

即刻处理

- ☑ 开通 14 G 静脉通路。（注意：即使是表面上很"平稳"的异位妊娠也可能突然失代偿。）
- ☑ 全血细胞计数，血型鉴定和不规则抗体筛查；若循环受累，交叉配血 4 U。
- ☑ 手术的同时，进行复苏。
- ☑ 一旦腹部已经做好手术准备，立即快速序贯诱导全麻——全麻可能会导致突然的心血管虚脱。
- ☑ 若循环受累，选用氯胺酮全麻。
- ☑ 若循环不稳定，不宜使用腹腔镜。
- ☑ 使用自体血回收。（自体血回收已成功用于腹腔镜病例。）
- ☑ 动脉置管、中心静脉置管 ± 监测液体治疗反应。
- ☑ 术后返回 HDU/ITU。（注意：大多数异位妊娠破裂患者年轻健康，只要不延误手术，很快就能恢复。）

后续管理

- ☑ 纠正贫血及凝血异常。
- ☑ 若开腹手术，予局部麻醉阻滞及 PCA。
- ☑ HDU/ITU 直至恢复平稳。

第7章

神经病学和神经外科

Katharine Hunt, *Manni Waraich*

李盛达 译 段怡 校

☼ 颅内压升高

定义

颅内压（ICP）> 25 mmHg。

临床表现

- 急性颅内压升高的临床表现包括：意识障碍、瞳孔对光反应迟缓或双侧对光反射不对称，进一步可出现对光反射消失、高血压、心动过缓甚至意识丧失和死亡。慢性颅内压升高会引起压力性头痛、呕吐和视乳头水肿。
- ICP > 25 mmHg——可通过脑实质内微传感器或脑室外引流管测量——后者是测量 ICP 的金标准。
- 对 ICP 异常波形的识别——波形异常通常由 CPP 下降导致的脑血管阶段性扩张诱发，且在血压升高时消失。
  - 高原波（A 波）：ICP 基线值升高且伴随阵发性上升至 50 ～ 100 mmHg，持续时间常为几分钟至 20 分钟不等。
  - B 波：一种峰值为 30 ～ 35 mmHg 的持续时间较短的波动，持续时间常为 1 min。
  - ICP 波形异常反映了颅内顺应性的降低。

辅助检查

- ICP 监测，有创循环监测，动脉血气及核心体温监测。
- 若颅内压急性升高或出现临床状态突然改变，可考虑进行 CT 扫描。
- 血钠水平及渗透压监测。

危险因素

- 颅脑损伤（ᴄp.192），颅内血肿（ᴄp.196、p.199）。
- 缺氧性脑损伤。
- 颅内感染、肿瘤。

即刻处理

☑ 镇静镇痛，以降低脑代谢率，减少血压波动。

☑ 机械通气，维持 PaO_2 > 13.3 kPa（100 mmHg）和 $PaCO_2$ 4.0 ～ 4.5 kPa（30 ～ 34 mmHg）。

☑ 体位：20° ～ 30° 头高位并保持颈部中立位，保证颈部静脉通畅［避免气管插管（ETT）打折］。

☑ 维持 CPP > 60 mmHg。

☑ 20% 甘露醇（0.5 g/kg）或其他渗透剂，如高张盐水（1.8% 或 3%）。高张盐水须按 3 ml/kg 的剂量通过中心静脉导管给予。定期监测血清钠水平。

后续管理

☑ 维持 CPP > 60 mmHg 以保证脑灌注（➔见"颅脑损伤处理",p.193，使用液体复苏和正性肌力药 / 血管收缩剂）。

☑ 若血压高于脑血流自动调节上限（平均压> 130 mmHg），可使用拉贝洛尔或艾司洛尔等短效降压药以减少血管源性脑水肿。

☑ 应避免过度通气，避免 $PaCO_2$ 降至 4.0 ~ 4.5 kPa（30 ~ 34 mmHg），因为过度通气可使已严重不足的脑血流灌注进一步下降，加重脑缺血。

☑ 治疗体温升高。降温目标为正常体温（无需过度降温）。

☑ 虽然尚缺乏前瞻性随机试验证实适度的低体温（目标温度 34 ~ 35℃）可改善临床结局，但该措施仍可有效减轻颅内压抵抗，降低颅内压管理的难度。

☑ 通常用 20% 甘露醇溶液（0.5 g/kg），或使用高张盐水（1.8% 或 3%）。

☑ 脑脊液引流是降低颅内压的有效方法，但作为一种有创外科干预措施，存在一定风险。

☑ 巴比妥酸盐静脉点滴可能对难治性颅内高压有一定效果。

去骨瓣减压术＋硬脑膜成形术是治疗难治性颅内高压的一种常规选择。

注意事项

● 若甘露醇等渗透性降颅压措施无效，或仅有短期效果，应停止继续使用。

扩展阅读

Forsyth, R., Baxter, P., Elliott, T. (2001). Routine intracranial pressure monitoring in acute coma. *Cochrane Database System Review*, **3**, CD002043.

Smith, M. (2008). Monitoring intracranial pressure in traumatic brain injury. *Anesthesia and Analgesia*, **106**, 240–48.

Stocchetti, N., Rossi, S., Buzzi, F., Mattioli, C., Paparella, A., Colombo, A. (1999). Intracranial hypertension in head injury: management and results. *Intensive Care Medicine*, **25**, 371–6.

☒ 严重颅脑损伤

定义

重型颅脑损伤——复苏后格拉斯哥昏迷量表（GCS）评分≤ 8。

临床表现

- 创伤后的意识丧失，可见明显的头部外伤，伴有意识障碍。

辅助检查

- 全血细胞计数、尿素和电解质、动脉血气、交叉配血。
- 镇静 / 插管前应进行神经学检查——GCS 评分（睁眼-语言-运动评分）和定向力检查，必要时应重复检查。
- 头颅 CT 扫描是首选检查，头部 X 线仅作为患者无法进行头颅 CT 扫描时的替代，意义不大。

危险因素

- 交通事故
- 暴力伤害
- 高处坠伤

排除

- 酒精或其他药物中毒
- 蛛网膜下腔出血或其他自发性颅内出血
- 缺氧导致的脑损伤

儿科患者

- 儿童由于头部相对较大且颈部肌肉力量较弱，大脑更易发生加速性-减速性损伤。
- 对于 2 岁以下的儿童，颅骨形变可以代偿脑组织水肿，可通过检查囟门（前囟门在 7 ～ 19 个月之间关闭）和测量头围来评估脑组织水肿情况。儿童颅骨骨折较成人少见。
- 由于头部体积占比高于成人，而循环容量小于成人，儿童头皮撕裂和颅内血肿可能导致儿童低血压。
- 儿童可手术治疗的颅内血肿较成人更少（儿童头部外伤20% ～ 30% vs. 成人 50%）。
- 儿童的脑血流量高于成人，可在缺血损伤时起到一定保护作用。
- 儿童在复苏后具有相同 GCS 的神经系统预后常优于成人。

立即处理

☑ 直视下经口气管插管，并固定颈椎（维持头部外伤与颈椎的相对位置不变以防二次伤害）。

☑ 静脉诱导药可防止喉镜刺激引起的颅内压升高。药物选择无特殊禁忌，但应注意使用剂量，避免血压剧烈波动。常使用丙泊酚、氯胺酮、芬太尼或阿芬太尼。

☑ 所有头外伤患者均应按饱胃处理，使用罗库溴铵（1 mg/kg）进行快速序贯诱导。

☑ 留置胃管进行胃肠减压。由于患者可能存在颅底骨折，因此应避免经鼻置入胃管。

☑ 使用 IPPV 维持 PaO_2 > 13.3 kPa（100 mmHg），且 $PaCO_2$ 4.5 ～ 5.0 kPa（34 ～ 38 mmHg）。

☑ 使用短效药物维持镇静和肌松（如：丙泊酚、芬太尼、阿曲库铵），以方便进行通气并防止呛咳。

☑ 液体复苏：维持平均压 > 90 mmHg——若监测 ICP，应维持 CPP > 60 mmHg。容量的补充比液体种类的选择更重要，但应避免使用含糖液体或低张溶液。

☑ 常需要使用正性肌力药维持血压，尤其是抵消镇静药物的降压作用。去甲肾上腺素是首选药物。

☑ 20% 甘露醇（0.5 g/kg）或高张盐水可用于降低颅内压，应在神经外科医师指导下使用。

☑ 对于颅内血肿或复苏后高危患者（GCS ≤ 8），应进行紧急 CT 扫描（见表 7.1）。

后续管理

☑ 进行详细检查，明确是否合并其他损伤。

☑ 必须在进行神经外科治疗前处理活动性出血和其他危及生命的胸、腹部外伤等，但非致命性损伤维持稳定即可进行神经外科治疗。

☑ 抗惊厥药物——苯妥英 15 mg/kg 可用于治疗癫痫发作。

☑ 应及时请神经外科医师会诊（➲p.195）。

表 7.1   格拉斯哥昏迷量表（GCS）

	评分
睁眼	
自发睁眼	4
语言吩咐睁眼	3
疼痛刺激睁眼	2
无睁眼	1
语言	
正常交谈	5
言语错乱	4
只能说出（不适当的）单词	3
只能发音	2
无发音	1
运动	
按吩咐动作	6
对疼痛刺激定位反应	5
对疼痛刺激屈曲反应	4
异常屈曲（去皮质状态）	3
异常伸展（去脑状态）	2
无反应	1

Reprinted from The Lancet, 304, 7872, Teasdale, G. & Jennett, B. Assessment of coma and impaired consciousness. A practical scale. pp. 81-4. Copyright © 1974 Published by Elsevier Ltd, with permission from Elsevier. doi: 10.1016/S0140-6736（74）91639-0

脑外伤后进行 CT 扫描的指征

成人需要在 1 h 内行 CT 头部扫描的适应证

- 在急诊科初步评估中，GCS 小于 13 分。
- 受伤后 2 h 急诊评估 GCS 小于 15 分。
- 怀疑存在开放性或凹陷性颅骨骨折。
- 颅底骨折的迹象（血鼓室，"熊猫"眼，脑脊液泄漏，明确的外伤迹象）。
- 创伤后癫痫发作。
- 局灶性神经功能缺损。
- 呕吐 > 1 次。

临时的影像学报告应在检查进行后 1 h 内出具。

成人需要在 8 h 内行 CT 头部扫描的适应证：

存在以下一种或多个危险因素的患者：

- 65 岁或以上

- 有出血或凝血障碍史 / 抗凝史。
- 高危外伤史（行人或骑自行车被机动车撞倒，乘客从机动车上弹出，或从超过 1 米处或 5 级楼梯高度坠落）。
- 头部损伤前 30 min 以上的逆行性遗忘。

临时的影像学报告应在检查进行后 1 h 内出具。

以下情况需要及时请神经外科医师会诊

- 首次复苏后 GCS ＜ 8 分或持续昏迷。
- 不明原因的意识模糊，持续 4 h 以上。
- 入院后 GCS 评分持续恶化。
- 局灶性神经损伤体征逐渐进展。
- 癫痫发作未完全恢复。
- 明确或疑似有穿透性颅脑损伤。
- 脑脊液漏。

患者转运

⊃ 另见"危重患者的运送"，p.502。

- 自 2010 年 Major Trauma Networks 建立后，严重创伤的患者生存率提高了 20%。
- 在转运前应确保已充分复苏且生命体征稳定。
- 转运过程中应提供适当的急救和监测设备、药物、静脉通路和输液设备（包括备用设备，并确保电池充足）。
- 参与转运的医务人员应接受过复苏和重症监护医学方面的培训，掌握技能和经验，并由一名受过培训的助手陪同。
- 在转运前和转运期间，转入和转出科室之间应提前进行充分沟通。
- 病例记录、处方、护理记录（生命体征记录）和 CT 扫描结果随患者一同转运。

拓展阅读

Brain Trauma Foundation (2007). The American Association of Neurological Surgeons. Joint section of neurotrauma and critical care. *Journal of Neurotrauma*, **13**, 671–734.

Dinsmore, J. (2013). Traumatic brain injury: an evidence-based review of management. *CEACCP British Journal of Anaesthesia*, **13**(6), 189–95.

Stocchetti, N., Carbonara, M., Citerio, G., Ercole, A., Skrifvars, M. B., Smielewski, P., ... Menon, D. K. Severe traumatic brain injury: targeted management in the intensive care unit. The Lancet Neurology, 16(6), 452–464.

Ghajar, J. (2000). Traumatic brain injury. *Lancet*, **356**, 923–9.

Helmy, A., Vizcaychipi, M., Gupta, A. (2007). Traumatic brain injury: intensive care management. *British Journal of Anaesthesia*, **99**, 32–42.

Maas, A.I., Dearden, M., Servadei, F., Stocchetti, N., Unterberg, A. (2000). Current recommendations for neurotrauma. *Current Opinion in Critical Care*, **6**, 281–92.

Moppett I. (2007). Traumatic brain injury: assessment, resuscitation and early management. *British Journal of Anaesthesia*, **99**, 18–31.

NICE (2014). *Head Injury: Assessment and Early Management: Clinical Guideline CG176*. Available at: https://www.nice.org.uk/CG176

Trauma Audit and Research Network (TARN) (2013). *National Audit*. Available at: https://www.tarn.ac.uk/

❂ 蛛网膜下腔出血

定义

非创伤性蛛网膜下腔出血（SAH）指脑出血后血液进入蛛网膜下腔的脑脊液中。85% 的病例继发于颅内动脉瘤破裂。

临床表现

- 突然发作的头痛（常描述为"最强烈的"或"锤击般的"），伴恶心、呕吐、畏光和颈部僵硬。
- 局灶性神经体征，包括第三或第六对脑神经麻痹、运动障碍或意识水平下降。
- 癫痫发作（占就诊患者的 6% ~ 8%）。
- 神经源性肺水肿、心律失常。
- 严重的 SAH 常表现为突然意识丧失。

即刻处理

- ☑ ABC——100% O_2。
- ☑ 在动脉瘤出血被控制前应保持收缩压在正常高限（> 120 mmHg）——维持脑灌注，同时减少再出血的风险。
- ☑ 若既往血压正常者 SAH 后收缩压 > 160 mmHg，应予以降压治疗。
- ☑ 可通过扩容或血管加压药治疗低血压。
- ☑ 意识丧失或意识水平进行性下降患者应及时进行经口气管插管和机械通气：
- ☑ 维持 PaO_2 > 13.3 kPa（100 mmHg），$PaCO_2$ 4.5~5.0 kPa（34~38 mmHg）。
- ☑ 紧急 CT 扫描。
- ☑ 定期进行神经系统检查。
- ☑ 尼莫地平 60 mg PO/NG（口服 / 鼻饲），Q4 h。
- ☑ 转至神经外科进行治疗。

并发症和进一步的处理

- 再出血：
  - 发生率 7%。
    - ☑ 通过早期处理破裂的动脉瘤进行预防。
    - ☑ 介入治疗：目前大多数动脉瘤的治疗选择。
- 脑积水：
  - 发生率约 25%。
    - ☑ 通过手术放置脑室外引流治疗。
- 血管痉挛：
  - 可导致迟发性脑缺血性神经功能缺损。
  - 再出血和死亡的最常见原因。
  - 一般在发病后的 4 ~ 10 天最为严重。
  - 可通过意识水平或局灶性神经功能缺损变化进行临床监测。

- 通过经颅多普勒超声或脑血管造影确诊。
  - ☑ "3H"治疗（高血容量、高血压和血液稀释）已不再用于血管痉挛的治疗。单纯的高血压是有益的。治疗目标：维持血容量正常，Hb 浓度在 80 ~ 100 g/L 之间。
  - ☑ 使用正性肌力药 / 血管收缩剂维持全身血压。
  - ☑ 球囊血管成形术和动脉内血管扩张剂可适用于高血压所致的血管痉挛患者。
- 全身并发症：
  - 心电图改变和"休克"心肌综合征在低级别 SAH 中常见。
  - 肺水肿。
  - 低钠血症常继发于抗利尿激素分泌失调综合征（SIADH）或脑盐消耗（CSW）。
  - 发热和高血糖。

颅内动脉瘤的介入治疗

介入手术通常在医院的独立区域进行，距离中心手术室有一段距离。
介入手术并发症包括：

- 动脉瘤急性破裂，表现为：
  - 血管造影过程中见造影剂外渗
  - 平均动脉压的突然升高和心率的变化
  - 即刻处理：
    - ☑ 使用短效降压药（如：拉贝洛尔）或加深麻醉以降低全身血压，使介入医师能及时控制出血。
    - ☑ 维持 $PaCO_2$ 为 4.5 ~ 5.0 kPa（34 ~ 38 mmHg）。
    - ☑ 考虑用鱼精蛋白拮抗肝素（每 100 IU 给予肝素 1 mg）。
    - ☑ 可使用甘露醇（0.25 ~ 0.5 g/kg）。
  - 后续管理：
    - ☑ 在出血得到控制时进行紧急 CT 扫描。
    - ☑ 预警中心手术室。
    - ☑ 术后转入 ICU 继续治疗。
  - 导致术中动脉瘤破裂的危险因素：
    - ☑ 长时间手术，血管迂曲。
    - ☑ 动脉瘤壁较薄。
    - ☑ 抗凝和（或）抗血小板治疗。
  - 注意事项：
    - ☑ 首选治疗方法是用弹簧圈填充动脉瘤。一部分患者可能需要紧急开颅手术来清除血凝块并夹闭动脉瘤。
- 血栓栓塞：
  - ☑ 考虑使用抗血小板药物，如阿昔单抗。

- 血管痉挛：
  - ☑ 可通过血管造影导管在动脉内直接给予血管扩张剂，如硝酸甘油（GTN）或尼莫地平。
  - ☑ 患者术后可使用血管收缩剂升高血压，目标血压视血管痉挛程度和神经功能缺损情况决定。

辅助检查

- 全血细胞计数、尿素和电解质、动脉血气、凝血和交叉配血。
- 头颅 CT 扫描可显示基底池和脑脊液中的血液。
- 若 CT 结果为阴性或不确定，则应进行腰穿。典型表现包括：脑脊液压力升高、脑脊液红细胞计数升高及 12 h 后的黄变症。
- 应进行四血管脑血管造影识别动脉瘤并显示脑血管解剖轮廓。

危险因素

- 85% 的非创伤性 SAH 是由颅内动脉瘤破裂引起的。
- 女性
- 种族（更常见于非洲–加勒比裔和日本裔）。
- 高血压病史。
- 每天饮酒＞ 2 units。
- 一级亲属中有 SAH 病史。

排除

- 缺血性或出血性卒中
- 偏头痛
- 紧张性头痛

SAH 分级

有几种用来衡量 SAH 严重程度的分级量表，其中由世界神经外科学会联合会（WFNS）设计的量表被广泛使用：

- 1 级：GCS 15，不伴运动受限
- 2 级：GCS 13 ～ 14，不伴运动受限
- 3 级：GCS 13 ～ 14，伴运动受限
- 4 级：GCS 7 ～ 12 伴或不伴运动受限
- 5 级：GCS 3 ～ 6 伴或不伴运动受限

拓展阅读

Louma, A., Reddy, U. (2013). Acute management of aneurysmal subarachnoid haemorrhage. CEACCP *British Journal of Anaesthesia*, **13**(2), 52–8.

Smith, M. (2007). Intensive care management of patients with subarachnoid haemorrhage. *Current Opinion in Anaesthesiology*, **20**, 400–7.

Suarez, J., Tarr, R., Selman, W. (2006). Aneurysmal subarachnoid hemorrhage. *New England Journal of Medicine*, **354**, 387–96.

Varma, M., Price, K., Jayakrishnan, V., Manickam, B., Kessell, G. (2007). Anaesthetic considerations for interventional neuroradiology. *British Journal of Anaesthesia* **99**, 75–85.

Wartenberg K.E., Mayer S.A. (2006). Medical complications after subarachnoid hemorrhage: new strategies for prevention and management. *Current Opinion in Critical Care*, **12**, 78–84.

Wilson, S., Hirsch, N., Appleby, I. (2005). Management of subarachnoid haemorrhage in a non-neurosurgical centre. *Anaesthesia*, **60**, 470–85.

:❂: 自发性脑出血

定义

血液急性外渗进入脑实质。

临床表现

- 迅速发作的局灶性神经功能缺损，颅内压升高，意识水平下降。
- 超过 90% 的患者继发于急性高血压（血压 > 150/100 mmHg）。
- 严重脑出血可导致意识迅速丧失。

辅助检查

- 全血细胞计数、尿素和电解质、动脉血气、凝血和交叉配血。
- 颅骨 CT 扫描可用于估测血肿体积，并鉴别出血性和缺血性脑卒中。
- 无明显脑出血危险因素或出血倾向的年轻患者的血管造影常显示存在潜在的动脉瘤 / 动静脉畸形。
- 若怀疑有潜在病变（如：淀粉样血管病、肿瘤），应行 MRI 检查。

危险因素

- 华法林治疗（脑出血风险增加 5 ~ 10 倍）。
- 老年人服用大剂量的阿司匹林。
- 高血压——尤其是未经治疗的高血压。
- 大量饮酒。
- 可卡因滥用。
- 脑淀粉样血管病。
- 动静脉畸形。

排除

- 缺血性脑卒中。
- 蛛网膜下腔出血——➜见 p.196。

即刻处理

- ☑ ABC——100% O_2。
- ☑ 意识丧失或意识水平进行性下降患者应及时进行经口气管插管和机械通气。
- ☑ 维持 PaO_2 > 13.3 kPa（100 mmHg）和 $PaCO_2$ 4.5 ~ 5.0 kPa（34 ~ 38 mmHg）。
- ☑ 全身血压维持在发病前的血压水平，以平衡血肿周围缺血和血肿扩大的风险。
- ☑ 除非血压 > 180/105 mmHg，否则无需处理高血压。
- ☑ 始终维持收缩压 > 100 mmHg。
- ☑ 若出现颅内压升高的迹象，应考虑使用甘露醇（0.5 g/kg）或高张盐水。
- ☑ 紧急 CT 扫描。

后续管理

☑ 定期进行神经系统检查。

☑ 逆转抗凝治疗：补充维生素 K 或新鲜冰冻血浆，<u>直至凝血指标恢复正常</u>。

不推荐 rFⅦa——虽可减少血肿体积，但不能降低死亡率或改善预后。

治疗高血压——指南和共识建议仅在收缩压＞ 180 mmHg 时进行治疗。

近期研究表明，收缩压降低到 140 mmHg 可能减少血肿扩张且不增加脑卒中发生率，但该治疗是否会改善临床结局还需要进一步的研究证实。

☑ 对大面积的脑出血，或临床状态恶化的患者，应寻求神经外科专家建议。

进一步治疗

- 手术：
  - 血肿清除仍存在争议。
  - 鉴于小脑出血早期恶化风险较多，当出血＞ 3 cm 时，应行血肿清除术。
  - 大叶出血伴显著的占位效应的年轻患者，手术获益较大。
  - 合并脑积水患者应行脑室外引流。
- 退热、控制血糖。
- 预防血栓栓塞症。应用防血栓弹力袜和腿部气压仪。低分子量肝素（LMWH）治疗仅适用于非急性期且无进一步手术计划时，且需神经外科医师会诊。
- 10% 的患者合并有癫痫发作，应积极治疗。
- 恢复抗凝治疗的最佳时间尚无定论。针对每个患者都应个体化评估停止或重新开始抗凝治疗的收益与风险。

拓展阅读

Anderson, C., Heeley, E., Huang, Y. (2013). Rapid blood pressure lowering in patients with acute intracerebral haemorrhage. *New England Journal of Medicine*, **368**(25), 2355–65.

Anderson, C., Huang, Y., Wang, J., et al. (2008). Intensive blood pressure reduction in acute cerebral haemorrhage trial (INTERACT): a randomised pilot trial. *Lancet Neurology*, **7**, 391–9.

Mayer, S., Rincon, F. (2005). Treatment of intracerebral haemorrhage. *Lancet Neurology*, **4**, 662–72.

Rincon, F., Mayeř, S. (2004). Novel therapies for intracerebral hemorrhage. *Current Opinion in Critical Care*, **10**, 94–100.

⚠ 脑损伤后钠平衡紊乱

定义

> **低钠血症**：血清钠 < 135 mmol/L（➡另见 p.319）
>
> **高钠血症**：血清钠 > 145 mmol/L（➡另见 p.317）

临床表现

- **低钠血症**——中度低钠血症可表现为嗜睡、易怒、恶心呕吐、头痛、肌肉痉挛 / 无力。重度低钠血症（< 120 mmol/L）可表现为嗜睡、癫痫发作和意识丧失。
- **高钠血症**——中度高钠血症可表现为口渴、嗜睡和易怒。重度高钠血症（> 165 mmol/L）可导致癫痫发作和昏迷。

病因

- 低钠血症：
  - ADH 分泌不当综合征（SIADH）。
  - 脑盐消耗综合征（CSWS）。
- 高钠血症：
  - 中枢性尿崩症（DI）。

辅助检查

- 血清钠
- 血浆渗透压
- 尿钠
- 尿渗透压
- 头 CT 扫描

危险因素

- 颅脑损伤（➡见 p.192）；
- 蛛网膜下腔出血（➡见 p.196）；
- 医源性
- 药物：
  - 利尿剂
  - 甘露醇
- 水中毒

排除

- 低张液体使用不当。
- 水分摄入不足或过度丢失。
- 高血糖。
- 肾上腺功能不全。
- 甲状腺功能减退。
- 肾衰竭。

即刻处理

- ☑ 对症观察治疗——适用于无症状患者，脑损伤相关的钠紊乱常为短期自限性。
- ☑ ABC——适用于意识水平下降或昏迷的患者。

☑ 及时治疗急性钠平衡紊乱的患者，以减少神经系统并发症和死亡的风险。

☑ 应逐步纠正（0.5 mmol/L/h 或 8 ～ 10 mmol/L/d）低血钠，以减少神经系统后遗症。

☑ 治疗以缓解症状为目标，而非纠正血钠。

☑ 纠正脱水。

诊断

- SIADH：
  - 血清 Na^+ < 135 mmol/L 和渗透压 < 280 mOsm/kg，如低张性低钠血症。
  - 尿渗透压高于血清渗透压。
  - 尿钠浓度高于 20 mmol/L。
  - 甲状腺、肾上腺和肾功能正常。
  - 血容量正常。

- CSWS：
  - 低血 Na^+ 浓度与血清低渗透压相关。
  - 高尿渗透压，高尿钠（> 40 mmol/L）。
  - 高血细胞比容和尿素。
  - 仅凭生化指标不能确诊——临床诊断的关键特征是存在容量消耗。

- DI：
  - 清醒患者的多尿、多饮和口渴。
  - 高尿量 [> 3 ml/（kg·h），持续 3 小时以上，低尿比重 < 1.01]。
  - 血清 Na^+ > 145 mmol/L。
  - 血清渗透压 > 305 mOsm/kg。
  - 尿渗透压异常降低（< 350 mOsm/kg）。

具体管理

- SIADH：

  ☑ 常为自限性——若患者出现症状或血清 Na^+ 明显降低或迅速下降应及时治疗。

  ☑ 限制液体入量（800 ～ 1000 ml/24 h）。

  ☑ 急性症状性低钠血症患者输注 1.8% 盐水——持续至血清钠达到 125 mmol/L。

  ☑ 若诊断明确且高张盐水复苏失败，应考虑使用药物治疗——呋塞米、地美环素（900 ～ 1200 mg/24 h；慎用，该用法高于许可剂量）或 ADH 受体拮抗剂（如：考尼伐坦）。

  ☑ 一般来说，血清钠升高不应超过每小时 0.5 mmol/L 或每天 8 ～ 10 mmol/L，血钠升高过快可导致脑桥中央髓鞘溶解（➲另见 p.319）。

- CSWS：
  - ☑ 容量复苏和钠复苏——初始应用 0.9% 盐水。
  - ☑ 1.8% 盐水 25 ～ 50 mls/h 治疗急性症状性低钠血症——血清钠达到 125 mmol/L 时停止。
  - ☑ 当电解质正常或电解质水平已恢复时，改为补充损失量——应用 0.9% 盐水和钠片。
  - ☑ 氟氢可的松（100 mcg PO/NG tds）可用于治疗难治性 CSWS。
  - ☑ 与 SIADH 一样，应避免过快纠正低血钠（➡另见 p.319）。
- DI：
  - ☑ 关键目的是水的置换和保留以及 ADH 的置换。
  - ☑ 有意识的患者通常能够自行增加水分摄入量——在自限性疾病中这样就已足够。
  - ☑ 昏迷患者可使用 5% 葡萄糖 IV 或经鼻胃管鼻饲水。
  - ☑ 若尿量＞ 250 ml/h 伴血清钠快速上升，使用去氨加压素（100 ～ 200 μg 鼻饲或 0.4 μg IV，剂量可递增）
  - ☑ 避免血清钠减少超过 10 mmol/（L·d），血钠纠正过快可导致肺或脑水肿（➡另见 p.317）。

拓展阅读

Bradshaw, K., Smith, M. (2008). Disorders of sodium balance after brain injury. *CEACCP British Journal of Anaesthesia*, **8**(4), 129–33.

Diringer, M., Zazulia, A. (2006). Hyponatremia in neurologic patients: consequences and approaches to treatment. *Neurologist*, **12**, 117–26.

Lien, Y., Shapiro, J. (2007). Hyponatraemia: clinical diagnosis and management. *American Journal of Medicine*, **120**, 653–8.

Tisdall, M., Crocker, M., Watkiss, J., Smith, M. (2006). Disturbances of sodium in critically ill adult neurologic patients. *Journal of Neurosurgical Anesthesiology*, **18**, 57–63.

☠ 静脉空气栓塞

定义

空气通过开放的静脉或血窦进入肺动脉（ $\supset$ p.77 ）。

临床表现

- $ETCO_2$ 迅速下降，SpO_2 下降。
- 空气进入血液循环可引起呼气末氮含量上升。由于其不受循环干扰，较 $ETCO_2$ 变化更为准确。
- 术野中可见有空气进入循环，经胸或经食管超声心动图可见气泡。
- 心动过速、低血压，如果不加以治疗，会导致休克等严重心血管事件。
- 清醒患者主诉胸痛、呼吸困难和喘憋。
- 听诊可闻及右心前区典型的"磨轮样"杂音。

辅助检查

- 临床诊断结合超声 / 超声心动图检查。
- 动脉血气。

危险因素

- 中心静脉导管置入或拔除。
- 手术：
  - 手术部位高于心脏水平，产生血管内负静水压（如：后颅窝手术、耳鼻喉科手术 ）。
  - 涉及肺实质的手术。
  - 胸心外科手术。
  - 医源性空气、CO_2 或其他气体进入体循环静脉系统（如：腹腔镜、宫腔镜和关节镜手术 ）。
  - 产科手术。
- 钝性或穿透性胸部创伤。
- 气压伤：
  - IPPV、爆炸伤。

儿科患者

- 儿童发生静脉空气栓塞更易导致循环功能障碍，由于相同体积的气栓在儿童血容量中的占比高于成人，因此更易导致损害。

即刻处理

☑ 通知外科。

☑ ABC——100% O_2。

☑ 停止使用 N_2O。

☑ 冲洗伤口，或用湿纱布覆盖伤口。

☑ 提高静脉压力，抬高腿部，按压颈部静脉（适用于颅脑手术），封闭 CVP 的输液通路。

☑ 尝试从 CVP 导管中抽出空气。

☑ 动脉血气分析。

后续治疗

☑ 采取头低左侧高位，尽量避免气栓进入肺循环。

☑ 若发生循环衰竭，按常规复苏，初始应用液体复苏，必要时使用血管收缩剂 / 正性肌力药。

注：肾上腺素可能加重由空气栓塞引起的心律失常，慎用。

☑ 超声心动图或超声检查。

☑ 尽管尚无临床证据，地塞米松负荷量 8 mg IV，随后使用维持量，可能会减少迟发性心血管和肺部后遗症。

☑ 转入 ICU 继续治疗。

注意事项

● 在高危手术中，可以通过提高中心静脉压力来防止静脉空气栓塞——容量负荷、下肢绷带加压、抗荷服或医用抗休克裤。

● 确保患者头低位。置入中心静脉导管前预充导管。暂停使用中心静脉导管时，应予以正确封管。

● 在高风险手术中不宜使用 N_2O——会导致体内存在的气栓膨胀。

● 采取闭合性胸外按压可能会将气栓挤压入肺动脉，对患者产生额外收益。

拓展阅读

Marek, A., Lele, A.V., Fitzsimmons, L., Toung, T.J. (2007). Diagnosis and treatment of vascular air embolism. *Anesthesiology*, **106**, 164–77.

Smith, M. (2004). Anaesthesia for posterior fossa surgery. In: Pollard, B. (ed). *Handbook of Clinical Anaesthesia*, pp. 299–302. Edinburgh, UK: Churchill Livingstone.

:⊙: 急性脊髓损伤和脊髓休克

定义

导致脊髓内躯体神经通路和交感神经通路中断的创伤性损伤。

临床表现

- 脊髓损伤急性期，首发症状为高血压，随后迅速进展为严重低血压及全身血管阻力降低。且由于支配心脏的交感神经中断，常出现心动过缓。
- 若损伤节段高于 C4，会出现急性呼吸困难。
- 收缩功能受损常表现为充血性心力衰竭，在容量过负荷时尤为明显。
- 膀胱萎缩和肠弛缓常见。

辅助检查

- 全血细胞计数、尿素和电解质。
- 美国脊髓损伤协会（ASIA）评估，感觉和运动功能评分。
- 影像学；平片 /CT/MRI 扫描。
- 动脉血气。

危险因素

- 创伤。
- 50% 的脊髓损伤合并其他损伤，以创伤性脑损伤和胸部创伤最常见。
- 脊髓休克最常见于高位胸段或颈脊髓损伤。

排除

- 排除失血性休克导致的低血压。合并心动过缓通常提示休克为神经（脊髓）源性。
- 过敏反应。
- CVP/ 肺动脉导管或食管多普勒超声有助于血容量的准确评估。

儿科患者

- 小儿脊髓损伤非常罕见。
- 脊髓损伤的儿童在后期常出现脊柱侧弯。

即刻处理

☑ ABC——100% O_2。

☑ 用硬质颈托和脊柱板对脊柱制动。

☑ 尽早行气管插管，插管时应注意固定颈椎，可考虑纤支镜引导下的清醒气管插管。

☑ 开放大口径静脉通路。

☑ 静脉输液**必须谨慎**。

☑ 阿托品——适用于心动过缓患者，0.3 ～ 0.6 mg IV，最大剂量为 3 mg。

☑ 若患者在接受上述治疗后低血压持续不缓解，则应酌情使用血管收缩剂（如：去甲肾上腺素）。

后续管理

☑ 可进行中心静脉穿刺置管或使用食管多普勒监测心输出量和前负荷对补液试验的反应。

☑ 滴定血管收缩剂和正性肌力药以调整心输出量和全身血管阻力。

☑ 鼻胃吸引进行胃肠减压。

☑ 留置导尿管用于监测液体平衡及膀胱弛缓。

☑ 预防静脉血栓——防血栓弹力袜和腿部气压仪。LMWH 仅适用于非急性期且无进一步手术计划时，且需神经外科医师会诊。

注意事项

应积极扩容，并配合血管收缩剂和正性肌力药的使用来治疗低血压，以改善脊髓灌注，从而降低发生 2° 脊髓损伤的风险。

伤后 3 天以上的患者应避免使用琥珀胆碱。

类固醇与急性脊髓损伤

● 甲泼尼龙可在急性脊髓损伤患者损伤后 3 h 内使用。用法：负荷量 30 mg/kg，缓慢推注（超过 15 min），45 min 后予 5.4 mg/（kg·h）静脉滴注维持，持续 23 h。

● 使用甲泼尼龙可能对治疗脊髓休克无效，但有证据表明其可改善非完全性脊髓损伤，治疗时应权衡治疗效果与药物的潜在副作用。

拓展阅读

Stevens, R.D., Bhardwaj, Kirsch, J.R., Mirski, M.A. (2003). Critical care and perioperative management in traumatic spinal cord injury. *Journal of Neurosurgical Anesthesiology*, **15**, 215–29.

:⚕: 自主神经反射不良

定义

脊髓损伤患者出现异常剧烈交感神经放电现象。

临床表现

- 以脊髓损伤水平以下的交感神经链受特定刺激后出现大量自主放电为特征。
- 严重高血压是最常见的临床特征，此外也包括心律失常、头痛、面色潮红、多汗（病变节段以上）。
- 其他不典型的特征——Horner 综合征、恶心、焦虑。

辅助检查

- 临床诊断
- 全面检查——定位触发点
- 有创压监测

危险因素

- 高发于脊髓损伤后 3 周至 12 年。
- 最常见于高位脊髓损伤——高达 60% 的病例发生于颈椎损伤患者中，20% 发生在胸椎损伤患者中。但在 T10 以下病变的患者中很少出现。
- 在完全性脊髓损伤的患者中更常见。
- 膀胱扩张、导尿管阻塞、粪便嵌塞、子宫收缩 / 分娩等因素可诱发。

排除

- 排除其他非神经源性病因——骨折、深静脉血栓形成 / 肺栓塞（DVT/PE）、嗜铬细胞瘤（罕见）。

儿科患者

- 自主神经反射障碍少见于儿童。
- 治疗方法同成人。

即刻处理

☑ ABC——100% O_2。

☑ 将患者置于直立位，降低血压。

☑ 解开所有的紧身衣服和鞋子。

☑ 解除任何（包括在全身或局部麻醉期间出现的）明显诱发性刺激。

☑ 使用快速起效、短效的血管扩张剂——硝苯地平胶囊 10 mg 舌下含服、硝酸甘油（0.5 ~ 10 mg/h 静脉滴注，0.3 ~ 1 mg 舌下含服、必要时，5 mg 24 h 皮肤贴片）或酚妥拉明（2 ~ 10 mg IV，必要时）。

☑ 尽早进行有创血压监测。

后续管理

☑ 滴定降压药，直到高血压得到控制。

☑ 患者和护理人员宣教；包括定期检查导管，肠道管理，（产妇的）宫缩管理。

☑ 长期药物治疗措施：

- 哌唑嗪 1 ~ 20 mg PO。
- 胍乙啶 10 ~ 20 mg IM，Q3 h prn。
- 推荐使用钙通道阻滞剂、可乐定及肼屈嗪。

注意事项

- 自主神经反射不良可诱发心肌缺血、肺水肿、脑出血、癫痫发作、昏迷和死亡。应及时治疗严重高血压，并诊治相关并发症。
- 脊髓麻醉可缓解自主神经反射不良，尽管很多病例报告都是进行的全身麻醉和硬膜外麻醉。除了短效降压治疗外，增加麻醉深度也可能有效。
- 产科患者是自主神经反射不良的高风险人群，因此在分娩后应继续进行硬膜外镇痛 48 h。

拓展阅读

Bycroft, J., Shergill, I.S., Chung, E.A., Arya, N., Shah, P.J. (2005). Autonomic dysreflexia, a medical emergency. *Postgraduate Medical Journal*, **81**, 232–5.

⚠ 肌张力障碍

定义

　　严重的持续肌肉痉挛或异常姿态。

临床表现

- 抗精神病或抗抑郁用药史：
  - 抗精神病药物——吩噻嗪（如：丙氯哌嗪）、丁苯酮（如：氟哌啶醇）、硫氧蒽（如：氟苯二醇）。
  - 止吐药——丙氯哌嗪、甲氧氯普胺。
  - 抗抑郁药——5- 羟色胺选择性重摄取抑制剂。
  - 90% 的患者在开始用药后 4 天内出现症状。
  - 任何在用药开始后 7 天内出现症状的患者都应考虑肌张力障碍可能。
- 典型的肌肉痉挛：
  - 眼动危象——眼外肌强直性痉挛，眼球上下或横向偏移。
  - 痉挛性斜颈——颈部肌肉痉挛。
  - 口－下颌肌张力障碍——面部肌肉和舌头痉挛，吞咽困难，构音障碍。
  - 腹壁运动障碍——腹壁痉挛。
  - 声带肌张力障碍——喘鸣，喉痉挛。
- 给予抗毒蕈碱类药物后 5 ～ 15 min 内症状缓解。

辅助检查

- 尿素和电解质、镁离子、钙离子

危险因素

- 近期使用过高危药物（见前文）
- 男性、青少年 / 年轻人
- 急性肌张力障碍史
- 可卡因滥用史

排除

- 破伤风
- 癫痫发作，包括颞叶癫痫和癫痫持续状态
- 代谢紊乱（如：低钙血症、低镁血症）
- 脑血管意外

儿科患者

- 止吐药是引起儿童精神异常反应最常见的原因。
- 脑膜炎应作为鉴别诊断。

即刻处理

☑ 评估和稳定气道，考虑 100% O_2。

☑ 保护性约束。

☑ 开放静脉通路。

☑ 作用中枢的抗毒蕈碱类药物——普环啶 5 ～ 10 mg IM，静脉注射仅用于危及生命的紧急情况。

☑ 对于抗毒蕈碱类药物治疗耐药的严重病例，考虑地西泮 5 ～ 10 mg IV。

后续管理

☑ 若即刻处理无效，应考虑其他诊断；

☑ 若病情允许，停止使用相关高危药物；

☑ 考虑长期使用抗胆碱能治疗：

- 普环啶 5 mg PO tds（1 日 3 次）或金刚烷胺 100 mg PO Qd 至 tds（1 日 3 次）。

注意事项

- 危及生命的肌张力障碍较少见；
- 曾有报道因喉痉挛引起严重嘶鸣。

拓展阅读

Dressler, D., Benecke, R. (2005). Diagnosis and management of acute movement disorders. *Journal of Neurology*, **252**, 1299–306.

Van Harten, P.N., Hoek, H.W., Kahn, R.S. (1999). Acute dystonia induced by drug treatment. *British Medical Journal*, **319**, 623–6.

☠ 癫痫持续状态

定义

癫痫持续发作 > 30 min。

间歇性癫痫发作 > 30 min，期间意识未恢复。

临床表现

意识丧失，强直性肌阵挛、咬舌和尿失禁。

有时为部分发作 / 失神发作。

辅助检查

- 动脉血气、全血细胞计数、炎症标志物、尿素和电解质、血糖、抗癫痫药物血浆水平
- 脑电图
- 若怀疑有颅内病变，需行 CT 或 MRI 扫描

危险因素

- 急性病程：
  - 电解质平衡紊乱（如：Na^+、Ca^{2+}、葡萄糖）
  - 卒中、脑缺氧 / 缺氧损伤
  - 中枢神经系统感染（如：脑炎、脑膜炎）
  - 创伤药物过量 / 毒性脓毒症综合征
  - 急性肾衰竭
- 慢性病程：
  - 已存在癫痫，治疗依从性差，或最近更换抗癫痫药物
  - 酒精中毒
  - 颅内占位性病变

排除

- 脓毒症相关并发症
- 肌阵挛性抽搐
- 全身性肌张力障碍
- 假性癫痫持续状态，包括精神原因导致的癫痫发作

儿科患者

- 发热或感染是导致儿科患者癫痫持续状态的最常见病因。儿童应立即给予退热药并降温。
- 虽然儿童对于静脉注射有更快地耐受，但药物疗效与成人相似。
- 药物剂量根据体重计算，方法与成年患者相同，但对于儿童，劳拉西泮的每次最大剂量不应超过 4 mg。也可考虑口服咪达唑仑（0.5 mg/kg）。
- 尚无针对儿童的明确方案，一般遵循成人治疗方案。

即刻处理

见图 7.1。

☑ ABC——100% O$_2$。

☑ 必要时检测血糖，治疗低血糖。

☑ 劳拉西泮是终止癫痫发作的一线用药，常用剂量为 0.1 mg/kg IV。若癫痫发作未停止，可 10 ～ 20 min 后重复一次。

☑ 苯妥英为二线用药，若癫痫发作在 10 min 内仍未终止：可使用苯妥英 15 ～ 18 mg/kg（＜ 50 mg/min），或 22.5 mg/kg（相当于苯妥英 15 mg/kg），不超过 225 mg/min（相当于苯妥英 150 mg/min）。

☑ 进行气管插管和机械通气，维持 PaO$_2$ 和 PaCO$_2$ 在正常范围内。

☑ 液体复苏，维持血压和 CPP 在正常范围内。

☑ 当患者需要使用全身麻醉来控制癫痫时，酌情启动营养支持。

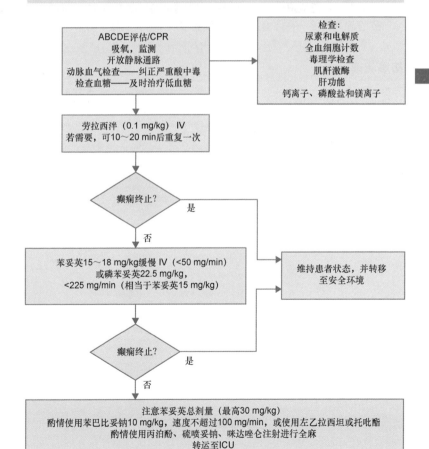

图 7.1　癫痫持续状态处理流程图

后续管理

☑ 明确癫痫发作的潜在诱因，并予以治疗：

- 已知的癫痫病史 ± 近期抗癫痫药物的变化。
- 酒精戒断，药物过量。
- 中枢神经系统感染、颅内病变（如：脑卒中、蛛网膜下腔出血）。

☑ 若二线治疗 30 min 后癫痫发作仍未得到控制，则属于难治性癫痫，可在脑电图监测下使用丙泊酚或巴比妥类药物进行麻醉。在末次临床或脑电图提示癫痫发作后，继续麻醉 12 ～ 24 h。

☑ 确保长效抗惊厥药物的血药浓度。

☑ 考虑三线治疗，如苯巴比妥 10 mg/kg 静脉输注（速率＜ 100 mg/min；极量 1 g）或新型抗癫痫药物，如左乙拉西坦或托吡酯。左乙拉西坦作为一种静脉制剂，具有易快速滴定和易过渡至维持剂量的特点，目前已广泛应用于 ICU。但关于其对癫痫持续状态的疗效数据有限。

☑ 管理并发症——体温过高、横纹肌溶解（筛查肌红蛋白尿，检测肌酐激酶）、心律失常、吸入性肺炎及神经源性肺水肿。

拓展阅读

Adapa, R., Absalom, A. (2009) Status epilepticus. *Anaesthesia and Intensive Care Medicine*, **10**, 137–40.

Costello, D., Cole, A. (2007). Treatment of acute seizures and status epilepticus. *Journal of Intensive Care Medicine*, **22**, 319–47.

NICE (2012). *Epilepsies: Diagnosis and Management. Clinical Guideline CG137*. Available at: https://www.nice.org.uk/guidance/cg137

Penas, J., Molins, A., Puig, J. (2007). Status epilepticus: evidence and controversies. *Neurologist*, **65**, S62–S73.

第 8 章

胸科

James Bennett，Gerard Gould

温馨　译　吉晓琳　校

☼ 胸内气管 / 支气管阻塞

定义

气管支气管树部分或完全阻塞。

临床表现

- **症状**：呼吸困难、呼吸音弱、气喘、喜欢坐位（尤其在睡眠期间）。
- **体征**：低氧、呼吸做功↑、喘鸣、说话断断续续、咳嗽无力、腹部起伏不定。

主气道阻塞可隐匿性进展，晚期时出现相应症状和体征。

即刻处理

处理方式依据：

1）干预的紧迫性

2）阻塞程度

3）患者状态

一般步骤

☑ 无创面罩吸入 100% O_2。

☑ 可以使用氦氧混合气（由于它的低密度特征，可作为一种暂时性的方法用于缓解上呼吸道阻塞，但吸入氧浓度有限）。

☑ 地塞米松 6.6 mg IV，后每 6 h 给予 3.3 mg。

☑ 腺体分泌抑制剂（如：部分患者使用格隆溴铵 200 μg 可有获益）。

☑ 留置动脉导管监测动脉血气（监测 pH、$PaCO_2$）。

☑ 转运至 HDU/ITU。

☑ 行硬质支气管镜检查＋/－缩减肿瘤体积＋/－放置支架

气道管理

由于医疗情况紧急，往往没有机会调整基础合并症使其最优化。

☑ 可能需要行气管插管——使用较小型号的气管导管（5.0 ～ 6.0 mm）。

☑ 确保导管前端位于阻塞水平以下（使用纤维支气管镜，fibreoptic bronchoscopy，FOB）。

在麻醉或气道操作期间，由于无法听到呼吸音调、无气道保护反射、气道损伤和出血，气道阻塞可能会更为严重。

选择

☑ 如果情况不危急，清醒状态使用 FOB 诊断病灶位置和范围，并紧急放疗缩小肿瘤。

☑ 光导纤维引导清醒气管插管并保留自主呼吸。

☑ 吸入诱导。

☑ RSI 并行硬质支气管镜检查（可能确保生命安全）。

☑ 阻塞位置可能无法行环甲膜切开术或气管切开术。

后续管理

硬质支气管镜检：

☑ 使用 Sanders 注射器进行全凭静脉麻醉。

☑ 外科医生可操作气管镜通过阻塞部位或进入支气管。

缩减肿瘤大小：

☑ 使用医用钳夹取肿瘤。

☑ 激光：可在非全麻下置入可弯曲气管镜。

狭窄气道行支架置入术：

☑ 全凭静脉麻醉。

☑ 患者在 X 线台上行 X 线扫描，

☑ 导丝通过阻塞部位置入支气管末端，

☑ 通过导丝将支架释放到支气管、气管或二者均放置。

考虑：

☑ 放疗、化疗或手术摘除肿块。

☑ 炎症性气道狭窄需要在免疫抑制疗法后行气管切开术。

辅助检查

- 需要明确界定阻塞的性质及范围。
- 胸部 X 线检查。
- 气道 CT 检查（多断层）。
- 超声心动图（排除心源性因素 / 心包渗漏）。
- 流量-容积环检测（紧急情况下价值有限，可能造成呼吸衰竭）。

危险因素 / 病因

良性：

- 创伤性因素（如：插管后损伤）。
- 炎症（如：韦格纳肉芽肿、淀粉样变）。
- 感染（如：肺结核）。
- 肿瘤（如：神经纤维瘤）。
- 吻合口（如：肺移植、袖状切除）。

恶性：

- 原发癌：
  - 管腔内（如：支气管源性肿瘤、类癌）。
  - 管腔外（如：食管源性肿瘤、淋巴瘤、纵隔占位——胸腺瘤、甲状腺癌）。
- 转移癌（如：乳腺癌、支气管癌、结肠癌）。

若 CT 提示气管狭窄＞ 50%，可能存在问题。

排除

- 哮喘（➡见 p.70）
- COPD 急性加重
- 心源性喘息（如：左心室衰竭）
- 异物吸入（➡见 p.219）
- 过敏反应（➡见 p.272）
- 神经功能障碍

注意事项

- 有时需进行心肺转流术（如：肺动脉压迫）。
- 隆嵴部位阻塞较难处理——尝试将气管导管插入一侧支气管，暂时依靠单肺通气维持。
- 在组织学诊断前可以采取治疗措施干预（如：抗生素、类固醇、化疗或放疗）。
- 纵隔占位是全麻诱导后非预料通气及插管失败的原因之一。

后续管理

Conacher, I.D. (2003). Anaesthesia and tracheobronchial stenting for central airway obstruction. *British Journal of Anaesthesia*, **90**, 367–74.

Hammer, G.B. (2004). Anaesthetic management for the child with a mediastinal mass. *Paediatric Anaesthesia*, **14**, 95–7.

Worrell, S.G., DeMeester, S.R. (2014). Thoracic emergencies. *Surgical Clinics of North America*, **94**, 183–91.

:⚙: 异物吸入

定义

　气道内存在异物。

临床表现

　　即刻表现

- "典型"症状：窒息、咳嗽、喘鸣、喘息以及发绀。这些症状仅见于少数患者。

　　晚期表现

- 不明原因的晕厥、呆滞、喘息：
  - 成人：阻塞发生在终末气道。
  - 小儿：阻塞发生在主支气管（右主支气管＞左主支气管）。

即刻处理

- 叩击背部、冲击胸部和腹部均可以增加胸内压，可以促使异物从气道内排出。
- **每次**采取措施后都需要评估，若异物排出后立刻停止。

成人

评估病情严重程度

病情危重：无效咳嗽

- 患者有意识：
  - ☑ 叩击背部（手放置两侧肩胛骨之间）5 次后，
  - ☑ 冲击腹部 5 次后，
  - ☑ 若症状未减轻，重复循环进行上述操作（叩击背部 5 次等）。
- 患者无意识：
  - ☑ 即使有脉搏，也应开始胸外按压。
  - ☑ 吸入 100% O_2。
  - ☑ 评估气道——清除可见的阻塞物。
  - ☑ 保护气道：
    - 喉镜检查时偶尔可见异物。
    - 为维持通气，气管内（ET）导管可将异物推向远端。

病情轻微：有效咳嗽

- 无需干预，仅观察即可。

小儿（＞1 岁）

病情危重，有意识

☑ 叩击背部 5 次，冲击胸部 5 次，检查气道，叩击背部 5 次，冲击胸部 5 次，检查气道，必要时重复上述步骤。

病情危重，无意识

☑ 开放气道，5 次人工呼吸，开始胸外按压。

病情轻微

☑ 鼓励咳嗽，持续再评估。

婴儿（＜1 岁）

无效咳嗽，有意识

☑ 保持婴儿头朝下。

☑ 叩击背部 5 次，每次叩击后重新评估。

☑ 冲击胸部 5 次，每次冲击后重新评估。

☑ 不要采用腹部锤击，由于其存在损伤内脏风险。

无效咳嗽，无意识

☑ 尝试进行 5 次人工呼吸。

☑ 如果无反应，进一步行胸外按压。

外科治疗

- 诊断金标准仍为纤维支气管镜检查。

　☑ 成人可保留自主呼吸，在局部麻醉下经纤维支气管镜取出异物。

- 呼吸窘迫患者可能需要气管插管，紧急转运至手术室行硬质支气管镜检查。

　☑ 通常带套囊气管导管需越过异物，并向隆嵴方向牵拉。异物可由抓钳取出。

　☑ 其他工具包括：磁铁、网篮、绳套、冷冻治疗探针及激光。

麻醉管理

☑ 建立静脉通路，阿托品 600 μg IV（或 20 μg/kg，小儿）。

☑ 标准监护。

☑ 两种麻醉选择：吸入麻醉诱导或全凭静脉麻醉。

☑ **1. 吸入麻醉诱导**

- 使用氧气 / 七氟烷保留自主呼吸。

- 七氟烷可转换为异氟烷（七氟烷排出迅速）。

- 在气道操作前确保充足的麻醉深度。

☑ **2. 全凭静脉麻醉**

- 保证肌肉松弛（尤其在异物从声带取出时）。

- 监测麻醉深度可获益，如：脑电双频谱指数（bispectral index，BIS）。

- 喷射通气或高频喷射通气。

☑ 用软垫盖住眼部并用胶带粘贴固定。

☑ 地塞米松 0.1 mg/kg IV，以降低喉水肿发生率。

☑ 置入硬质支气管镜，连接呼吸设备。

☑ 手术时间可能较长：为患者做好保温措施，进行适当的液体疗法。

☑ 术后可选择插管并转运至 ITU。

后续管理

- 异物吸入的并发症取决于异物的物理性质（有机物 vs. 无机物，锋利边缘 vs. 粗钝边缘）、位置、阻塞时长。

- 有机材质（尤其是油质坚果）可产生局部炎症反应，最终可能导致组织脱颗粒。

- 仅在有临床指征时才考虑用抗生素。

辅助检查

　胸部 X 线（吸气 / 呼气相）。仅 11% 的异物射线无法穿过，因此，病史和检查十分重要。

危险因素

- 极端年龄（发育未成熟患者，吞咽或气道保护反射迟钝的患者）。
  小儿：未在成人的监督下，拿到坚果、种子、弹珠。
  成人：假牙、高龄、精神疾病、醉酒。
- 神经功能障碍，吞咽困难。

排除

- 肺部感染
- 哮喘
- 急性喉气管支气管炎
- 过敏
- 胸内肿瘤

儿科患者

- 硬质支气管镜检及全身麻醉是常用治疗方法。
- 气道直径小使得阻塞、窒息、气体潴留（球–阀机制）的风险增高。
- 在欧盟国家每年窒息死亡达 400 例——其中 85% 是由于食物导致。

注意事项

- 保留自主呼吸可以实现：
  - 尽量减少术中因通气而中断操作的次数
  - ↓ 远端异位的风险
  - ↓ 动态性膨胀的风险
- 异物可能不止 1 个。
- 生物性异物可能在移除的过程中破碎。
- 长时间阻塞可能导致肺不张及支气管扩张。
- 溃疡及穿孔可能导致气胸、咯血及纵隔气肿。

扩展阅读

Fidkowski, C.W., Zheng, H., Firth, P.G. (2010). The anesthetic considerations of tracheobronchial foreign bodies in children: a literature review of 12,979 cases. *Anesthesia and Analgesia*, **4**, 1016–25.

Pinzoni, F., Boniotti, C., Molinaro, S.M., Baraldi, A., Berlucchi, M. (2007). Inhaled foreign bodies in pediatric patients: review of personal experience. *International Journal of Pediatric Otorhinolaryngology*, **71**, 1897–903.

UK Resuscitation Council. *BLS Guidelines*. Available at: https://www.resus.org.uk

✛ 气管损伤或破裂

定义

气管支气管树失去结构完整性。

临床表现

喉气管创伤

- 由于绝大多数病例死于院外，因此临床表现罕见。
- 下颌骨及胸骨提供骨性保护，因此该损伤较罕见。
  钝性损伤：
- 伤及喉与气管。
- 损伤位于环状软骨连接处可能导致气道横断：
  - 气体进入食管黏膜下层。
  - 病死率较高。
- 与头部、上颌部及颈椎损伤相关。
  贯穿伤：
- 气管较喉头损伤风险更高。
- 与食管、颈胸部血管损伤相关。
- **症状**：喘鸣、嘶哑、咳嗽、颈部疼痛、吞咽困难、喜前倾坐位。
- **体征**：咯血、颈部肿胀、皮下气肿、开放性气胸。
- > 25% 的喉气管损伤患者直到伤后 24 ～ 48 h 后才出现症状或体征。

气管支气管损伤

- 见于 2% 胸部钝性创伤的患者。
  钝性损伤：
- 低位气道撕裂更为常见。
  贯穿伤：
- 高位气道撕裂。
  相关损伤：
- 食管、心脏、大动脉、大血管损伤。
- 颈椎损伤。
- **体征**：呼吸窘迫，发绀，声带麻痹，单纯性、张力性或开放性气胸，血胸，连枷胸，浅表挫伤，皮下气肿，气道内有气泡或泡沫状血液，肺挫伤，肺萎陷。

即刻处理

☑ 按照 ATLS 指南进行管理（即使用 ABC 方法识别和处理紧急危险）。

☑ 吸入 100% O_2 并且预防颈椎损伤。

☑ 无论何时尽可能保持自主呼吸：

- IPPV 可能发生大量漏气。
- 麻醉诱导、肌肉松弛和直接喉镜检查都有潜在的危险。

☑ 持续进行气道再评估：
- > 50% 的患者需要紧急气道干预。
- 部分阻塞的气道会迅速阻塞。

☑ 多学科管理计划（麻醉科、耳鼻喉科、胸外科医师）。

麻醉管理

☑ 大口径静脉通路必不可少，有创动脉监护同样是有用的。

☑ 气道保护：
- 如果喉部或气管破裂，直接喉镜插管可能无法进行气管远端插管。
- 可通过颈段气管贯穿伤口直接将气管导管送入气管。

☑ 可能需要在局部麻醉下（或直接进入暴露的气管）进行气管切开术：
- 尤其是钝性喉部创伤。
- 可能在技术上存在困难。

☑ 如果受伤没有即刻危及生命，可在手术室行清醒纤支镜插管：
- 将纤支镜套上带套囊的导管。
- 使用未切割的小型号导管（6.0 ～ 7.0 mm），以防需要插入一侧支气管。
- 使用带显示器的纤支镜检查气道，允许外科医师同时查看气道，实现集合照护策略。
- 因血液、水肿和喉气管破裂而视野受限。
- 尝试将内镜与导管通过所有伤口，甚至可以继续向下，将导管插入未受影响的支气管。

☑ 除非撕裂部位以下的气道已用带套囊导管隔离，否则避免使用 IPPV。

后续管理

☑ 如果经光导纤维评估气道证实其正常或损伤轻微，可在重症监护室内继续观察。

☑ 发现并治疗其他相关损伤。

辅助检查

- 血液：全血细胞计数，凝血，交叉配型 4 个单位，动脉血气
- 放射线检查：
  - 颈椎：骨折、脱位。
  - 胸部 X 线：纵隔气肿、气胸、血胸。
  - 盆腔：断裂。
  - 胸部和颈部 CT：气道直径。
- 可弯曲鼻内镜检查：
  - 喉头水肿，血肿，声带麻痹，软骨破裂。

危险因素

- 钝性损伤：
  - 直接碰撞（如：方向盘）。
  - 挤压伤（如：窒息）。

- 穿透伤：
  - 医源性（如：插管困难、双腔气管插管）。
  - 刀伤和枪伤。
- 热损伤。

注意事项

- 直接的气道损伤很少见（＜1%）。
- 70% ～ 80% 的气道损伤患者在送达医院之前已经死亡。
- 胸部钝性创伤的死亡率高于穿透性创伤。
- 钝性胸廓创伤中，80% 在距隆嵴 2.5 cm 以内撕裂。
- 修复低位气管撕裂可能需要纵隔胸骨切开或开胸。
- 15% 的气道创伤与环状软骨损伤相关：
  - 25% 的患者有喉返神经麻痹。
- 空气栓塞：
  - 肺静脉撕裂伤可导致左侧（全身）空气栓塞。
  - 全身性栓塞可表现为咯血，冠状动脉和脑功能障碍，视网膜血管和动脉样本中存在气体。

扩展阅读

Karmy-Jones, R., Wood, D.E. (2007). Traumatic injury to the trachea and bronchus. *Thoracic Surgical Clinics*, **17**, 35–46.

Schneider, T., Storz, K., Dienemann, H., Hoffmann, H. (2007). *Annals of Thoracic Surgery*, **6**, 1960–4.

Welter, S. (2014). Repair of trachea-bronchial injuries. *Thoracic Surgery Clinics*, **1**, 41–50.

① 支气管胸膜瘘

定义

支气管胸膜瘘（bronchopleural fistula，BPF）是指支气管树与胸膜腔之间联通异常。

临床表现

临床诊断：

- **症状**：呼吸困难、咳嗽、发热＋/－咯血。
- **体征**：皮下气肿，对侧气管偏离，肋间引流出大量空气，张力性气胸。
- 症状的严重程度与瘘管的大小有关。

即刻处理

☑ 面罩吸氧。

☑ 肺部污染继发感染应用抗生素治疗。

☑（诱导前）插入胸腔引流管引流脓液。

麻醉管理

☑ 防止污染通气侧肺：

- 保持患者头朝上。
- 半坐位。
- 侧面倾斜（健肺在上）。

☑ 控制通气分布：

- IPPV 可导致严重的空气泄漏，从而导致张力性气胸，↑肺分流和面罩/肺泡通气受损。
- 在 IPPV 期间使用压力控制通气将气道压力降至最低。

☑ 隔离通气侧肺（➔见"注意事项"，p.226）：

- 在 FOB 引导下插入双腔管（DLT）。
- DLT 插入健侧支气管。
- 夹闭 BPF 侧肺。
- 需频繁吸引下侧导管腔以清除脓液。

手术治疗

- BPF 与较高的发病率和死亡率相关，几乎均需要手术干预，特别是较大的渗漏。
- 较小漏口（＜5 mm）可以通过各种内镜治疗，包括纤维蛋白胶、支气管内瓣膜或支气管支架。

后续管理

☑ 术后尽快尝试拔管。

☑ 如果术后需要通气，尽量减少气道压力和 PEEP。

☑ 因为患者通常具有术前合并症，术后死亡率较高，因此需转移到重症监护病房。

辅助检查

- 血液：血红蛋白，动脉血气，交叉配血 2 个单位（通常失血较少，但也可能很多）。
- 胸部 X 线：肺切除术后显示液面下降。
- 支气管镜检查。
- 正弦图：用于识别和绘制瘘管路径的对比图。
- 亚甲基蓝：注入胸膜腔，痰检阳性。

危险因素

- 肺切除术后最常见，肺切除术后发病率最高（残端裂开）。
- 肺切除术后 BPF 更常见于术前感染和化疗后。
- 癌或慢性炎症引起的支气管糜烂。
- 肺脓肿、支气管、肺大疱、囊肿破裂进入胸膜腔。

排除

支气管肺炎：咳嗽、发热、呼吸困难、缺氧、± 咯血。

儿科患者

- 最小的 DLT 型号为 28 Fr，不适用于小于 30 kg 的儿童。
- 支气管封堵器（bronchial blockers，BB）可放置于 ID 5.5 mm 以上的单腔气管导管。
- 使用小儿纤维支气管镜（3.4 mm），最小的 BB（5 Fr）可以通过 ID 4.5 mm 气管导管。

注意事项

- 隔离和防止污染通气侧肺是麻醉管理的核心，可以通过以下几种方式实现：
- ☑ FOB 引导下清醒插入单腔管（SLT）或 DLT 或 BB
  - 一旦肺隔离完成，可进行全身麻醉诱导。
- ☑ 快速静脉诱导
  - FOB 引导下支气管内插入 DLT 或
  - 肺切除术后，将 SLT 置入支气管内。
- ☑ 吸入诱导
  - 保留自主呼吸。
  - 肺隔离实现之前避免使用 IPPV。
  - 较难安全实施。
- ☑ 若 DLT 无法通过气道，应考虑使用 BB。

  若未成功插入 DLT 或出现**严重**漏气，则考虑以下措施：
- ☑ 在 FOB 引导下插入未切割的 SLT（6 mm），以隔离和通气健侧肺
  - 通过在漏口处放置"Arndt"BB（FOB 引导下）或 Fogarty 栓子切除导管以控制漏气。
  - 这仅作为一种维持方法。

扩展阅读

Gothard, J.W.W. (2008). Principles and practice of thoracic anaesthesia. *Anaesthesia and Intensive Care Medicine*, **12**, 545–9.

Hammer, G., Fitzmaurice, B., Brodsky, J. (1999). Methods for single lung ventilation in pediatric patients. *Anesthesia and Analgesia*, **89**, 1426–9.

Kozian, A., Schilling, T., Strang, C., Hachenberg, T. (2006). Anesthetic considerations in patients with previous thoracic surgery. *Current Opinions in Anaesthesiology*, **19**, 26–33.

☼ 单肺通气时低氧血症

定义

单肺通气（one-lung ventilation，OLV）时氧饱和度 < 90%。

临床表现

- 从双肺通气改为单肺通气后，SpO_2 通常逐渐下降。
- 通常发展超过 3 ~ 10 min，然后逐渐改善。

即刻处理

☑ 将 FiO_2 增加到 100%。

☑ 通过临床和纤维镜检查判断 DLT 的通畅性和位置。

☑ 调节潮气量 7 ~ 8 ml/kg 或膨肺压力达到 30 cmH_2O。

☑ 吸引通气侧肺，以清除黏液、血液或脓液。

☑ 通气侧手动膨肺以评估肺顺应性，并使塌陷的肺复张。

☑ 听诊下肺是否有杂音。

☑ 确保足够的心输出量（对于给定的分流比例，心输出量的下降会导致动脉氧分压的降低）。

☑ 双腔管主气道开口一侧吹入 1 ~ 2 L/min 的氧气。

☑ 非通气侧肺用 100% O_2 行 5 ~ 10 cmH_2O CPAP 是非常有效的，外科医师也易于接受。

☑ 对通气侧肺行 5 cmH_2O PEEP，但也可能无效或加重低氧血症（通过增加肺血管阻力）。

☑ 与外科医师沟通后，在术中用 100% O_2 膨胀双肺（特别是饱和度维持在 < 85% ~ 90%）。

☑ 钳夹肺动脉可以避免血液分流到手术侧肺（在肺切除术中可以采用）。

☑ 如果低氧持续，可能需要恢复双肺通气。

后续管理

☑ 手术可能需要继续间歇性双肺通气。

☑ 从吸入麻醉切换到静脉麻醉可能有助于保持缺氧性肺血管收缩——当其他所有方法都失败时可采用，但在转换过程中要注意心输出量降低。

- 阿米三嗪［4 ~ 12 µg/（kg·min）］IV，这是一种肺血管收缩剂，在小型研究中证实有效，但在英国无该药品。
- 一氧化氮对于下肺的作用通常很少或没有。

辅助检查

动脉血气、纤维支气管镜检查

危险因素

- 动脉血氧饱和度在 OLV 后总是下降，但氧饱和度＜ 90% 的患者只有 5% ～ 10%。
- 年轻人可能比老年人更容易受到影响。
- 最好的预测指标是双肺通气时的 PaO_2。

排除 / 原因

- DLT 位置不正确，主气管或支气管套囊未能发挥正确作用（套囊嵌顿）。
- 痰、黏液或血液污染通气侧肺。
- 呼吸回路故障：
  - 回路异常。
  - "Y" 连接器上的钳子使用错误。
  - 呼吸回路阻塞。
- 支气管痉挛、过敏反应。

复张非通气侧肺

- ☑ 使用 100% O_2。
- ☑ 使用 DLT 提供的吸痰管进行抽吸，在复张之前清除所有血液或分泌物。
- ☑ 在手术直视下，持续使用高 CPAP（35 ～ 40 cmH_2O）使萎陷的肺复张。
- ☑ 可恢复原来的双肺通气设置（如果行大范围肺切除术时需注意）。
- ☑ 维持血碳酸正常。
- ☑ 如果出现并发症（如：手术侧肺严重漏气），可能需要重新行 OLV。

扩展阅读

Eastwood, J., Mahajan, R. (2002). One-lung anaesthesia. *British Journal of Anaesthesia CEPD Reviews*, **2**, 83–7.

Karzai, W., Schwarzkopf, K. (2009). Hypoxia during OLV: prediction, prevention and treatment. *Anesthesiology*, **110**, 1402–11.

☀ OLV 时气道压力突然升高

定义

当潮气量为 7 ～ 8 ml/kg 时，OLV 最大气道压 > 30 cmH₂O。

临床表现

容量控制通气下，OLV 时气道压力 > 30 cmH₂O。

即刻处理

☑ 如果 SaO₂ < 90%，吸入 100% O₂。

☑ 确保呼吸机输出的潮气量只有 7 ～ 8 ml/kg。

☑ 使用手动通气评估肺顺应性，并排除动态性肺过度充气（➲见 p.234）。

☑ 听诊通气侧肺呼吸音。

☑ 恰当地治疗支气管痉挛（➲见 p.70）。

☑ 检查 DLT 和连接器有无明显的扭结或阻碍气体流动，确保 DLT 在门齿处深度合适（➲见 p.242）。

☑ 用纤支镜检查 DLT 的位置，特别是涉及 RUL，排除套囊形成疝。

☑ 确保夹钳了 "Y" 连接器的正确分支，正确的管腔向大气开放。

☑ 使用 DLT 自带的吸引管吸引，去除 DLT 内的沉积物。请外科医师在直视下评估通气侧肺的空间。

☑ 如果问题严重，可以进行双肺通气以恢复气道控制。

☑ 手术可能需要在双肺通气下继续进行（与外科医师讨论）。

后续管理

☑ 根据需要继续吸入高浓度氧气。

☑ 治疗气胸（➲见 p.66）、支气管痉挛（➲见 p.70）和可疑过敏反应（➲见 p.272）。

☑ 当患者体位或呼吸动力学发生变化时，应使用纤维支气管镜检查 DLT 位置。

☑ 术后 IPPV、利尿剂、硝酸盐、正性肌力药可用于治疗肺水肿（➲见 p.68）。可考虑监测 CVP/PAP。

辅助检查

纤维支气管镜检查。

危险因素

- 通气侧肺基础疾病的严重程度将影响 OLV 时气道压力峰值。
- 手术操作可能导致导管移位。

排除

- DLT 对位不佳（尤其是右 DLT）。
- DLT 内被痰、血液阻塞。
- "Y" 连接器钳夹位置错误。
- 动态性肺过度充气（见➲p.234）。
- 通气侧肺发生气胸（见➲p.232）。
- 通气侧肺发生支气管痉挛（➲见 p.70）。
- 过敏反应（➲见 p.272）。
- 心源性肺水肿（➲见 p.68）。
- 异物（➲见 p.219）。

注意事项

- 在单肺通气麻醉期间使用压力控制通气，以防止发生高气道峰压。
- 气道压力超过 40 cmH$_2$O 与肺切除术后肺水肿有关。
- 在急性呼吸窘迫综合征中，通气策略可采用小潮气量及允许性高碳酸血症。

扩展阅读

Klein, U., Karzai, W., Bloos, F., et al. (1998). Role of fibreoptic bronchoscopy in conjunction with the use of double-lumen tubes for thoracic anesthesia. *Anesthesiology*, **88**, 346–50.

Moloney, E.D., Griffiths, M.J.D. (2004). Protective ventilation of patients with acute respiratory distress syndrome. *British Journal of Anaesthesia*, **92**, 261–70.

☠ OLV 时通气侧肺发生气胸

定义

OLV 期间通气侧肺发生气胸。

临床表现

- SaO_2、血压、$ETCO_2$ 降低，P_{aw} 增加，发绀，心动过缓。
- 听诊呼吸音减轻。

即刻处理

☑ 停止使用 N_2O，将 FiO_2 增加到 100%。

☑ 轻柔地给双肺通气，以评估肺顺应性并改善氧合。

☑ 如果气胸发生在开胸术中，可请外科医师评估健侧胸膜腔，同时降低张力性气胸胸腔内压力，无需使患者仰卧。

☑ 如果气胸发生在电视胸腔镜术中，采取快速穿刺减压法（锁骨中线第 2 肋间）。

☑ 如果发生张力性气胸：

- 采取仰卧位。
- 放置胸腔引流管。

后续管理

☑ 正规放置胸腔引流。

☑ 在恢复室 / 高依赖病房行胸部 X 线（CXR）检查。

☑ 有创动脉穿刺置管——行动脉血气检查。

☑ 术后送入高依赖病房。

☑ 旨在术后尽快恢复自主通气。

辅助检查

临床诊断，考虑手术台上 CXR。

危险因素

- 高通气压力。
- 结缔组织病。
- 手术时间长。
- 发生率未知，但通气侧肺有肺大疱的患者发生风险更高。

排除

- 动态性肺过度充气（DHI）（➲见 p.234）。
- 支气管痉挛、过敏反应（➲见 p.70、p.272）。
- 呼气气流受阻。

注意事项

如果并未达到一定严重程度，需要考虑继续进行手术（特别是肺切除术）的可行性。

动态性肺过度充气（DHI）

定义

肺内气体潴留可发生在肺弹性回缩力↓，并伴有呼气气流受限（如：COPD）的患者。

当呼气气流时间超过允许的呼气时间时，IPPV可加重肺内气体潴留，从而促成DHI。

临床表现

- 肺过度充气的清醒患者可表现为呼吸困难，运动耐量受限，以及身体功能和机能下降。
- DHI在麻醉状态下可表现为↑ P_{aw}、↑ JVP/CVP、↓ BP和↓ SpO_2，奇脉，缓慢上升的二氧化碳波形。

即刻处理

☑ 将 FiO_2 增加到100%。

☑ **断开患者与呼吸机、呼吸回路的连接。**

- DHI（或张力性气胸）的特殊诊断依据是断开连接后临床表现改善（如：↑ SpO_2、↑ BP和↓ HR）。
- 临床改善反应迅速。

☑ 应用血管活性药物支持循环。

☑ 在断开的ET导管末端听呼气时间（呼气时间长）

☑ 停止使用 N_2O。

☑ 降低潮气量至7～8 ml/kg。

☑ 允许性高碳酸血症[≤8.5 kPa（64 mmHg）]。

☑ 吸气压力限制≤20 cmH_2O。可采取压力控制模式。

☑ ↑呼气相（I：E比1：4）。

☑ 优化支气管扩张治疗。

后续管理

- 有创动脉血压监护，监测动脉血气（特别是 $PaCO_2$）。
- 目标是尽快恢复自主呼吸。
- 术后可进入高依赖病房（HDU）。

辅助检查

在气管内导管开口端可听到呼气延长。

危险因素

- 实质病理学改变导致↓弹性回缩力。
- 伴呼气气流受限的气道功能障碍。
- 不恰当的机械通气设置（↑↑ Vt，↑↑吸气压力）。

排除

- 支气管痉挛（➲见p.70）。
- 通气侧肺发生张力性气胸（➲见p.232）。
- 通气侧肺大疱膨胀扩大。
- DLT位置不良（➲见p.242）。

注意事项

- COPD 患者行机械通气时，在以下情况应避免使用 PEEP：
  - 存在气体潴留风险。
  - 较难界定正确的 PEEP 目标。
  - 获益证据有限。

扩展阅读

Conacher, I.D. (1998). Dynamic hyperinflation—the anaesthetist applying a tourniquet to the right side of the heart. *British Journal of Anaesthesia*, **81**, 116–17.

Gagnon, P., Guenette, J.A., Langer, D., et al. (2014). Pathogenesis of hyperinflation in chronic obstructive pulmonary disease. *International Journal of Chronic Obstructive Pulmonary Disease*, **9**, 187–201.

:⚕: 肺切除术后心脏疝

定义

- 心包内肺切除术后的一种罕见并发症。
- 心脏疝通常发生于手术致心包破损未修复时。

临床表现

- 症状和体征取决于疝的位置。
- 75% 患者于术后即刻发生，100% 于术后 24 h 内发生。
- 右侧疝更为常见。
- 通常存在明显症状 / 体征，但起初可能影响轻微：

右侧

- **"上腔静脉综合征"**——上腔静脉扭转导致颈静脉扩张。
- ↓右心室充盈引起↓血压、↑心率和休克。

左侧

- **"左心室绞窄"**——心律失常、心脏缺血。
- 左心室功能受损伴严重低血压。

即刻处理

☑ 面罩吸入 100% O_2。
☑ 调整患者体位，使非手术侧肺通气（在下面）。
☑ 通知外科医师。
☑ 夹住胸腔引流管（如有留置）。
☑ 置入动脉导管（如未留置）。
☑ 即刻准备血管活性药物。
☑ 如果患者晕厥，立即插管。
☑ 立即组织将患者转移至手术室。

麻醉管理

☑ 尽可能长时间保持自主呼吸。
☑ 留置 CVP 导管（如未留置）。
☑ 诱导采取半侧位，非手术侧通气（在下面）。
☑ 使用单腔管。
☑ 诱导期间使用动脉压力监测。
☑ 使用压力控制通气以限制支气管残端压力。
☑ 根据需要使用正性肌力药。

手术管理

☑ 心脏疝应选择手术治疗：
- 使心脏归位。
- 缺损部位放置补片。

后续管理

☑ 尽快安全拔管。

☑ 缺血、水肿或梗死引起的左心室功能障碍可持续存在。

☑ 术后在危重病监护病房内可能需要 IPPV± 正性肌力药。

☑ 手术修复缺损应防止复发。

辅助检查

- CXR：心影扭曲。
- ECG：无特异性。
- 超声心动图：排除术后突发休克的其他心源性因素。
- CT：紧急情况下不适用。

危险因素

- 肺切除术：
  - 当在心包内结扎大血管时，遗留心包缺损。
  - 心脏可因心包补片破裂而疝出。
- 其他诱因：
  - ↑胸内压力（如：咳嗽）。
  - 正压通气。
  - 肺快速复张。
  - 胸腔引流处吸引。
  - 患者体位改变（术侧肺通气）。

排除

- 出血（大出血、心脏压塞）（➲见 p.38、p.418）。
- 心肌缺血／梗死（➲见 p.35）。
- 原发性心律失常（➲见 p.25、p.27）。
- 急性纵隔摆动。
- 肺栓塞（➲见 p.41）。

儿科患者

- 心脏疝出可由于先天性心包缺损自发产生。

注意事项

- 如果未被识别，死亡率为 100%。
- 如果及时发现和治疗，死亡率为 50%。

扩展阅读

Chambers, N., Walton, S., Pearce, A. (2005). Cardiac herniation following pneumonectomy—an old complication revisited. *Anaesthesia and Intensive Care*, **33**, 403–9.

Kawamukai, K., Antonacci, F., Di Saverioa, S., Boaron, M. (2011). Acute postoperative cardiac herniation. *Interactive Cardiovascular and Thoracic Surgery*, **12**, 73–4.

Ponten, J.E.H., Elenbaas, T.W.O., Woorst, J.F.T., Korsten, E.H.M., Van der Borne, B.E.E.M., Van Strath, A.H.M. (2012). Cardiac herniation after operative management of lung cancer. A rare and dangerous complication. *General Thoracic and Cardiovascular Surgery*, **60**, 668–72.

☣ 主气道出血

定义

气管支气管树出血。

- **大量咯血**：24 h 内 > 600 ml。
- **活动性大咯血**：> 1000 ml 或出血速度 > 150 ml/h。
- **灾难性大咯血**：气道大出血，直接威胁生命，需要立即手术。

临床表现

- 急性咯血。
- 支气管镜检查出血。
- 咳嗽、缺氧、呼吸急促、心血管不稳定。

咯血引起的死亡率与出血速度相关。

即刻处理

☑ 吸入 100% O_2。
☑ 改变患者体位，使健肺在上。

麻醉管理

☑ 气管插管并吸引清除血液和血块。
☑ 留置动脉导管，开放大口径静脉通路。
☑ 在手术室行硬质支气管镜检查。

手术管理

如果在支气管镜检查时发生灾难性出血：

☑ 不要取出硬质支气管镜。
☑ 推进支气管镜使其进入出血的支气管以达到部分填塞的作用。
☑ 在直视下吸引。
☑ 将前端带球囊的血管导管 / 支气管封堵器越过出血病灶。
☑ 直到发现出血源再缓慢取出支气管镜和球囊。
☑ 球囊充气——通过吸引来评估出血程度。

后续管理

☑ 首次复苏后，应重新评估患者：

- 出血速度。
- 检查并纠正凝血功能紊乱（如：新鲜冰冻血浆、血小板或冷沉淀）。
- 并发症。
- 肺功能。

☑ 空洞性病变出血（如：曲霉菌球）需要行肺切除，也可能需要全肺切除。

- 外用放射治疗、支气管动脉栓塞和激光（YAG）不适用于灾难性大咯血。

- 大量出血不可采用冰盐水、血管收缩剂或凝血剂行支气管灌洗，因其会被稀释。
- 气道内填塞的纱布可能会移位，从而导致支气管阻塞。

辅助检查

- 血液：血红蛋白，血细胞比容，交叉配型红细胞 4～6 单位。
- 胸部 X 线。
- 支气管镜检查。

危险因素

- 支气管镜活检。
- 支气管肿瘤 / 创伤。
- 出血性疾病。
- 曲霉菌球。

注意事项

- 使用双腔管，如果：
  - 已知单侧肺患病。
  - 单侧肺外伤。
  - 需要行开胸手术。
- 放置双腔管作为最早的救命措施可能会使临床状况恶化：
  - 难以正确置入。
  - 管腔被血液阻塞。
  - 存在移位风险。
  - 丧失肺隔离作用。
- 大量咯血后致死的主要原因是窒息，而非失血——血液涌入肺泡导致不可逆性缺氧。

扩展阅读

Maguire, M.F., Berry, C.B., Gellett, L., Berrisford, R.G. (2004). Catastrophic haemoptysis during rigid bronchoscopy: a discussion of treatment options to salvage patients during catastrophic haemoptysis at rigid bronchoscopy. *Interactive Cardiovascular and Thoracic Surgery*, **3**, 222–5.

:☼: 纵隔镜术中出血

定义

- 纵隔镜检查出血。
- 纵隔镜手术是指内镜通过胸骨切迹上方的切口进入纵隔。该手术可对纵隔肿块和淋巴结进行检查和活检。

临床表现

- 纵隔大血管（动脉或静脉）在手术中可能受损，导致大出血（如：头臂动脉撕裂）。
- 与上腔静脉阻塞相关的大静脉出血。

即刻处理

☑ 每 2.5 min 测量患者心率和血压。

☑ 测量双臂的无创血压。

☑ 在**下肢**开放大口径静脉通路（上肢静脉输液时，液体可能通过撕裂的纵隔大血管进入纵隔）。

☑ 交叉配型 4 个单位红细胞（RBC）。

☑ 启动大出血救治预案。

☑ 准备快速输液器 / 液体加温仪。

☑ 采用血液回收装置。

☑ 在**左桡动脉**留置动脉导管，由于内镜可能压迫无名动脉——右桡动脉血压会给出错误的过低的数值。

手术处理

☑ 包扎伤口，等待 10 min（可考虑指压法止血）。

☑ 可能需要紧急开胸或正中胸骨切开术来控制出血。

麻醉管理

☑ 保持单腔管位置正确。

☑ 确保患者体位适宜。

☑ 如果首选 OLV：可使用支气管封堵器或用纤支镜引导导管插入支气管。

后续管理

由于受到外部压迫，气道可能狭窄。

☑ 术后可保留气管插管并转运至 ITU。

辅助检查

- 全血细胞计数、凝血功能、交叉配型 RBC 4 单位。
- 胸部 X 线：术后所有患者均应立即检查。

危险因素

- 气管前血管畸形。
- 纵隔解剖明显异常。
- 上腔静脉阻塞。

注意事项

- 0.73% 的纵隔镜检查并发出血。
- 由于内镜造成血管压迫或损伤，颈动脉灌注可能受限，从而导致脑血流减少。
- 纵隔镜发病率 1.5% ～ 3.0%，死亡率 0.09%。
- 严重、持续性出血可能需要心肺转流（罕见）。

扩展阅读

Minowa, M., Chida, M., Eba, S., Matsumura, Y. (2011). Pulmonary artery injury during mediastinoscopy controlled without gauze packing. *Journal of Cardiothoracic Surgery*, 6, 15–17.

Park, B.J., Flores, R., Downey, R.J., Bains, M.S., Rusch, V.W. (2003). Management of major hemorrhage during mediastinoscopy. *Journal of Thoracic and Cardiovascular Surgery*, **126**, 726–31.

⑦ 双腔管

双腔管（double-lumen tubes，DLT）适应证

- 肺部手术。
- 避免因感染、大出血、支气管肺灌洗引起肺二次污染。
- 若气体泄漏较严重或单侧肺部疾病（如：肺大疱、肺囊肿），可控制通气分布。

DLT

- Broncho Cath 一次性 PVC 导管：
  - 28 ～ 41 Fr，低压、高容量套囊。
  - 导管透明而支气管套囊为彩色，便于纤支镜下识别。
  - 右侧导管有一个右上叶（RUL）通气口。
- Robertshaw：
  - 小、中、大，红色橡胶材质，可重复使用。
  - 高压、低容量套囊。

插管前检查

- 选择什么尺寸？
  - ☑ 选用通过声门无困难的最大型号 DLT。
  - ☑ 男性选用 Broncho Cath 39 ～ 41 Fr（Robertshaw 大或中号）。
  - ☑ 女性选用 35 ～ 37 Fr（Robertshaw 中或小号）。
- 选择左 / 右侧？
  - ☑ 通常使用左 DLT。易于放置，避免对位右上肺叶通气孔（距隆嵴 2.5 cm）。
  - ☑ 如果手术涉及左主支气管，则需要使用右 DLT。
- 套囊和接头：
  - ☑ 插入前检查支气管、气管套囊和接头。

插入 DLT

☑ 首先导管凹面朝前插入 DLT。

☑ 一旦导管尖端过了声门，拔除管芯，将导管向待插入的支气管一侧旋转 90°。

☑ 为了辅助支气管插管，将患者头部向支气管插管对侧旋转。

☑ 轻柔推进导管。

☑ 身高决定插入深度。通常男性距门齿 29 cm，女性为 27 cm。

- 身高高于或低于 170 cm 时，每增加或减少 10 cm，深度增加或减少 1 cm。

☑ 给导管套囊充气，确认肺正常通气。

☑ 缓慢给支气管套囊充气（通常＜ 3 ～ 4 ml 空气）。

检查 DLT 位置

临床证实

☑ 给导管气囊充气。

☑ 检查支气管腔通气。

☑ 夹闭主气道一侧导管，开放管腔与大气相通。

☑ 观察一侧胸廓起伏是否正确（注意术前病理改变），听诊确认所有肺叶均有气流进入。

☑ 检查支气管套囊周围是否漏气。

☑ 缓慢为支气管套囊充气以消除漏气。如果需要充入空气 > 4 ml，说明 DLT 位置不正确，或患者选用导管型号不正确（关注套囊注气容量，有支气管破裂相关报告）。

☑ 重新连通主气道导管并夹闭对侧支气管以检查对侧肺通气情况。打开导管腔，通过视诊和听诊确保肺通气正确。

通过纤支镜证实

（检查 DLT 位置的"金标准"。）

☑ 经主气道管腔进入，观察隆嵴，打开主支气管。

☑ 在隆嵴处应该看到支气管套囊的上面。

☑ 确保支气管套囊未膨出进入下方气管。

☑ 经右 DLT 支气管导管，检查管腔开口正对右上肺叶（RUL）开口。

☑ 如果常规插管存在困难，纤支镜也可引导 DLT 插入到正确一侧主支气管内。

儿科患者

● DLT 最小型号为 28 Fr，不适用于体重 < 30 kg 的患儿。

● 支气管封堵器（BB）可通过 3.5 mm ID ETT。

● 内置 BB 的单腔 ETT ID 起自 5.5 mm。

注意事项

● 患者更换体位或通气和氧合困难时，应重新检查 DLT 位置。

● 避免 DLT 引起气管支气管损伤，建议：套囊缓慢充气，限制套囊内压力 < 30 cmH_2O，避免使用 N_2O，在不需要支气管套囊充气或翻身、重新定位 DLT 时将套囊放气。

● Olympus LF-DP 纤支镜（外径 3.1 mm）可通过所有 DLT。标准插管纤支镜（ED 4.0 mm）通过 37 Fr DLT 会比较紧，可能无法通过 35 Fr。

扩展阅读

Campos, J.H. (2007). Which device should be considered the best for lung isolation: double-lumen tube versus bronchial blockers. *Current Opinion in Anaesthesiology*, **20**, 27–31.

⑦ 支气管封堵器

定义

支气管封堵器（bronchial blockers，BB）前端带有套囊的含腔导管，可用来阻塞手术侧支气管。

适应证

无法放置 DLT，解剖变形，插管困难，气管切开术，患者 < 30 kg，张口受限，加强治疗病房（ITU）内已插管患者，术后计划行机械通气。

功能

阻断主支气管或肺段支气管，以进行单肺通气或选择性阻断肺叶通气。

种类

- 导丝引导支气管封堵器（Arndt）。
- 单腔 ETT 搭配密封支气管封堵器（Univent）。
- Fogarty 栓子清除导管。

"Arndt"导丝引导支气管封堵器

- 7 Fr（使用 7.0 mm ETT）或 9 Fr 导管（使用至少 8.0 mm ETT）。
- 长度为 65 或 78 cm。
- 管腔内直径 1.4 mm。
- 管腔内含可弯曲尼龙丝，是一个小的灵活的导丝环。
- 优点：
  - 可通过经鼻气管导管。
  - 已行气管切开术的患者仍适用。
  - 可以选择性封堵某一肺叶。
  - 管腔内可进行 CPAP。
  - 预期或实际发生 DLT 插管困难时适用。
  - 纤支镜直接引导定位。
  - 高容量，低压力套囊。
- 缺点：
  - DD 难以通过内径 < 7.0 mm ETT。
  - 导丝一旦拔出就不能重新插入（重新调整位置困难）。
  - 吸引空间小（与 DLT 相比，肺萎陷时间增加）。
  - 放置时间比 DLT 更长。
- 放置：
  - 可通过单腔 ETT。
  - 连接"Arndt 多端口"转换接头，并保持通气。
  - 润滑封堵器前端。
  - 为避免损坏套囊，抽空套囊内气体。
  - 经端口插入封堵器。
  - 经端口置入纤支镜，并将纤支镜通过导丝环套在封堵器上。
  - 将纤支镜送至正确的支气管。
  - 顺着纤支镜送入封堵器至相应支气管。
  - 置入足够深度，使未充气套囊处于支气管内。
  - 将纤支镜撤回到气管内，检查封堵器位置。

- 套囊充气（5 ～ 8 ml 空气，用于封堵支气管）。
- 经纤支镜确认位置正确后，拔除导丝。
- 并发症：
  - 位置错误（报告指出，较 Univent 更易发生）。
  - 摆放侧卧位时容易移位。
  - 有报道发现经接口撤出封堵器时套囊被切断。不应通过开放的封堵器端口撤出封堵器，而应与多端口的接头一同撤出。

"Univent" 支气管封堵器

- 单腔管，型号从 ID 3.5 到 9.0 mm。
- 导管有一个管腔，内含一个可移动的支气管封堵器。
- 优点：
  - 可阻塞右、左或任何特定的次级支气管。
  - 非胶乳，小管腔用于吸引和供氧。
- 缺点：
  - 有支气管破裂报告，高压、低容套囊。
- 放置：
  - 润滑封堵器。
  - 将封堵器撤出至气管插管（ETT）标准腔内。
  - 将导管插入气管并插入纤支镜。
  - 在纤支镜直视下将 BB 送至正确的支气管内。
  - 给封堵器套囊充气，听诊是否有漏气。
  - 套囊外表面应刚好在隆嵴下方。
  - Univent 导管末端应至少高于气管隆嵴 1 ～ 2 cm。
- 并发症：
  - 肺隔离失败（未封堵，解剖异常）。
  - 封堵器被吻合器切割（与外科医师沟通！）。
  - 为促进肺萎陷而长时间抽吸会导致肺水肿（可采用低压吸引几秒钟）。
  - 有报告发生肺破裂（盲目插入）。
  - 翻转患者时发生位置错误和移位。

Fogarty 栓子清除导管

- 应用最少，支持使用的文献极少。
- 长度 80 cm，使用 0.5 ～ 10 ml 空气可使支气管闭塞。
- 放置 ETT，或在 ETT 外部独立应用。
- 经纤支镜或硬质支气管镜直视下确认其位于正确的支气管。
- 理想的位置是套囊上边界位于隆嵴远端 10 mm。
- 优点：
  - 可通过单腔 ETT。
  - 用于选择性封堵肺叶。
  - 可用于气管切开术。
  - 可用于经鼻插管。
- 缺点：
  - 高压、低容套囊。
  - 血管装置，并非设计用于封堵支气管。
  - 由天然橡胶乳制成。
  - 不能吸引或供氧。
  - 不能与纤支镜一同放置。

- 并发症：
  - 使用最少，因此没有并发症报告，导管很软但仍可能造成气道破裂。
  - 如果用于封堵某一肺叶，使用吻合器时可能被一同缝合。

扩展阅读

Campos, J.H. (2003). An update on bronchial blockers during lung separation techniques in adults. *Anesthesia and Analgesia*, **97**, 1266–74.

Hammer, B., Fitzmaurice, B.G., Brodsky, J.B. (1999). Methods for single lung ventilation in pediatric patients. *Anesthesia and Analgesia*, **89**, 1426–9.

第 9 章

区域麻醉

Owen Davies

王苗　译　段怡　校

:☼: 局麻药中毒

定义

由于血液中局麻药浓度过高而引起的毒性症状。

临床表现

- 中枢神经系统（central nervous system，CNS）症状通常很轻微或缺如；心血管衰竭可能是局麻药中毒的首发表现。
- 轻度的头痛、头晕和嗜睡，嘴唇、手指或全身刺痛感，口腔金属味、耳鸣、视物模糊。
- 意识模糊、烦躁不安、语无伦次、肌肉震颤或抽搐，导致意识丧失、昏迷的全身性惊厥发作。
- 心动过缓、低血压、心血管衰竭和呼吸停止。
- ECG 变化［QRS 和 PR 间期延长、房室传导阻滞和（或）T 波幅度变化］。

即刻处理

☑ 停止注射。

☑ 如果正在进行静脉局部麻醉，应立即重新给止血带充气，以尽量减少局麻药进入循环。

☑ ABC——100% O_2。

☑ 咪达唑仑（3 ~ 10 mg）、地西泮（5 ~ 15 mg）、劳拉西泮（0.1 mg/kg）或硫喷妥钠（50 ~ 150 mg）IV 治疗惊厥。滴定给药，循环不稳定时慎用丙泊酚。

☑ 必要时进行气管插管和辅助通气以防止缺氧性循环衰竭。出现代谢性酸中毒时，可通过过度通气提高 pH 值。

☑ 如果脉搏消失，开始心肺复苏（cardiopulmonary resuscitation，CPR），启动加强生命支持（advanced life support，ALS）流程（⊙ 见 p.13）。

☑ 使用脂肪乳，初始剂量：20% 脂肪乳（Intralipid®）1.5 ml/kg，注射时间 > 1 min，随后开始持续输注。

☑ 必要时考虑进行心肺转流。

脂肪乳的使用

☑ 静脉推注负荷量：20% 脂肪乳 1.5 ml/kg，注射时间 > 1 min（70 kg 患者予以 100 ml）。

☑ 随后开始以 15 ml/（kg·h）的速度持续静脉泵注 20% 脂肪乳（70 kg 的患者予以 1000 ml/h）。

☑ 如果循环功能仍未稳定，则每隔 5 min 注射负荷量，重复两次。

☑ 包括初始推注剂量在内，最多可推注 3 次负荷量。

☑ 5 min 后，如果循环仍不稳定，则输注速度加倍。

☑ 最大累积剂量不能超过 12 ml/kg。

☑ 继续 CPR 和输注脂肪乳，直至循环恢复稳定。

☑ 局麻药中毒所导致的循环衰竭，可能需要超过 1 h 才能恢复循环稳定。

☑ 丙泊酚不能作为 20% 脂肪乳的替代品，且禁用于循环不稳患者。

后续管理

☑ 单一的、一过性的毒性反应——观察并评估是否可以继续手术。

☑ 使用小剂量的缩血管药物（麻黄碱、去氧肾上腺素、去甲肾上腺素或肾上腺素）治疗低血压。

☑ 如果发生心脏骤停或复杂的毒性反应，需转入重症监护治疗病房（Intensive Care Unit，ICU）。

☑ 详细记录事件经过及麻醉管理。

☑ 适时向患者和家属解释。

☑ 通过日常查房以及监测 48 h 淀粉酶、脂肪酶水平来排除胰腺炎。

☑ 向国家患者安全机构（✎ http://www.npsa.nhs.uk）及 ✎ http://www.lipidrescue.org 报告结果。

辅助检查

- 用肝素或乙二胺四乙酸（Ethylene Diamine Tetraacetic Acid，EDTA）血浆样本来测定局麻药血药浓度。
- 如果使用了脂肪乳剂，还要用普通试管采集血液以测量血浆甘油三酯浓度。

危险因素

- 大剂量或高浓度的局麻药。
- 局麻药注射位置（如：腰丛或肋间阻滞时，局麻药中毒的风险较高）。
- 注射前及注射期间没有回抽。
- 使用治疗窗较窄的药物，如：布比卡因、丙胺卡因。
- 静脉区域麻醉（Intravenous regional anaesthesia，IVRA）：
  - 在静脉区域麻醉期间过早释放止血带，导致大剂量的局麻药释放到循环中。应使用双袖止血带。
  - 设备（包括充气设备）选择不当或有故障。
  - 交替充气止血带以减轻止血带疼痛。
  - 手臂粗壮的肥胖患者、手臂肌肉发达及高血压患者。

排除

- 晕厥——血管迷走性晕厥比较常见。如果发生脑缺氧，可导致惊厥。
- "急性焦虑症"（惊恐障碍）有时与含肾上腺素的局麻药有关。
- 癫痫。
- 局麻药（罕见）或其他药物的过敏反应。
- 过敏反应。

儿科患者

- 由于大多数区域阻滞是在被麻醉的儿童中进行的，因此许多毒性反应的早期预警信号都被掩盖了。心血管系统（cardiovascular system，CVS）衰竭可能是首发迹象。
- 确保使用合适剂量和浓度的局麻药。
- 小儿比成人更容易罹患高铁血红蛋白血症。

注意事项

- 所有可能实施局部麻醉或区域阻滞麻醉的临床科室，都应配备相关设备和治疗方案，以应对局麻药全身毒性反应。
- 严重的局麻药中毒在外周神经阻滞的发生率约为（10～20）/10 000 之间，而在硬膜外麻醉的发生率为 4/10 000。
- 表 9.1 列出了临床常用局麻药的最大剂量。
- 布比卡因可与心肌细胞膜上的离子通道结合，可能会延长心脏骤停的时间。
- 局麻药的过敏反应极为罕见。酯类比酰胺类更容易出现过敏反应，因为它们经代谢成为对氨基苯甲酸（PABA），后者可起到半抗原的作用。酯类与磺胺类药物也存在交叉敏感性。过敏反应的表现包括简单的局部刺激、皮疹或荨麻疹、喉部水肿或全身过敏反应。
- 部分指南现提倡将低剂量肾上腺素推注（< 1 µg/kg）作为局麻药全身毒性反应复苏的一部分。

避免毒性反应

- 最大剂量因麻醉部位、组织血管分布、个体耐受性和麻醉技术而异。
  - ☑ 使用能达到目标效果的最小剂量。
  - ☑ 老年人和心功能不全的患者应酌情减少剂量。
  - ☑ 鉴于小血管的侧壁很容易被吸附到针头或导管上，因此给药时应缓慢注射并规律地轻轻地回抽。

表 9.1 局麻药最大剂量

药物	局部浸润的最大剂量（mg/kg）	神经阻滞的最大剂量（mg/kg）
利多卡因	4	5
利多卡因（含肾上腺素）	7	7
布比卡因	2	2
布比卡因（含肾上腺素）	3	
丙胺卡因	6	7
丙胺卡因（含肾上腺素 / 八肽加压素）	8	8
罗哌卡因	3	3

- 硬膜外麻醉
  - ☑ 使用试验剂量。当给予大量药物时，缓慢给药并回抽，或让导管在低于患者水平的地方悬挂片刻（观察有无血液及透明液体）。
  - ☑ 若不慎鞘内注射了 0.5% 布比卡因或利多卡因 3 ml，很快会出现一些临床表现（如：下肢和臀部感觉异常及感觉减退，淡漠或镇静患者的膝跳反射消失）。
  - ☑ 在试验剂量中使用肾上腺素可能有助于识别血管内注射。1∶200 000 肾上腺素 3 ml（15 μg）IV 会导致心率增加 20 次 / 分，收缩压增加 15 mmHg。然而，这些变化都是一过性的，只有通过心电图及频繁的血压监测才能及时发现。
  - ☑ 与后续"补充注药"相关的风险：导管移位的发生率估计为 1/255。
- 左布比卡因和罗哌卡因的毒性低于布比卡因。布比卡因的右旋异构体与心肌结合更牢固并且从心肌中释放得更慢，导致其毒性较高。虽然罗哌卡因的毒性低于布比卡因，但在临床应用中，往往需要使用较高浓度的罗哌卡因。
- 丙胺卡因由于代谢迅速（主要通过肝脏），因此不太容易引起毒性反应。大剂量（成人 > 600 mg）时可能会诱发高铁血红蛋白血症，应使用氯化甲硫铵（亚甲蓝）（1 ～ 2 mg/kg）治疗。
- 静脉区域麻醉：
  - ☑ 在手术开始前，始终在对侧肢体留置第二根套管针。
  - ☑ 注射局麻药后至少 20 min 内不要松开止血带。
  - ☑ 通过语言交流监测静脉区域麻醉患者。
  - ☑ 切忌将布比卡因用于静脉区域麻醉。

拓展阅读

American Society of Regional Anesthesia and Pain Medicine (2012). *Checklist for Treatment of Local Anesthetic Systemic Toxicity*. Available at: https://www.asra.com

Association of Anaesthetists of Great Britain and Ireland (2010). *Guidelines for the Management of Severe Local Anaesthetic Toxicity*. Available at: https://anaesthetists.org/Home/Resources-publications/Guidelines

Toledo, P. (2011) The role of lipid emulsion during advanced cardiac life support for local anesthetic toxicity. *International Journal of Obstetric Anaesthesia*, **20**, 60–3.

Weinberg, G.L. (2012). Lipid emulsion infusion. Resuscitation for local anesthetic and other drug overdoses. *Anesthesiology*, **117**, 180–7.

⚠ 硬膜外脓肿

定义

硬膜外腔脓肿形成。

临床表现

- 典型的临床表现是背痛、发热，并伴有进行性神经功能缺陷。
- 神经系统症状的四个进行性阶段——背痛，神经根性疼痛伴或不伴感觉异常，运动无力以及膀胱 / 肠道功能紊乱，最后出现相应神经根处或下方区域瘫痪。
- 发热、全身不适、头痛、颈部僵硬或假性脑膜炎，可进展为暴发性脑膜炎。
- 可能会有皮肤感染的证据，如近期穿刺部位出现局部压痛和肿胀。然而，病因往往是血源性传播，而非沿针道感染。

即刻处理

- ☑ 抽血进行血培养、全血细胞计数、C 反应蛋白、红细胞沉降率及凝血筛查。
- ☑ 记录全面神经系统检查的结果。
- ☑ 进行紧急 MRI 扫描，并联系神经外科团队。
- ☑ 规律监测神经功能以评估病情恶化情况。
- ☑ 与手术团队讨论抗生素的使用时机，并与当地微生物管理机构保持联系。

后续管理

- ☑ 神经外科会诊，探查，减压联合长期大剂量的抗生素治疗。
- ☑ 合并神经功能障碍的患者常常需要通过椎板切除术进行减压。
- ☑ 早期诊断的没有神经功能障碍的患者，可仅接受静脉抗生素治疗，但包含神经外科团队的早期多学科联合评估仍是至关重要的。
- ☑ 如果手术可以立即进行，可在术中送培养后再开始使用抗生素，以保证最大限度地分离出致病微生物。
- ☑ 以下情况应在术前开始抗生素治疗：无法避免的严重的手术延误；病情危重或脓毒症患者；瘫痪或不适宜手术的患者。
- ☑ 详细记录神经功能的丧失 / 恢复。
- ☑ 诊断或手术延误会导致结果恶化。使用类固醇会产生不良影响。

辅助检查

- 持续观察神经系统症状以评估病情发展趋势。
- 全血细胞计数、C 反应蛋白、红细胞沉降率、凝血筛查及血培养。
- MRI 扫描。

危险因素

- 近期椎管内麻醉史；
- 硬膜外导管留置时间（每增加 1 天可增加 40% 的风险）；
- 无菌操作不达标。过滤器脱落后重新连接，以及频繁更换注射器或输液器。
- 反复尝试穿刺的创伤性操作。
- 普通胸腹部手术。
- 免疫力低下，包括糖尿病（20% ～ 50% 的病例）、类固醇治疗、恶性肿瘤、全身和局部感染、HIV 感染、怀孕、酒精中毒及肝硬化。
- 静脉药物滥用（10% ～ 40% 的病例）以及血管内留置导管的患者。
- 抗血栓治疗（低分子肝素或非甾体抗炎药）。
- 血源性感染的来源包括：皮肤、感染的留置导管、呼吸道、泌尿道、牙科脓肿、细菌性心内膜炎、菌血症或败血症。
- 合并多个危险因素时风险明显增加。

排除

- 由于局麻药剂量过大或浓度过高而引起的严重但可逆的阻滞。
- 硬脊膜外血肿。硬膜外血肿一般在 24 h 内起病，而硬脊膜外脓肿起病较慢，一般为 24 ～ 48 h，并且与发热和脓毒症体征相关（⊙见 p.255）。
- 恶性肿瘤通常起病较慢和隐匿。

注意事项

- 手术过程中保持无菌状态。
- 硬膜外导管的使用应控制在所需的最短时间内，并每天确认留置导管的必要性。
- 据报道，已被论证的伴随中枢神经轴向阻滞的发生率为 1∶47 000（产科人群为 1∶150 000）。
- 鉴于硬脊膜外脓肿的表现个体差异较大，临床上尤其需要高度警惕。
- 增强 MRI 是临床诊断硬膜外脓肿的金标准。不含气体的硬脊膜外脓肿在没有对比增强的情况下很难通过 MRI 鉴别，因为脓液与脑脊液的图像相似。造影剂钆喷替酸葡甲胺（Gd-DTPA）可增强活跃性炎症组织，能更清楚地显现脓肿腔。
- 最常见的病原体是金黄色葡萄球菌（占病例的 50% ～ 90%），其中耐甲氧西林金黄色葡萄球菌越来越普遍。
- 免疫功能低下、有静脉吸毒史或近期泌尿生殖道手术史患者的病原体可能是结核和革兰氏阴性菌。
- 如果手术延迟超过 12 h，可能会造成永久性神经损伤。
- 通常，即使对脓肿进行手术减压，神经功能仍然恢复缓慢，这表明局部压迫不是唯一的机制。由于软脑膜血管血栓形成或脊髓动脉受

　　压引起的缺血也是一个主要的影响因素。

- 可能的预后——完全康复（39%）、残余神经功能障碍（48%）、死亡（13%）。不良预后与年龄增长（每增加 10 年风险加倍）、硬膜囊受压程度以及症状持续时间相关。

拓展阅读

Grewal, S., Hocking, G., Wildsmith, J.A.W. (2006). Epidural abscesses. *British Journal of Anaesthesia*, **96**(3), 292–302.

Shaha, N.H., Roosb, K.L. (2013). Epidural abscess and paralytic mechanisms. *Current Opinion in Neurology*, **26**, 314–17.

The Royal College of Anaesthetists (2009). *National Audit of Major Complications of Central Neuraxial Block in the United Kingdom.* Available at: https://www.rcoa.ac.uk/system/files/CSQ-NAP3-Full_1.pdf

Thompkins, M., Panuncialman, I., Lucas, P., Palumbo, M. (2010). Spinal epidural abscess. *Journal of Emergency Medicine*, **39**, 384–90.

⚠ 硬膜外血肿

定义

硬膜外腔血肿形成。

临床表现

- 硬膜外操作后非预期的神经功能障碍，以及血肿水平出现严重的局部疼痛。
- 受累神经根分布区域或以下水平出现单侧或双侧的感觉或运动阻滞。
- 脊髓受硬膜外血肿压迫，可能导致尿潴留或失禁、大便失禁、偏瘫或截瘫。

即刻处理

- ☑ 停止输注局麻药。
- ☑ 维持血压，避免低血压。
- ☑ 立即、全面的记录神经系统检查结果。
- ☑ 定期监测神经功能以评估病情恶化情况。
- ☑ 进行紧急 MRI 扫描，并联系神经外科团队。
- ☑ 纠正凝血异常。
- ☑ 行血肿清除手术。在确诊后 8 h 内进行手术效果最佳，超过 8 h 则手术预后较差，但仍然有可能改善神经系统症状。

后续管理

- 神经外科监测——详细记录很重要。

辅助检查

- 持续观察神经系统症状以评估病情发展趋势。
- 全血细胞计数、C 反应蛋白、红细胞沉降率、凝血筛查及血培养。
- 安排紧急 MRI 检查。如果无法做 MRI，CT 脊髓造影或常规脊髓造影也可能显示肿块。

危险因素

- 硬膜外血肿较为罕见，也可以自发发生（每年发生率＜ 1 : 150 000）。
- 女性、高龄、有消化道出血史。
- 出血性疾病或出血状态改变，包括血友病、血小板缺乏症、先兆子痫、败血症和溶血综合征、肝酶升高和血小板减少（HELLP 综合征）。
- 抗凝药物（如：华法林、低分子肝素、肝素、达比加群等）。以上药物主要通过肾来消除，所以肾衰竭患者的风险更高。
- 溶栓治疗——如果在置入或拔出导管期间损伤了血管，那在硬膜外麻醉后的 10 天内可能存在风险。
- 在静脉血栓栓塞（venous thromboembolism, VTE）预防用药后不久，硬膜外导管被拔出或意外脱落。
- 硬膜外置管风险高于蛛网膜下腔阻滞。
- 创伤性椎管内操作。
- 脊柱手术。

排除

- 硬膜外脓肿：起病缓慢，伴有发热和脓毒症体征（➔ 见 p.252 ）。
- 恶性肿瘤起病缓慢，隐匿性较强。

注意事项

- 中枢神经轴阻滞（central neuro-axial block，CNB）的发生率为 0.85：100 000，硬膜外置管发生 CNB 的风险更高。
- 使用最低浓度的局麻药可降低非计划性运动阻滞的发生率，也可及早发现神经功能障碍。
- 多种药物复合使用（如：非甾体抗炎药、氯吡格雷、华法林、低分子肝素）可能会增加血肿形成的风险，虽然不会影响凝血或血小板的检测结果。
- 查阅地方和国家关于抗凝剂应用以及 CNB 的指南。在表 9.2 中给出了关于抗凝和 CNB 的建议。
- 对所有神经轴阻滞的患者进行适当的术后监测，尤其是硬膜外置管者。

拓展阅读

Association of Anaesthetists of Great Britain and Ireland (2013). *Regional Anaesthesia and Patients with Abnormalities of Coagulation*. Available at: https://www.aagbi.org

Royal College of Anaesthetists (2009). *National Audit of Major Complications of Central Neuraxial Block in the United Kingdom*. Available at: https://www.rcoa.ac.uk/system/files/CSQ-NAP3-Full_1.pdf

SreeHarsha, C.K., Rajasekaran, S., Dhanasekararaja, P. (2006). Spontaneous complete recovery of paraplegia caused by epidural hematoma complicating epidural anesthesia: a case report and review of literature. *Spinal Cord*, **44**, 514–17.

表 9.2 中枢神经阻滞和抗凝的建议

药物	类型	建议	要点
溶栓治疗	注射用阿替普酶、链激酶等	神经阻滞后 10 天内避免给药。溶栓后至少 10 天内避免进行阻滞	风险极高纤维蛋白原水平**可能**是一个有用的指标
标准肝素	预防性皮下注射	如果 APTR 在正常范围内，不是神经阻滞的禁忌证。如果可以，将下一次给药延迟到阻滞后 1 h	在治疗 4 天后检测血小板计数
	治疗性静脉注射	APTR 正常，阻滞 4 h 后可给予肝素，给药后 4 h 内不要拔除导管	如果存在出血或外伤，与外科医生讨论是否需要使用肝素
低分子肝素	预防性用药	最后一次给药 12 h 后可进行神经阻滞	阻滞后至少 4 h 可恢复用药
	治疗性用药	最后一次给药 24 h 后可进行神经阻滞	阻滞后至少 4 h 可恢复用药
华法林	长期应用	术前 4～5 天停药，INR < 1.4 时可进行阻滞	导管拔除后可重新用药
抗血小板药物	非甾体抗炎药	不需要额外的预防性措施	
	阿司匹林	不需要额外的预防性措施	
	双嘧达莫	术前不需要额外的预防性措施	阻滞后 6 h 可重新恢复用药
	氯吡格雷	阻滞前停药 7 天	阻滞后 6 h 可重新恢复用药
	噻氯匹定	阻滞前停药 14 天	阻滞后 6 h 可重新恢复用药
	阿昔单抗	阻滞前停药 48 h	阻滞后 6 h 可重新恢复用药
	依替巴肽，替罗非班	阻滞前停药 8 h	阻滞后 6 h 可重新恢复用药
合成肝素五糖	磺达肝素（Arixtra®）2.5 mg.SC	停药 36 h 后可进行阻滞	阻滞或拔除导管后 12 h 可用药
直接凝血酶抑制剂	达比加群肌酐清除率（CrCl）	停药时间	阻滞后 6 h 可重新恢复用药
	> 80 ml/min	48 h	
	CrCl 50～80	72 h	
	CrCl 30～50	96 h	

Adapted with permission from Harrop-Griffiths, W. et al. (2013). Regional anaesthesia and patients with abnormalities of coagulation. Anaesthesia, 68 (9), 966-72. © Association of Anaesthetists

✥ 全脊髓麻醉

（➲另见"全脊髓麻醉——产科"，p.171）

定义

包括中枢神经系统在内的所有脊神经被阻滞。

临床表现

- 将局麻药注入蛛网膜下腔、硬膜下或硬膜外腔后，在数秒至数分钟内出现严重的区域阻滞。
- 手指或手麻提示 T1 平面阻滞。可因严重血压下降和（或）心动过缓而感到恶心或头晕。当脑干受累时会出现瞳孔散大。
- 最初表现为肋间神经麻痹（T1 ~ T12）所导致的呼吸困难，随后可能进展为膈肌麻痹（C3 ~ C5）导致的喘息甚至呼吸骤停。当出现无法咳嗽、说话困难或低声说话时，提示出现膈神经阻滞。
- 最初表现为心动过速（由于低血压），之后出现心动过缓（由于心脏加速纤维 T1 ~ T4 阻滞或 Bezold-Jarisch 反射的激活）。其他的心律失常也可能发生。

即刻处理

☑ ABC——100% O_2。安抚尚有意识的患者，让他们知道自己是安全的。

☑ 进行气管插管保护气道，并根据需要进行通气。昏迷的患者不需要进行全身麻醉。对于还有意识的患者需要根据血压的情况选择全身麻醉或镇静。

☑ 抬高双腿以增加静脉回流（双下肢用枕头垫高或采用头低脚高位）。

☑ 监测 SpO_2、ECG、BP。

☑ 建立大口径的外周静脉通路——立即输注 1000 ml 晶体液或胶体液，必要时可重复。

☑ 阿托品 0.6 ~ 1 mg IV，最多 3 mg，用于治疗心动过缓。

☑ 静脉注射升压药来治疗低血压：
- 麻黄碱 6 ~ 9 mg 负荷量
- 间羟胺 1 ~ 2 mg 负荷量

☑ 如果仍然没有反应或濒临心脏骤停——予以肾上腺素 100 μg IV。

后续管理

☑ 如果循环功能稳定，可进行急诊手术。

☑ 患者可能需要控制通气 2 ~ 4 h，阻滞平面将从脑神经消退到脊柱。当患者意识开始恢复时予以镇静（理想的丙泊酚输注时机）。

☑ 术后转入 ICU。

☑ 详细记录事件经过，因为全脊髓麻醉可能引起医患纠纷。

☑ 在康复后向患者本人及其家属进行解释和安抚。

☑ 将具体经过写下发给全科医生（家庭医生），并附上给患者的信函副本，以便其了解详细具体信息。

☑ 自然分娩期间的全脊髓麻醉并不是剖宫产的指征——除非发生胎儿窘迫。产妇恢复后，可能需要产钳辅助分娩。应正确处理低血压。

辅助检查

- 临床诊断

危险因素

- 大剂量蛛网膜下腔麻醉——尤其对产妇、身材矮小或肥胖的患者。
- 硬膜外麻醉未予有效试验剂量或发生了硬脊膜穿透。
- 硬膜下置管（可能会出现未预料的高位阻滞，通常会有骶尾部的阻滞不全）。
- 腰硬联合麻醉。
- 反复多次硬膜外穿刺。
- 骶管阻滞。
- 球后、肌间沟、星状神经节阻滞。

排除

- 血管迷走神经性晕厥发作。
- 局麻药静脉注射可能表现为突发意识丧失，伴或不伴惊厥及循环衰竭。
- 过敏反应。
- 焦虑患者过度通气可能会导致手指麻木。
- 蛛网膜下腔麻醉患者出现呼吸困难的感觉可能是由于肋间神经阻滞。

儿科患者

- 基本处理原则同成人——尽管液体治疗可能比升压药更有用。
- 进行骶管阻滞时使用合适的穿刺针型号。避免向头侧过度进针。

注意事项

- 与液体治疗相比，升压药能更有效地逆转低血压，但两者都是必要的处理措施。
- 如果处理得当，应该不会有永久性的后遗症。全脊髓麻醉曾作为一项麻醉技术来减少手术失血。
- 既往报道中有通过短期的无创通气治疗（BiPAP）成功救治高位脊神经阻滞患者的案例，患者特点为出现呼吸衰竭但血流动力学稳定。

拓展阅读

Guterres, A.P., Newman, M.J. (2010). Total spinal following labour epidural analgesia managed with non-invasive ventilation. *Anaesthesia and Intensive Care*, **38**, 373–5.

⚠ 肢端注射含肾上腺素的局麻药

定义

在末梢动脉周围意外注射含有肾上腺素的局部麻醉剂（如：手指或脚趾，阴茎）。

临床表现

- 检查注射器时发现错误。
- 苍白，注射后的手指或脚趾发白，可伴随疼痛和感觉异常。

即刻处理

- ☑ 使用脉搏血氧仪、多普勒超声、毛细血管回流或热烫法来评估指／趾的血流。
- ☑ 通常这种影响是暂时的，可先行观察 30 min 以上。
- ☑ 按摩可能有助于药液分散。
- ☑ 将罂粟碱（40 mg 溶于 20 ml 生理盐水；超适应证用药）注入患处可缓解动脉痉挛。也可以使用 1 ml 2% 利多卡因和 0.15 mg 酚妥拉明。
- ☑ 可以考虑热敷，该治疗有加速指／趾端缺血的风险，但可能有助于缓解动脉痉挛。
- ☑ 考虑使用区域阻滞技术（如：臂丛神经阻滞）来增加血流。
- ☑ 先不做处理，继续观察。

后续管理

- ☑ 如果 30 min 后缺血仍然很严重，请立即转诊至血管外科进行检查。

辅助检查

- 患指／趾的脉搏血氧饱和度监测。
- 多普勒超声。

可能增加损伤的危险因素

- 注射肾上腺素的浓度。
- 大量注射。
- 合并感染。
- 周围血管疾病或其他潜在的血管损伤。
- 使用机械止血带。

排除

- 进行环形阻滞时使用大量局麻药，可能会因为局部压力过大而阻断动脉血流。局部按摩通常是有效的。

注意事项

- 传统观念中，应避免将肾上腺素应用于肢端阻滞。但该理论尚缺乏有力的证据支持。与其相关的病例报道有限，且未阐明所使用肾上腺素的浓度和其他混杂变量（如：感染）。目前也并没有在使用含肾上腺素的利多卡因药液后出现指端坏疽的病例报道。相反，有大量的病例系列研究和随机对照研究支持在肢端阻滞的局麻药中常规使用肾上腺素。与以往一样，我们需要权衡在局麻药中加入肾上腺素所带来的风险，与其避免使用机械性止血带以及延长镇痛时间的潜在优势。

- 目前的文献表明，在没有其他危险因素的情况下，含肾上腺素（1 : 200 000）的局麻药可安全用于指 / 趾端环形阻滞。

拓展阅读

Mohan, P.P. (2007). *Epinephrine in Digital Nerve Block. BestBets.* Available at: https://bestbets.org/bets/bet.php?id=1212

Thomson, C.J., Lalonde, D.H. (2006). Randomized double-blind comparison of duration of anaesthesia among three commonly used agents in digital nerve block. *Plastic and Reconstructive Surgery*, **118**, 429–32.

Wilhelmi, B.J., Blackwell, S.J., Miller, J.H., et al. (2001). Do not use epinephrine in digital blocks: myth or truth? *Plastic and Reconstructive Surgery*, **107**, 393–7.

⚠ 球后血肿

定义

通常在球后或球周阻滞后，因眼眶锥内血管损伤而导致的眼球后部出血。

临床表现

- 眼球迅速突出，眼睑绷紧，眼压可能会升高到可触及的程度（＞26 mmHg）。
- 疼痛、视力下降、眼肌麻痹。
- 结膜下间隙和眼睑淤血。

即刻处理

☑ 迅速拔针。

☑ 主要危险在于球后压力可能会阻断视网膜中央动脉的血流，导致视网膜或视神经缺血。

☑ 血肿程度通常根据临床表现进行评估。严重血肿表现为：

- 感觉眼球像石头一样坚硬（与正常眼睛相比）。
- 眼球由于严重的突出而不能移动。
- 眼睑无法闭合。
- 疼痛。
- 眼底镜检查时发现视网膜中央动脉血流减少（苍白或白色视盘，血管发白）。

☑ 如果血肿较小，在坐姿下轻轻按压 20 ～ 30 min 可减少出血。但是，在眼压已经升高的情况下，过度的压迫可能会进一步破坏视网膜动脉循环，加重缺血。

☑ 如果血肿严重，立即与眼科医师讨论进一步的治疗方案。

☑ 如果怀疑视网膜循环受损，立即行外眦切开术作为临时处置措施，通过增加球后容积来缓解眼部压力。

后续管理

☑ 情况紧急时，可在全身麻醉下进行减压术。在 2 h 内进行手术可改善预后。

☑ 乙酰唑胺（250 ～ 500 mg IV）或甘露醇（0.5 g/kg IV）可用于降低眼内压。类固醇有助于减轻炎症，稳定细胞膜，防止缺血性损伤。

辅助检查

- 使用眼压计测量眼内压（正常值为 10 ～ 21 mmHg）。
- 详细记录所有观察结果。

危险因素

- 使用锋利的和钝的穿刺针（眼球筋膜下阻滞）。
- 球后阻滞或球后穿刺针置入。
- > 25 mm 的长针。
- 服用华法林（INR > 2.0）、达比加群或抗血小板药物的患者。
- 合并出血性疾病（如：血友病、血小板减少症）。
- 严重高血压。

排除

- 不慎在眼内注射局麻药，导致眼球穿孔。表现为严重的急性眼压升高，伴有剧烈疼痛（➊见 p.264，"眼球穿孔"）。
- 由于局麻药注射容积过大而引起的眼球突出。
- 局麻药的过敏反应。

注意事项

- 肌酐清除率降低的患者，容易出现达比加群蓄积，可考虑术前 5 天停药。
- 对于服用抗凝剂或抗血小板药物的患者，眼球筋膜下阻滞可能更安全。

拓展阅读

Kumar, N., Jivan, S., Thomas, P., McLure, H. (2006). Sub-Tenon's anesthesia with aspirin, warfarin and clopidogrel. *Journal of Cataract and Refractive Surgery*, **32**, 1022–5.

ⓘ 眼球穿孔

定义

在使用局麻药进行眼部阻滞期间出现眼球意外刺穿。

临床表现

- 当针头穿透球体时，操作者可能会感到阻力突然消失，或观察到球体明显偏离后突然恢复水平凝视。如果怀疑眼球穿孔，应将穿刺针留在原位，嘱患者依次向右、向左看。穿孔可以是单孔（入口），也可以是双孔（入口和出口）。
- 患者可能会突然出现剧烈的眼部疼痛和视力丧失。
- 对红光反射差（玻璃体出血）。
- 50% 的眼球穿孔在发生时未能被诊断。

即刻处理

☑ 请眼科医师进行间接的眼底检查。确认刺穿部位、视网膜脱落和玻璃体出血情况。
☑ 原计划手术推迟。

后续管理

☑ 首选保守治疗。
☑ 如果发生玻璃体出血、玻璃体收缩或视网膜脱离，可以考虑冷冻或激光视网膜固定术。

辅助检查

- 进行紧急、间接眼底检查。如果是白内障患者，可进行超声检查。

危险因素

- 球体形状异常：长眼（近视患者眼轴轴距 > 26 mm）、眼球内陷、葡萄肿。
- 既往眼部手术史（如：斜视）。
- 相较于钝针，锋利的穿刺针更容易刺穿巩膜，但钝针刺穿后会造成更严重的眼内损伤。
- 颞下穿刺时，眼球的上移、内收可能会增加视神经和黄斑损伤的风险。

排除

- 神经内注射（视神经）。

注意事项

- 在任何眼周注射进行之前，都应进行详细的风险讨论与知情同意。这其中也包括全身麻醉的风险和益处。
- 对于高度近视眼（轴距＞ 26 mm）的患者，需要告知其眼球穿孔的风险可能会比正常人增加 10 ～ 30 倍。

拓展阅读

Schrader, W.F., Schargus, M., Schneider, E., Josifova, T. (2010). Risks and sequalae of scleral perforation during retrobulbar anaesthesia. *Journal of Cataract and Refractive Surgery*, **36**, 885–9.

Thind, G.S., Rubin, A.P. (2001). Local anaesthesia for eye surgery—no room for complacency. *British Journal of Anaesthesia*, **86**, 473–6.

⚠ 区域麻醉阻滞后神经损伤

定义

区域麻醉后出现新的感觉和（或）运动障碍，与周围神经或神经丛分布区域一致，且没有其他明确的原因。

临床表现

- 阻滞区域出现新的感觉异常，且持续时间超出了局麻药的正常作用时间（可能在术后数天拔除区域阻滞导管后才能发现）。
- 触觉可减退或异常（感觉迟钝或感觉异常）或两者兼而有之。
- 感觉异常可能伴有运动障碍。
- 运动障碍并不常见但较为重要，一旦出现应立即予以检查。

即刻处理

- ☑ 详细询问病史，对患侧肢体进行全面检查。
- ☑ 确定围手术期神经损伤的其他可能原因，包括水肿、筋膜室综合征、感染或血肿。
- ☑ 对于深部周围神经阻滞的患者，检测凝血功能和 INR。
- ☑ 出现完全（感觉和运动）或进行性神经功能障碍时，立即转诊至神经内科或神经外科。
- ☑ 考虑早期神经生理学检查（神经传导检查或肌电图）。
- ☑ 对于深部周围神经阻滞的患者，MRI 或 CT 可能有助于排除压迫性病变。
- ☑ 安抚患者。多数神经麻痹会在术后几天内消失，但可能永远不会知道确切的原因。

后续管理

- ☑ 包括感觉异常和感觉迟钝的轻微神经病变，需要持续随访。
- ☑ 2 ～ 3 个月内未能恢复的轻微神经损伤，应及时进行神经生理学检查和神经内科转诊。
- ☑ 就周围神经阻滞（peripheral nerve block，PNB）引起的疼痛加重或异常性疼痛的问题，早期联系慢性疼痛专家。
- ☑ 图 9.1 说明了对于轻微神经系统病变的随访及转诊的策略和流程。

辅助检查

- 根据神经损伤的程度和症状进行一系列神经系统检查。

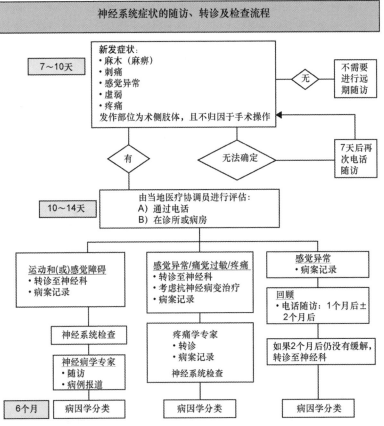

图 9.1　轻微神经病变的随访和转诊策略流程图

Reprinted with permission from IRORA（International Registry of Regional Anaesthesia）

- 电生理学。神经传导检查和肌电图检测到的异常在发病 3 ～ 5 周时最为显著。更早期测试可能有助于排除已存在的神经病变或为重复测试建立基线。
- 检查包括神经传导速度、复合肌肉动作电位和 F 波（检测运动神经近端功能）。虽然电生理学有助于诊断神经病变，但并不能明确病因。
- 对于深部周围神经阻滞，如果怀疑有压迫性病变，可进行 MRI 或 CT 检查。

危险因素

- 神经内注射、束内注射使神经直接暴露于局麻药中，局麻药的毒性直接作用于神经（浓度和时间依赖性）。目前没有足够的证据表明神经定位技术（包括超声引导下的神经阻滞或神经刺激技术）可以避免神经内注射或降低周围神经阻滞后神经损伤的发生率。

- 针的口径和斜面。建议使用较小口径和较短的斜面针（40°），而不是更粗更长的斜面针（14°）。穿刺时如果伤及神经，小口径的短斜面针造成的神经损伤可能较轻。Touhy 针很难放置在神经内。
- 对神经和血管的"注射压力反应"被认为是导致神经损伤的原因之一。在犬类研究中，有结果显示高注射压力与神经损伤相关，然而压力监测器在临床实践中的获益仍有待确定。
- 外周神经阻滞时，在局麻药中添加肾上腺素可能会减少神经血供，导致神经缺血。

排除

- 围术期神经损伤可由多种原因引起，包括患者、手术和麻醉因素。
- 患者因素：包括既往合并神经病变或慢性疼痛。糖尿病、血管疾病、化疗、周围神经病变、术前创伤、酗酒、腕管综合征、近端神经根受压或椎管狭窄。
- 手术因素：骨科手术围术期神经损伤的风险最大。止血带引起的神经病变、神经横断和压迫（敷料、石膏、肿胀和定位）都是可能的原因。
- 止血带神经病变特征：运动功能丧失，触觉、振动和位置感减弱，热、冷和痛觉保留。
- 麻醉因素：患者体位。臂丛神经在肩部位置不佳时容易受到压迫和拉伸。肘部的尺神经易受损，因其走行经过浅表髁后沟，在手臂处于屈曲旋前位时容易受压和损伤。

注意事项

- 周围神经阻滞后的术后神经系统症状并不少见（可能高达 10%），但大多数都会恢复。
- 与周围神经阻滞直接相关的严重神经系统并发症的发生率非常低（1.5 ~ 4/10 000）。
- 围术期神经损伤是医疗诉讼的常见原因（占结案索赔的 15%），其中臂丛神经损伤最为常见。所有接受周围神经阻滞的患者，都需要完整详细地记录风险讨论和知情同意的过程。
- 既往神经功能障碍病史的病案记录。
- 区域麻醉通常会使高危患者面临神经损伤的风险。患者自身、手术以及麻醉因素都可能会影响疾病的过程和结果。
- 区分真正 PNB 相关的神经损伤与其他原因导致的围术期神经损伤具有一定的难度。但需注意，术后神经病变与 PNB 无关的可能性要比与其相关高 10 倍。PNB 相关神经损伤通常是一个排除性诊断。
- 对于任何需执行区域麻醉操作的科室而言，有必要与当地神经科同事一起制定明确的转诊路径，因为术后可能需要他们协助进行患者评估。

避免神经损伤

- 适当的区域麻醉技术的监督与培训，包括神经定位辅助设备（超声和神经刺激仪）的使用以及局部解剖学知识，这对于安全、成功地 PNB 至关重要。
- 避免使用锋利的长斜面穿刺针。
- 在高龄及高危患者中，考虑减少药物的容量和剂量。
- 联合应用肾上腺素与局麻药会减少神经的血流量，在高危患者中慎用。
- 将止血带的时间和压力限制在最低有效程度。
- 关注患者的体位，注意颈部屈曲以及肩部和肘部的位置。

拓展阅读

Barrington, M.J., Watts, S.A., Gledhill, S.R., et al. (2009). Preliminary results of the Australasian Regional Anaesthesia Collaboration: a prospective audit of more than 7000 peripheral nerve and plexus blocks for neurologic and other complications. *Regional Anesthesia and Pain Med*, **34**, 534–41.

Jeng, C.L., Torillo, T.M., Rosenblatt, M.A. (2010). Complications of peripheral nerve blocks. *British Journal of Anaesthesia*, **105**(S1), i97–i107.

Neal, J.M., Barrington, M.J., Brull, R., et al. (2015). The second ASRA practice advisory on neurological complications associated with regional anaesthesia and pain medicine: executive summary. *Regional Anesthesia and Pain Medicine*, **40**(5), 401–30.

Neal, J.M., Brull, R., Chan, V.W., et al. (2010). The ASRA evidence-based medicine assessment of ultrasound-guided regional anesthesia and pain medicine. *Regional Anesthesia and Pain Medicine*, **35 (2)** S1–9.

Steinfeldt, T., Nimphius, W., Werner, T., et al. (2010). Nerve injury by needle nerve perforation in regional anaesthesia: does size matter? *British Journal of Anaesthesia*, **104**(2), 245–53.

第 10 章

代谢和内分泌

Hannah Blanshard

王晓宇　崔蕾　译　段怡　校

☠ 过敏反应

（ ➜ 另见 "小儿过敏反应"，p.141 ）

定义

过敏反应是一种严重的、危及生命的、全身性或系统性的过敏症状。

临床表现

- 临床表现多样且易变。要保持高度怀疑。
- 最常见的表现包括：循环衰竭（88%）、红斑（48%）、支气管痉挛（40%）、血管性水肿（24%）、皮疹（13%）和荨麻疹（8%）。
- 鉴于多种诱因均可引起低血压和支气管痉挛，所以麻醉期间的过敏反应常不能在第一时间被识别。

麻醉期间过敏反应的即刻处理

☑ 停止继续接触任何可疑的致敏原，包括胶体液、乳胶及氯己定，必要时使用吸入麻醉剂维持麻醉。

☑ 呼叫帮助，并记录过敏反应发生的时间。

☑ 保持气道通畅，100% O_2 通气。

☑ 排除气道 / 呼吸系统阻塞（ ➜ 见 p.91 ）。必要时进行气管插管，纯氧通气。

☑ 如果出现低血压，可以抬高双腿，或采取头低脚高位。

☑ 一旦符合指征，立即根据 ALS 指南实施 CPR（ ➜ 见 p.13 ）。

☑ 静脉注射肾上腺素。推荐初始剂量为 50 μg（1 : 10 000，0.5 ml）。如果出现低血压或支气管痉挛，可能需要初始剂量加倍。

☑ 初始剂量加倍后，酌情予以肾上腺素泵注。过敏反应导致的循环不稳定可能持续几个小时，且约 5% 的病例会出现病情再度恶化。

☑ 快速输注晶体液，成年患者预计输注量约为 2 ～ 4 L。

后续管理

☑ 使用抗组胺药物（马来酸氯苯那敏 10 mg，缓慢 IV）。

☑ 使用糖皮质激素（氢化可的松 200 mg IV，每 6 h）。

☑ 若给予肾上腺素后血压仍不能恢复，酌情添加间羟胺（或其他升压药）。

☑ 对持续支气管痉挛的患者给予支气管扩张剂治疗：

- 沙丁胺醇 250 µg IV 或 2.5 ～ 5 mg 雾化吸入（可以重复给药）。
- 氨茶碱 250 mg 缓慢 IV（最大剂量 5 mg/kg）——如果正在服用茶碱则不需要。
- 酌情给予硫酸镁，推荐给药方式：硫酸镁 2 g 加 5% 葡萄糖或 0.9% 生理盐水静脉输注，输注时间不少于 15 min（过快可能加重低血压）。

☑ 转至加强治疗病房。

☑ 套囊漏气试验：在拔管前松开套囊以检查漏气情况，以此评估是否存在气道水肿。

☑ 对于麻醉相关的疑似过敏反应，按规定向 MHRA 报告。（https://yellowcard.mhra.gov.uk）。

辅助检查

☑ 进行三次肥大细胞释放胰蛋白酶的血液化验，每次 5 ～ 10 ml（促凝管）：

- 在复苏开始后尽快执行——避免为了取样延迟复苏。
- 发生过敏反应后 1 ～ 2 h。
- 过敏反应后 24 h 或恢复期，可测量胰蛋白酶基线值。

☑ 样本可以送检前 −20℃冷冻保存。

- 血清胰蛋白酶水平升高表明该反应与肥大细胞脱颗粒有关，其在过敏反应和类过敏反应后均升高。阴性试验并不能完全排除过敏反应。
- 血浆组胺水平在过敏反应的最初几分钟内即上升，通常会短暂地维持一段时间，但受采样和处理技术的制约，临床上尚无法测定血浆组胺水平。

☑ 将患者转诊至当地的过敏中心。同时附带相关资料：

- 麻醉单、药物使用表和恢复期记录的复印件。
- 描述与给药有关的反应和发病时间。
- 已送检的化验记录和送检时间。
- 标准的转诊表格可以在 AAGBI 网站上的"安全 / 过敏、过敏反应"和"与麻醉相关的疑似过敏反应"下载。
- 过敏专科医师将在反应后 4 ～ 6 周对全麻药物进行皮肤点刺试验。血清中可以检测到琥珀胆碱的特异性 IgE 抗体。

危险因素

- 有药物过敏史。

- 过敏反应预测因素缺失——既往暴露史并不是必须的。
- 下列因素可通过减少内源性儿茶酚胺而增加过敏反应严重程度：哮喘、使用 β 肾上腺素受体阻滞剂、低血容量和椎管内麻醉。

排除

- 呼吸道梗阻（➲见 p.413）
  - 过滤器或导管阻塞。
  - 气管导管打折。
  - 套囊内疝。
  - 支气管插管 / 导管移位。
- 检查呼吸回路是否存在故障——将呼吸回路与所有的连接管路 / 过滤器断开，并直接使用球囊进行通气。如果充气压力仍然很高，那么可能存在气道 / 气管导管阻塞或肺顺应性降低。
- 气道异物（➲见 p.219）。
- 空气栓塞（➲见 p.77）。
- 张力性气胸（➲见 p.66）：
  - 有 CVP 导管置入或外伤史。
  - 气管偏倚。
- 严重的支气管痉挛（➲见 p.70）。
- Ⅳ型过敏反应——一种局部皮肤反应，由 T 细胞介导，并不会危及生命。在暴露后 6 ～ 48 h 发生，通常是对用于制造乳胶和合成手套的化学制品过敏。

儿科患者

小儿过敏反应详➲见第 p.141。

注意事项

- 英国复苏指南推荐肾上腺素给药采用肌内注射（500 μg 肾上腺素，1/1000，0.5 ml），这对大多数医务工作者是权衡安全性和发病速度后的最佳折中方案。肾上腺素静脉注射只能在专业环境，患者有监测和静脉通路的情况下，由掌握其用法用量的人员（如：麻醉医师）使用。不应在没有持续心电监测的情况下经静脉使用肾上腺素，因为其有诱发心律失常的风险，特别是存在缺氧和酸中毒的情况下。避免皮下注射肾上腺素，因为其吸收时间非常不稳定。
- 麻醉期间的乳胶过敏反应并不典型，大多数病例在诱导后 30 ～ 60 min 表现出相关症状，这与延迟的空气暴露或手术开始时的黏膜暴露相一致。通过使用呼吸回路过滤器和非乳胶手套可以将风险降至最低。目前大多数抗生素瓶和静脉输液器都已不含乳胶。
- "得普利麻（Diprivan）"TCI 丙泊酚注射器同样不含乳胶。

拓展阅读

Hepner, D.L., Castells, M.C. (2003). Anaphylaxis during the perioperative period. *Anesthesia and Analgesia*, **97**, 1381–95.

National Institute for Health and Care Excellence (NICE) (2011). *Anaphylaxis: Assessment and Referral After Emergency Treatment*. Available at: https://www.nice.org.uk/guidance/cg134/chapter/1-recommendations

Resuscitation Council UK (2015). *UK Resuscitation Guidelines*. Available at: https://www.resus.org.uk/pages/reaction.pdf

The Association of Anaesthetists of Great Britain and Ireland and British Society for Allergy and Clinical Immunology (2008). *Suspected Anaphylactic Reactions Associated with Anaesthesia*. Available at: https://www.aagbi.org

☤ 糖尿病酮症酸中毒

定义

　　糖尿病酮症酸中毒（DKA）是指以高血糖、酮血症和酸中毒为特征的急性、严重的、失控的糖尿病状态。

临床表现

- 病情在 2～3 天逐渐恶化，伴有多饮、多尿、腹痛、恶心呕吐、脱水和嗜睡。
- 三要素：
  - 高血糖（血糖＞ 11 mmol/L）
  - 血酮＞ 3 mmol/L（酮尿——尿酮体≥ 3 ＋）
  - 酸血症［碳酸氢盐低于 15 mmol/L 和（或）静脉血 pH ＜ 7.3］

辅助检查

- 诊断 DKA——血糖、血酮、静脉或动脉血气（检测碳酸氢盐、pH 值和血钾）、尿试纸。
- 评估病因——全血细胞计数、尿素和电解质、CRP、肌钙蛋白、培养、中段尿、ECG 和胸部 X 线。

患者照护

- 糖尿病专家小组应尽快参与救治。
- 患者应在具有酮症酸中毒管理经验的病区进行护理。

即刻处理——0～60 min

1. 静脉通路和初步检查

☑ 快速评估 ABC 和意识水平。如果患者昏迷，应考虑置入鼻胃管并进行气道保护。

☑ 全面的临床评估。

☑ 考虑诱发原因并予以处理。

☑ 出现以下一种或多种症状可能提示严重的 DKA，需要将患者转至高级别护理单元，置入中心静脉导管，并即刻进行进一步的检查：

- 血酮＞ 6 mmol/L
- 碳酸氢盐＜ 5 mmol/L
- 动脉 / 静脉血 pH ＜ 7.1
- 入院时 K^+ ＜ 3.5 mmol/L
- GCS ＜ 12
- 吸空气的氧饱和度＜ 92%
- 收缩压（systolic blood pressure，SBP）＜ 90 mmHg
- 脉搏＞ 100 或＜ 60 次 / 分
- 阴离子间隙＞ 16；阴离子间隙＝（Na^+ ＋ K^+）－（Cl^- ＋ HCO_3^-）

2. 循环血容量的恢复

☑ 通过脉搏和血压来评估脱水的严重程度。

☑ 入院时的低血压（SBP < 90 mmHg）通常是因为循环血容量不足，但仍需排除其他原因，如心力衰竭和败血症。给予 500 ml 0.9% 氯化钠，输注时间大于 10 ~ 15 min，如果 SBP 仍在 90 mmHg 以下，考虑重复补液。

☑ 一旦 SBP > 90 mmHg，以 70 kg 的患者为例，建议补液速度为：0.9% 氯化钠，第一个小时 1 L，然后依次为 2 小时 1 L，2 小时 1 L，4 小时 1 L，4 小时 1 L，6 小时 1 L，然后每 8 小时 1 L。

3. 钾替代治疗

● 入院时血钾通常很高，在胰岛素治疗后即可快速下降。

☑ 如果 K^+ 超过 5.5 mmol/L，不需要补充 K^+，每 2 h 检测一次血钾水平。

☑ 如果 K^+ 3.5 ~ 5.5 mmol/L，在每升液体中加入 40 mmol K^+。

☑ 如果 K^+ 低于 3.5 mmol/L，则暂缓胰岛素输注，补充 40 mmol K^+，时间 > 1 h，可重复给药，直到 K^+ > 3.5 mmol/L。

4. 以固定速率开始静脉胰岛素输注（intravenous insulin infusion，IVII）

☑ 以 0.1 U/（kg·h）的固定速率输注胰岛素。

☑ 如果患者日常皮下注射甘精胰岛素或地特胰岛素，则按常规剂量和时间继续使用。

后续管理——60 min ~ 6 h

☑ 目的是清除血液中的酮类物质，抑制生酮反应。

☑ 血酮的下降速度至少达到 0.5 mmol/（L·h），如果不能达到则将胰岛素的输注速度增加 1 U/h。维持固定速率 IVII，直到血酮 < 0.3 mmol/L，静脉 pH > 7.3 和（或）静脉碳酸氢盐 > 18 mmol/L。

☑ 如果无法测量血酮，应保证碳酸氢盐的升高速度达到 3 mmol/（L·h），血糖的下降速度达到 3 mmol/（L·h）。

☑ 监测尿量，目标为 > 0.5 ml/（kg·h）。

☑ 密切观察，并启用早期预警评分表。

☑ 当血糖降至 14 mmol/L 以下时，应以 125 ml/h 的速度输注 10% 葡萄糖和 0.9% 氯化钠的混合液。

☑ 每小时监测一次血糖。

☑ 明确糖尿病酮症酸中毒的病因。

☑ 根据 NICE 指南预防静脉血栓栓塞。

后续管理——6 ~ 12 h

☑ 继续静脉输液和输注胰岛素。

☑ 评估并治疗并发症（如：液体超负荷或脑水肿）。

☑ 避免低血糖。

DKA 的缓解

● 定义为血酮 < 0.3 mmol/L 且静脉血 pH > 7.3。

● 因为输注了大量 0.9% 的氯化钠，患者可能表现为高氯血症性酸中毒，此时避免使用碳酸氢盐（➲ 见"注意事项"，p.278）。

● DKA 应在 24 h 内得到缓解。

危险因素

- DKA 通常发生在 I 型糖尿病患者，也可见于 II 型糖尿病患者。
- 可由感染、胰岛素中断 / 用量不足、其他疾病（如：心肌梗死）引起，亦可作为糖尿病的初始症状表现出来。

排除

无高血糖的严重代谢性酸中毒的可能原因包括：

- 脓毒血症
- 肾衰竭
- 水杨酸过量
- 先天性代谢缺陷
- 酒精性酮症酸中毒
- 高渗性非酮症昏迷（明显的高血糖，但未发现酮症酸中毒）

儿科患者

- 参见英国儿科内分泌和糖尿病协会的指南（详见网站）。
- 儿科医师尽早参与诊疗。

注意事项

- 如果术前至少能部分改善代谢失代偿的状态，则术中发生心律失常和低血压的风险会大大降低。然而，如果潜在的情况会使酮症酸中毒继续恶化，则推迟手术是无益的。
- 围术期应继续按流程进行复苏。
- 如有必要进行手术，术中可适当进行过度通气以维持代谢性酸中毒的呼吸补偿——需行动脉置管并检测动脉血气。
- 通常无需使用碳酸氢钠。小部分糖尿病酮症酸中毒患者可表现为代谢性酸中毒和阴离子间隙正常，他们在输注胰岛素的过程中可用于生成碳酸氢盐的酮体较少。对这一部分患者，或者当 pH < 7.0 且患者存在生命危险时，可酌情使用碳酸氢盐。

高糖、高渗、非酮症昏迷（hyperglycaemic, hyperosmolar, non-ketotic coma，HONK）

- 仅见于 2 型糖尿病。
- 患者通常年龄较大，且为首发症状。
- 通常病史较长，主要表现为脱水。

特征包括：

- 低血容量
- 显著的高血糖（> 30 mmol/L），无明显的酮血症（< 3 mmol/L）或酸中毒（pH > 7.3，碳酸氢盐 > 15 mmol/L）
- 渗透压通常 > 320 mosmol/kg。
- 可生成足够的胰岛素来抑制脂类分解和生酮反应，因此不会发生酸中毒。
- 可能会出现 HONK 和 DKA 的混合表现。

- HONK 的死亡率高于 DKA，患者可能并发心脑血管并发症，如心肌梗死、卒中或外周动脉血栓形成，以及癫痫发作、脑水肿和脑桥中央髓鞘溶解等。

HONK 的处理

☑ 加强对渗透压的测量（使用渗透压计）或计算（$2Na^+$＋葡萄糖＋尿素，单位均为 mmol/L），以此监测患者对治疗的反应。血浆的正常重量渗透摩尔浓度为 285 ～ 295 mosmol/kg。（除非摄入了大量的乙醇／甲醇等，否则容量渗透摩尔浓度（以 mosmol/L 表示）通常在重量渗透摩尔浓度的 1% ～ 2% 以内。

☑ 使用 0.9% 氯化钠补充容量，纠正脱水。只有在液体正平衡足够，而渗透压依然没有下降的情况下才使用 0.45% 氯化钠溶液。早期钠的含量通常会升高，但该现象本身并不是使用低张液体的指征。24 h 内血浆钠的下降速度不应超过 10 mmol/L。

☑ 血糖下降速度不应超过 5 mmol/（L·h）。仅在血糖不再随静脉输液降低或在出现明显酮血症（> 1 mmol/L 或尿酮大于 2⁺）的情况下才开始小剂量静脉输注胰岛素［0.05 U/（kg·h）］。

☑ 静脉补液的目标是在第一个 12 h 达到 3 ～ 6 L 的液体正平衡，并在接下来的 12 h 内补充估计的液体丢失量。生化完全正常化至少需要 72 h。

☑ HONK 患者动脉和静脉血栓栓塞的风险增加。静脉血栓栓塞的风险高于 DKA。除非有禁忌证，所有患者在住院期间均应接受预防剂量的低分子肝素。仅对疑似血栓形成或急性冠脉综合征的患者进行全面抗凝治疗。高危患者应延长 3 个月的预防剂量的抗凝治疗。

拓展阅读

BSPED (2015). *BSPED Recommended DKA Guidelines.* Available at: https://www.bsped.org.uk/clinical-resources/guidelines/

Joint British Diabetes Societies Inpatient Care Group (2013). *The Management of Diabetic Ketoacidosis in Adults.* Available at: http://www.diabetes.org.uk/About_us/What-we-say/Improving-diabetes-healthcare/The-Management-of-Diabetic-Ketoacidosis-in-Adults/

Joint British Diabetes Societies Inpatient Care Group (2012). *The Management of the Hyperosmolar Hyperglycaemic State (HHS) in Adults with Diabetes.* Available at: http://www.diabetologists-abcd.org.uk/JBDS/JBDS_IP_HHS_Adults.pdf

☠ 恶性高热

定义

一种由药物诱发的遗传性骨骼肌疾病，可导致代谢亢进、肌强直和横纹肌溶解等潜在致命性并发症。

诱发药物

- 吸入麻醉药
- 琥珀胆碱

临床表现

早期征象

- 最早表现为使用琥珀胆碱后出现咬肌痉挛——下颌过度僵硬且持续时间延长（2 ~ 4 min）。注意：只有 30% 的患者以咬肌痉挛为唯一症状，进而发展为 MH。
- 自主呼吸患者呼吸急促，机械通气患者呼末 CO_2 升高。
- 无法解释的心动过速。
- 全身肌肉强直。
- 耗氧量增加且逐渐发展为低氧血症。

晚期征象

- 体温升高。
- 血浆 CK 和肌红蛋白升高。
- 更晚期可由于肌红蛋白尿出现尿液颜色加深。
- 此阶段易出现高钾血症、心律失常和 DIC。

即刻处理

☑ 停止使用所有可诱发恶性高热（MH）的药物，100% O_2 通气。

☑ 呼叫帮助。

☑ 使用高流量新鲜气体过度通气，更换新的呼吸回路以避免重复吸入。

☑ 加快手术进程，使用静脉麻醉药维持麻醉（如：丙泊酚和阿片类）。如果需要进行气管插管，避免使用琥珀胆碱。

☑ 立即给予丹曲林 2.5 mg/kg IV。重复给药剂量为 1 mg/kg，最大剂量不超过 10 mg/kg，直到心动过速、CO_2 生成增加和发热等体征消退。丹曲林的平均使用剂量为 3 mg/kg。使用温热溶液稀释药物以增加溶解度，通过输血装置或注射器推注给药。

后续管理

☑ 积极降温：静脉输注低温液体，将冰袋置于腋窝或腹股沟处，使用降温毯等。避免外周血管收缩导致的散热减少。

☑ 考虑进行动脉置管、中心静脉置管及留置尿管。

☑ 定期测量血气和电解质。

☑ 若 pH 值 < 7.2，静脉输注碳酸氢钠并过度通气至血碳酸正常。

☑ 纠正高钾血症：成人予以 10% 葡萄糖 250 ml 加 10 单位胰岛素以及 10% $CaCl_2$ 0.1 ~ 0.2 ml/kg（最大 10 ml）。➔另见 p.313。

☑ 监测凝血和肌酸激酶（CK）（发作后 12 ~ 24 h 达到峰值）。

☑ 为了尽量减轻肌红蛋白导致的肾小管损伤，建议通过碱化尿液（$PaCO_2$ 在正常范围内时，使用 0.5 ~ 1 g/kg 甘露醇 ±1 ml/kg 8.4% 的碳酸氢钠），并使用呋塞米 0.5 ~ 1 mg/kg，以维持至少 2 ml/（kg·h）的尿量。

☑ 常规治疗凝血功能紊乱和心律失常。禁止使用钙通道阻滞剂，其与丹曲林联用可产生明显的心脏抑制。

☑ 转运至加强治疗病房进行进一步诊疗。

☑ 必要时重复给予丹曲林 1 mg/kg。

☑ 出院前应告知患者及家属 MH 的潜在影响。

辅助检查

- 动脉血气，尿素和电解质，肌酸激酶，全血细胞计数，以及凝血功能。
- 肌肉活检，行体外挛缩测试（➔见"注意事项"，p.282）

危险因素

- 家族史。
- 可发生于无麻醉意外史的患者。
- 亲属在麻醉期间意外死亡史（MH 的风险为 50%）。
- 发生率 1：10 000 ~ 1：15 000。

排除

- 麻醉过浅或镇痛不足。
- 感染 / 脓毒血症——脓毒血症可表现为心动过速和发热，伴有需要呼吸补偿的代谢性酸中毒；而 MH 表现为心动过速、高血压，以及呼吸和代谢性酸中毒。两者都可能导致 PaO_2 降低及之后的 SaO_2 降低。
- 止血带局部缺血可导致心动过速、高血压，以及核心体温升高（多见于儿童）。当止血带松开时，呼气末二氧化碳会短暂升高，但之后症状会消失。
- 过敏反应。测量血压——通常过敏反应时血压会降低。
- 嗜铬细胞瘤。
- 甲亢危象。
- 使用摇头丸或其他危险的娱乐性毒品。

儿科患者

对于 < 20 kg 的儿童，酌情给予丹曲林 1 mg/kg 至 10 mg/kg。

注意事项

确定诊断

- 英国唯一的 MH 中心在利兹（Leeds）。电话 0113 2065274，紧急医疗热线 07947 609601。
- MH 是通过体外挛缩测试（in vitro contracture testing，IVCT）证实的。该测试在超声引导的股神经阻滞下从股内侧取肌肉组织进行活检，将组织暴露在氟烷和咖啡因中测量其张力。
- MH 是一种遗传性疾病，因此一旦确诊，应进一步调查其家庭成员。DNA 分析可以帮助诊断，但不能单独应用。

产科患者

- 如果父母一方是 MH 易感，胎儿有 50% 的概率受到影响，应按照潜在的 MH 患者对待。

母亲 MH 易感

☑ 如果可能的话，尽量选择区域阻滞麻醉。

☑ 如果选择全身麻醉，使用 MH 安全用药。使用罗库溴铵代替琥珀胆碱，麻醉维持使用丙泊酚。

父亲 MH 易感

☑ 胎儿娩出前避免使用吸入麻醉药。

☑ 琥珀胆碱是高电荷的，在很大程度上不会透过胎盘，因此可以使用。

易感患者的麻醉

☑ 避免使用诱发药物（见表 10.1，MH 的诱发药物和安全用药）。

☑ 尽量选择区域阻滞麻醉。

表 10.1   MH 的诱发药物和安全用药

诱发药物	安全用药
琥珀胆碱	氧化亚氮
所有吸入麻醉药	静脉麻醉药（包括氯胺酮）
	苯二氮䓬类药物
	非去极化肌松药
	局部麻醉药
	阿片类药物
	新斯的明
	阿托品
	格隆溴铵
	甲氧氯普胺
	氟哌利多

☑ 全身麻醉时，准备好麻醉机，拆除蒸发器，用100% O_2 以最大流量冲洗麻醉机和呼吸机 20 ～ 30 min，更换新的呼吸回路。不需要预防性使用丹曲林，其副作用有恶心呕吐、肌无力和延长非去极化肌松药的作用时间。

☑ 密切关注 MH 的症状和体征。

☑ 如无特殊情况，可在术后 4 h 出院。

拓展阅读

Association of Anaesthetists (2011). *Malignant Hyperthermia Crisis AAGBI Safety Guideline*. Available at: http://www.aagbi.org/publications/publications-guidelines/M/R

Glahn K.P.E., Ellis, F.R., Halsall, P.J., et al. (2010). Recognizing and managing a malignant hyperthermia crisis: guidelines from the European Malignant Hyperthermia Group. *British Journal of Anaesthesia*, **105**(4), 417–20.

Halsall, P.J. (2011). Malignant hyperthermia. In: Allman, K.G., Wilson, I.H. (eds). *Oxford Handbook of Anaesthesia*, **3rd** edition, pp. 270–5. Oxford, UK: Oxford University Press.

Gupta P.K., Hopkins P.M., (2017) Diagnosis and management of malignant hyperthermia. *BJA education* **17** (7) 249-254.

⚠ 卟啉危象

定义

卟啉症是一组由遗传性或获得性血红素合成酶缺陷引起的疾病。

- 急性卟啉危象常会引起快速进展的可危及生命的神经系统症状

临床表现

- 自主神经系统病变——急性腹痛（持续数天）、呕吐、便秘、高血压、心动过速、发热和体位性低血压。
- 中枢神经系统改变——意识混乱、癔症、抑郁、抽搐。周围神经系统病变：运动＞感觉。
- 红色 / 紫色尿——抗利尿激素分泌紊乱继发的低钠血症。

即刻处理

☑ 去除可能的诱发因素。

☑ 静脉补液。

☑ 诊疗目的为减少血红素的合成和卟啉前体的产生。禁食会触发卟啉的持续生成，因此在条件允许时，尽量通过口服或鼻胃管补充碳水化合物。如果无法实现，则在 24 h 内给予 10% 的葡萄糖 2 L，这样能够保证每天摄入 200 g 葡萄糖。同时应警惕低钠血症。

☑ 对高血压和心动过速的患者给予普萘洛尔。

后续管理

☑ 治疗潜在的感染。

☑ 使用除羟考酮和喷他佐辛外的阿片类药物缓解疼痛。

☑ 使用奋乃静或昂丹司琼治疗恶心，避免使用甲氧氯普胺。

☑ 使用地西泮、丙泊酚或硫酸镁治疗癫痫，避免使用巴比妥类和苯妥英钠。

☑ 对于严重发作，尤其是有神经症状的患者，使用精氨酸血红素治疗（每日一次，3 mg/kg 静脉注射，每次最大剂量 250 mg，持续 4 天）。精氨酸血红素可为血红素合成途径提供负反馈，从而停止卟啉及其前体的生成。由于其应用可导致严重的血栓性静脉炎，因此应通过中心静脉给药。

☑ 转运至加强治疗病房。

辅助检查

- 尿素和电解质，尿胆色素原，以及 5- 氨基乙酰丙酸。
- 尿胆色素原升高是卟啉症急性发作的病征之一。

危险因素

- 卟啉危象的诱发因素包括药物、脱水、禁食、应激、感染、月经 / 孕期激素水平波动、酒精等。
- 高度警惕具有前述特征的卟啉症患者的一级亲属。
- 只有急性卟啉病才能引发卟啉危象。包括急性间歇性卟啉病、混合性卟啉病、遗传性粪卟啉病和 5- 氨基乙酰丙酸脱水酶缺乏卟啉病（非常罕见）。
- 因为可能被误诊为急腹症，患者在首次就诊时面临的风险最大。

排除

- 急腹症——阑尾炎、憩室炎、胆道问题、肾盂肾炎。
- 急性神经系统疾病，运动神经病变为主，类似吉兰-巴雷综合征。
- 躁郁症。

儿科患者

急性危象通常发生在青春期到 40 岁之间，但是所有有家族史的小儿都应避免使用卟啉原性药物。

注意事项

麻醉药物被认为可以安全用于卟啉危象

- 如果采取适当的预防措施，大多数急性卟啉症患者可以耐受手术和全身麻醉。
- 很难确定哪些药物一定会导致卟啉危象，因为感染或应激也会诱发危象，表 10.2 给出了目前的用药建议。
- 有关在卟啉危象中安全药物的更多详细信息，请参阅挪威卟啉症中心网站的进一步阅读用药清单。
- 在某些情况下，区域麻醉可能比全身麻醉更适合。进行区域麻醉时，布比卡因是首选的局麻药。如果存在任何周围神经病变的情况，则有必要进行详细的术前检查并记录。
- 记住，在接触卟啉原性药物后，卟啉危象可能会在 5 天后延迟出现。

拓展阅读

Findley, H., Philips, A., Cole, D., Nair, A. (2012). Porphyrias: implications for anaesthesia, critical care and pain medicine. *Continuing Education in Anaesthesia, Critical Care and Pain*, **12**(3), 105–9.

James, M.F.M., Hift, R.J. (2000). Porphyrias. *British Journal of Anaesthesia*, **85**, 143–53.

The Norwegian Porphyria Centre (NAPOS). The Drug Database for Acute Porphyria. Available at: http://www.drugs-porphyria.org

表 10.2 药物在卟啉症中的安全性

	绝对不安全	可能安全	存在争议
诱导药物	巴比妥类 依托咪酯	丙泊酚	氯胺酮 七氟烷
吸入麻醉药		地氟烷 异氟烷 氧化亚氮	氟烷 七氟烷
神经肌肉阻滞剂	阿库溴铵	琥珀胆碱 维库溴铵 阿曲库铵 罗库溴铵 米库氯铵	泮库溴铵
抗胆碱类药物		阿托品 格隆溴铵	
神经肌肉逆转剂		新斯的明	
镇痛药	喷他佐辛	阿芬太尼 阿司匹林 丁丙诺啡 可待因 芬太尼 布洛芬 吗啡 纳洛酮 对乙酰氨基酚 哌替啶 曲马多	双氯芬酸 酮咯酸 羟考酮 舒芬太尼 甲芬那酸
局部麻醉药	甲哌卡因 罗哌卡因	布比卡因 利多卡因 丙胺卡因 普鲁卡因	可卡因 左布比卡因
镇静药物	氯氮草 硝西泮	水合氯醛 氯丙嗪 劳拉西泮 咪达唑仑 替马西泮	地西泮
止吐药和 H_2 受体拮抗剂	甲氧氯普胺	苯甲嗪 氟哌利多 吩噻嗪类 昂丹司琼 西咪替丁	雷尼替丁

表 10.2 药物在卟啉症中的安全性（续表）

	绝对不安全	可能安全	存在争议
心血管系统药物	肼屈嗪 硝苯地平 酚苄明	肾上腺素 α 受体激动剂 β 受体激动剂 β 受体阻滞剂 镁 酚妥拉明 普鲁卡因胺 去甲肾上腺素 米力农 去氧肾上腺素	地尔硫䓬 钠 硝普盐 维拉帕米
抗生素	利福平 红霉素	复合阿莫西林-克拉维酸 庆大霉素 青霉素 特治星 万古霉素	
其他	苯妥英钠 磺胺类	卡前列素 催产素	氨茶碱 类固醇

☼ 甲亢危象

定义

危及生命的甲状腺功能亢进状态，伴有一个或多个器官系统受累，死亡率约为 20% ～ 30%。

临床表现

通常发生在术后 6 ～ 24 h。

四类主要症状：

- 高热——体温≥ 41℃，伴大汗。
- 中枢神经系统功能障碍，包括躁动、谵妄和昏迷。
- 心血管系统征象：
  - 窦性心动过速＞ 140 次 / 分
  - 心房纤颤或室性心律失常
  - 血压先高后低
  - 充血性心力衰竭（25%）
- 胃肠道症状：
  - 恶心呕吐
  - 腹泻
  - 肝细胞功能障碍伴黄疸

也可表现为继发于横纹肌溶解的肾衰竭。

即刻处理

☑ ABC——100% O_2

☑ 液体复苏：由于大量不显性失水及肝糖原储备的耗竭，需静脉输注生理盐水和葡萄糖溶液以进行液体复苏。但应警惕大量液体复苏可导致心力衰竭的发生，尤其是老年患者。

☑ 治疗高热：温水擦拭和使用对乙酰氨基酚治疗高热。避免使用 NSAIDS 或阿司匹林，因为这些药物会占据甲状腺激素的血清结合位点。

☑ 治疗高肾上腺素能状态：因为有突发充血性心力衰竭的风险，所以应在具备心电监护的条件下给予普萘洛尔（1 mg IV，酌情增加剂量，最大至 10 mg）。或给予艾司洛尔（负荷剂量 250 ～ 500 μg/kg IV，然后按照每分钟 50 ～ 100 μg/kg 的速度持续输注）。或者肌内注射抗肾上腺素能药物利血平 2.5 ～ 5.0 mg，一日 4 次（此方法并未得到权威认证）。目标是将脉搏降低至 90 次 / 分以下。

☑ 给予大剂量氢化可的松（200 mg IV，一日 4 次）治疗肾上腺功能不全，并减少 T4 的释放和向 T3 的转化。

☑ 丹曲林已被有效用于治疗甲亢危象。高度游离的 T4 影响跨肌质网的钙离子转运，而丹曲林可能抑制这一病理机制。

后续管理

- ☑ 给予丙硫氧嘧啶（负荷剂量 1 g，维持剂量 200 ～ 300 mg，鼻胃管给药，一日 4 次）。丙硫氧嘧啶可以抑制甲状腺激素的释放，同时减少外周 T4 向 T3 的转化。
- ☑ 在使用丙硫氧嘧啶后至少 1 h，给予碘化钠（500 mg IV，每日 3 次）或碘化钾（5 滴，每日 4 次通过鼻胃管给药）或碘水口服液（Lugol 碘液）（5 ～ 10 滴，每日 4 次通过鼻胃管给药）。注意，若未使用丙硫氧嘧啶，单独给予碘剂可以加剧甲状腺激素的释放。
- ☑ 预防潜在的突发事件。
- ☑ 转运至加强治疗病房。

辅助检查

- T3、游离 T4 和 TSH（其水平与病情严重程度的相关性差）
- 尿素和电解质——高钙血症、低钾血症（50%）和高镁血症

危险因素

- 诱发因素包括并存疾病（尤其是感染）、创伤、手术、未控制的糖尿病、分娩和先兆子痫 / 子痫。
- 术中诱发甲亢危象多由于对腺体触诊过多，准备不充分以及术前 β 受体阻滞剂剂量不足引起。

排除

- 恶性高热——甲亢危象不会出现混合性的代谢性和呼吸性酸中毒，也不会引起 CK 升高。
- 嗜铬细胞瘤——嗜铬细胞瘤不会出现发热。
- 感染、脓毒血症。

注意事项

- 保证足够的麻醉深度以避免交感神经系统反应过度至关重要。
- 拮抗肌松药的作用时应使用格隆溴铵代替阿托品。
- 用直接作用于肾上腺素能受体的血管升压药（如：去氧肾上腺素）治疗术中低血压。
- 非心脏选择性的 β 受体阻滞剂（如：普萘洛尔）更有效。阻滞 β1 肾上腺素受体可治疗心动过速的症状，而阻滞 β2 肾上腺素受体可阻止外周 T4 向 T3 的转化。

拓展阅读

Farling, P.A. (2000). Thyroid disease. *British Journal of Anaesthesia*, **85**, 15–28.

Migneco, A., Ojetti, V., Testa, A., De Lorenzo, A., Gentiloni Silveri, N. (2005). Management of thyrotoxic crisis. *European Review for Medical and Pharmacological Sciences*, **9**, 69–74.

Tay, S., Khoo, E., Tancharoen, C., Lee, I. (2013). Beta-blockers and the thyrotoxic patient for thyroid and non-thyroid surgery: a clinical review. *OA Anaesthetics*, **1** (1), 5.

Ross D.S. et al. (2016) American Thyroid Association Guidelines for diagnosis and management of hyperthyroidism and other causes of thyrotoxicosis. *Thyroid* **26** (10)

☀️ 未诊断的嗜铬细胞瘤

定义

是一种功能活跃的起源于嗜铬细胞并分泌儿茶酚胺的肿瘤，通常发生于肾上腺髓质（90%）。

临床表现

- 持续性或阵发性高血压、心律失常、心肌梗死。
- 最易发生于麻醉诱导 / 气管插管或肿瘤操作期间。
- 有严重头痛、焦虑、心悸、震颤、虚弱、胸痛、晕厥、感觉异常、大汗淋漓、脸色苍白的病史。

即刻处理

☑ 立即停止所有伤害性刺激，并给予阿片类药物，将吸入麻醉加深到至少 2 MAC。

☑ 给予酚妥拉明（1 ~ 2 mg IV，最大至 20 mg）控制高血压。根据血压滴定用量。酚妥拉明是一种竞争性的 α_1 和 α_2 受体阻滞剂，半衰期约为 10 ~ 15 min。

☑ 酌情给予硫酸镁。硫酸镁可以抑制儿茶酚胺的释放，并具有直接的血管扩张作用，同时降低 α 受体的敏感性。给予 5 g（20 mmol）的负荷量静脉注射，然后以 2 g/h（8 mmol/h）的速度持续静脉输注，以达到 1.5 mmol/L 的治疗剂量。注意使用镁后会导致进一步肌肉松弛。

☑ 控制血压的同时建立有创动脉监测。

☑ 如果使用 α 受体阻滞剂后 HR > 100 次 / 分或 > 1 : 4 室性异位，给予拉贝洛尔——主要作用于 β 受体的阻滞剂（5 ~ 10 mg IV，可增）。

☑ 取消手术，但如果手术已经开始，则加快进度。此时不要试图切除嗜铬细胞瘤。

☑ 酌情使用硝普钠。初始输注速度 0.5 ~ 1.5 μg/（kg·min），根据血压调整给药速度，平均剂量为 3 ~ 5 μg/（kg·min）。

☑ 用艾司洛尔进一步控制快速心律失常（1.5 mg/kg IV）。

后续管理

- 转运至加强治疗病房。继续输注硫酸镁（2 g/h）或硝普钠，直至可以口服酚苄明或多沙唑嗪。
- 采集 24 h 尿液以检测游离儿茶酚胺。
- 择期手术应延期至病情可控，即所需的 α 受体阻滞剂剂量稳定（酚苄明最大至 30 mg，每日 2 次，或多沙唑嗪最大至 16 mg，每日 1 次）。

辅助检查

- 24 h 尿儿茶酚胺、香草扁桃酸和甲肾上腺素。
- 连续的 ECGs、肌酸激酶同工酶 MB、肌钙蛋白和超声心动图，检查有无急性和慢性心肌损伤。

危险因素

可能与其他综合征相关：

- 多发性内分泌肿瘤 2 型综合征（嗜铬细胞瘤、甲状腺髓样癌、甲状旁腺功能亢进）。
- 多发性内分泌肿瘤 3 型综合征（嗜铬细胞瘤、甲状腺髓样癌、黏膜神经节细胞瘤、马方样体态）。
- 希佩尔·林道病（嗜铬细胞瘤、视网膜血管瘤、CNS 的血管母细胞瘤、肾和胰腺囊肿、肾细胞癌）。
- 神经纤维瘤病。

排除

- 麻醉过浅或镇痛不足。
- 刺激性手术或术后疼痛引起的无法控制的高血压。
- 先兆子痫。
- 高颅压。
- 可卡因 / 苯丙胺滥用。
- 甲亢危象——以发热大汗、心动过速为主要表现。
- 恶性高热——混合性的呼吸性和代谢性酸中毒为主要特征。

对小儿的影响

- 与成人相比，儿童嗜铬细胞瘤常具有多灶性且多发于肾上腺外。

注意事项

- 围手术期未诊断的嗜铬细胞瘤死亡率为 50%。
- 过量的儿茶酚胺分泌会导致血管收缩和相对低的血管内容量。α 受体阻滞剂主要是通过降低小动脉张力使外周阻力下降。然后使用 β 受体阻滞剂来抵消继发的心动过速。在 α 受体阻断完全建立之前，不应使用 β 受体阻滞剂，因为没有拮抗的 α 刺激可能导致严重的高血压和暴发性充血性心力衰竭。拉贝洛尔虽然是 α 和 β 受体阻滞剂，但不适合单独作为治疗药物使用。当经静脉给药时，其 β 肾上腺素受体的效力是 α 肾上腺素受体的 7 倍；口服时，相对效力为 3：1。

拓展阅读

Naranjo J., Dodd S., Martin Y.N. (2017) Perioperative management of Pheochromocytoma. *J Cardiothorac Vasc Anesth* **31** (4)

Prys-Roberts, C. (2000). Phaeochromocytoma—recent progress in its management. *British Journal of Anaesthesia*, **85**, 44–57.

:✺: 艾迪生危象

定义

提示严重肾上腺功能不全的一系列症状。这可能是由于慢性肾上腺功能不全患者的应激没有足够的类固醇替代，或者是由于急性肾上腺出血或垂体卒中（即梗死或出血）。

临床表现

- 严重低血压或低血容量性休克，通常对补液和血管升压药无反应。
- 急性腹痛、呕吐、体温过高或过低，可能被误诊为急腹症。
- 轻度低钠血症、高钾血症、低血糖，可能存在轻度的尿素升高。
- 典型症状为虚弱、疲劳和过度色素沉着。
- 在 I 型糖尿病患者中，血糖控制不佳伴反复发作的低血糖可能是出现肾上腺功能不全的标志。

即刻处理

☑ ABC——100% O_2 通气。

☑ 静脉输液——输注 0.9% 的生理盐水治疗低钠血症，输注含葡萄糖液体治疗低血糖。

☑ 氢化可的松 100 mg IV 或 IM，然后 100 mg 每日 4 次。使用氢化可的松之前检测基础皮质醇和促肾上腺皮质激素（ACTH）水平。在诊断明确前可以使用地塞米松（4 mg IV），因为这不会干扰皮质醇的检测和 ACTH 刺激试验的结果。

☑ 酌情使用正性肌力药 / 血管升压药。在未行皮质醇替代治疗时可能会产生抗药性。

后续管理

☑ 治疗主要原因或诱发因素。

☑ 酌情给予抗生素。

☑ 转运至加强治疗病房。

辅助检查

- 尿素、电解质和血糖
- 基础皮质醇和 ACTH
- 快速替可克肽（Synacthen®）试验——无反应
- 取血、尿、痰标本进行培养
- 心电图和肌钙蛋白检测排除心肌梗死

危险因素

- 通常发生于患有艾迪生病的患者，或长期服用类固醇激素但中断服药的患者。促发因素包括：
  - 手术
  - 创伤
  - 停止类固醇治疗
  - 脓毒血症
  - 凝血功能紊乱
  - 急性疾病
  - 烧伤
- 在 2 型自身免疫性多内分泌腺病综合征中，自身免疫性甲状腺功能亢进症的发作可因皮质醇清除增强而引发肾上腺危象。
- 也可见于双侧肾上腺出血后。

排除

- 急腹症
- 感染性休克
- 心肌梗死和心源性休克

儿科患者

- 在儿童，急性肾上腺功能不全常表现为低血糖发作。
- 初始给予氢化可的松 2 mg/kg IV。通常以持续静脉输注的形式给药，以防止两次注射之间出现波谷。

拓展阅读

Annane, D., Bellissant, E., Bollaert, P.E., Briegel, J., Keh, D., Kupfer, Y. (2004). Corticosteroids for severe sepsis and septic shock: a systemic review and *meta-analysis*. *British Medical Journal*, **329**, 480–4.

Bornstein S.R. et al. (2016). Diagnosis and treatment of primary adrenal insufficiency: An Endocrine Society Clinical Practice Guideline. *The Journal of Clinical Endocrinology and Metabolism* **101** (2), 364–89.

Chakera, A.J., Vaidya, B. (2010). Addison's disease in adults: diagnosis and management. *American Journal of Medicine*, **123**(5), 409–13.

:⚕: 弥散性血管内凝血

定义

弥散性血管内凝血（disseminated intravascular coagulation，DIC）是一种以全身凝血途径激活导致纤维蛋白凝块形成的综合征，可以造成器官衰竭，并伴有血小板和凝血因子的消耗，常引起临床出血。

临床表现

- 出现与潜在疾病进程相关的症状。
- DIC 也可出现出血（64%）或与血栓性并发症相关的症状，比如肾功能不全（25%）、肝功能不全（19%）、呼吸功能不全（呼吸困难和咳嗽）、休克和意识改变（2%）。

即刻处理

☑ 治疗潜在疾病。

☑ 如果血小板计数 $< 50 \times 10^9$/L 且有活动性出血或计划进行有创操作，应输注血小板。

☑ 对于没有出血的患者，应评估出血风险，但在输注血小板前接受较低的血小板计数 [如：血小板计数低于（$10 \sim 20$）$\times 10^9$/L]

☑ 对于有活动性出血或需要进行有创操作的患者，以及凝血酶原时间（PT）和活化部分凝血活酶时间（activated partial thromboplastin time，APTT）延长的患者，以 15 ml/kg 的初始剂量输注新鲜冰冻血浆（fresh frozen plasma，FFP）。

☑ 如果由于液体超负荷而无法输注 FFP，则给予凝血酶原复合物浓缩液（注意这只能纠正部分凝血因子的不足）。

☑ 如果 FFP 替代治疗无法纠正严重的低纤维蛋白原血症（< 1 g/L），则给予纤维蛋白原浓缩物 3 g 或冷沉淀 2 pools（可以使纤维蛋白原增加 1 g/L）。

后续管理

☑ 咨询血液学专家。

☑ 在血栓弹力检测设备（ROTEM/TEG）的指导下进一步输注血液制品。

抗凝治疗

☑ 若 DIC 以血栓形成为主，表现为动脉或静脉血栓栓塞，考虑使用治疗剂量的肝素。

☑ 对于没有出血的 DIC 患者，推荐使用预防剂量的肝素或低分子量肝素预防静脉血栓栓塞。

其他药物

其他抗凝药在治疗 DIC 中的应用仍存在争议：

- 抗凝血酶已被用于脓毒症和 DIC 患者，然而其有效性并未得到论证。
- 在治疗严重脓毒症引起的 DIC 时，活化蛋白 C（activated protein C，APC）浓缩物相比于肝素更能提高生存率，但是不适用于出血风险高的患者。
- 重组因子Ⅶa（rFⅦa）可用于对其他治疗方案无效的严重出血患者。

辅助检查

- 根据临床表现和凝血试验进行诊断。
- 检查血小板计数、纤维蛋白相关标记物（D-二聚体和纤维蛋白降解产物）、纤维蛋白原、PT 和 APTT。
- 国际血栓和止血学会开发了一个简单的评分系统（表 10.3），5 分及以上提示显性 DIC；5 以下并不能排除 DIC，但可以提示非显性 DIC。

危险因素

DIC 可由以下原因引起：

- 感染（革兰氏阳性和阴性菌、病毒、真菌和原生动物）
- 恶性肿瘤（急性髓细胞白血病）
- 产科原因（胎盘早剥、羊水栓塞、妊娠急性脂肪肝、子痫、死胎滞留综合征）
- 创伤
- 烧伤
- 蛇毒
- 输血
- 急性肝衰竭

表 10.3 DIC 评分系统

得分	0	1	2	3
血小板计数	> 100	< 100	< 50	
纤维蛋白标志物增高	未增高		中度增高	重度增高
PT 延长（s）	< 3	3～6	> 6	
纤维蛋白原水平（g/L）	> 1	< 1		

Reproduced with permission from Taylor, F. B. Jr. et al.（2001）. Towards definition, clinical and laboratory criteria, and a scoring system for disseminated intravascular coagulation. Thromb Haemost. 2001; 86: 1327-30. Copyright © 2001, Rights Managed by Georg Thieme Verlag KG Stuttgart · New York. doi: 10.1055/s-0037-1616068

排除

- 消耗性凝血功能紊乱（如：创伤和大手术）。
- 严重肝脏疾病可导致凝血因子和凝血酶抑制剂的产生显著减少。
- 血栓形成性血小板减少性紫癜。
- 特发性血小板减少性紫癜和肝素诱导的血小板减少症均可导致血小板减少伴血栓形成，但不同于 DIC 存在消耗性凝血功能紊乱，从而导致 APTT 和 PT 升高。

儿科患者

- 10 ～ 15 ml/kg 的 FFP 可使持续消耗的凝血因子增加 10% ～ 20%。

拓展阅读

Franchini, M., Lippi, G., Manzato, F. (2006). Recent acquisitions in the pathophysiology, diagnosis and treatment of disseminated intravascular coagulation. *Thrombosis Journal*, **4**, 4.

Levi, M., Toh, C.H., Thachil, J., Watson, H.G. (2009) Guidelines for the diagnosis and management of disseminated intravascular coagulation. British Committee for Standards in Haematology. *British Journal of Haematology*, **145**, 24–33.

Wada, H., Matsumoto, T., Yamashita, Y. (2014). Diagnosis and treatment of disseminated intravascular coagulation (DIC) according to four DIC guidelines. *Journal of Intensive Care*, **20**(1), 15.

☼ 低血糖

定义

- 血糖低于正常水平。
- 血糖 < 4.0 mmol/L 时应予以治疗。

临床表现

- 早期：
  - 颤抖
  - 手脚发麻
  - 心悸
  - 言语不清、头痛、复视
  - 饥饿感
- 中晚期：
  - 行为改变，注意力不集中
  - 不安、出汗
  - 体温下降
  - 昏迷

即刻处理

有意识并能吞咽的成年人

☑ 给予 4 片葡萄糖片、葡萄糖凝胶（如 Glucogel/Hypostop™）、任何高糖饮料或 3 勺温糖水。

☑ 如果临床症状持续存在，则 10 min 后复查血糖。

☑ 一旦症状得到缓解，若 1 h 内无法就餐，应进食高纤维零食或碳水化合物膳食。

☑ 继续当前治疗方案，但可能需要检查胰岛素。

无意识、有攻击性或癫痫发作的成年人

☑ 检查气道（并给氧）。

☑ 维持呼吸。

☑ 维持循环以及建立静脉通路。

☑ 意识状态评估（包括格拉斯哥昏迷量表和血糖）。

☑ 暴露评估（包括体温）。

☑ 如果患者正在输注胰岛素，立即停止给药。

☑ 静脉输注 100 ml 20% 葡萄糖或 200 ml 10% 葡萄糖，输注时间大于 15 min。10 min 后复查血糖。

☑ 如果静脉通路未建立，则给予胰高血糖素 1 mg IM，注意起效时间约为 15 min。

后续管理

☑ 如果血糖＞ 4.0 mmol/L，但并不稳定，输注长效碳水化合物或葡萄糖。

☑ 在糖尿病管理团队协助下，改善血糖控制。

☑ 密切监测 24 h 血糖，以防出现反弹性低血糖 / 高血糖。

☑ 明确低血糖原因（如：胰岛素剂量不正确）。

辅助检查

血糖。

危险因素

- 胰岛素或口服降糖药过量 —— 一般是偶发的。
- 摄入不足——就餐延误，活动过度。
- 疾病原因——胰岛素瘤，垂体功能低下，急性肝衰竭。
- 外科术后——胰腺切除术，胃部手术。
- 年幼或年老。
- 妊娠。
- 酒精过量。
- 严重脓毒症，奎宁治疗。

排除

任何意识水平改变或心血管系统不稳定的患者都应该进行血糖检查，因为许多情况都可能出现类似低血糖的表现：

- 酒精摄入过量
- 药物过量
- 癫痫和任何原因引起的脑刺激征
- 脓毒血症
- 心源性休克

儿科患者

- 不同年龄段呈现不同的表现。
- 即使糖尿病控制良好，儿童仍可能出现夜间低血糖，因此对于坠床儿童应考虑低血糖可能。
- 小于 1 岁的婴儿在禁食时可能发生低血糖。
- 新生儿：
  - 瞬目反射、嗜睡、昏迷
  - 喂食情况差
  - 低体温
  - 呼吸暂停 / 呼吸窘迫
  - 心动过缓
- 婴儿 / 儿童：
  - 大汗
  - 饥饿感 / 食欲不振
  - 焦虑 / 意识模糊 / 行为异常 / 癫痫发作 / 昏迷
  - 呼吸窘迫
  - 循环不稳定

- 治疗：
  - 如果意识清醒，鼓励口服简单的碳水化合物（如：含糖饮料、牛奶）
  - 如果意识水平下降：
    - 2.5 ml/kg 10% 葡萄糖 IV
    - 必要时重复上述步骤，并静脉输注葡萄糖，以维持血糖＞4 mmol/L
    - 如果患儿＜12 岁，胰高血糖素 500 μg IM／皮下／IV（如果＞12 岁，则给予 1 mg）

注意事项

- 严重和长期低血糖可导致脑水肿，可能需要重症监护和器官支持。
- 50% 的葡萄糖对血管具有高度刺激性：因此，如果使用 50% 的葡萄糖而不是更稀的葡萄糖制剂，注射时应小心。儿童血管管径小，应避免使用。
- 胰高血糖素对慢性营养不良（如：酗酒者）和急性酒精摄入引起的肝衰竭相对无效。
- 肝病患者持续低血糖可能预示急性肝衰竭。
- 对于既往控制良好的胰岛素依赖型糖尿病患者，低血糖发作提示继发性病理改变可能，如艾迪生病（➜见 p.292）或乳糜泻。
- 患者信息和随访至关重要。联系当地糖尿病服务机构。
- 如果患者不是已知的糖尿病患者，则应明确其他原因。
- 若为降糖药使用过量，在初始治疗后可能发生二次低血糖。应考虑转至高依赖病房并使用 10% 葡萄糖开始治疗。
- 注：动脉血气测得的血糖可能低于 stix 试纸的测量结果。

拓展阅读

ABCD (2013). *The Hospital Management of Hypoglycaemia in Adults with Diabetes Mellitus.* Available at: http://www.diabetologists-abcd.org.uk/JBDS/JBDS.htm

Ly, T.T., Maahs, D.M., Rewers, A., Dunger, D., Oduwole, A., Jones, T.W. (2014) International Society of Pediatric and Adolescent Diabetes clinical practice consensus guidelines—hypoglycemia: assessment and management of hypoglycemia in children and adolescents with diabetes. *Pediatric Diabetes,* **15** (Suppl. 20), 180–92.

:⊕: 急性肝衰竭

定义

- 脑病、凝血功能障碍和黄疸（常见于既往没有肝脏疾病的患者中）。根据脑病的发病速度定义：
  - 超急性：＜ 7 天
  - 急性：7 ～ 28 天
  - 亚急性：28 天～ 12 周

临床表现

- 取决于潜在病因：
  - 非特异性症状，恶心、呕吐、腹痛
  - 黄疸
- 出血——INR 升高
- 循环不稳定——患者通常存在高排低阻
- 脑病——其分级对临床管理至关重要：
  - Ⅰ级——反应迟缓，情绪改变
  - Ⅱ级——行为异常，嗜睡，尚能交流
  - Ⅲ级——嗜睡，易激惹或有攻击性
  - Ⅳ级——昏迷，对疼痛刺激可有反应

即刻处理

☑ 评估 ABC。早期以支持治疗为主，即输液，抗生素（如有指征——➔见"注意事项"，p.302），监测尿量。

☑ Ⅲ / Ⅳ级脑病患者应转运至加强治疗病房。这些患者几乎均需要气管插管、机械通气和肾支持治疗（血液透析）。

☑ 除非发生出血，否则不需要纠正 INR，因为通常将其用于评估肝损伤的严重程度。

☑ 明确急性肝衰竭的原因，以指导进一步的临床决策。

☑ 若对乙酰氨基酚过量或怀疑过量，应使用活性炭而后给予乙酰半胱氨酸。乙酰半胱氨酸的负荷剂量为 150 mg/kg，然后静脉持续输注（➔见 p.375 ～ 377 和 BNF）

后续管理

☑ 将所有脑病患者转诊至肝脏专科。

☑ 心血管系统——多数患者需要大量补液，补液时应监测 CVP。急性肝衰竭可导致高排低阻，因此通常需要正性肌力药和血管收缩药，以维持平均动脉压≥ 75 mmHg，脑灌注压 60 ～ 80 mmHg。

☑ 呼吸系统——对 Ⅲ / Ⅳ 级脑病患者进行气管插管和机械通气，以确保在 ICP 升高的情况下能够保护气道和控制二氧化碳水平。

☑ 中枢神经系统——脑病患者常伴有 ICP 的升高。鉴于 ICP 升高的临床迹象出现较晚，因此有必要行 ICP 监测——但由于患者可并发凝血功能障碍，因此应谨慎放置 ICP 监测装置。降低 ICP 的方法有采取头高位，避免气管导管固定带过紧，建议采取最简单的干预措施。如果 ICP 持续处于高水平（> 25 mmHg，持续时间 > 10 min），应考虑使用甘露醇（0.5 ~ 1.0 g/kg）。同时输注 1 ~ 2 ml/kg 5% 的氯化钠来维持较高的血钠（145 ~ 155 mmol/L），以减轻脑水肿。

☑ 代谢——肾衰竭很常见，尤其是在超急性肝衰竭患者中。如果需要肾脏支持治疗，应使用连续模式而不是间歇模式，以改善心血管的稳定性。缓冲溶液建议选择不含乳酸的液体。急性肝衰竭患者可能出现低钙血症和低血糖。如果出现低血糖，予以 10% 的葡萄糖静脉输注，并根据血糖调节输液速度。

☑ 凝血——由于有自发性出血的风险，患者应接受交叉配型实验。但除非发生出血，否则不应使用 FFP 纠正 INR。INR 用于衡量肝脏的合成功能，因此可反映疾病的严重程度。另外，患者还会出现血小板减少。

辅助检查

- 诊断病因并评估病情进展：
  - 病毒血清学
  - 全血细胞计数、尿素和电解质、肝功能（胆红素、AST、ALT）
  - 凝血功能——INR
  - 监测血糖
  - 动脉血气和乳酸
  - 自身抗体
  - 肝血管成像（超声）
  - 免疫学、微生物学（尿液、痰、血液用于微生物培养和敏感性检查）和毒理学——包括对乙酰氨基酚水平
  - 妊娠试验（女性）
  - 如果没有明确的原因能够解释急性肝衰竭，可以考虑检测血浆铜蓝蛋白（排查 Wilson 病）

危险因素

- 完整的病史询问至关重要，因为病因对临床管理、疾病严重性和预后都有影响。
- 感染——询问最近的旅居史（性伴侣、娱乐性药物使用、最近的文身）。
- 药物，如对乙酰氨基酚过量（在英国仍是最普遍的病因）、单胺氧化酶抑制药、卡马西平、异烟肼、摇头丸、苯妥英。
- 毒素——真菌（蕈类）、草药。
- 血管异常——布加综合征、缺血性肝炎。
- 其他——病毒性肝炎、妊娠期急性脂肪肝、淋巴瘤、Wilson 病。

框 10.1 急性肝衰竭患者考虑进行肝移植的标准

对乙酰氨基酚过量

- 动脉血 pH < 7.3（或给予乙酰半胱氨酸时 < 7.25）
  或
- PT > 100 s（INR > 6.5）和
- 肌酐 > 300 μmol/L 和
- Ⅲ / Ⅳ级脑病

非对乙酰氨基酚过量

- PT > 100 s（INR > 6.5）
  或满足以下条件中的三点：
  - 年龄 < 10 岁或 > 40 岁
  - 脑病前至少 7 天出现的黄疸
  - PT > 50 s
  - 胆红素 > 300 μmol/L
  - 病因学——非甲型或乙型肝炎、药物性肝炎

注意事项

- 所有急性肝衰竭患者都有细菌或真菌感染或脓毒血症的风险，因此应定期进行培养。预防性使用抗生素和抗真菌药物并不能改善总体预后。
- 给予组胺 -2（H₂）受体拮抗剂或质子泵抑制剂治疗应激引起的胃酸相关性胃肠道出血。
- 肝脏专科医师的早期介入对于移植方面的建议和决策非常重要（见框 10.1 所列标准）。
- 尽管在治疗这些患者方面取得了进展，但与急性肝衰竭相关的死亡率和发病率仍然很高。亚急性肝衰竭患者预后最差。

拓展阅读

Lai, W.K., Murphy, N. (2004). Management of acute liver failure. Continuing education in anaesthesia. *Critical Care & Pain (CEACCP)*, **4**(2), 40–3.

Lee, W.M., Larson, A.M., Stravitz, R.T. (2011). *American Association for the Study of Liver Diseases Position Paper: The Acute Management of Acute Liver Failure: Update 2011*. Available at: https://www.aasld.org

Maclure, P., Salman, B. (2012) *Management of Acute Liver Failure in Critical Care. Anaesthesia Tutorial of the Week 251*. Available at: https://www.frca.co.uk/Documents/251%20Acute%20Liver%20Failure%20in%20Critical%20Care.pdf

:☼: 镰状细胞危象

定义

镰状细胞造成的危及生命的急性血管闭塞，疼痛，通常伴有溶血。

临床表现

- 由于血流量减少和组织氧合不良导致的组织梗死表现。血管闭塞可以发生在身体的任何部位：
  - 呼吸系统——"急性胸痛综合征"——缺氧、呼吸困难、咯血、胸痛。长期可导致呼吸衰竭伴肺动脉高压。
  - 中枢神经系统——脑血管意外、失明、蛛网膜下腔出血。
  - 血液系统——血红蛋白水平急剧下降，骨髓衰竭导致中性粒细胞减少。在出现危象时脾脏中的细胞隔离导致血小板减少，镰状细胞增加。
  - 骨骼和软组织——骨痛；生长板破裂导致的严重肢体畸形；皮肤梗死引起的骨髓炎和皮肤溃疡。
  - 腹部——肾受损、阴茎异常勃起、血尿、肠梗阻、黄疸、胆结石、上行性胆管炎 / 胆囊积脓、肝衰竭。
- 由于血管闭塞反复发作导致多器官受累的临床相关征象。

即刻处理

☑ 旨在打破镰状细胞循环。

☑ 建立静脉通路并补液。

☑ 转诊至专科病房，如果血氧饱和 < 95%，给予吸氧。

☑ 保温。

☑ 镇痛——获得治疗史和所在机构的患者治疗计划。遵循 WHO 疼痛阶梯疗法，适当给予对乙酰氨基酚和 NSAIDs，然后酌情予以下述治疗：

- 高压氧治疗，尤其在没有静脉通路时考虑。
- 每 20 min 静脉注射吗啡 0.1 ～ 0.15 mg/kg，直到疼痛得到控制（加强监测，避免呼吸抑制），然后每 2 ～ 4 h 给予 0.05 ～ 0.1 mg/kg。
- 根据所在机构相关制度使用吗啡 PCA。

☑ 每隔 20 min 对患者进行一次评估，直到疼痛得到控制，然后至少每 2 h 评估一次。

☑ 使用止吐药。

后续管理

☑ 明确感染、并发症和诱发因素。大多数患有镰状细胞病的成年人都存在功能性无脾。

☑ 大多数抗生素的使用是在获得培养结果之前的经验性用药。

☑ 输血——当 Hb < 5 g/dl（或降低 > 2 g/dl）以及出现临床危象时开始输血，至 Hb > 10 g/dl 但 < 12 g/dl。目标是正常血红蛋白（HbA）> 70%。限制输血可以降低发生远期并发症的风险。

☑ 大手术有时需要交换输血，但必须在血液科医师指导下进行。

辅助检查

- 全血细胞计数——包括网织红细胞计数和血涂片（寻找镰状细胞、铁粒母细胞和 Howell–Jolly 小体）。"镰变试验"——诱导易感红细胞变为镰状。血红蛋白电泳——区分纯合子（镰状细胞病）和杂合子（镰状细胞性状）。
- 血型鉴定和不规则抗体检查、尿素和电解质、肝功能、胸部 X 线、动脉血气、淀粉酶。
- 如有指征，行腹部 X 线 /CT/MRI 检查。
- 血、痰、尿、大便培养。

危险因素

- 出生 6 个月后即诊断镰状细胞病的患者。
- 在仅具有镰状细胞性状的患者中镰状细胞危象极为罕见。
- 低氧血症和酸中毒。
- 任何原因导致的感染。
- 寒冷、低血压、疼痛和脱水。

儿科患者

☑ 入院后给予以下药物口服或经直肠使用：对乙酰氨基酚（20 mg/kg，每 6 h 口服或经直肠给药）和 NSAIDs——双氯芬酸（1 mg/kg 每 8 ～ 12 h 口服或经直肠给药）或布洛芬（5 ～ 10 mg/kg，每 4 ～ 6 h 口服）。

☑ 如病情无好转或进一步恶化，吗啡 0.05 ～ 0.08 mg/kg IV，间隔 5 min 可重复注射，最高至 0.4 mg/kg。有经济能力的患儿可考虑使用患者自控镇痛（PCA）。

☑ 严重的肺炎链球菌败血症会增加死亡风险，因此对可能存在感染的儿童应及时进行细菌培养，并立即静脉输注抗生素。

☑ 该疾病可引起发育停滞。

注意事项

- 镰状细胞病患者的慢性低血红蛋白血症是正常表现。正常血红蛋白约为 6 ～ 9 g/dl，因此低血红蛋白本身不是输血或取消择期手术的指征。
- 镰状细胞病患者经常多次入院，许多患者长期使用哌替啶镇痛。如果哌替啶使用剂量较大，应加用卡马西平 100 mg，每日 3 次，以减少去甲哌替啶剂量相关的副作用。
- 许多患者存在肾损害，应谨慎使用 NSAIDs 和经肾排泄的药物。
- 避免使用止血带、绷带等，因为它们会促进血管进一步闭塞。

- 应谨慎使用区域阻滞技术缓解局部疼痛。鉴于该疾病存在血管闭塞，多数患者会使用肝素抗凝，因此区域阻滞技术属于相对禁忌。
- 镰状细胞危象在只有镰状细胞性状的患者中非常罕见——此类患者的疼痛应考虑是否由其他原因导致。

镰状细胞病患者的麻醉

☑ 在术前、术中和术后积极处理已知的诱因——如脱水、感染、酸中毒、低体温和疼痛——以降低发展为镰状细胞危象的风险。

☑ 尽量缩短禁食时间。

☑ 尽量在手术前一晚开始静脉输液。

☑ 将患者安排在首台进行手术。

☑ 有任何输血需求时都应咨询血液科医师（最好是该患者管床医师）。

☑ 一些患者（SCD 镰状细胞病患者）可能需要换血疗法以避免高黏血症相关并发症。

☑ 预充氧并保持吸入气氧浓度 > 40%（如果使用高浓度的 N_2O，请注意调整呼气末挥发性气体浓度）。

☑ 测量核心温度，并通过加温输液、使用暖风机、控制手术室室温等方式维持正常体温。

☑ 与全身麻醉相比，SSCD 相关并发症在接受区域阻滞麻醉的患者中更为常见。

☑ 止血带可能会增加镰状细胞危象的风险，但也有报道其成功用于镰状细胞病患者。因为镰状细胞可聚集在血管局部，这种情况下需对肢体血管充分驱血。

☑ 理想情况下，患者应转至一个有镰状细胞病护理经验的病房。

☑ 术后必须吸氧，最好持续至术后 72 h。

☑ 在患者可以完全自主饮水前持续静脉输液。

☑ 按需给予止痛药——此类患者可能需要高于正常剂量的止痛药，尤其是阿片类药物。

☑ 通知外围 / 急性疼痛管理团队。

拓展阅读

Lucas, S.B., Mason, D.G., Mason, M., Weyman, D. (2008). *A Sickle Crisis: A Report of the National Confidential Enquiry into Patient Outcome and Death*. London, UK: National Confidential Enquiry into Patient Outcome and Death.

National Heart, Lung and Blood Institute (2014). *Evidence-Based Management of Sickle Cell Disease. Expert Panel Report*. Available at: https://www.nhlbi.nih.gov/health-topics/evidence-based-management-sickle-cell-disease

O'Meara, M., Davies, G. (2013). Anaesthesia for patients with sickle cell disease (and other haemoglobinopathies). *Anaesthesia and Intensive Care Medicine*, **14**, 54–6.

Wilson, M., Forsyth, P., Whiteside, J. (2009). Haemoglobinopathy and sickle cell disease. *Continuing Education in Anaesthesia, Critical Care and Pain*, **10**, 24–8.

⚠ TURP 综合征

（➲另见"低钠血症"，p.319）

定义

经尿道前列腺电切术（transurethral resection of prostate，TURP）术中灌洗液吸收过多并导致低钠血症。

临床表现

早期

- 心血管系统——心动过缓、高血压。
- 胃肠道——恶心呕吐、腹胀。
- 中枢神经系统——焦虑/意识模糊、头痛、头晕、全身麻醉后苏醒缓慢、躁动。

晚期

- 心血管系统——低血压、心绞痛、心力衰竭。
- 呼吸系统——呼吸困难、呼吸急促、发绀（肺衰竭）。
- 中枢神经系统——颤搐、视觉障碍（甘氨酸引起的短暂失明）、癫痫发作、昏迷。
- 泌尿生殖系统——肾小管坏死、尿量减少。

即刻处理

☑ ABC——100% O_2 通气。

☑ 停止静脉输液。

☑ 尽快控制出血，终止手术，停止冲洗，并插入尿导管。

☑ 如果出现肺水肿，则需要气管插管并进行正压通气。

☑ 只有在出现急性肺水肿时才给予利尿剂（如：呋塞米 40 mg IV）。呋塞米可以进一步降低 Na^+ 水平，但它能有效去除游离水分。相比襻利尿剂，甘露醇（如：20% 甘露醇 100 ml IV）可以造成较少的 Na^+ 流失。

☑ 心动过缓时给予格隆溴铵 200 ～ 600 μg IV，低血压时给予血管收缩药（如：间羟胺 0.5 ～ 1 mg IV，必要时重复给药）。

☑ 给予地西泮 5 ～ 10 mg IV 治疗癫痫发作。如果使用的灌洗液中含有甘氨酸，则考虑给予硫酸镁 2 g IV。

☑ 定期复查血 Na^+ 和 Hb。

严重 / 晚期 TURP 综合征的后续管理

☑ 神经系统症状的出现表明 TURP 综合征的严重程度增加。此类患者有脑水肿和呼吸衰竭的风险，因此所有存在神经症状的患者都应转运至加强治疗病房。

☑ 病情严重的患者应早期建立有创监测。

☑ 静脉给予 3% 高渗盐水 2 ml/kg，输注时间大于 20 min。

☑ 20 min 后检查血清 Na^+ 水平，同时给予 3% 高渗生理盐水 2 ml/kg 第二次静脉输注，输注时间大于 20 min。

☑ 重复两次上述操作，直到血钠增加 5 mmol/L 或症状得到改善。

☑ 如果在第 1 个小时内 Na^+ 增加了 5 mmol/L，但症状未得到改善，继续输注 3% 高渗盐水，目标为每小时 Na^+ 水平增加 1 mmol/L。直到 Na^+ 增加了 10 mmol/L 或达到 130 mmol/L 时停止输注。

☑ 每 2 h 复查一次电解质以防过度纠正。

☑ 目标是持续 3 ~ 4 h 使血清 Na^+ 增加 1 ~ 2 mmol/（L·h），直到神经症状消失，或直到血浆 Na^+ > 130 mmol/L。

☑ 在第一个 24 h 内 Na^+ 增加不应 > 10 mmol/l，此后每 24 h 内限制在 8 mmol/L。

☑ 可能发生代谢性酸中毒，从而需要肾支持治疗（即血液滤过）。

辅助检查

血清钠水平。

危险因素

- TURP 综合征的风险与灌洗液的吸收速度有关。灌洗液的平均吸收速度为 20 ml/min。
- 大前列腺（> 45 g）。
- 手术时间 > 60 min。
- 术中静脉输注低渗液体。
- 灌洗液 > 30 L。
- 外科医师缺乏经验。
- 灌洗液袋高度高于患者 60 cm。
- 并存疾病（如：肝脏疾病、泌尿系结石、尿路感染）。

排除

充血性心力衰竭。

注意事项

- 有心肌损伤的老年人群更容易由于液体转移而出现症状。
- 区域麻醉被认为可以减少 TURP 综合征的发生：
  - 手术过程中可以监测患者的意识水平，从而识别早期症状。
  - 前列腺床静脉压降低可减少灌洗液吸收。
- 全身麻醉下患者无法表现出相应的临床体征——因此应警惕不明原因的心动过速和高血压。如果怀疑 TURP 综合征，可以测量血清钠。
- 追踪剂——有中心主张在灌洗液中加入 10% 的乙醇，并检测其血液浓度（> 0.6 mg/ml 表示吸收量 > 2 L）。

- 采用双极电外科设备以及各种激光和微波系统的新技术已经被引入。这些设备可与生理盐水兼容。应注意，虽然使用生理盐水灌洗液后低钠血症不再是一个问题，但液体超负荷仍然是一个潜在风险。

拓展阅读

Hawary, A., Mukhtar, K., Sinclair, A., Pearce, I. (2009). Transurethral resection of the prostate syndrome: almost gone but not forgotten. *Journal of Endourology*, **23**(12), 2013–20.

O'Donnell, A.M., Foo, I.T.H. (2009) Anaesthesia for transurethral resection of the prostate. *Continuing Education in Anaesthesia, Critical Care and Pain*, **9**(3), 92–6.

☀ 低体温

定义

- 核心温度< 35℃
  - 轻度 32 ～ 35℃
  - 中度 28 ～ 32℃
  - 重度< 28℃

临床表现

随着体温变化出现不同表现：

- < 35℃：
  - 冷漠
  - 意识模糊，定向力差
  - 共济失调
  - 寒战
- < 32℃：
  - 代谢性酸中毒和高钾血症
  - 低血容量
  - 凝血功能障碍
  - 瞳孔散大
  - 心律失常，心输出量下降
- < 28℃：
  - 无意识
  - 无反应性脑电图（18℃时）
  - 心律失常 / 心脏骤停、心室颤动和血管收缩
  - 心电图——出现 J 波
  - 多尿——肾脏失去浓缩功能
  - 呼吸暂停
- < 15℃：
  - 心搏停止

即刻处理

☑ ABC——100% O_2 通气。

☑ 根据加强生命支持指南积极复苏（➲见 p.13）。

☑ 体温低于 30℃时药物和除颤可能无效。使用主动和被动加温方法积极复温，在体温> 30℃后再使用肾上腺素和其他复苏药物。

☑ 体温在 32 ～ 35℃之间时，给药时间间隔延长一倍。

☑ 体温升高后患者会出现低血容量，此时需要输注大量液体。

☑ 治疗目标是按照其发展的速度纠正低体温。如果时间线不确定，则按照 1℃ /h 的速度复温。

☑ 根据临床具体情况调整即刻处理策略。

术后低体温

有条件时应预防性使用暖风加温毯、加温床垫、加温输液以及在呼吸回路上使用湿热交换过滤器等措施可以减少术后低体温的发生。如果出现术后低体温：

☑ 使用加温毯。

☑ 维持环境温度＞ 21℃。

☑ 对所有静脉输液及灌洗液进行加温。

☑ 将患者转运至恢复室，因为其环境温度高于手术室。

☑ 术后将患者收入加强治疗病房，在苏醒和脱机前缓慢复温。

急诊手术患者

☑ ABC——100% O_2 通气（加温至 40 ～ 42℃并进行湿化处理）。

☑ 被动复温：

- 移除患者的湿衣服并擦干身体。
- 提高环境温度。

☑ 主动复温：

- 辐射加热器。
- 加温毯和加温床垫。
- 加温输液——如果需要大量液体复苏可考虑使用快速输液装置。

☑ 湿化吸入气体

☑ 进行中心静脉置管及有创血压监测（低体温可能伴有凝血功能紊乱，穿刺时应警惕出血）

☑ 血气——解读未校正（温度）动脉血气，因为解读更为容易，并可用于复温期间的趋势分析。

☑ 在手术室进行体腔灌洗时使用温热液体。

☑ 复温目标为 32 ～ 34℃，体温过高对患者可能产生不利影响——低体温被认为具有神经系统保护作用。

☑ 尽早考虑术后重症监护的需要。

冷水浸泡 / 淹没

（➲另见"小儿淹溺"，p.134）

浸泡（immersion）——头部漏出水面。患者出现低体温和循环不稳定。

淹没（submersion）——头部低于水面。患者可出现窒息和缺氧。

- 两组均有外伤风险。
- 如前所述处理心脏骤停并进行复温。
- 遭遇淹没者常出现呕吐。如果患者意识清醒，则将其置于复苏体位。昏迷患者需要确切的控制气道，因此需行气管插管和控制通气。置入大口径的鼻胃管以进行胃肠道减压。
- 遭遇淹没者通常合并多系统的损伤，因此需要重症监护支持。淹没和浸泡者一旦出现昏迷，均应进行有创监测。

低体温患者的复苏

随着核心温度持续下降，患者逐渐出现心动过缓、心房颤动、心室颤动，直至心搏停止。

☑ ABC 原则——给予 100% O_2，进行气管插管和机械通气，使用食管温度探头。开始被动和主动复温。

☑ 根据加强生命支持进行复苏，对低体温予以针对性措施。

☑ 低温会导致心肌对药物无反应，除颤和起搏器无效；在 T ≥ 30℃ 之前不必给予药物治疗。

☑ T < 30℃ 时可尝试性直流电击，若连续三次仍未成功，则应停止电击，直到核心温度 ≥ 30℃。

☑ 体温介于 30℃ 至 35℃ 之间时，给药间隔应延长至两倍，且应给予最低推荐剂量。随着患者体温接近正常体温，再恢复正常剂量。

☑ 低体温会导致胸壁僵直，这会造成胸部按压和通气困难——通气目标为可观察到胸廓随通气起伏，而心外按压需达到胸廓下陷 4 cm。

☑ 由于低体温时会出现外周血管收缩（包括血管狭窄、血流不畅和由于血流缓慢导致药物沉积等），所以建立中心静脉通路至关重要。

☑ 在专科中心，可以使用心肺转流术进行主动复温。如果此方法不可行，也可以使用标准化静脉-静脉血液滤过。注意过滤液应进行预热。过滤器的回流线可以起到隔离作用，防止被动热损失。经皮旁路可减少出血。任何时候都要注意凝血功能障碍。

☑ 主动复温可导致渐进性静脉扩张，因此可能需要大量补液。

☑ 定时检测血气和电解质 / 凝血：

- 细胞内 / 细胞外电解质会出现迅速转移，造成高钾血症。（➲见 p.313）
- 凝血机制紊乱（低体温时稳态失衡）会造成 DIC。（➲见 p.294）
- 可能出现低血糖，需要补充含糖液体。（➲见 p.297）

☑ 只有排除深度低温症后才能确认死亡（即患者复温后仍无心输出量，或复温失败）。停止生命支持前在心电监护下检查脉搏至少 1 min，并寻找可能的生命迹象。

☑ 复苏的禁忌证包括：明显的致死性损伤，胸壁冻僵无法按压。

后续管理

☑ 因为在低温后的数天内易发生多器官衰竭，多数患者需要重症监护，并密切关注神经系统并发症。

☑ 注意观察四肢有无冻伤，特别是指 / 趾端——可能需要截肢。

☑ 早期即予以抗感染治疗。

☑ 低体温可能会诱发胰腺炎，但其症状在早期往往会被掩盖。

☑ 除外潜在的代谢合并症，如甲状腺功能减退、糖尿病等。

辅助检查

- 核心温度，如：食管、直肠或鼓膜温度（腋窝温度比核心温度低 1℃）。
- 复苏后应考虑进行甲状腺功能检查，因为未经诊断的甲状腺功能减退可能引起体温过低，特别是老年患者。

危险因素

- 年龄——老年人和婴儿都极易出现低体温。
- 长时间的暴露 / 近乎淹溺。
- 意识水平受损。
- 创伤，包括头颅创伤。
- 药物过量——尤其是抗抑郁药。
- 内分泌——低血糖、甲状腺功能减退。
- 手术因素——麻醉和手术暴露会加速身体热量流失。

排除

- 甲状腺功能减退
- 糖尿病

儿科患者

在重度低体温长时间的复苏后，儿童生存率要高于成人。

低体温患儿的心输出量恢复需要长时间的复苏（＞ 1 h）。

注意事项

- 低体温全年都可以发生，且与环境温度无关。
- 低体温具有神经保护作用，但是伴有合并症的低体温症提示预后不良。
- 对于心肺复苏后自主呼吸循环恢复后仍无反应的院外心脏骤停患者，在入院后 24 h 内仍需考虑治疗性低体温（32 ～ 36℃）。

拓展阅读

Kirkbridge, D.A., Buggy, D.J. (2003). Thermoregulation and perioperative hypothermia. *British Journal of Anaesthesia CEPD Reviews*, **3**, (1), 24–8.

NICE (2016). *Hypothermia: Prevention and Management in Adults Having Surgery. NICE Clinical Guideline CG65.* Available at: https://www.nice.org.uk/guidance/cg65

Nolan, J.P., Soar, J., et al. (2015). European Resuscitation Council and European Society of Intensive Care Medicine guidelines for Post-resuscitation Care 2015: Section 5 of the European Resuscitation Council Guidelines for Resuscitation 2015. *Resuscitation*, **202–222**

⊙ 高钾血症

定义

- 正常血清钾 3.5 ~ 5.5 mmol/L
- 轻度高钾血症 5.5 ~ 5.9 mmol/L
- 中度高钾血症 6.5 ~ 6.4 mmol/L
- 重度高钾血症 > 6.4 mmol/L

临床表现

- 实验室检查偶然发现。
- 症状：恶心、呕吐、腹泻、脱水 ± 肾功能障碍和酸中毒。
- 对骨骼肌的影响：
  - 全身疲劳、虚弱、麻木、肌肉麻痹。
- 对心肌的影响：
  - 心电图可出现 T 波高尖、PR 间期延长、QRS 波增宽、P 波消失、R 波下降甚至消失、正弦波和心搏停止等变化。
  - 心电图变化可能受低钙、低钠和酸中毒影响。

即刻处理

- ☑ 心电监护，建立静脉通路。
- ☑ 如果出现高钾血症伴心电图改变（T 波高尖、小 P 波和宽 QRS 波），给予氯化钙（10 ml 10%）或葡萄糖酸钙（30 ml 10%），给药时间 ≥ 5 min。钙可通过上调阈电位稳定心脏。
- ☑ 胰岛素 10 单位入 250 ml 10% 葡萄糖静脉滴注，给药时间 30 ~ 60 min。
- ☑ 重度高钾血症可使用沙丁胺醇 10 ~ 20 mg 雾化，对于中度高钾血症也可酌情使用。
- ☑ 碳酸氢钠不应常规用于高钾血症的急性治疗。

后续管理

- ☑ 密切监测 K^+ 和血糖水平。
- ☑ 将所有严重高钾血症患者转至肾脏 / 重症监护室。
- ☑ 离子交换树脂——聚苯乙烯磺酸钙 15 g PO（或 30 g 直肠给药），Q8 h。
- ☑ 如果初步治疗失败，将需要透析或血液过滤。
- ☑ 择期手术暂停。
- ☑ 急诊或限期手术，应先纠正高钾血症。全身麻醉避免使用琥珀胆碱。快速序贯诱导的肌松替代药物是罗库溴铵，可用舒更葡糖钠拮抗，目前已广泛应用于临床。
- ☑ 明确并治疗高钾血症的诱因。

辅助检查

尿素和电解质、钙离子、血气、心电图。

风险因素

- 摄入增加：
  - 摄入富含 K^+ 的食物（如：香蕉）或钾补充剂。
  - 快速输血。
- 内环境改变：
  - 创伤，包括挤压伤、烧伤。
  - 琥珀胆碱（可使烧伤和脊髓损伤患者血钾迅速升高）。
  - 恶性高热。
  - 酸中毒。
- 排泄减少：
  - 急性或慢性肾衰竭。
  - 肾上腺皮质功能不全。
- 药物——保钾利尿剂、肾素-血管紧张素阻断药物、非甾体抗炎药、β 受体阻滞剂和地高辛。

排除

假性高钾血症（细胞体外裂解）最常发生在采血过程中，止血带过紧或血液停留时间过长均可引起钾测量值升高。

严重的血小板增多（血小板 > 1000×10^9/L）或严重的白细胞（WBC）增多（WBC > 70×10^9/L）也可引起高钾血症。

儿科患者

- 10% 氯化钙（0.2 ml/kg）溶液 IV，给药时间 ≥ 5 min，总剂量 ≤ 5 ml。
- 10% 葡萄糖酸钙（1 ml/kg）溶液 IV，给药时间 3 ～ 5 min，总剂量 ≤ 10 ml。
- 葡萄糖（25%）0.5 g/kg（2 ml/kg）与胰岛素（0.1 unit/kg）IV，给药时间 30 min。

注意事项

- 避免使用乳酸钠林格液。
- 避免低体温和酸中毒。控制通气，防止呼吸性酸中毒。
- 麻醉期间监测神经肌肉阻滞程度，高钾血症会增强神经肌肉阻滞剂的效果。
- 在加强治疗病房如需快速测定 K^+ 水平，可使用国际标准的血气分析仪检测静脉血液样本。

拓展阅读

Elliott, M.J., Ronksley, P.E., Clase, C.M., et al. (2010). Management of patients with acute hyperkalaemia. *Canadian Medical Association Journal*, **182**, 1631–35.

UK Renal Association (2014). *Treatment of Acute Hyperkalaemia in Adults. Clinical Practice Guideline.* Available at: https://www.renal.org/guidelines

⚠ 低钾血症

定义

- 正常血清钾 3.5 ～ 5.5 mmol/L
- 轻度低钾血症 3.0 ～ 3.5 mmol/L
- 中度低钾血症 2.5 ～ 3.0 mmol/L
- 重度低钾血症 < 2.5 mmol/L

临床表现

- 实验室检查偶然发现。
- 心悸、肌肉无力、腹部绞痛、恶心、呕吐、心律失常、多尿及呼吸衰竭。
- 心电图可显示 T 波低平或倒置，U 波（T 波后），PR 间期延长及 ST 段压低。

即刻处理

☑ ABC 原则包括心电监护和静脉输液。

☑ 对于合并心律失常的严重低钾血症，在高依赖病房经中心静脉输注氯化钾，输注速度为 20 mmol/h，同时进行心电监护。

☑ 如为中度低钾血症，可经外周静脉输注 40 mmol K^+（1 L）。口服补钾可作为一种治疗方案，但不适用于围手术期。Sando- 钾片一次 2 片，一日 4 次，约含 96 mmol K^+。

☑ 停止使用袢利尿剂或噻嗪类利尿剂。

后续管理

☑ 早期每 1 ～ 2 h 即需检查一次 K^+ 水平。

☑ 明确低钾血症的原因。

☑ 是否进行手术取决于手术的紧急程度，低钾血症的发生率和合并症情况。慢性低钾血症没有急性发作严重。

☑ 将利尿剂换成保钾利尿剂（如：螺内酯或阿米洛利）。

辅助检查

- 尿素和电解质、肌酐、Mg^{2+}、Ca^{2+}、PO_4^{3-} 和葡萄糖。心电图。行血气分析检查是否有碱中毒。

危险因素

- 摄入不足：
  - 医源性——补液中未添加钾离子
  - 营养不良
- 肾损失：
  - 肾小管性酸中毒
  - 高醛固酮症
  - 白血病
  - 镁消耗

- 胃肠道丢失：
  - 腹泻
  - 使用灌肠剂或泻药
  - 呕吐或鼻胃抽吸
  - 肠瘘、直肠绒毛状腺瘤
  - 幽门狭窄
- 内环境变化：
  - 胰岛素
  - 碱中毒
  - 低体温
- 药物副作用：
  - 利尿剂（最常见）
  - 类固醇
- β 肾上腺素能受体激动剂

排除情况

- 库欣综合征
- Conn 综合征——如果未服用利尿剂的患者表现出高血压、低钾性碱中毒应考虑该诊断。
- 低镁血症
- 低钙血症

儿科患者

- 给药剂量 KCl 0.05 mmol/Kg，给药时间 ≥ 1 h。

注意事项

- 血清钾下降 0.3 mmol/L，预示全身钾储备丢失约 100 mmol。
- 碳酸氢盐的升高提示钾的流失已持续较长时间，此时细胞内钾含量较低，低钾血症的纠正需持续数天才能完成。
- 患者补钾速度应 ≤ 20 mmol/h，以避免对心脏传导系统的潜在伤害。
- 高浓度的钾会损害细小外周静脉，所以 K^+ 外周输注时应先行稀释（最大浓度为 40 mmol/L）。在术间 /ITU/HDU 中，可通过中心静脉提供浓度较高的氯化钾溶液，以避免液体过载。
- 因为低钾血症会增加地高辛中毒的风险，所以接受洋地黄治疗的患者目标 K^+ 为 4.0 mmol/L。存在心律不齐的患者，目标 K^+ 为 4.0～5.0 mmol/L。
- 出于安全考虑，尽可能使用预配制的氯化钾溶液。如果使用高浓度的氯化钾安瓿，应小心储存，以避免意外静脉注射的风险。
- 对于难以纠正的低钾血症，应检查镁离子水平，存在低镁血症应及时予以纠正。

拓展阅读

Asmar, A., Mohandas, R., Wingo C.S. (2012). A physiologic-based approach to the treatment of a patient with hypokalaemia. *American Journal of Kidney Diseases*, **10**, 1053.

Freshwater-Turner, D. (2006). *Sodium, Potassium and the Anaesthetist*. Available at: https://www.frca.co.uk/article.aspx?articleid=100676

Gennari, F.J. (2002). Disorders of potassium homeostasis. Hypokalaemia and hyperkalaemia. *Critical Care Clinics*, **18**, 273–88.

① 高钠血症

定义

- 正常值血清钠 135 ～ 145 mmol/L
- 轻度高钠血症 145 ～ 150 mmol/L
- 中度高钠血症 151 ～ 160 mmol/L
- 严重高钠血症＞ 160 mmol/L——死亡率高

临床表现

- 取决于病因——患者的容量状态至关重要（见下文）。
  当＞ 155 mmol/L 时可能出现中枢神经紊乱。
- **低血容量——全身总钠量减少，过度丢失水分：**
  - 腹泻、呕吐、开放性伤口（尿钠＜ 10 mmol/L）。
  - 渗透性利尿，如甘露醇（尿钠＞ 20 mmol/L）。
  - ACTH 不足。

  临床特征：低血压，心动过速，黏膜干燥。
- **正常血容量——全身总钠量正常：**
  - 水分摄入不足或流失过多。
  - 尿崩症。
  - 尿渗透压非常高，提示 ADH 轴完整，但尿钠异常。

  临床特征：生命体征正常，无水肿。
- **高血容量——全身总钠量增加和总水量过多：**
  - 医源性——碳酸氢钠或高张盐水使用不当（尿钠＞ 20 mmol/L）。
  - 库欣综合征。
  - 醛固酮增多症——血清钠通常不会很高。

  临床特征：外周水肿，血压可出现异常。

即刻处理

诊断潜在病因，评估容量状态，估算液体缺失量，选择补液方案，而后在监测下纠正高钠血症。

低血容量性高钠血症

☑ 使用 0.9% 盐水纠正低血容量。

☑ 之后用 0.45% 盐水或 5% 葡萄糖来纠正容量不足。

正常血容量性高钠血症

☑ 补充液体缺失量——鼓励口服，或 0.45% 盐水或 5% 葡萄糖静脉注射。

☑ 监测血清钠含量，避免水中毒。

☑ 尿崩症——减少尿自由水丢失，给予去氨加压素 1 ～ 4 μg/d，IV/SC/IM。

高血容量性高钠血症

☑ 停止输注高钠，使用 5% 葡萄糖。

☑ 如果其他治疗方法无效，考虑呋塞米（初始剂量 20 mg）或低钠透析液透析。

后续管理
☑ 每 2 ~ 4 h 检查一次血清 Na^+。
☑ 监测钾和钙。减少钠的摄入。
☑ 排查可能病因并予以治疗。

辅助检查
尿钠水平，血清渗透压，尿渗透压

危险因素
- 超高龄和低幼龄——限制水分摄入时易引起高钠血症。
- 意识水平改变——脱水。
- 未控制的糖尿病。
- 使用渗透性利尿剂（如：甘露醇）治疗。
- 注射高张盐水。
- 采样误差——"输液臂"现象。

排除
- 采样误差。
- 急性肝衰竭——此时需维持血清 $Na^+ > 145$ mmol/L 以增加渗透压，并控制颅内压。

儿科患者
- 脱水：
  - 腹泻和呕吐。
  - 肾损伤导致浓缩功能丧失。
  - 严重烧伤。
- 盐中毒：
  - 意外摄入过量盐分（如：婴儿饮食不正确）。
  - 孟乔森综合征——有意摄入盐分。

注意事项
- 高钠血症纠正过快可诱发脑水肿。慢性高钠血症的纠正至少需要 48 h。目标为每小时降低血清钠水平 0.5 mmol/L，且前 24 h 内不超过 10 mmol/L。
- 急性高钠血症可在数小时而不是数天内予以纠正。
急性高钠血症患者快速纠正高钠而引发脑水肿的风险较低。

麻醉相关并发症
☑ $Na^+ > 155$ mmol/L 或低血容量患者不考虑择期手术。
☑ 对于急诊手术，如果容量状态不确定或术中可能出现快速、显著的变化，应使用 CVP 辅助监测，并注意电解质快速变化的危险。

拓展阅读

Al-Absi A, Gosmanova EO, Wall BM. (2012) A clinical approach to the treatment of chronic hypernatraemia. *American Journal of Kidney Diseases*, **60**(6), 1032–8.

Bagshaw, S.M., Townsend, D.R., McDermid, R.C. (2009). Disorders of sodium and water balance in hospitalized patients. *Canadian Journal of Anaesthesia*, **56**, 151–67.

Miller, R.D. (2009). Sodium physiology. In: Miller, R.D. (ed.) *Miller's Anesthesia*, p. **34.** Philadelphia, PA: Churchill Livingstone.

Reynolds, R.M., Padfield, P.L., Seckl, J.R. (2006) Disorders of sodium balance. *British Medical Journal*, **332**, 702–5.

⚠ 低钠血症

（➔另见"TURP 综合征"，p.306）

定义

- 正常血清钠 135 ～ 145 mmol/L
- 轻度低钠血症 130 ～ 134 mmol/L
- 中度低钠血症 125 ～ 129 mmol/L
- 重度低钠血症 < 125 mmol/L

临床表现

- 区分急性低钠血症（发生在 48 h 内）和慢性低钠血症（持续超过 48 h）很重要。
- 视患者体液状况而定，但通常表现为恶心、呕吐、头痛、乏力、共济失调、精神障碍、脑水肿和癫痫发作等症状。

即刻处理

评估：

☑ 患者容量状态。

☑ 低钠血症的持续时间和程度。

☑ 症状的程度和严重性。

严重的有症状的低渗性低钠血症（通常起病迅速）

☑ 患者进入高依赖病房。

☑ 给予 3% 的高张盐水 2 ml/kg（或 150 ml），持续滴注 20 min 以上。

☑ 20 min 后检测血清 Na^+ 水平，同时再次给予 3% 高张盐水 2 ml/kg，持续滴注 20 min 以上。

☑ 重复两次，直至血清 Na^+ 升高 5 mmol/L 或症状改善。

☑ 如果在第一个小时内 Na^+ 增加 5 mmol/L，但症状没有改善，则持续输注 3% 的高张盐水使 Na^+ 每小时增加 1 mmol/L。当 Na^+ 增加 10 mmol/L 或达到 130 mmol/L 时停止输注。

☑ 改用 0.9% 盐水静脉滴注，联合袢利尿剂（如：呋塞米）。该方案适用于尿渗透压增加的患者。

☑ 每 2 h 检测一次电解质以避免过度矫正。

☑ 目标：提高血清 Na^+ 1 ～ 2 mmol/（L·h），持续 3 ～ 4 h，直至神经系统症状消失或血浆 Na^+ ≥ 130 mmol/L。

☑ 前 24 h Na^+ 增加不超过 10 mmol/L，之后每 24 h 增加不超过 8 mmol/L。

☑ 立即开始诊断性评估和病因治疗。

急性低钠血症合并中重度症状

☑ 3% 的高张盐水（2 ml/kg）单次静脉输注，超过 20 min。

☑ 目标是每天增加 5 mmol/L 钠。前 24 h 血清 Na^+ 增加不超过 10 mmol/L，之后每 24 h 不超过 8 mmol/L。

☑ 明确病因并开始针对病因进行治疗。

后续管理

☑ 警惕电解质紊乱并予以纠正。

☑ 处理病因。

急性无症状低钠血症

☑ 停止输注可能引发低钠血症的液体、药物以及其他因素。

☑ 复查血清 Na^+ 浓度。

☑ 明确病因并开始病因治疗。

☑ 如果 Na^+ 急性下降 > 10 mmol/L，可考虑单次静脉输注 3% 高张盐水，推荐剂量 2 ml/kg，给药时间 > 20 min。

慢性无症状低钠血症

☑ 停止输注可能引起低钠血症的液体、药物以及其他因素。

☑ 病因治疗。

☑ 避免血清 Na^+ 浓度在最初 24 h 内升高超过 10 mmol/L 及之后的每 24 h 升高超过 8 mmol/L。

细胞外液增多患者（高血容量）

☑ 将液体限制到 1 L/d，以防止容量负荷进一步增多。

☑ 水过负荷的情况下，考虑呋塞米。

抗利尿激素分泌不当综合征（SIADH）（正常血容量）

☑ 限制液体摄入：一线治疗。

☑ 条件允许时口服氯化钠和小剂量利尿剂（如：呋塞米）。

循环容量减少（低血容量）

☑ 按 0.5 ~ 1.0 ml/（kg·h）的速度静脉输注 0.9% 盐水，以恢复细胞外容量。

辅助检查

尿素和电解质、尿钠水平、血清渗透压、尿渗透压

低钠血症的原因

- 采样误差——"输液臂"现象。
- 超高龄和低幼龄——水摄入过量。
- 利尿剂，特别是噻嗪类药物（如：苄氟噻嗪）。
- 病史——胰腺炎、心脏和肝衰竭、肾病、肺炎、SIADH。
- 由于麻醉、疼痛等原因，抗利尿激素分泌增加。
- 不恰当的液体输注：
  - 术后过量的低张液输注。
  - TURP/宫腔镜检查期间大量甘氨酸冲洗液吸收入血。
- 测量误差——高血糖（血糖每升高 3.5 mmol/L，Na^+ 降低 1.5 mmol/L），单克隆丙种球蛋白血症和高脂血症。

渗透压间隙的定义：测量血清渗透压，并与计算值 {[2(Na^+ + K^+)] + 尿素 + 葡萄糖} 进行比较，两者之间的差异为渗透压间隙。

排除

采样误差、高血糖、高脂血症。

注意事项

- **低血容量——全身总钠量和总水量不足**：体液的流失会刺激抗利尿激素分泌，增加水潴留。然而，随后给予低张液会使低钠血症加重。
- **肾脏丢失（尿 Na^+ > 20 mmol/L）**：利尿剂、糖尿病酮症酸中毒、艾迪生病（K^+、尿素和肌酐升高）。
- **肾外丢失（尿 Na^+ < 20 mmol/L）**：胃肠道（呕吐和腹泻），第三间隙损失（胰腺炎、烧伤）。
- **正常血容量（更常见）——体内钠含量正常，全身总水量增加，却很少或不出现水肿**：尿钠一般为 20 mmol/L，血清渗透压 270 Osmol/kg，尿渗透压 100 Osmol/kg：
  - 应激反应（如：术后、抗利尿激素分泌不当、糖皮质激素缺乏、甲状腺功能减退、HIV）
- **高血容量——全身总钠量升高，全身总水量增加，且水增加>钠增加**：由于水过载而出现全身性水肿：
  - 心肝衰竭（尿 Na^+ < 20 mmol/L），提示预后不良。
  - 肾衰竭（尿 Na^+ > 20 mmol/L）。
  - 测量尿钠含量，明确原因。
- 症状严重的急性低钠血症患者易出现危险的脑水肿。相比之下，有症状的慢性低钠血症患者在快速纠正低钠血症时风险更大。低钠血症纠正过快可引起脑水肿和中枢性脱髓鞘。
- 对于慢性低钠血症，要更缓慢地进行纠正。
- 有症状的患者必须立即治疗（可能在术中），可能需要重症监护支持。
- 慢性或无症状低钠血症患者不宜延迟手术，但 Na^+ < 120 mmol/L 时应谨慎，以免加重病情。
- 即使存在低钠血症，急症患者也可能需要手术。
- 咨询内分泌科医师的建议。

拓展阅读

Reynolds, R.M., Padfield, P.L., Seckl, J.R. (2006). Disorders of sodium balance. *British Medical Journal*, **332**, 702–5.

Spasovski, G., Vanholder, R., Allolio, B., et al. (2014). Clinical practice guideline on diagnosis and treatment of hyponatraemia. Hyponatraemia Guideline Development Group. *Nephrology Dialysis Transplantation*, **29** Suppl 2, i1.

Tzamaloukas, A.H., Malhotra, D., Rosen B.H., Raj, D.S.C., Murata, G.H., Shapiro, J.I. (2013). Principles of management of severe hyponatraemia. *Journal of the American Heart Association*. Available at: http://jaha.ahajournals.org/content/2/1/e005199

⚠ 高钙血症

定义

- 正常血清钙 2.2 ~ 2.5 mmol/L（离子钙 0.9 ~ 1.1 mmol/L）
- 轻度高钙血症 2.6 ~ 3.0 mmol/L
- 中度高钙血症 3.0 ~ 3.4 mmol/L
- 严重的高钙血症 > 3.4 mmol/L

临床表现

- "骨折、结石、肠鸣音和精神异常"。
- 心血管系统——继发于多尿的脱水，血压升高，心动过缓，心律失常，PR 间期延长，QT 间期缩短。
- 胃肠道——恶心呕吐，腹痛，消化性溃疡，便秘，肾结石和肾衰竭，胰腺炎。
- 中枢神经系统——精神障碍，昏迷，反射亢进，舌肌震颤。

即刻处理

- ☑ ABC——100% O_2。
- ☑ 静脉补液（0.9% 盐水）。
- ☑ 一旦容量恢复，即给予袢利尿剂（如：呋塞米 20 mg），以减少 Na^+ 和 Ca^{2+} 的重吸收。
- ☑ 补充持续丢失的 Na^+、K^+、Cl^-、Mg^{2+}。
- ☑ Ca^{2+} > 3.4 mmol/L：将帕米膦酸二钠 60 mg 加入 1 L 生理盐水持续静脉滴注 > 4 h。效果可维持 48 h。
- ☑ Ca^{2+} > 3.4 mmol/L 为严重高钙血症，应推迟所有择期手术。
- ☑ 如果患者有症状，可血液透析。
- ☑ 恶性疾病即便伴有中度高钙血症，也需要考虑手术（风险/受益比）。

后续管理

- ☑ 测定血清甲状旁腺素水平。如正常或偏高，进一步检查 24 h 尿 Ca^{2+} 水平。
- ☑ 目标：在 1 ~ 2 天内将血清钙浓度降低 0.5 mmol/L。
- ☑ 双膦酸盐，如帕米膦酸二钠（60 mg 加入 1 L 生理盐水静脉滴注 > 4 h）；氯膦酸钠（300 mg/d，连续 7 ~ 10 天）；羟乙膦酸钠 [7.5 mg/（kg·d）PO，两次间隔 4 h 及以上，持续 3 天]。
- ☑ 继发于肾衰竭的高钙血症——使用低钙透析液进行血液透析。
- ☑ 恶性肿瘤和肉芽肿性疾病会抑制胃肠道对钙的吸收，此类患者可使用糖皮质激素治疗高钙血症（泼尼松龙口服剂量最高可达 60 mg/d）。
- ☑ 降钙素可增加钙的排泄，抑制骨吸收，引起血钙短暂的中度降低，因此在急性期获益不大。给药方式：4 units/kg，IM/皮下，每 6 ~ 12 h 给药。

☑ 磷酸盐治疗：口服磷酸盐 3 g/d（引起腹泻）。静脉注射磷酸盐必须缓慢给药（< 9 mmol/12 h）。磷酸盐增加骨骼对钙的吸收，减少消化道对钙的吸收，并抑制骨破坏。可以用于儿童。

☑ 咨询内分泌科专家的建议。

☑ 明确并治疗病因。对相关疾病进行鉴别诊断（如：恶病质、恶性肿瘤伴骨痛）。

☑ 鼓励负重运动，因为缺乏活动会加重高钙血症。

辅助检查

● 全血细胞计数、尿素和电解质、磷酸盐、白蛋白、胸部 X 线、心电图、甲状旁腺素水平、淀粉酶。

● 如果正在使用利尿剂，排查是否存在利尿剂相关的低 K^+ 和低 Mg^{2+}。

危险因素

● 原发性甲状旁腺功能亢进（最常见的病因）。

● 恶性肿瘤（第二常见），通常有明确的临床证据（如：鳞状细胞肺癌、转移性乳腺癌、骨髓瘤）。

● 肾脏疾病——慢性衰竭和移植后。

● 药物——噻嗪类利尿剂、锂、茶碱中毒。

● 甲状腺功能亢进。

● 嗜铬细胞瘤。

● 肉芽肿性疾病——结节病、结核病。

● 低磷血症（< 1.4 mmol/L）。

● 采样错误——抽血时止血带使用不当。

● 罕见原因——维生素过量，钙抗酸剂过量，牛奶碱综合征，家庭因素。

注意事项

● 游离钙才具有生理活性，因此应优先测量游离钙而非总钙。血清白蛋白的改变会改变总钙水平，对游离钙无影响。校正钙水平（mmol/L）的计算公式，当白蛋白 ≥ 40 g/L 时，每 4 g 白蛋白扣除 0.1 mmol/L 钙。

● 高钙血症可引起胰腺炎，应定期检查血清淀粉酶（注意：胰腺炎患者会发生低钙血症）。

● 在出现高钙血症时，麻醉药会增加严重心律失常的风险。

拓展阅读

Joshi, D., Center, J.R., Eisman, J.A. (2009). Investigation of incidental hypercalcaemia. *British Medical Journal*, **339**, b4613.

Khan, M.M., Desborough, J.P. (2003). Calcium homeostasis. *The Royal College of Anaesthetists Bulletin*, **18**, 883–86. Available at: http://cks.nice.org.uk/hypercalcaemia

Maier J.D. Levine S.N. (2015) Hypercalcaemia in the Intensive Care Unit: A review of pathophysiology, diagnosis and modern therapy. *J Intensive Care Med* **30** (5) 235

⚠ 低钙血症

定义

- 正常血清钙 2.1 ～ 2.6 mmol/L（离子钙 0.9 ～ 1.1 mmol/L）
- 低钙血症＜ 2.1 mmol/L（离子钙＜ 0.9 mmol/L）

严重低钙血症的临床表现

校正钙水平 ≤ 1.9 mmol/L 时，通常会出现临床症状，但发生率和严重度取决于 Ca^{2+} 的下降速度。

- 心血管系统——心律失常，PR 间期缩短，QT 间期延长，心肌收缩力下降，心输出量减少，低血压，心力衰竭。
- 中枢神经系统——手足抽搐，肌肉痉挛，强直，惊厥。Chvostek 征（叩击耳前面神经时出现面肌收缩）和 Trousseau 征（肱动脉闭塞后，出现掌指关节和拇指屈曲，手指过伸）是低钙血症的特征性表现。

后续管理

- ☑ 行生化检查，明确并治疗病因。
- ☑ 慢性低钙血症可以通过口服碳酸钙和补充维生素 D 来治疗。
- ☑ 部分甲状旁腺功能减退患者使用维生素 D 补充剂效果不明显，可使用 1-α 骨化醇或骨化三醇，起始剂量为每天 0.25 ～ 0.5 μg PO 或 IV。

立即处理

- ☑ ABC 原则——100% O_2。
- ☑ 注射钙剂：
  - 氯化钙（10% 5 ～ 10 ml），给药时间＞ 10 min。氯化钙存在静脉刺激，最好通过中心静脉注射。
  - 葡萄糖酸钙（10% 10 ～ 20 ml）——必须由肝代谢后才产生活性，因此在紧急情况下效果较差。
- ☑ 如有必需，持续输注钙剂（如 10% 氯化钙 5 ～ 10 ml/h）。
- ☑ 如有必要，使用正性肌力药支持心血管系统。

辅助检查

- 全血细胞计数、尿素和电解质、磷酸盐、淀粉酶、维生素 D、血清甲状旁腺素、镁、尿肌红蛋白、血清肌酸激酶。
- 胸部 X 线。

危险因素

- 最常见的院内原因是全甲状腺切除术后的甲状旁腺功能受损。
- 血制品及凝血因子的输注——大量使用含有柠檬酸的血制品会导致离子钙的急剧减少。

- 碱中毒（如：过度通气——离子钙减少）。
- 慢性肾衰竭会降低维生素 D 的活性。
- 钙通道阻滞剂过量。
- 甲状旁腺切除术后功能减退和假性甲状旁腺功能减退。
- 急性胰腺炎。
- 感染性休克。
- 横纹肌溶解。
- 维生素 D 缺乏，饮食不良，紫外线照射不足。
- 低镁血症——加重低钙。
- 一过性降低——继发于给药（如：鱼精蛋白、胰高血糖素或肝素）后。

注意事项

- 负荷量的钙剂可引起短暂但显著的血压升高，应在充分监测的情况下缓慢给药 5 ～ 10 min。
- 因为钙剂会导致注射部位的血管收缩和组织缺血，所以条件允许时，应从中心静脉给予，如果无法实现，优先选择葡萄糖酸钙。
- 计算校正钙水平（mmol/L）的计算公式：当白蛋白 ≤ 40 g/L 时，每 4 g 白蛋白增加 0.1 mmol/L 钙。

拓展阅读

Cooper, M., Gittoes, N. (2008). Clinical review: diagnosis and management of hypocalcaemia. *British Medical Journal*, **336**, 1298–303.

Khan, M.M., Desborough, J.P. (2003). Calcium homeostasis. *The Royal College of Anaesthetists Bulletin*, **18**, 883–6.

Society for Endocrinology (2016). *Emergency Management of Acute Hypocalcaemia in Adult Patients*. Available at: https://www.endocrinology.org/clinical-practice/clinical-guidelines/

⚠ 高镁血症

定义

- 正常血清 Mg^{2+} 水平为 0.7 ～ 1.0 mmol/L（1.8 ～ 3.0 mg/dl）
- 高镁血症：Mg^{2+} 血清水平 > 1.1 mmol/L
- 加强治疗病房和产科的目标 Mg^{2+} 水平 > 2.0 mmol/L

临床表现

见表 10.4。

- 心血管系统——血管舒张和低血压［合用挥发性麻醉药和（或）静脉麻醉药时更为严重］，心动过缓，PR 间期延长，QRS 波增宽，心脏骤停。
- 呼吸系统——支气管扩张和呼吸抑制。
- 中枢神经系统——镇静、昏迷、虚弱。神经肌肉连接处的乙酰胆碱减少导致肌肉松弛效应增强。深部肌腱反射丧失，面部感觉异常。
- 代谢——骨矿化。
- 凝血病——凝血功能可能受损。

即刻处理

若 Mg^{2+} > 4 mmol/L 或患者出现高镁血症特异性临床表现：

☑ 去除镁源。

☑ 10% 葡萄糖酸钙 10 ml 缓慢 IV 至少 5 min，必要时重复。慎用于肾损伤患者。Ca^{2+} 可拮抗 Mg^{2+} 的神经肌肉效应和心血管效应。其对心电图的影响一般即刻显现，但除非血清 Mg^{2+} 下降，不然只能起到短暂作用。

☑ 通过静脉输液和强制利尿加强 Mg^{2+} 排泄（如：呋塞米，初始剂量 20 mg，根据反应重复使用）。

☑ 如果有危及生命的并发症＋/－肾衰竭——用无 Mg^{2+} 透析液透析。

术后管理

☑ 进行生化检查，找出可能的原因。

表 10.4 血清镁水平升高的生理效应

生理范围	0.7 ～ 1.0 mmol/L
治疗范围	1.25 ～ 2.5 mmol/L
膝跳反射消失	3.3 ～ 5.5 mmol/L
呼吸骤停风险	5.0 ～ 7.5 mmol/L
心脏骤停风险	15.0 mmol/L

辅助检查

- 监测血清 Mg^{2+} 水平
- 尿素和电解质、肌酐清除率、T4/ 促甲状腺激素、内分泌 / 激素筛查

危险因素

- 摄入过量：肾功能正常者极少发生：
  - 医源性给药过度
  - 抑酸药
  - 泻药、神经性厌食症。
- 肾衰竭，特别是透析患者服用 Mg^{2+} 补充剂。
- 低钙血症和高钾血症（加重高镁血症的并发症）。
- 肾上腺皮质功能不全、甲状腺功能减退。
- 抑郁——好发于服用锂剂的患者。

特殊注意事项

- 1 g 硫酸镁含 4 mmol Mg^{2+}。
- 治疗严重哮喘的目标：Mg^{2+} > 1 mmol/L。
- 治疗妊娠性高血压和子痫的目标：血清 Mg^{2+} 2 ～ 4 mmol/L。
- 可能需要较低剂量的肌肉松弛剂——Mg^{2+} 可抑制四个成串刺激后的抽搐反应。
- 警惕重症肌无力或肌肉营养不良（避免 Mg^{2+} 在这类人群中应用）。
- 高镁血症可加重全麻患者的低血压。
- 嗜铬细胞瘤——由于阻断了钙离子通道，术中使用镁剂可以改善心血管稳定性。在血清浓度超过 1.5 mmol/L 时有效。

拓展阅读

Jahnen-Dechent, W., Ketteler, M. (2012). Magnesium basics. *Clinical Kidney Journal*, **5** Suppl 1, 3–14.

Watson, V.F., Vaughan, R.S. (2001). Magnesium and the anaesthetist. *British Journal of Anaesthesia CEPD Reviews*, **1**(1), 16–20.

Weisinger, J.R., Bellorin-Font, E. (1998). Electrolyte quintet: magnesium and phosphorus. *Lancet*, **352**, 391–6.

ⓘ 低镁血症

定义

- 正常血清 Mg^{2+} 水平为 $0.7 \sim 1.0$ mmol/L（$1.8 \sim 3.0$ mg/dl）
- 低镁血症 < 0.6 mmol/L（游离镁）

临床表现

- 心血管系统——高血压合并冠状动脉痉挛引起的心绞痛，地高辛中毒风险增加，心律失常（室性心动过速/心室颤动，尖端扭转型室性心动过速，室上性心动过速，心房颤动），心电图改变（PR 间期延长/QRS 波增宽/T 波倒置）。
- 中枢神经系统——神经传导异常（肌阵挛、喘鸣、抽筋）、抽搐、昏迷。
- 精神变化——焦虑、抑郁、意识模糊、精神错乱、韦尼克脑病。
- 代谢变化——低钾血症、高胰岛素血症。
- 骨骼——（慢性症状）骨质疏松和骨软化。

即刻处理

☑ "紧急处理"（心律失常或急性严重难治性哮喘）：8 mmol Mg^{2+} 入 5% 葡萄糖或生理盐水 IV。

☑ 尖端扭转型室性心动过速——2 g Mg^{2+} IV，至少 $1 \sim 2$ min，而后 Mg^{2+} $12.5 \sim 25$ g（$50 \sim 100$ mmol）持续输注至少 24 h。

☑ 妊娠高血压/子痫：硫酸镁负荷量 4 g（16 mmol）溶于 5% 葡萄糖或生理盐水 IV，至少 $10 \sim 20$ min，而后以 1 g/h（4 mmol/h）的速度维持用药至末次惊厥发作后 24 h。若惊厥再次发作，重复给予硫酸镁 $2 \sim 4$ g（$8 \sim 16$ mmol）IV，至少 5 min。目标血浆浓度为 $2 \sim 4$ mmol/L。

后续管理

☑ 保持血清 $Mg^{2+} > 0.8$ mmol/L
☑ 维持剂量：$2.5 \sim 5$ g/d，（$10 \sim 20$ mmol/d）。

辅助检查

血清 Mg^{2+} 水平

危险因素

- 摄入量不足：
  - 饮食不良
  - 老年人
  - 慢性酒精滥用
  - 过量输液
  - 全胃肠外营养（TPN）中 Mg^{2+} 含量不足
- 重症监护患者——多因素
- 吸收减少：
  - 胰腺功能障碍——胰腺炎
  - 短肠综合征——小肠切除后

- 过度肾脏丢失：
  - 药物——利尿剂、地高辛、庆大霉素、乙醇、环孢素、两性霉素
  - 肾脏疾病——急性肾小管坏死利尿期，间质性肾炎，过度利尿
  - 高醛固酮症
- 非肾脏丢失：
  - 胃肠道——腹泻 / 鼻胃管长时间的抽吸 / 引流
  - 原发性甲状腺功能亢进
  - 使用胰岛素治疗的糖尿病酮症酸中毒
- 大量输血

注意事项

- 1 g 硫酸镁约含 4 mmol Mg^{2+}。
- 镁的使用会导致血压和心输出量大幅度降低。对低血压或心血管功能不稳定的患者应加强监测。
- 发生在加强治疗病房的心律失常，如果可能存在低镁血症，应使用上文所述的负荷剂量镁剂进行治疗。
- 低镁血症在心肺转流术后很常见，且与恶性心律失常相关。
- 妊娠引起的高血压和子痫——正常的镁水平已被证明可以减少脑血管痉挛，并降低大脑内动脉和中动脉的阻力，从而减少抽搐的发生率。
- 低 Mg^{2+} 增加了麻醉诱导和气管插管时哮喘 / 支气管痉挛的风险。
- 抽搐——Mg^{2+} 被用作癫痫持续状态的二线治疗。
- 哮喘——镁剂疗法作为一种辅助用药可用于治疗对标准治疗无反应的支气管痉挛。目标是维持血清 Mg^{2+} > 1.0 mmol/L。

拓展阅读

Agus, Z.S. (1999). Hypomagnesemia. *Journal of the American Society of Nephrology*, **10**, 1616–22.

Jahnen-Dechent, W., Ketteler. M. (2012). Magnesium basics. *Clinical Kidney Journal*, **5** Suppl 1, 3–14.

Watson, V.F., Vaughan, R.S. (2001). Magnesium and the anaesthetist. *British Journal of Anaesthesia CEPD Reviews*, **1**(1), 16–20.

第 11 章

苏醒期问题

Charles Gibson

张海静　译　吉晓琳　校

⊙ 胸痛

定义

胸部任何部位的不适。

临床表现

患者自述疼痛，或可能出现呼吸困难、痛苦面容、面色苍白、湿冷，并可能出现低血压。

立即威胁生命

心肌梗死（MI）、肺栓塞、张力性气胸、主动脉夹层。

鉴别诊断

心肌炎、心包炎、肺炎、肌肉骨骼疼痛、上消化道系统牵涉痛（胃胀气、消化性溃疡、腹腔镜束带问题、胰腺炎、胆道疾病、内脏破裂、食管痉挛）。

> **即刻处理**
>
> ☑ ABC
> ☑ 建立连续 ECG，无创血压，SpO_2 监测。
> ☑ 如果患者状态不佳，请呼叫高级医师协助。
> ☑ 高流量吸氧，使用非重复吸入面罩、CPAP 或插管等维持 $SpO_2 > 90\%$。
> ☑ 检查胸廓起伏是否对称、气管位置、叩诊音是否改变、呼吸音是否减弱。
> ☑ 检查 12 导联心电图——新的局灶性 ST 段和 T 波变化提示不断发展的心肌缺血。心动过速、新的右束支传导阻滞（RBBB）和 $S_1Q_3T_3$ 变化应怀疑肺栓塞。心包炎、心肌炎和心肌病通常在多个冠状动脉供血区域有广泛的 ST 段改变。
> ☑ 安排紧急的胸部 X 线（CXR），尽可能直立位。仰卧位 CXR 容易漏诊气胸和纵隔增宽。缺氧患者 CXR 示肺野相对清晰，需警惕肺栓塞。
> ☑ 动脉血气（ABG）监测以寻找低氧或乳酸血症的证据。
> ☑ 将血压和心率维持在患者的正常范围内。
> ☑ 镇痛药（通常是二乙酰吗啡 $1 \sim 5\ mg\ IV$，芬太尼 $25 \sim 100\ \mu g\ IV$）。

后续管理

☑ 根据最可能的诊断对患者分层处置和持续护理。大多数患者需要转运至 CCU/HDU/ICU。
☑ 考虑建立动脉和中心静脉通路。
☑ **急性冠脉综合征（ACS）**—— ➋ 见 p.335。

☑ **气胸**——临床诊断为张力性气胸的急性失代偿患者应行紧急减压，将 14 号静脉套管置于锁骨中线的第 2 肋间，然后插入胸腔引流管并水下密封（➲见 p.472）。

☑ **肺栓塞（PE）**——患者 CXR 相对清晰，存在肺内分流（给予高氧流量，但仍存在显著低氧血症）。初始治疗：给予高流量氧气；谨慎的液体复苏（500～1000 ml），必要时给予去甲肾上腺素维持循环稳定。大面积 PE（收缩压＜90 mmHg）具有高死亡率（30%），因患者通常存在溶栓禁忌证（➲见"肺栓塞"，p.41），需要考虑有创再灌注治疗（经皮介入或手术切开取栓）。次大面积 PE 定义为具有右心室功能障碍但未发生休克，这些患者的再灌注策略存在争议，应根据具体情况加以考虑。在安全的情况下尽快与手术团队讨论放置下腔静脉滤器和早期全身抗凝（抗凝可将大面积 PE 的死亡率降低至 3%～8%）。右心室功能正常、血压正常的 PE 患者死亡率低（1%），应考虑早期全身抗凝 ± 放置下腔静脉滤器。

☑ **主动脉夹层**——不常见，更常见于老年或高血压患者，但可能发生在患有结缔组织疾病（马方综合征）的年轻患者中。临床表现为严重的胸部和（或）背痛、新发的神经功能障碍、双上肢血压相差大和（或）心脏压塞。直立的 CXR 可能显示纵隔增宽，但明确诊断需要 CT 或经食管超声心动图。使用 β 受体阻滞剂（拉贝洛尔或艾司洛尔）控制心率和血压，目标心率＜60 次 / 分，收缩压维持于 100～120 mmHg。如果高血压仍然控制不佳，则使用硝普钠。应用阿片类药物控制疼痛。急性升主动脉夹层是外科急症，应紧急寻求心胸外科医师的意见和帮助。

☑ **急性心包疾病**——检查平卧时是否有摩擦音且胸痛加重，而坐起时疼痛缓解。特征性心电图表现为多个胸导联和肢体导联凹陷形 ST 段抬高。正常的超声心动图亦不能排除心包炎。治疗相关病因，并使用秋水仙碱和非甾体抗炎药。

辅助检查

- ECG
- CXR
- ABG
- 全血细胞计数、尿素和电解质、肝功能、淀粉酶
- 考虑：
  - 检测肌钙蛋白水平（在心肌梗死后 6～10 h 内可能不会升高，并且在大约三分之一的患者中可能由于 ACS 以外的原因升高，如：肺栓塞、急性心力衰竭、咳嗽变异性哮喘、肾衰竭）
  - CT 肺血管造影检查

- 超声心动图
- 肺部超声
- V/Q 扫描
- 腹部超声
- 下肢多普勒超声（肺栓塞）

风险因素

- 缺血 / 梗死——➋ 见 p.35 和 p.335。
- 气胸——未确诊的肋骨骨折、胸壁或腹部损伤、中心静脉导管置管损伤。
- 深静脉血栓 / 肺栓塞风险——活动受限、肥胖、外伤、骨折、怀孕、骨盆手术。
- 胆结石、胆道或消化道溃疡等疾病。
- 胃胀气——鼻胃管放置不当。

儿科患者

- 胸痛通常不是心脏病的表现。
- 儿童难以定位疼痛，需与父母讨论，了解情况。
- 一般为非心脏来源——常见原因有肌肉骨骼系统、肺部（感染、气胸）疾病或特发性（青少年焦虑和过度换气）。

注意事项

- 由于存在出血风险，通常禁忌在手术后溶栓。
- 如果怀疑心肌梗死，应在入住 ICU/HDU 之前考虑紧急冠脉支架置入术 ± 冠状动脉血管成形术。
- PE 可能极难诊断，为排除 PE 可降低检查指征。

拓展阅读

Erhardt, L., Herlitz, J., Bossaert, L., et al. (2002). Task force on the management of chest pain. *European Heart Journal*, **23**, 1153–76.

⛯ 急性冠脉综合征（ACS）

定义

急性缺血性心肌损伤。

临床表现

- 典型的心肌梗死（MI）表现为胸骨后挤压／压迫感或紧缩样疼痛，持续时间超过 20 min，并可能放射到喉部、下颌、手臂或上腹部。
- 部分患者可能表现为无症状或症状不典型 [多见于老年，女性，合并糖尿病，实施硬膜外麻醉以及围手术期患者（65%）]。
- 可能出现新的心律失常、心力衰竭或心源性休克。

即刻处理

- ☑ 立即开始复苏，关注 ABC。
- ☑ 尽早呼叫高级医师协助。
- ☑ 建立连续 ECG、无创血压、SpO_2 监测。
- ☑ 维持 $SaO_2 > 90\%$。
- ☑ 检查体温，维持体温于正常范围。
- ☑ 给予阿司匹林 300 mg 咀嚼或鼻饲，硝酸甘油 400 μg 舌下含服（最多三剂），并滴定吗啡以减轻疼痛。
- ☑ 停用非甾体抗炎药或 COX-2 抑制剂。
- ☑ 监测 3 导联心电图并获得 12 导联心电图——对比以前的心电图进行相应的后续管理。ST 段抬高型心肌梗死（STEMI）患者约占 ACS 的 30%，此型患者需要紧急再灌注治疗。手术后患者通常禁忌溶栓治疗，只能选择紧急血管成形术。非 ST 段抬高型急性冠脉综合征 [包括不稳定型心绞痛和非 ST 段抬高型心肌梗死（NSTEMI）] 患者应根据其风险大小给予治疗：
- ☑ 如果没有心力衰竭或血流动力学不稳定的表现，给予 β 受体阻滞剂以保持心率 < 70 次／分但收缩压 > 90 mmHg（美托洛尔 25 mg 口服／鼻饲）。
- ☑ 与外科和心脏病学团队讨论进一步的抗血小板治疗（替格瑞洛 180 mg、普拉格雷 60 mg 或氯吡格雷 300 ～ 600 mg 口服／鼻饲）和肝素化（高出血风险患者避免使用低分子肝素），个体化权衡患者术后出血风险。
- ☑ 既往高血压患者，维持收缩压 100 ～ 130 mmHg，美托洛尔 5 mg IV（5 min 1 剂，最多 3 剂）。
- ☑ 对于下壁 STEMI 的低血压患者，考虑右室或后壁梗死。如果没有肺充血的迹象，可谨慎输注液体。若无反应可考虑使用血管加压药和正性肌力药（去甲肾上腺素＋/－多巴酚丁胺），但需警惕它们会增加心肌氧需并可能导致心律失常。

☑ 治疗心律失常（药物治疗、起搏）。注意可能与室性心动过速或心室颤动混淆的加速性室性自主心律，常见于（约 10% STEMI）透壁性心肌梗死的首个 24 小时内，通常是良性且具有自限性。典型心电图表现为增宽畸形的 QRS 波群，心室率 60 ～ 110 次 / 分。

☑ 通过硝酸甘油持续输注（1 ～ 10 mg/h，若血压尚可），呋塞米 IV（20 ～ 40 mg），以及 CPAP（5 ～ 10 cmH₂O）治疗心力衰竭。

☑ 考虑动脉和中心静脉置管。

☑ 尽快开始或恢复他汀类药物治疗（阿托伐他汀 80 mg）。

后续管理

☑ 纠正电解质失衡，尤其是血钾（目标 > 4 mmol/L）和镁（目标 > 1 mmol/L）；控制血糖（5 ～ 9 mmol/L）。

☑ 密切关注可能的并发症（心律失常、心脏传导阻滞、心力衰竭、休克、急性二尖瓣关闭不全）。

☑ 转入 ICU 或 CCU。

辅助检查

- 新发 ST 段和 T 波改变或左束支传导阻滞（LBBB），完善 12 导联心电图。20% 的 MI 患者的心电图最初是正常的。
- 动脉血气。
- 肌钙蛋白（MI 后 2 ～ 3 小时后开始升高）。
- 全血细胞计数、尿素和电解质、肝功能、血镁、血糖、凝血功能。

危险因素

既往存在心绞痛病史、不稳定或控制不佳的高血压、心肌梗死、任何血管性疾病、慢性肾功能不全、脂质代谢紊乱、糖尿病、肥胖、高同型半胱氨酸血症、高龄、心脏病家族史、心电图异常。

排除

- 正常患者发生早期复极时也表现为 ST 段抬高，称为"高起点"，多见于 V₂ 和 V₃ 导联中，ST 段呈凹面向上抬高。
- ST 段抬高的非 ACS 原因包括冠状血管痉挛、急性心包疾病、LBBB、心室起搏心律、颅内压升高、室壁瘤、左心室肥厚、布加综合征（遗传性心律失常，心电图表现为 V₁～₃ 导联 ST 段抬高和 RBBB）。
- 可卡因中毒。用苯二氮䓬类药物控制症状。

儿科患者

- 原因包括非法药物使用、冠状动脉异常、围产期窒息、心肌炎、川崎综合征和心脏手术后冠状动脉阻塞。
- 婴幼儿出现非特异性症状，年龄较大的儿童抱怨长时间的非胸膜炎性胸痛或腹痛。

注意事项

- 高达 5% 的接受非心脏手术的患者会出现心脏并发症（死亡、非致命性心肌梗死、心力衰竭和室性心动过速）。
- 围手术期心肌梗死的住院死亡率在 12% ～ 25%。
- 肌钙蛋白水平通常在缺血性胸痛发生一段时间后很快恢复正常，因此可能需要随后的心脏监测和重复检测肌钙蛋白水平。肌钙蛋白 T 通常在 12 小时达到峰值并持续 4 ～ 7 天，正常值范围是 1 ～ 14 ng/L。

拓展阅读

Task Force on the management of acute coronary syndromes (ACS) in patients presenting without persistent ST-segment of the European Society of Cardiology (2011). ESC guidelines for the management of acute coronary syndrome in patients presenting without persistent ST-segment elevation. *European Heart Journal*, **32**, 2999–3054.

Task Force on the management of ST-segment elevation acute myocardial infarction of the European Society of Cardiology (2012). Management of acute myocardial infarction in patients presenting with persistent ST-segment elevation. *European Heart Journal*, **33**, 2569–619.

☼✚ 急性心力衰竭（AHF）

定义

AHF 是一种临床综合征，表现为心脏收缩或舒张功能不足。如果与无氧细胞代谢相关，则经常使用术语"循环衰竭"或"休克"。

分类（欧洲心脏病学会）

高血压性 AHF——表现为肺水肿，左心室收缩功能相对保留，常涉及舒张功能障碍。

心源性休克——纠正前负荷后，仍存在组织灌注不足的证据。以收缩压 < 90 mmHg 和（或）尿量 < 0.5 ml（kg·h）为特征，伴有或不伴有器官充血。

失代偿性 AHF——具有轻度心力衰竭的体征和症状，但不符合高血压性 AHF 或心源性休克类别定义。

高排出量性心力衰竭——心动过速、外周温热、肺淤血，血压降低或正常。

急性右心衰竭——一种低输出综合征，伴有颈静脉压力（JVP）增加，肝脏体积增大，外周组织水肿，无肺淤血。

即刻处理

☑ 立即开始心肺复苏，关注 ABC。

☑ 尽早呼叫高级医师协助。经针对性治疗，多数患者会有迅速反应。

☑ 连续监测 3 导联心电图、无创血压和 SaO_2（和留置导尿管）。

☑ 考虑早期建立中心静脉通路和有创动脉监测。

☑ 给予高流量吸氧、CPAP 或气管插管以维持充足的氧合（$SaO_2 > 90\%$）。

☑ 如果血压允许，尽可能使患者直立。

☑ 尽量使心律和心率正常化。因为大多数药物具有负性肌力作用，并且有使患者病情恶化的风险，伴有快速性心律失常的急性失代偿患者通常需要进行电复律。胺碘酮可能是最安全的选择（负荷量 300 mg IV，输注时间大于 1 h）。地高辛（负荷量 500 μg IV）具有正性肌力作用，但会导致 AHF 患者的心率控制不佳。心动过缓患者需要药物治疗（异丙肾上腺素/多巴胺/肾上腺素）或起搏（体外或经静脉）。

☑ 收缩压目标为 100 ～ 120 mmHg。

☑ 如果无低血压，使用硝酸甘油（GTN）（50 mg 用生理盐水稀释至 50 ml，从 3 ml/h 开始输注。通常的输注剂量范围是 1 ～ 10 mg/h）降低前负荷，并联合呋塞米 40 mg IV。

☑ CPAP（从 10 cmH_2O 开始，给予 100% O_2）是降低缺氧患者前负荷的有效手段。

☑ 如果伴有低血压（收缩压＜ 100 mmHg），可谨慎使用血管加压药（大剂量多巴胺 / 去甲肾上腺素 / 血管加压素）增加后负荷 ± 谨慎的液体输注（24 h 内最多 1.5 ～ 2 L）。建立中心静脉通路前，紧急情况下，可暂时使用间羟胺。

☑ 优化心输出量。在目标器官灌注不足的情况下考虑使用正性肌力药物——多巴酚丁胺［2.5 ～ 10 μg（kg · min）］。替代药物包括多巴胺和米力农。需要注意这类药物都会增加心肌氧需并可能导致心律失常。

☑ 吗啡（1 mg IV）可用于持续疼痛或过度焦虑的患者。吗啡在降低前负荷方面并没有额外的优势。

后续管理

☑ 寻找病因。慢性心力衰竭失代偿、液体超负荷、急性冠脉综合征和急性心律失常是最常见的原因。未确诊的或新的瓣膜病变（尤其是主动脉瓣狭窄）、心肌病或心脏压塞很容易被遗漏。

☑ 超声心动图（经胸，如果插管则经食管）有助于确定节段性或完全性心室功能障碍，瓣膜病变，以及监测对治疗的反应。

☑ 纠正电解质失衡，尤其是血钾（＞ 4 mmol/L），镁（＞ 1 mmol/L）。

☑ 控制血糖（5 ～ 9 mmol/L）。

☑ 如果对上述疗法没有反应，则需要请心脏内科和重症监护室会诊，指导治疗。可能需要使用心输出量监测仪（LiDCO、PiCCO、Vigileo、Swan-Ganz 导管）进行进一步监测。其他疗法可能包括主动脉内球囊反搏或左西孟旦。很少需要桥接机械心脏装置［体外膜肺氧合（ECMO）、左心室辅助装置（LVAD）］或心脏移植。

辅助检查

- 全血细胞计数、尿素和电解质、肝功能、血镁、血葡萄糖、乳酸、肌钙蛋白
- 动脉血气监测
- 胸部 X 线
- 12 导联 ECG
- 超声心动图

危险因素

- 缺血性心脏病。
- 高血压（体循环、肺循环）。
- 心肌、瓣膜、心包疾病或炎症。
- 肥胖、睡眠呼吸暂停。
- 急性神经损伤（头部或脊髓损伤、颅内出血）。
- 甲状腺疾病。

鉴别诊断

- 非心源性肺水肿——败血症、过敏反应、吸入性肺炎、多发性创伤、胰腺炎等。
- 血容量过多。
- 肺栓塞、静脉空气栓塞。
- 张力性气胸、心脏压塞。

儿科患者

- 心力衰竭婴儿可能会出现呼吸急促、喂养困难、出汗、易怒和呼吸困难。肝脏肿大比较常见。
- 年龄较大的儿童，尽管腹部症状可能占主导地位，但通常具有与成人相似的体征和症状。

注意事项

- 对于计划行早期血管重建的心源性休克合并急性心肌梗死患者，没有证据表明应使用主动脉内球囊反搏。
- 左西孟旦（Simdax®）是一种钙离子增敏剂，具有强心扩张血管特性，用于治疗心力衰竭。它的活性代谢产物具有与本体化合物相似的正性肌力作用，可发挥药理作用约 1 周。其安全性和有效性尚未确定，只有在与心脏病专家或重症监护医师讨论后才能开始使用。
- B- 钠尿肽（BNP）是一种肽激素，可因心力衰竭引起的机械应激而释放。它作为全身血管扩张剂和利尿剂，具有平衡稳态作用。虽然BNP 对 AHF 具有一定的敏感性和特异性，但通常需要通过临床评估来确定诊断。它可能在 COPD 患者中发挥临床作用，肺气肿加重和急性心力衰竭通常难以区分。肺栓塞、肺动脉高压、肝肾功能衰竭患者会出现假阳性。

拓展阅读

Task Force for the diagnosis and treatment of acute and chronic heart failure of the European Society of Cardiology (2012). ESC guidelines for the diagnosis and treatment of acute and chronic heart failure. *European Heart Journal*, **33**, 1787–847.

⚠ 术后高血压

定义

血压高于基线水平 20% 以上，收缩压 ≥ 140 mmHg 或舒张压 ≥ 90 mmHg。

临床表现

- 原发性高血压通常无症状。
- 严重急性（收缩压 > 180 mmHg 或舒张压 > 120 mmHg）高血压可能有头痛。高血压可能引起心肌缺血，导致胸痛。
- 术后即刻高血压很常见。疼痛、唤醒和意识模糊都是诱因。中度高血压通常不会危及生命，但当合并心动过速时会增加心脏压力。镇痛剂和 β 受体阻滞剂可以有效缓解。

即刻处理

☑ 立即开始复苏并关注 ABC。

☑ 尽早呼叫高级医师协助。

☑ 连续监测 3 导联心电图、无创血压和 SaO_2。

☑ 使用合适尺寸的袖带并在一个以上的肢体手动确认血压。如果使用动脉管路，则需校准，检查管道以及换能器的高度。

☑ 检查氧合和通气情况以避免缺氧和高碳酸血症 [使用麻醉后恢复室（PACU）二氧化碳检测仪对呼气末二氧化碳进行采样，并检测动脉血气，尤其是怀疑恶性高热时]。

☑ 静脉注射阿片类药物治疗剧烈疼痛。

☑ 排除膀胱膨胀或肠胀气（特别是有自主神经反射障碍的风险因素）。

☑ 药物治疗包括：

- 拉贝洛尔 50 mg IV，然后以 2 mg/min 速度持续输注。
- 艾司洛尔 0.5 mg/kg IV，然后以 50 ～ 200 μg/（kg·min）速度持续输注。
- 肼屈嗪 5 mg IV，最大剂量 20 mg，用药时间需大于 20 min。
- GTN 持续输注（50 mg/50 ml），以 3 ml/h 速度输注开始，根据血压水平调整。
- 硝普钠 [1.5 μg/（kg·min）～ 8 μg/（kg·min）]。
- 硫酸镁 2 ～ 4 mg IV，10 min 内，然后以 1 ～ 2 mg/h 速度持续输注（维持血清 Mg^{2+} > 1.5 mmol/L）。
- 必要时酚妥拉明 1 ～ 2 mg IV。
- 可乐定 25 ～ 150 μg 缓慢 IV。

后续管理

☑ 如果怀疑患者合并甲状腺疾病、原发性醛固酮增多症（康恩综合征）或嗜铬细胞瘤，需转诊至内分泌科医师，以诊断和治疗持续性高血压。

辅助检查

完善全血细胞计数、尿素和电解质、12 导联心电图、尿蛋白质和尿红细胞检查。

鉴别诊断和原因

- **原发性（基础）高血压**——未经治疗或术前未服用抗高血压药物。
- **甲状腺危象**——发热、心动过速、心房颤动、谵妄、躁动或昏迷、呕吐、腹泻、肌肉无力（ ➲ 见 p.288 ）。
- **嗜铬细胞瘤**——手术切除不完全或新发的肾上腺髓质肿瘤，其分泌儿茶酚胺导致严重的阵发性或持续性高血压（ ➲ 见 p.290 ）。
- **恶性高热**—— ➲ 见 p.280 。
- **先兆子痫和子痫**—— ➲ 见 p.166、169 。
- **自主神经反射失调**——在慢性脊髓损伤（尤其 T8 以上）中，损伤水平以下的刺激会引起强烈的交感反应。触发因素包括膀胱或中空内脏器官扩张或操作牵拉、温度变化、麻醉镇静镇痛不足。术前可使用苯氧苄胺降压，发生高血压危象时可使用酚妥拉明、硝苯地平和可乐定，心动过速时可应用 β 受体阻滞剂（ ➲ 见 p.208 ）。
- **医源性**——手术期间过度使用肾上腺素、可卡因、麻黄碱或其他血管加压药，注意检查术中药物使用情况。白内障手术前或术中使用去氧肾上腺素滴眼液；单胺氧化酶抑制剂和术中使用间接拟交感神经类或阿片类药物。
- 疼痛、激动、焦虑。
- 膀胱胀满，尤其是老年、意识不清 / 躁动的男性。

儿科患者

- 恢复室中的大多数高血压是由疼痛引起的，通常与心动过速和躁动有关。
- 正确的袖带尺寸很重要——袖带应完全环绕手臂以确保均匀压缩。袖带应至少覆盖上臂长度的三分之二，袖带宽度应为上臂中段周长的 40%。
- 儿童慢性高血压通常继发于肾脏疾病或血管异常，如主动脉缩窄。青少年可能会发展为原发性高血压。
- 必要时使用拉贝洛尔 [0.5 ～ 3 mg/ (kg · h)]、硝普钠 [0.5 ～ 8 μg/ (kg · min)] 紧急控制血压。

注意事项

- 因可能会引起血压骤降和心肌缺血，不再推荐舌下含服硝苯地平。

推荐阅读

Varon, J., Marik, P.E. (2003). Clinical review: the management of hypertensive crises. *Critical Care*, **7**(5), 374–84.

☢ 术后低血压

定义

血压比基线低 20% 以上，收缩压 < 90 mmHg 或平均压 < 60 mmHg。

临床表现

- 通常伴有心动过速，但取决于年龄、交感神经和副交感神经刺激反应。
- 脑灌注减少的表现——精神状态改变、恶心、呕吐。
- 脉搏微弱或消失（肱动脉、股动脉、颈动脉），尿量减少。

即刻处理

☑ 立即开始复苏并关注 ABC。

☑ 100% O_2。

☑ 尽早呼叫高级医师协助。

☑ 连续监测 3 导联 ECG、无创血压和 SaO_2。

☑ 抬高患者的双腿。

☑ 考虑无脉电活动的原因，因为这些都可能导致严重的低血压（4Hs 和 4Ts）：
  - 缺氧、血容量不足、体温过低、高 / 低钾血症。
  - 张力性气胸、毒素、血栓栓塞、心脏压塞。

☑ 通过快速静脉输液来纠正液体不足——乳酸钠林格液或 0.9% 生理盐水。存在大量失血，使用 O 型阴性血。

☑ 考虑使用血管加压药物，直至达到合适的循环容量：
  - 必要时麻黄碱 6 mg 负荷剂量 IV。
  - 必要时间羟胺 0.5 ～ 1 mg IV。
  - 必要时去氧肾上腺素 25 ～ 100 μg IV。
  - 心脏骤停前或其他药物无反应——必要时肾上腺素 50 ～ 100 μg IV。

☑ 考虑开放额外的静脉 / 中心静脉通路 + － 动脉置管。大量失血需要大口径静脉通路（肺动脉漂浮导管鞘管、快速输液管路）和快速输液装置。

☑ 通知血库取血。

☑ **过敏 / 类过敏反应**——肾上腺素 IV（50 ～ 100 μg），可增加剂量，后可持续输注以维持血压。（➡ 见 p.272）

☑ **严重失血**——（➡ 见 p.418）。

☑ **心脏压塞**——既往胸部外伤史或心胸手术史，特异性体征有颈静脉扩张、心音减弱。需入手术室进行开胸术、心包切开术，如果情况危急，则进行心包穿刺术。

☑ **气胸**——气管偏曲、过清音、呼吸音减弱（一侧或双侧）。行胸腔穿刺术（锁骨中线第 2 肋间隙），然后进行胸腔引流（➡ 见 p.485）。

后续管理

☑ 持续性低血压需要转入 ICU 或 HDU，并考虑实施有创血流动力学监测和正性肌力药物支持治疗。

☑ 根据可能的病因进行治疗。

☑ 对于新发心肌梗死或缺血，进行冠状动脉造影检查。

鉴别诊断和原因

- 术后低血压最常见原因是心肌抑制、血管扩张和相对容量不足。
- **低血容量**——禁食时间长、补液量不足、不显性液体或血液丢失、复温患者。
- **心输出量不足**——心力衰竭、心脏压塞、心律失常、心肌缺血/梗死、肺栓塞（静脉、空气或羊水）、气胸（慢性肺病、近期中心静脉导管置入或尝试置入史）、液体超负荷（TURP 综合征、过度输液）、主动脉压迫（孕妇、腹部肿瘤）。
- **血管阻力降低**——麻醉药、区域阻滞（硬膜外、硬膜下、高位或全脊髓麻醉）、脓毒血症（已知或疑似感染）、毒素、过敏反应、药物过量（输注泵问题或程序选择错误）。
- **抗高血压药**——尤其是 ACE 抑制剂、血管紧张素 2 受体拮抗剂。

排除

- 如果有低血压的其他体征，请勿延迟治疗。通过使用合适尺寸的袖带手动检查多于一个肢体的血压来确认低血压，或者如果使用有创动脉管监测，检查管路、调整换能器的高度、校准调零。
- 检查患者的术前血压。

儿科患者

- 低血压是儿童循环衰竭的晚期征象。早期征象包括心动过速（婴儿可高达 220 次/分）和外周循环衰竭。正常收缩压可以使用以下公式计算：BP = 90 +（年龄 ×2），另外选择合适的袖带尺寸非常重要。
- 给予 10 ml/kg 的晶体液（乳酸林格液或 0.9% 生理盐水）并评估反应性。
- 如果静脉通路开放困难，应尽早使用骨内通路，特别是年龄 < 6 岁的儿童。严重休克或心脏骤停儿童的肾上腺素静脉内或骨内用药剂量为 10 μg/kg（➋见 p.130）。

:☼: 呼吸衰竭和缺氧

定义

1 型（低氧血症）：$PaO_2 < 8$ kPa，$PaCO_2$ 正常或降低；

2 型（高碳酸血症）：$PaO_2 < 8$ kPa，$PaCO_2 > 6.7$ kPa。

临床表现

* 临床表现各异，取决于病因。可能表现为：
  * 如果通气驱动力或神经肌肉功能降低，则呼吸频率 / 潮气量降低。
  * 如果呼吸功能降低或缺氧，则表现为呼吸急促和呼吸窘迫。
* SpO_2 降低，$PaCO_2$ 升高，呼吸频率降低，或 CO_2 波形异常。
* 发绀（如果 $SpO_2 \leqslant 85\%$，需要血红蛋白 $\geqslant 50$ g/L 才可观察到发绀）。
* 晚期征象包括心动过缓或心动过速、心律失常或心肌缺血、意识水平下降。

立即威胁生命

* 气道阻塞
* 严重哮喘 / 过敏反应
* 张力性气胸
* 肺栓塞
* 神经肌肉阻滞

即刻处理

☑ 立即开始复苏并关注 ABC。

☑ 尽早呼叫高级医师协助。

☑ 检查气道并使用吸引器 /Magill 镊子解除阻塞——检查是否有假牙、留置的咽部填塞物、大的血凝块（鼻腔、口腔科手术）。

☑ 抬下颌、维持口 / 鼻气道通畅。

☑ 首先提供 100% O_2，然后根据氧饱和度调节。如果患者是长期 CO_2 潴留患者，则目标脉搏氧饱和度为 88% ～ 92%。

☑ 评估通气情况——观察呼吸模式和频率，进行肺部听诊（喘息，呼吸音消失）和胸部叩诊。

☑ 如果自主通气不足，开始使用球囊面罩辅助通气。

☑ 如果球囊面罩或自主通气不足，考虑气管插管（或适时插入喉罩）。

☑ 连续监测 3 导联 ECG、无创血压和 SaO_2。

☑ 使用吸痰管经气管导管清除气道分泌物。

☑ 大多数患者会对间歇正压通气有反应。对于缺氧仍无改善，但没有吸入肺炎或肺水肿迹象的患者，通常伴有肺不张 / 肺萎陷。胸部 X 线片可以确诊。通过肺复张，吸引解除梗阻和增加 PEEP 使肺重新扩张。

☑ 检查术中用药情况（肌肉松弛剂、阿片类药物、镇静剂、挥发性麻醉药物）。检查瞳孔收缩情况——如果阿片类药物过量，给予辅助通气 ± 纳洛酮（400 μg 稀释在 10 ml 盐水中，100 μg IV，可重复给药）。如果苯二氮䓬类药物过量，可考虑氟马西尼 0.2 ～ 1 mg IV。

☑ 评估神经肌肉功能临床指征（握力，抬头持续时间＞ 5 s）和电生理指标（神经刺激器：正常的 4 个成串刺激，强直收缩，等量双脉冲刺激）。如果神经肌肉功能不足，考虑新斯的明（最大剂量 70 μg/kg）与格隆溴铵或阿托品联合使用，或舒更葡糖钠 2 mg/kg 逆转罗库溴铵 / 维库溴铵。

后续管理

☑ 持续或严重的低氧血症需要转入 ICU/HDU 进行无创或有创正压通气。

☑ 如果怀疑有 CO_2 潴留的慢性肺病患者，则转入 ICU 进行通气治疗，或者如果呼吸费力，则转入 HDU 以密切监测通气功能。

☑ 严重支气管痉挛—— ➧见 p.70。

☑ 如果有头部外伤史、神经外科手术史或脑室-腹腔分流史，应进行快速神经系统检查（GCS 评分、瞳孔检查），请神经外科会诊，考虑是否需要进行 CT 扫描或再次手术。

☑ 上呼吸道问题—— ➧见 p.91。

辅助检查

- 动脉血气
- 胸部 X 线
- 外周神经刺激器——强直后计数和 4 个成串刺激
- 肺部超声

危险因素

- 长时间或大范围手术（如：胸腹切口）导致肺不张和肺萎陷。
- 潜在的严重呼吸系统疾病，尤其是腹部手术后。
- 老年或恶病质患者。
- 术中使用大剂量神经肌肉松弛剂（尤其是在肾衰竭或肝衰竭的情况下）、镇静剂或阿片类药物（手术结束时静脉输液管中残留的瑞芬太尼或其他阿片类药物的输入）。
- 误吸风险（未禁食、妊娠晚期、肥胖、裂孔疝、外伤、肠梗阻或胃排空受损、胃部手术术后）。
- 头部损伤、神经外科手术、脑室腹腔分流术。
- 肥胖（尤其是病态肥胖：体重指数＞ 35 kg/m²）。
- 低体温（温度＜ 35℃）。
- 剧烈疼痛。
- 近期使用了氧化亚氮。

鉴别诊断

- 残留的麻醉作用（阿片类药物、神经肌肉阻滞剂、镇静剂）。
- 心力衰竭。
- 严重的慢性肺病。
- 中枢神经系统疾病。
- 肌间沟阻滞导致膈神经麻痹。
- 脉搏血氧计的问题——电干扰、运动、环境光、高铁血红蛋白（SpO_2 接近 85%）、碳氧血红蛋白（SpO_2 虚高）、指甲油、皮肤色素沉着、亚甲蓝、吲哚菁绿、异磺胺蓝或专利蓝染料（导致人为增加甲基化血红蛋白）。
- 外周循环不良。
- 胸壁损伤。
- 肺炎。
- 低血压。
- 先天性心脏病。
- 疲劳。

儿科患者

- 呼吸抑制或呼吸衰竭可导致婴儿和儿童早期出现心脏呼吸骤停，需要积极迅速地进行处理。
- 3 个月以下的婴儿对阿片类药物非常敏感。
- 早产儿在麻醉后可能会出现呼吸暂停 / 呼吸急促。
- 所有小于 54 周的婴儿至少使用呼吸暂停监测器和脉搏血氧仪监测 12 h。
- 如果年龄 < 44 周，考虑使用咖啡因（10 mg/kg IV）。
- 上腹部和胸壁手术会限制呼吸运动。
- 有近期上呼吸道感染病史的儿童，因为术中出现 V/Q 不匹配，在恢复室中会出现轻度缺氧。一般在孩子醒来并开始咳嗽后 2 小时内消退。
- 排除先天性心脏病和右向左分流。
- 未经治疗的缺氧会迅速导致心动过缓和心脏呼吸骤停（❷见 p.125）。
- 由于以下原因，新生儿和婴儿的呼吸储备受限：
  - 功能潮气量降低。
  - 耗氧量增加。

拓展阅读

Canet, J., Gallart, L. (2014). Postoperative respiratory failure: pathogenesis, prediction, and prevention. *Current Opinion in Critical Care*, **20**, 56–62.

⚠ 急性意识不清状态

定义

意识状态改变，表现为注意力不集中伴思维速度、清晰度和连贯性降低。

临床表现

- 定向障碍，躁动，异常行为 / 动作，与恢复室工作人员争吵。
- 恐惧或焦虑表现。
- 拉扯床上衣物、敷料、引流管或导管。

即刻处理

☑ 纠正缺氧和低血压（➡ 见 p.343、p.345）。

☑ 安抚和"引导"患者适应环境，确定患者是否需要佩戴眼镜和助听器。

☑ 缓解疼痛（➡ 见 p.364）。

☑ 检查血糖水平。

☑ 临床查体 / 扫描膀胱有无扩张，需要的话，放置导尿管，并确定球囊没有在尿道中膨胀。

☑ 测量体温——必要时进行主动加热保温。

☑ 防止患者伤害自己或破坏伤口，移除引流管、敷料、导管，可能需要其他看护人的帮助。身体约束仍然作为最后的手段。

☑ 快速神经系统检查以寻找定位体征。如果意识状态减退，则进行 GCS 评分。如果怀疑患者卒中或存其他神经损伤，请咨询神经内科或神经外科医师。

☑ 如果可治疗的原因已得到纠正并且患者有伤害自己或他人的风险，则考虑使用镇静剂——非典型抗精神病药（奥氮平 2.5 ～ 5 mg PO/IM）；氟哌啶醇 0.5 ～ 1 mg IV/IM。

☑ 如果在恢复过程中患者焦躁不安，可输注低剂量的丙泊酚减缓苏醒，改善躁动情况。

☑ 抗胆碱能综合征使用毒扁豆碱治疗，胆碱能综合征使用阿托品治疗。（➡ 见"后续管理"，p.348）。

☑ 避免使用苯二氮䓬类药物，除非存在药物和酒精戒断症状或存在氟哌啶醇禁忌证（如：帕金森病、长 QT 间期、心动过缓）。

☑ 在适当的情况下，利用熟悉的玩具、家人或已知的照顾者对患者安慰和支持。

后续管理

☑ **抗胆碱能综合征**——当患者意识模糊并发瞳孔散大、心动过速、外周血管扩张、皮肤干燥和面部潮红，给予依酚氯铵 2 mg IV 具有诊断意义。

☑ **胆碱能综合征**——考虑意识模糊与毒蕈碱效应相关，如存在心动过缓、瞳孔缩小、出汗、视力模糊、流泪和（或）支气管分泌物过多、喘息；或与烟碱效应相关，如存在心动过速、高血压、肌肉无力。建议阿托品 0.6 ~ 1.2 mg（儿童 20 μg/kg）治疗。

☑ **5-羟色胺综合征**——意识混乱伴有烦躁、肌阵挛、反射亢进、震颤、寒战、出汗、发热和其他自主神经系统症状，且发生在使用血清素增强药物（SSRIs、MAOIs、曲马多、哌替啶）后。使用苯二氮䓬类药物支持性治疗以减轻患者的不适。

☑ **TURP 综合征**—— ➔ 见 p.306。

☑ **低钠血症**—— ➔ 见 p.319。

☑ **酒精戒断综合征**——Pabrinex®（复合维生素 BC 注射液，2 对 IV，1 日 3 次）和小剂量氯氮䓬（起始剂量 10 ~ 30 mg PO，1 日 4 次）。

☑ 如果需要长期镇静，考虑氟哌啶醇 2 ~ 10 mg IV/IM，或劳拉西泮 1 ~ 2 mg IV，每 4 ~ 6 h 一次。

辅助检查

- 全血细胞计数、血葡萄糖、尿素和电解质、肝功能、甲状腺功能。
- 渗透压。
- 动脉血气。
- 体温。
- 尿液分析。
- 如果病因不明，则行头部 CT。

鉴别诊断

- 电解质紊乱：低钠血症、高钙血症。
- 低血糖。
- 脓毒血症。
- 低氧血症。
- 体温过低。
- 痴呆症。
- 耳聋——佩戴患者的助听器，或接受过"手语"培训的工作人员与患者翻译交流。
- 膀胱充盈。
- 医源性（电休克疗法、神经外科手术术后、多沙普仑、抗胆碱能药物或乙酰胆碱酯酶抑制剂、苯二氮䓬类药物、阿片类药物、氯胺酮）。
- 酒精戒断或药物滥用。
- 癫痫发作后状态。
- 肝性脑病。
- 甲状腺功能减退症。

儿科患者

- 麻醉后的意识模糊和烦躁在儿科人群中很常见，通常会随着时间的推移而消退。

- 表现——哭泣、尖叫、躁动、不认识父母、不进行眼神交流、不愿拥抱，大龄儿童可能出现幻觉。原因包括七氟烷、氯胺酮、术前焦虑、疼痛、饥饿、咪达唑仑术前用药。
- 考虑可乐定 0.5 ～ 1 μg/kg IV。如果怀疑咪达唑仑是病因，给予氟马西尼 10 μg/kg IV。

拓展阅读

Deiner, S., Silverstein J.H. (2009). Postoperative delirium and cognitive dysfunction. *British Journal of Anaesthesia*, **103**, (Suppl 1), i41–6.

出版者注：因英文版有大量交叉阅读的内容，本书中文版与英文版同页。原英文书本页即为空白页，应为原书排版、印制错误。

⊘ 无法唤醒的患者

定义

无法恢复意识。

临床表现

- 患者在全身麻醉后经过一段合理的恢复期后意识仍未恢复。
- 患者转入 PACU 后呈无反应状态。

即刻处理

☑ 立即开始复苏并关注 ABC。

☑ 尽早呼叫高级医师协助。

☑ 连续监测 3 导联 ECG、无创血压和 SpO_2。

☑ 纠正缺氧和低血压（ ➲ 见 p.343、p.345）。

☑ 测量温度——必要时进行主动加热保温。

☑ 了解麻醉病史；检查阿片类药物（瞳孔缩小、呼吸缓慢、呼吸暂停）、苯二氮䓬类药物（呼吸但不觉醒）、其他中枢神经系统抑制剂的使用情况。

☑ 使用外周神经刺激器进行神经肌肉评估。

☑ 对可疑产生影响的药物进行逆转（纳洛酮、氟马西尼）。

☑ 检查血糖，如果怀疑低血糖，给予 10% 葡萄糖 150 ml。

☑ 快速神经系统检查以寻找定位体征。如果卒中或其他疑似神经损伤，安排 CT/MRI 扫描，并咨询神经内科 / 神经外科医生。

后续管理

☑ 仔细检查麻醉记录；检查使用过的安瓿是否有药物错误。

☑ 根据诊断进行处理。

☑ 转入 HDU 或 ICU 做进一步检查。

辅助检查

- 全血细胞计数、尿素和电解质、血葡萄糖、甲状腺功能。
- 动脉血气。
- 周围神经刺激仪——强直刺激后计数和 4 个成串刺激。
- CT 或 MRI 扫描以排除卒中或其他结构性病变（监测脑电图以排除非惊厥性癫痫持续状态或代谢 / 中毒性脑病）。
- 渗透压（TURP 综合征、抗利尿激素分泌失调综合征、糖尿病或酒精相关并发症）。

危险因素

- ➲ 见"意识不清"，p.348。
- 神经外科手术。
- 颈动脉手术或支架植入术。

- 使用过量挥发性麻醉剂或全凭静脉麻醉药物导致了长时间的深度麻醉状态。
- 糖尿病（高渗性、高血糖昏迷，低血糖）。

鉴别诊断

- 体温过低：

  - **医源性低温症**——长时间手术，使用冷冲洗液（TURP、腹部冲洗液）。用温毯、加温静脉输液器纠正患者低体温。
  - **甲状腺功能减退性昏迷**——通常是老年妇女，长期患有甲状腺功能减退症，可能由感染（肺炎、尿路感染）、外伤、心力衰竭、脑血管意外或药物（胺碘酮）诱发。体温通常 < 35.5℃，可出现低血压、低通气、低血糖、低钠血症，建议转入 ICU 进行通气和循环支持、控制体温和血糖、使用甲状腺激素替代药物。

- 代谢性 / 中毒性脑病——低血糖（➋ 见 p.297），低钠血症（➋ 见 p.319）、药物毒性（如：苯二氮䓬类、阿片类药物、非法药物，➋ 见 p.370）、脓毒血症（➋ 见 p.373）。
- 非惊厥性癫痫持续状态（➋ 见 p.212）。
- 结构性颅内病变压迫或累及脑干。
- 卒中（缺血性或出血性，➋ 见 p.354）、硬膜下血肿、肿瘤。
- 假性昏迷——通常是神经系统检查正常的年轻患者，拒绝睁眼，并且不允许手臂落在面部或生殖器上。
- 肌肉无力，应用琥珀胆碱出现呼吸暂停或残余箭毒化（➋ 见 p.356）。用周围神经刺激器检查神经肌肉功能。

儿科患者

考虑——琥珀胆碱导致呼吸暂停、阿片类药物过量、低钠血症、颅内压升高、神经系统疾病（如：脑瘫）。

⚠ 卒中

定义

脑出血或梗死导致局灶性脑损伤。

临床表现

新发的局灶性神经功能缺损或精神状态改变。

即刻处理

☑ 立即开始复苏并关注 ABC。

☑ 尽早呼叫高级医师协助。

☑ 连续监测 3 导联 ECG、无创血压和 SpO_2。

☑ 控制血压——对于未控制的高血压或血压不稳定的患者进行有创动脉血压监测。

☑ 神经系统检查。

☑ 如果怀疑颅内压升高，保持头部中立位，床头抬高 30 度。

☑ 控制心房颤动（房颤）时的心室率。

☑ 检查血糖并迅速纠正。

☑ CT 或 MRI 扫描以区分卒中的类型。

☑ 测量体温并保持正常体温。

后续管理

☑ 血糖维持在 5 ～ 9 mmol/L。

☑ 如果急性血栓性卒中＜ 3 h，考虑溶栓治疗，但通常存在手术禁忌证，联系卒中相关专业医师。开始给予阿司匹林 300 mg/d，但不要在溶栓后的 24 h 内服用。

☑ 治疗高血压。缺血性卒中患者的高血压治疗阈值，接受溶栓治疗患者（收缩压＞ 185 mmHg，舒张压＞ 110 mmHg）低于未接受患者（收缩压＞ 220 mmHg，舒张压＞ 120 mmHg）。拉贝洛尔 10 ～ 20 mg（IV，可重复用药）或尼卡地平 5 ～ 15 mg/h 静脉输注。对于出血性卒中，如果平均动脉压降低过多，则存在低脑灌注的风险，目标血压 160/90 mmHg 或 MAP 110 mmHg。

☑ 转入卒中单元接受支持治疗。

☑ 如果存在出血，需紧急与神经外科医师讨论。

☑ 治疗房颤和其他危险因素，并在咨询外科医师和心脏病专家的意见后考虑抗凝治疗。

☑ 用胰岛素控制高血糖。

☑ 如果患者已经在服用他汀类药物，则继续维持治疗。（目前英国指南建议在卒中 48 h 后重新开始使用他汀类药物——尽管有证据表明更早使用可以改善预后。）

辅助检查

- 全血细胞计数、尿素和电解质、血糖。
- ECG。
- 超声心动图。
- 神经系统检查——CT 或 MRI 扫描以识别卒中病变，区分梗死与出血，并帮助区分缺血性和出血性卒中的病因分型（如：心脏栓塞、大动脉疾病、小动脉疾病）。颈动脉超声（如果是颈动脉供血区域缺血事件）。

危险因素

- 脑血管疾病（TIA、偏头痛）。
- 高血压、吸烟、高胆固醇血症、糖尿病。
- 房颤，既往前壁心肌梗死史。
- 颈动脉手术或支架植入术、神经介入手术。
- 心肺转流术诱发性低血压。

鉴别诊断

- 偏头痛——阵发性综合征，特征为跳动、搏动性头痛、畏光、恶心（90%）、呕吐（60%）、先兆（15% ~ 25%）和局灶性神经系统体征（< 5%）。治疗：服用止吐药和镇痛药——阿司匹林（抗血小板）、NSAIDs、舒马曲坦（或类似物），输注利多卡因，并咨询神经内科医生。
- 部分性癫痫发作 / 癫痫发作后瘫痪。
- 低血糖症。
- 硬膜下血肿。
- 中枢神经系统肿瘤或脓肿。
- 多发性硬化症。
- 全身性感染累及神经系统。
- 短暂性全面遗忘症。
- 帕金森病。

儿科患者

诱发因素包括恶血质、镰状细胞病、偏头痛和肿瘤。

拓展阅读

Royal College of Physicians (2012). *National Clinical Guideline for Stroke*, 4th edition. Available at: https://www.strokeaudit.org/Guideline/Historical-Guideline/National-Clinical-Guidelines-for-Stroke-fourth-edi.aspx

① 残余神经肌肉阻滞

定义

　　麻醉后神经肌肉阻滞意外延长。

临床表现

- 气道支撑不良或阻塞，呼吸 / 咳嗽不足，握力差，头部抬高 < 5 s。
- "牵拉"、挣扎、抽搐或躁动、假镇静状态（闭眼）。
- 低 SpO_2。

即刻处理

☑ 评估通气情况；如果通气不足，供氧并使用储氧袋-面罩辅助通气进行基础生命支持；监测脉搏血氧饱和度。

☑ 如果通气充足，考虑抬下颌、置入鼻咽或口咽通气道，并根据需要在患者侧卧时辅助通气。安抚患者，鼓励缓慢吸气，并陪伴患者直至神经肌肉功能完全恢复。

☑ 使用神经刺激器并检查 4 个成串刺激或双短强直刺激。无衰减表明神经肌肉功能良好。当 TOF 显示无肌颤搐时，可以使用强直后计数（当强直后计数 ≥ 10 时，可考虑逆转肌肉松弛）。

☑ 如有需要，可首次或追加给予拮抗药物（新斯的明最大剂量为 70 μg/kg，格隆溴铵为 10 μg/kg）。

☑ 如果拮抗后神经肌肉功能没有恢复，或者有 Ⅱ 相（混合）阻滞的特征，考虑静脉麻醉和气管插管。转入 ICU 通气治疗。

☑ 如果患者有意识但部分身体无力，建议安抚并考虑使用小剂量咪达唑仑或丙泊酚镇静。

☑ 维持体温和动脉二氧化碳分压正常。

后续管理

☑ 使用琥珀胆碱、米库溴铵或新斯的明 3 天后进行假胆碱酯酶基因分型（输血治疗 8 周后），并由麻醉医师进行随访，咨询，对家庭成员进行生化检测。建立"医疗警报"手环或其他疾病识别系统。

☑ 将疑似神经肌肉疾病的患者转诊给神经科医师。

☑ 某些患者会恐惧并认为这种情况会再次发生，因而建议后期向患者解释。

辅助检查

- 应用周围神经刺激器监测肌松残余。
- 测定全血细胞计数、尿素和电解质、Ca^{2+}、Mg^{2+}、磷酸盐基线水平。

- 动脉血气。
- 核心温度（如：鼓室温度）。

危险因素

- 体温过低。
- 酸中毒。
- 高镁血症。
- 低钾血症。
- 患者或家属存在已知的神经肌肉疾病（如：重症肌无力）或症状（不明原因的虚弱）。
- 过度使用神经肌肉阻滞剂或重复使用琥珀胆碱（$> 10 \text{ mg/kg}$）。
- 使用氨基糖苷类抗生素（庆大霉素、阿米卡星、妥布霉素、新霉素）。
- 具有乙酰胆碱酯酶抑制剂作用的药物会延长琥珀胆碱神经肌肉阻滞作用（硫代硫酸钠滴眼液、甲氧氯普胺、氯胺酮、口服避孕药、锂、利多卡因、酯类局部麻醉剂、细胞毒剂、依酚氯铵、新斯的明和曲美坦）。
- 肾或肝损伤（某些神经肌肉阻滞剂的代谢/清除减少）。
- 胆碱酯酶缺乏（肾衰竭、肝病、营养不良、癌病、妊娠、心肺转流术、心力衰竭、甲状腺毒症）或活性下降（异常基因型）。
- 锂疗法。
- 钙通道拮抗剂。

排除

- 体温过低。
- 呼吸抑制（➋见 p.370）。
- 神经问题，如重症肌无力或肌无力综合征（伊顿-兰伯特综合征）、卒中、喉神经麻痹。
- 代谢紊乱：低钾血症（如：低钾性麻痹——罕见的全身虚弱伴低钾的临床综合征）、高镁血症、低磷血症、低钙血症、高/低钠血症。
- 内分泌疾病：甲状腺功能减退症、库欣综合征。

注意事项

- 残留的神经肌肉阻滞很常见（$< 40\%$），会增加术后肺部并发症风险。
- 在神经肌肉功能开始恢复之前尝试逆转米库氯铵可能导致米库氯铵作用时间延长和神经肌肉阻滞。
- 神经肌肉阻滞的成功逆转似乎取决于细胞内 pH 值，因而需要纠正呼吸性酸中毒。
- 考虑使用舒更葡糖逆转非去极化神经肌肉阻滞，尤其是罗库溴铵。[16 mg/kg 可立即逆转；4 ～ 8 mg/kg 可逆转深度阻滞（强直后计数 1 ～ 2），2 mg/kg 以逆转中度阻滞，如当 T2 可检测到时]。

- 除罗库溴铵外，当 TOF 没有恢复迹象时，不要尝试逆转神经肌肉阻滞药物。

拓展阅读

Murphy, G.S., Brull, S.J. (2010). Residual neuromuscular block: lessons unlearned. Part I: definitions, incidence, and adverse physiologic effects of residual neuromuscular block. *Anesthesia and Analgesia*, **111**(1), 120–8.

Murphy, S.G., Brull, S.J. (2010). Residual neuromuscular block: lessons unlearned. Part II: methods to reduce the risk of residual weakness. *Anesthesia and Analgesia*, **111**(1), 129–40.

ⓘ 少尿 / 急性肾衰竭（ARF）

按 RIFLE 标准定义

- **风险**——6 小时内尿量 < 0.5 ml/（kg·h），血清肌酐升高 ×1.5 或 GFR 降低 > 25%。
- **损伤**——12 小时内尿量 < 0.5 ml/（kg·h），血清肌酐升高 ×2 或 GFR 降低 > 50%。
- **衰竭**——24 小时尿量 < 0.3 ml/（kg·h）或 12 小时无尿，血清肌酐升高 ×3 或 GFR 降低 > 75%。

临床表现

可能表现为多尿、少尿或无尿。通常根据病变部位分类：肾前性、肾性或肾后性。

即刻处理

☑ 每小时通过导尿管测量尿量（使用膀胱注射器用 50 ml 生理盐水冲洗导尿管，排除堵塞）。

☑ 评估容量状态并恢复血容量正常：
- 快速补液（250 ～ 500 ml 乳酸林格液 /0.9% 生理盐水，15 min 内输入），根据反应情况可重复给予。

☑ 如果患者既往存在高血压病史，则将血压维持在正常（MAP > 70 mmHg）或更高水平。可能需要使用血管加压药（➲ 见 p.343）。

☑ 优化心输出量。

☑ 治疗危及生命的并发症，包括高钾血症、容量超负荷、酸中毒和尿毒症。

后续管理

☑ 急性高钾血症（K^+ > 6.5 mmol/L）——➲ 见 p.313。

☑ TURP 综合征——➲ 见 p.306。

☑ 停止或避免使用肾毒性药物。

☑ 考虑使用有限疗程的呋塞米来缓解液体过负荷。

☑ 转诊肾病专家或重症监护医师，以进一步处理肾前性或内源性 ARF。

☑ 肾后梗阻请转诊泌尿科医师，可能需要置入耻骨上导尿管或行经皮肾造口术。

辅助检查

- 全血细胞计数、尿素和电解质、钙、磷酸盐、凝血筛查，并考虑肌酸激酶检测（横纹肌溶解症）。
- 动脉血气。
- 胸部 X 线。
- 尿钠离子和渗透压。在肾前性 ARF 中，肾脏会尝试保留 Na^+（尿钠 < 20 mmol/L）和浓缩尿（比重 > 1.015），这些患者可能受益于更多的液体输注。在急性肾小管坏死中，肾脏将开始失去这种能力（尿钠 > 20 mmol/L 和比重 < 1.015）。

危险因素

- **"易受损伤"的肾脏**——患有糖尿病、高血压、血管病变和年龄增长但肌酐正常的患者，即使血压发生轻微变化，也会导致肾单位容量下降和肾血管反应受损。75% 的肾单位受损后，GFR 才开始降低。
- **预先存在的慢性肾病**——肾小球肾炎和（或）肾硬化。
- **肾前性**——低血压、血容量不足 / 脱水、心脏或肝衰竭。
- **肾性**——肾毒素（抗生素、造影剂、NSAIDs、ACE 抑制剂、环孢素、肌红蛋白）、败血症、阻塞性黄疸、ABO 输血反应。
- **肾后性**——肾肿瘤、结石、前列腺肿瘤。
- **手术**——主动脉、肾血管、手术时间长以及心肺转流术。

排除

- 导尿管问题（导尿管位置不当、阻塞或扭结）。冲洗导管以解除阻塞、清除凝块或碎屑。
- 如果没有导尿管或不易置入，应通过触诊和（或）腹部超声检查是否存在膀胱扩张。根据梗阻的程度和类型，可能需要进行膀胱镜检查并插入输尿管支架，置入耻骨上导管或经皮肾造口术。

注意事项

- **优化**有肾衰竭风险患者的**容量状态**。
- **造影剂肾病**是院内 ARF 的主要原因，既往存在肾功能损害和糖尿病是最大的风险因素。目前，最有力的证据表明，输注适当的等渗碳酸氢钠液体（在造影剂使用前至少 1 h 输入 3 mg/kg，随后用 1 mg/kg 持续输注 6 h）可能是有益的。N- 乙酰半胱氨酸的作用仍不确定，但可以与碳酸氢钠（1200 mg 一日两次，手术前一日和当日）联合使用。
- **药物**可在适当的容量补充条件下使用利尿剂。渗透性（甘露醇）、袢（呋塞米）和噻嗪类利尿剂（和肾保护剂量多巴胺）在减少少尿患者的 ARF、透析或死亡率方面没有任何益处。它们作用主要在于优化体液平衡，根据患者对利尿剂的反应判断预后。甘露醇对横纹肌溶解症或脑水肿最有效。
- **腹腔间隔室综合征**发生在腹内压（IAP）> 20 mmHg，进而引起器官功能障碍。升高的 IAP 可能导致肾脏和内脏灌注不足，通过抑制膈肌向下运动而导致呼吸窘迫，并引起回心血量减少、颅内压升高和细菌移位。多发生在急性胰腺炎、腹膜后大出血、急诊腹主动脉瘤手术和腹部创伤手术。膀胱内压测量是监测 IAP 的更可靠方法。

使用特定的 IAP 膀胱内压测量套件，或者将压力计连接到 18 G 针头，并将其插入导尿管（远端夹住），膀胱内注入 50 ml 无菌盐水，以耻骨联合为调零点，以获得准确数值。IAP 分级量表：

- 正常：5 ～ 7 mmHg
- 1 级：12 ～ 15 mmHg
- 2 级：16 ～ 20 mmHg
- 3 级：21 ～ 25 mmHg
- 4 级：> 25 mmHg

建议每 2 ～ 4 h 测量一次 IAP。如果 IAP > 25 mmHg 且存在器官功能障碍的证据，考虑进行手术减压。

拓展阅读

Bellomo, R., Ronco, C., Kellum, J.A., et al. (2004). Acute renal failure—definition, outcome measures, animal models, fluid therapy and information technology needs: the Second International Consensus Conference of the Acute Dialysis Quality Initiative (ADQI) Group. *Critical Care*, **8**, R204–12.

⚠ 严重的术后恶心和呕吐（PONV）

定义

使用一线药物治疗后仍存在持续的恶心 ± 呕吐。

临床表现

- 患者主诉恶心。
- 干呕或呕吐出胃内容物。

即刻处理

☑ 检查心率和血压（恶心通常早于血压降低）。

☑ 恢复血管内容量和纠正电解质紊乱。

☑ 治疗疼痛和严重的焦虑。

☑ 药物治疗（不同治疗中心，治疗级联可能有所不同）：

- $5HT_3$ 拮抗剂（昂丹司琼 4 mg IV，格拉司琼 1 mg IV）
- 吩噻嗪（丙氯拉嗪 12.5 mg IM）。
- 甲氧氯普胺 10 mg IV（不伴有胃 / 肠梗阻患者）。
- 丁酰苯类（氟哌利多 0.625 ～ 1.25 mg IV，氟哌啶醇 0.5 ～ 2 mg IV）。
- 类固醇（地塞米松 4 ～ 8 mg IV）。
- 抗组胺药（苯甲嗪 25 ～ 50 mg 缓慢 IV，异丙嗪 25 mg PO）。
- 抗胆碱能药（氢溴酸东莨菪碱 0.3 ～ 0.6 mg IM/SC/IV）。
- 术前使用或（偶尔）术后小剂量输注苯二氮䓬类药物（咪达唑仑 0.5 ～ 1 mg/h）可用于治疗顽固性 PONV。
- 小剂量丙泊酚（10 ～ 20 mg IV）。

☑ 如果存在胃出口梗阻、肠梗阻、严重干呕 / 呕吐，考虑放置鼻胃管。

后续管理

☑ 停止口服液体并继续静脉内输液治疗。

☑ 规律服用止吐药。

☑ 监测电解质、肾和肝功能。

☑ 考虑药物副作用。

☑ 使用非阿片类药物镇痛。考虑局部镇痛；如果患者对所有使用的阿片类药物不耐受，则使用氯胺酮和 NSAIDs。

☑ 考虑针灸或指压疗法（P6 穴位——手腕上三指宽处，示指和中指的屈肌腱之间）。

☑ 记录严重的 PONV 以备将来麻醉。

危险因素

- **患者因素**——基线风险为 10%。女性、PONV 病史或晕动病史、不吸烟、术后、阿片类药物。每个额外的危险因素会将基线风险增加到 20%、40%、60%、80%（Apfel 评分）。
- **麻醉因素**——使用某些药物：阿片类药物、曲马多、N_2O、依托咪酯、氯胺酮、新斯的明。麻醉期间，时间每增加 30 min，风险增加 60%。
- **手术因素**——腹腔镜手术、开腹手术、乳房 / 整形 / 斜视手术、胃扩张（胃出口阻塞、储氧袋-面罩通气不佳）。

排除

- 低血压——➔ 见 p.343。
- 胃扩张——储氧袋-面罩通气困难、鼻胃管位置不正确、肠梗阻未缓解。
- CNS 问题——ICP 升高或降低、偏头痛、头部损伤、神经外科手术、脑脊液漏。如果意识水平发生变化或出现新的 CNS 体征，建议请神经外科会诊。
- 考虑心肌缺血 / 梗死。监测 12 导联心电图。

儿科患者——药物治疗

- 昂丹司琼 0.1 mg/kg IV，最大剂量 4 mg。
- 地塞米松 0.15 mg/kg IV。
- 甲氧氯普胺 0.1 mg/kg IV（注意锥体外系副作用）。

注意事项

PONV（"很大的小问题"）会产生不良反应（颅内压和眼压升高），但积极的围手术期管理可以减少发生率（伤口裂开、疼痛）、缩短恢复室停留时间和住院时间。

拓展阅读

Gan, T.J., Meyer, T.A., Apfel, C.C., et al. (2007). Society for Ambulatory Anesthesia guidelines for the management of postoperative nausea and vomiting. *Anesthesia and Analgesia*, **105**(6), 1615–28.

⊙ 术后剧烈疼痛

定义

麻醉苏醒后或局部阻滞消退后出现剧烈疼痛。疼痛评分 ≥ 7 分（0 ～ 10 分）且与行为评分一致（痛苦表情）。

临床表现

- 患者痛苦、愤怒、哭泣或不愿移动。
- 心动过速、高血压、出汗或其他交感神经反应；躁动，尤其是在老年人或智障人士。
- 不敢呼吸导致动脉氧饱和度下降（腹部 / 胸部伤口）。

即刻处理

- ☑ 最初给予对乙酰氨基酚 1 g PO/PR/IV。
- ☑ 若无禁忌，给予 NSAID 药物——布洛芬 400 mg PO、双氯芬酸 50 ～ 100 mg（PO/PR/IV）或帕瑞昔布 40 mg IV。（缺血性心脏病、肾功能损害、外周血管疾病或脑血管疾病患者避免使用双氯芬酸 / 帕瑞昔布）。
- ☑ 阿片类药物镇痛，剂量滴定，可重复给药：芬太尼 10 ～ 30 μg IV，吗啡 1 ～ 3 mg IV，或曲马多 50 mg 缓慢 IV。
- ☑ 如果伴有躁动，考虑使用可乐定（1 ～ 2 μg/kg IV）。
- ☑ 对顽固性疼痛或者已植入 / 透皮贴阿片类药物拮抗剂患者，考虑使用氯胺酮 10 ～ 15 mg IV，单次给药。也可考虑持续输注。
- ☑ 如果出现内脏疼痛（泌尿外科、肠道或胆道手术）或导尿管不适，考虑使用哌替啶（25 ～ 50 mg IV）或丁溴东莨菪碱（Buscopan®）。
- ☑ 如果术前疼痛明显，考虑使用普瑞巴林（75 ～ 100 mg PO）（神经性疼痛成分）。
- ☑ 考虑暂时使用 Entonox® 直至其他镇痛药起效。
- ☑ 考虑局部镇痛（肋间神经阻滞、硬膜外阻滞、椎旁阻滞）。
- ☑ 排除新发或未经治疗的病情（如果对原始诊断有疑问或可能出现新的病情，如筋膜室综合征、医源性神经损伤或缺血，则进行外科检查）。

后续管理

- ☑ 如果使用大剂量吗啡后仍有明显疼痛，复合小剂量咪达唑仑（1 mg）可能会改善，但需注意呼吸和意识水平。
- ☑ 考虑可乐定 1 ～ 2 μg/kg（缓慢 IV）作为辅助用药，观察镇静情况并监测血压。
- ☑ 转诊至急性疼痛服务部门以管理术后阿片类药物 / 氯胺酮输注或区域阻滞、椎管内或椎旁阻滞，治疗并发症并最大限度地使用多模式镇痛治疗。

危险因素

- 术前使用阿片类药物。
- 手术前疼痛控制不佳。
- 术中镇痛剂不足或仅使用瑞芬太尼。
- 植入阿片类药物拮抗剂（如：纳曲酮）或混合阿片类药物激动剂/拮抗剂（如：具有天花板效应的丁丙诺啡）。
- 内脏痛，包括膀胱痉挛（新斯的明）和胆道痉挛（吗啡）。

排除

- 严重的焦虑或精神障碍。
- 急性意识不清状态。
- 如果患者躁动，考虑膀胱充盈、葡萄糖或代谢问题。
- 寻求阿片类药物行为（建议姑且相信患者，给予镇痛药，然后寻求专业人士帮助）。
- 排除新发或未经治疗的病情。

注意事项

- **术前长期使用或滥用阿片类药物**——患者可能需要超过标准方案的阿片类药物剂量。致力于疼痛服务的部门可以协助围手术期镇痛治疗。
- **老年或智力受损的患者**——疼痛评估可能很困难，躁动或意识不清可能是疼痛的唯一迹象。
- **文化差异**——在一些文化中几乎没有表现疼痛的行为证据。疼痛评估应包括移动、深呼吸或咳嗽。
- **严重焦虑**——每 5 min 静脉滴定可乐定 25 ~ 50 µg（最大 2 µg/kg）或每 5 min 静脉滴定咪达唑仑 1 mg，使患者达到镇静状态。

儿科患者

语言障碍儿童的疼痛评分很困难。使用观察性疼痛评分工具（如：0 ~ 23 个月的 CHIPPS 量表，2 ~ 7 岁的 FLACC 量表）；使用适合年龄的自我报告工具（如：4 ~ 12 岁的面部疼痛量表），年龄较大的儿童和青少年使用标准视觉模拟量表。

推荐阅读

Büttner, W., Finke, W. (2000). Analysis of behavioural and physiological parameters for the assessment of postoperative analgesic demand in newborns, infants and young children: a comprehensive report on seven consecutive studies. *Paediatric Anaesthesia*, **10**, 303–18.

Hicks, C.L., von Baeyer, C.L., Spafford, P.A., van Korlaar, I., Goodenough, B. (2001). The faces pain scale-revised: toward a common metric in pediatric pain measurement. *Pain*, **93**, 173–83.

Merkel, S.I., Voepel-Lewis, T., Shayevitz, J.R., Malviya, S. (1997). The FLACC: a behavioral scale for scoring postoperative pain in young children. *Pediatric Nursing*, **23**, 293–7.

Wu, C.L., Raja, S.N. (2011). Treatment of acute postoperative pain. *Lancet*, **377**, 2215–25.

⚠ 硬膜外问题

定义

任何与硬膜外技术、导管或药物相关的问题。

临床表现

疼痛、低血压 / 心动过缓、头痛、恶心 / 呕吐、瘙痒、发抖、硬膜穿破后头痛、尿潴留。

即刻处理

低血压 / 心动过缓

- ☑ 与全脊髓麻醉、硬脊膜穿破、蛛网膜下腔阻滞、导管位置、高平面阻滞有关。
- ☑ 恶心 / 呕吐通常先于低血压（尤其是产妇）。
- ☑ 停止药物输注。
- ☑ 让患者平躺，抬高双腿。
- ☑ 静脉注射麻黄碱 3 ～ 6 mg IV 或间羟胺 0.5 ～ 2 mg IV、去氧肾上腺素 100 µg IV（或 5 mg 使用生理盐水稀释到 50 ml，以 0 ～ 30 ml/h 速度静脉输注）。
- ☑ 如果存在心动过缓，阿托品 0.6 ～ 1.2 mg IV 或格隆溴铵 0.2 ～ 0.4 mg IV。
- ☑ 快速静脉输液（晶体液 1000 ml）。

全脊髓麻醉

⮑ 见全脊髓麻醉，p.258；产科–全脊髓麻醉，p.171。

局麻药毒性

⮑ 见 p.248。

伤口疼痛

- ☑ 用冷感觉测定来确定阻滞的范围和质量——是否阻滞不全。
- ☑ 进行硬膜外导管抽吸试验（没有脑脊液或血液，但 50% 的病例可能是假阴性）。
- ☑ 如果阻滞平面过高、过低或单侧阻滞，考虑调整导管位置——无菌操作下回退导管，但在硬膜外腔中至少留置 3 cm。（不要在使用低分子肝素的 12 h 内移动硬膜外导管。）
- ☑ 如果血压正常，给予测试剂量的局部麻醉剂（0.25% 左布比卡因 5 ml），并重复给药以达到镇痛效果。考虑更高浓度的局部麻醉药 ± 阿片类药物。如果出现低血压 / 心动过缓，仅给予阿片类药物（芬太尼 50 ～ 100 µg 或二氢吗啡 2.5 mg）。
- ☑ 考虑在局部麻醉药溶液中加入可乐定 1 µg/ml 以治疗不完全阻滞。
- ☑ 使用辅助药物（对乙酰氨基酚、非甾体抗炎药）或阿片类镇痛药强化局部麻醉，硬膜外不再给予阿片类药物。

恶心/呕吐

☑ 治疗低血压（❷见 p.343）。

☑ 给予止吐药（❷见 p.362）。

☑ 如果症状持续存在，硬膜外不给予阿片类药物，使用局部麻醉药维持硬膜外麻醉。

☑ 如果硬膜外的输注包含阿片类药物，静脉内给予止吐药。考虑纳洛酮 0.1 mg IV± 纳洛酮持续输注（纳洛酮 400 μg 加入到静脉输注液体中）。

寒战

☑ 用热气保温毯治疗体温过低。

☑ 加温静脉输注液体。

☑ 哌替啶 25 mg IV 或曲马多 25 mg IV 或可乐定 25 ～ 50 μg IV 可能有效。

硬膜穿破后头痛（PDPH）

☑ 体位性头痛，躺卧可缓解，坐位或站立时加重。

☑ 硬脊膜穿破后，蛛网膜下腔留置导管 24 h 以上可以降低硬脊膜穿破后头痛的发生率。导管位置需要仔细标注。

☑ 给予简单的镇痛药。

☑ 咖啡因可能有效。

☑ 85% 的 PDPH 在 6 周内消退。

☑ 最终疗法是由有经验的人员进行硬膜外填充血液补丁，但成功率约为 50%（❷见 p.174）。

后续管理

☑ **尿潴留**——膀胱可插入导尿管单次导尿，或留置导尿管直到硬膜外阻滞消退。

☑ **快速耐受**——硬膜外持续输注时，如果感觉阻滞比预期的消退得更快，尝试更换局部麻醉药，定期检查感觉水平，适当增加硬膜外药物输注速度可以保持有效的阻滞。一般来说，如果没有低血压或过度阻滞的问题，10 ml/h（腰部）或 7 ml/h（胸部）的输注速度将有助于防止阻滞效果骤降。

☑ **瘙痒**——必要时纳洛酮（100 μg IV）、昂丹司琼（4 ～ 8 mg IV）、异丙嗪（25 ～ 50 mg IM），或硬膜外不再给予阿片类药物。

辅助检查

如果怀疑硬膜外血肿，则进行 MRI 检查（❷见 p.255）。

危险因素

● 既往行背部手术；

● 肥胖；

● 脊柱后凸畸形；

- 不熟练的麻醉医师；
- 多次尝试穿刺；
- 技术不佳。

排除

- **蛛网膜下腔置管 / 未意识到的硬脊膜穿破**——高阻滞、低血压和心动过缓时需警惕蛛网膜下腔置管和硬脊膜穿破。对症治疗，如果已给予大剂量局麻药或阻滞平面不断上行，则准备气道管理。除非高度依赖，否则需移除导管（➋ 见 p.258）。如果需要留置导管，则：
  - 停止"硬膜外"给药；
  - 清楚地标记导管；
  - 通知护士 / 助产士；
  - 药物追加仅能由麻醉医师执行（0.5 ～ 1 ml 0.5% 布比卡因，必要时）。
- **硬膜下置管**——当注射局部麻醉药后 15 ～ 30 min 出现高于预期阻滞平面时，应怀疑可能存在硬膜下置管，并取出导管。
- **硬膜外血肿**——手术结束 6 h 后，如果感觉运动阻滞持续存在，则应怀疑硬膜外血肿——需要紧急进行 MRI 检查并根据需要进行手术引流（➋ 见 p.255）。

拓展阅读

Wheatley, R.G., Schug, S.A., Watson, D. (2001). Safety and efficacy of postoperative epidural analgesia. *British Journal of Anaesthesia*, **87**, 47–61.

第 12 章

急诊科问题

Kath Sutherland，*Jim Blackburn*，*Neil Rasburn*

孟园园　译　吉晓琳　校

重大创伤

定义

　　一个或多个身体部位受伤，并潜在地危及生命或改变生活。

临床表现

- 取决于受伤的严重程度。
- 可根据伤害的机制寻找潜在损伤。
- 患者可能意识清醒，也可能失去意识。
- 病情可能十分复杂，导致初步诊断、检查和治疗极具挑战性。
- 不同损伤可能具有相似的临床表现，如严重颅脑损伤、脑血管事件、昏迷、大出血或原发性心脏骤停均可导致意识丧失（loss of consciousness，LOC）。

即刻处理

☑ 如果能在 1 h 内到达大型创伤中心（Major Trauma Centre，MTC），救护车可将患者直接送往该中心。但如果患者病情十分危重以至于无法坚持到 MTC 或者 1 h 内无法到达 MTC 时，可将患者送往当地的创伤救治医院甚至是非专科医院进行治疗。

☑ 患者的治疗应由一位创伤团队的组长领导，并由包括麻醉、急救医学和外科的专家团队提供支持。高效的创伤救治需要良好的团队合作、任务分配、态势感知、决策制定和良好沟通。

☑ ABC——气道阻塞，胸部创伤，严重大出血，循环休克。

☑ 通过非重复呼吸面罩给予 100% O_2。

☑ 开放两条粗大的静脉通路（14 ~ 16 G），静脉通路建立困难时使用肱骨内注射。

气道

☑ 对颈椎不稳定的患者使用头骨固定器、绷带或者手法保持轴线稳定（manual in-line stabilization，MILS）。

☑ 如果怀疑有颈椎损伤，使用托下颌法开放气道。合并以下情况时，应建立明确的人工气道：

- 缺氧、呼吸困难、大出血、气道阻塞。
- 烦躁。
- 可疑 / 间断 LOC，需行头颅 CT 进行明确——以及合并误吸风险。
- 重大创伤，基于人道主义和（或）急诊大型手术的需要实施全身麻醉。
  - ☑ 平衡利用加温输血（如果有的话）不间断进行液体治疗与气管插管的时机。氯胺酮是可用于诱导的最安全的药物。
  - ☑ 使用视频喉镜和高级气道设备，监测 CO_2。
  - ☑ 除非心搏呼吸骤停，其他情况均应使用紧急诱导方案。

☑ 改良快速序贯诱导。按压环状软骨。使用 MILS 手法保护颈椎。

☑ 如果有主气道的损伤，尽早考虑放置耳鼻喉（ENT）装置建立外科气道。

呼吸

☑ 明确主要的胸部创伤。

☑ 张力性气胸应进行临床诊断（➲见 p.66）并尽早处理。

☑ 如果存在气胸、血气胸、连枷胸或者肋骨骨折，应考虑气管支气管损伤、肺挫伤、膈肌损伤、心脏挫伤／心脏压塞和纵隔破裂。如果第 1 肋受损，提示创伤过程中存在严重暴力。

循环

☑ 必要时使用直接加压、止血敷料、止血带或四肢夹板（包括骨盆黏合剂）处理严重外出血。

☑ 开放至少两路短的大口径（14 G）输液通路。外周静脉通路建立失败时，应尽早选择肱骨骨内注射。儿童患者应首选骨内注射。

☑ 送血样进行交叉配血。尽早启动严重出血呼救。在受伤后 1 h 内静脉给予氨甲环酸（1 g）以获得最大疗效。

☑ 检查脉率和容量。评估外周灌注。动静脉的乳酸值可有效用于指导容量治疗。在受伤后的最初 60 ～ 90 min 内，血压不可过高，以避免加重出血；也不可过低，以保证重要脏器的灌注（MAP 50 ～ 60 mmHg）。低血压是低血容量的晚期标志，尤其是在年轻健康的患者中。许多处方药可能掩盖异常指标。在没有原发性头部创伤的情况下，意识水平的恶化提示存在严重出血。

☑ 对胸部、腹部、腹膜后、骨盆和长骨进行临床检查。

☑ 骨盆损伤出血量大；使用特制或临时的黏合剂对其进行固定至关重要，而且通常需要在开腹手术前完成。

☑ 对于不可控的动脉出血，目前已有越来越多更先进的技术，如逆行血管内球囊主动脉阻断（retrograde endovascular balloon occlusion of the aorta，REBOA）和介入放射治疗。

☑ 根据医疗机构情况完善影像学检查。如果血流动力学已有改善或者处于稳定状态，应尽快完善全身 CT 扫描，这是金标准。如果有适应证且相关专业医师人力充足，可进行 e-FAST 扫描，能直接对活动性出血进行干预。

残疾

☑ 使用 GCS 评估，观察瞳孔。

☑ 在插管前评估并记录患者的意识情况。运动部分的评分是判断预后的最佳指标。

☑ 不要忘记检查血糖水平。

暴露

☑ 仔细对患者进行查体，积极保温以避免低体温。使用充气加温毯和加温输液器很有帮助。

液体

☑ 使用血液制品谨慎开始液体复苏。红细胞与血浆比例为 1:1。

☑ 使用限制性输液策略直至出血得到控制或者受伤后 60～90 min。滴定式输注液体以维持大动脉［颈动脉和（或）股动脉］搏动。液体替代治疗充分与否可通过心血管参数、尿量、认知功能和生化指标（乳酸、碱缺乏、pH）进行判断。如果可疑存在创伤性脑损伤，可采用稍宽松的限制性输液策略，以维持脑灌注。

☑ 应准备一台快速输液器，所有输注液体均应加热（ ➲ 见"大量输血方案"，p.418）。

☑ 一旦开始使用血液制品进行复苏，应尽早通过实验室检查和凝血监测指导液体管理。

☑ 密切监测血钙水平。每输注 4 U 红细胞或者血清离子钙低于 1.1 mmol/L，应补充 10% 氯化钙 10 mmol。

☑ 容量治疗反应收效甚微或者无反应提示合并了隐匿性出血、心脏压塞、张力性气胸、栓塞、脊髓损伤、心源性因素或者脓毒血症。

☑ 考虑患者的年龄、药物治疗和其他合并症。

后续管理

在初步检查和复苏后再次检查，从头到脚进行系统性评估。可能包括对初次检查的再评估以及进一步影像学和血液检查。对患者身体的前后表面、腋窝、腹股沟及会阴区均进行体格检查，这些地方的损伤很容易遗漏。

☑ 可通过动脉置管对患者进行严密监测，并评估复苏质量。可通过锁骨下入路建立中心静脉通路，尤其是合并头部或者颈椎损伤的患者。

☑ 评估是否需要先进行"损伤控制性手术"，而不要执着于明确诊断。对那种对复苏无反应的血流动力学不稳定的患者来说，这样做可避免损伤危及生命。

☑ 术前应完善快速 CT 扫描，除非患者生命体征不平稳（ ➲ 见"辅助检查"，p.370）。

☑ 注意鉴别有无"隐匿性"胸部损伤，包括肺 / 心脏挫伤，大血管横断 / 破裂和横膈 / 食管破裂。

☑ 怀疑骨盆损伤时，应考虑是否合并尿道损伤。

☑ 颈椎损伤的临床表现：运动功能丧失，感觉丧失，通气模式改变，低血压合并心动过缓，腹膜刺激征消失。警惕隐匿性失血。

☑ 肢体损伤的患者应评估是否合并血管和神经功能减退，包括是否合并骨筋膜室综合征。在急性期应避免行局部麻醉。

☑ 应根据重要性依次行手术处理。

☑ 对重大开放性损伤或者开放性骨折，应考虑破伤风状态及静脉注射抗生素的需要。

辅助检查

- 交叉配血、全血细胞计数、尿素和电解质、凝血、肝功能检查、动脉血气分析、乳酸、钙。
- 对头部、颈部、胸部、腹部、骨盆和近端长骨进行全身造影剂增强多排 CT 扫描。
- 胸部 X 线（仰卧）。
- 颈椎侧位 X 线（见图 12.1）。
- eFAST——扩展创伤超声重点评估法。该检查可识别胸腹部损伤，以及有助于维持血流动力学稳定。但不要为完善该检查延误 CT 扫描。
- 如果无骨损伤，但有神经症状，尽早行颈椎 MRI。
- ECG。

危险因素

- 摩托车手、自行车手、行人、老年人、马术、农业或工业环境、酒精或药物使用。

注意事项

- 严重头部损伤——➡ 见 p.192。

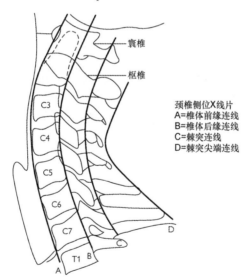

图 12.1　颈椎侧位 X 线片上的连线

拓展阅读

NICE guideline [NG39] Major trauma: assessment and initial management. Published February 2016
European Trauma Course – The Team Approach Manual.Ed 4.

☣ 药物过量

定义

有意或无意服用了远超治疗剂量的药物。

临床表现

- 具体服用了何种药物可能不明确。
- 临床表现各异，可能无症状，也可能表现为严重的心血管功能紊乱和意识丧失。
- 通常涉及多种药物，也可能合并酒精或者违禁药物。

即刻处理

☑ 始终遵循 ABC 处理流程，评估神经状态，全面查体。

☑ 从患者、护理人员、目击者（"何时""何种药物""药量"）处完善病史，包括既往病史、用药史、精神病史。

☑ 初步采用支持性疗法：纠正缺氧、低血压、脱水、体温过低 / 高、酸中毒和控制癫痫发作。

☑ 向国家毒品信息服务局（TOXBASE）寻求建议。

☑ 监测体温、脉搏、呼吸、血压、ECG、氧合和格拉斯哥昏迷量表（GCS）。

☑ 处理目标是减少药物吸收，增加药物排出 ± 使用特定解毒剂（见表 12.1）。

☑ 减少吸收的方法包括：

- 洗胃——仅在药物过量服用 1 h 以内有效；切勿使用腐蚀性物质；如果意识水平下降，则行气管插管。
- 活性炭——50 g 单次或重复使用（也可增加消除）。活性炭不与重金属、乙醇或酸结合。

☑ 增加消除的方法包括：

- 木炭血液灌注（适用于巴比妥类药物和茶碱的过量服用）。
- 利尿。
- 尿碱化（适用于三环类药物的过量服用）。
- 透析。

☑ 所有故意服用过量药物的患者均应行精神评估。

☑ 如果出现心脏骤停，则可能需要持久的复苏努力。（寻求建议）。

辅助检查

- 测定血糖、对乙酰氨基酚和水杨酸水平。
- 全血细胞计数、尿素和电解质、肝功能检查、肌酸激酶、凝血、碳酸氢盐、动脉血气分析、ECG、胸部 X 线。
- 对血和尿进行毒物筛查和血药浓度检测。

表 12.1　特异性拮抗剂

过量药物	特异性拮抗剂
阿片类	纳洛酮
铁剂	去铁敏
铅	乙二胺四乙酸钠
地高辛	FAB（digoxin-specific antibody fragments，地高辛特异性抗体片段）
钙通道阻滞剂	钙
乙二醇	乙醇
锂	透析

儿科患者

- 可能发生意外过量用药。
- 任何与之相关的安全监护问题（疏忽或者虐待）必须进行记录和上报。

注意事项

- 在英国，每年有 6300 例自杀是由于服用过量的药物，其中 20% 的死亡是年轻人。
- 每年发生 140 000 例自杀未遂，最常见于 14 ～ 19 岁的年轻女性。最常见的方法就是服毒，其中对乙酰氨基酚占 50%。

有毒物质的特殊处理

对乙酰氨基酚

- 最常见的过量使用药物，早期症状或体征很少。
- 毒性取决于摄入量、接触类型和暴露时间。
- 肝肾毒性（可导致小叶中心坏死）。
- 150 mg/kg（一名 60 kg 的成年人使用 9 g）可以致命，24 h 内使用超过 75 mg/kg 需进行医学评估。
- 使用 N- 乙酰半胱氨酸（N-acetylcysteine，NAC）进行治疗。NAC 是一种谷胱甘肽前体，内含巯基，可以与毒物结合成为无毒性的代谢产物。大剂量（＞ 700 mg/L）药物摄入合并昏迷和高乳酸血症的患者需要进行血液透析（和双倍剂量 NAC）。
- NAC 给药方案为 150 mg/kg 溶于 200 ml 5% 葡萄糖，至少 60 min 输注完毕，然后 50 mg/kg 至少 4 h，然后 100 mg/kg 溶于 1 L 5% 葡萄糖输注至少 16 h。常见副作用包括潮红、喘息、低血压和类过敏反应。高敏不再是禁忌证，因为利大于弊。也可以使用甲硫氨酸 PO 代替 NAC（＜ 12 h）。
- 使用列线图计算对乙酰氨基酚的毒性剂量（图 12.2）。不管是否存在肝毒性危险因素，注射药物 4 h 后对乙酰氨基酚的血浆浓度高于 100 mg/L 或者注射 15 h 后超过 15 mg/L，均应使用 NAC 治疗。注：如果输注 NAC 时测定对乙酰氨基酚血药浓度，测定值可能偏低。如有疑问，与实验室确认。

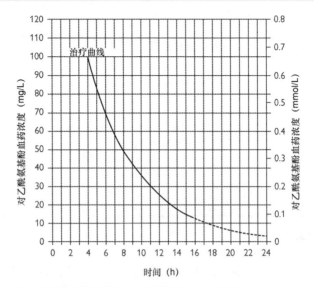

患者血药浓度在治疗曲线之上，应静脉输注乙酰半胱氨酸。
15 h后的预测准确性尚不明确，但血药浓度高于治疗曲线者应被视为
具有严重的肝损伤风险。
Graph reproduced courtesy of Medicines and Healthcare products Regulatory Agency

图 12.2　对乙酰氨基酚中毒列线表

Adapted from Drug Safety Update September 2012, vol 6, issue 2：A1. Open Government Licence v3.0

- 如果对药物摄入时间不确定或者已经摄入超过 1 h，应立即给予 NAC（不应使用列线表）。
- **摄入药物小于 8 h：**
  - 如果摄入剂量＞ 150 mg/kg，时间＜ 1 h，则使用活性炭。
  - 在最后一次摄入 4 h 后再检测血药浓度，并使用列线表评估风险（图 12.2）。
  - 药物摄入后 8 h 内治疗效果最佳。如果成人摄入剂量超过 150 mg/kg 或者 12 g，或者在最初 8 h 内无法检测血药浓度者，应立即开始治疗。
  - 检测全血细胞计数、INR、肝功能检查、HCO_3^-、尿素和电解质，包括在 NAC 治疗后，检测肌酐水平。
  - 如果检测结果正常，患者通常可以出院，有需要的转诊至精神科。如果患者出现恶心或者腹痛症状，建议返院。
  - 如果 ALT 高，则启动 NAC 治疗，即使对乙酰氨基酚浓度在治疗曲线以下。

- **摄入药物 8 ~ 24 h:**
  - 启动 NAC 治疗。
  - 使用对乙酰氨基酚中毒列线表。如果药物水平合适且认为有效，则继续 NAC 治疗；如果药物水平较低，则可停止 NAC 治疗，除非合并其他血液指标异常。
- **摄入药物 > 24 h:**
  - 即使摄入药物超过 24 h，NAC 治疗仍旧有益处。如果合并了黄疸或肝压痛，高 ALT，可检测到对乙酰氨基酚浓度和（或）INR > 1.3，应启动 NAC 治疗。

阿司匹林

- 仅在单次摄入剂量 > 125 mg/kg 和（或）患者年龄过小（< 10 岁或 > 70 岁）时才可能需要治疗。
- 早期特征：过度通气、出汗、耳鸣、震颤、恶心 / 呕吐和高热。
- 代谢特征——低 / 高血糖、低钾血症、呼吸性碱中毒、代谢性酸中毒。
- 其他——肾衰竭、肺水肿、癫痫、心律失常、昏迷和死亡。
- 具体处理：
  - 避免插管，除非合并呼吸衰竭（呼吸功能可迅速失代偿）。如可能，首先进行下列处理。
  - 血液——摄入 2 h 后水杨酸水平 > 700 mg/L（5.1 mmol/L）可能致命；300 ~ 700 mg/L 为中度中毒。如果有症状，每 2 h 重复测药物浓度，或者直到药物浓度下降。
  - 监测尿素和电解质、血糖、碳酸氢盐、动脉血气分析、INR、ECG。
  - 摄入时间 < 1 h（> 125 mg/kg），可考虑活性炭治疗。
  - 摄入时间 < 1 h，给予洗胃，前提是剂量 > 500 mg/kg 且气道得到保护。
  - 补液，监测血糖，纠正代谢性酸中毒（使用 8.4% 碳酸氢钠），监测 / 维持 K^+ 正常。
  - 监测尿 pH。如果血水杨酸水平 > 500 mg/L 且钾正常，可使用碳酸氢盐碱化尿液至 pH > 7.5。
  - 如果补液前血浆水杨酸水平 > 700 mg/L，或者出现肾衰竭、严重酸中毒或肺水肿，考虑血液透析。

三环类抗抑郁药（tricyclic antidepressants，TCA）

- 在消化道吸收，摄入 6 h 内血药浓度达峰。
- 10 mg/kg 可致命。
- 临床表现：
  - 患者病情可迅速恶化；大多数问题发生在摄入 6 h 内。
  - 窦性心动过速，皮肤干热，口干，尿潴留，低血压，低体温 / 高热，横纹肌溶解。
  - 瞳孔扩大，眼球震颤，斜视，共济失调，意识水平下降，昏迷，癫痫发作，音调升高。
  - PR 间期、QRS 间期、QT 间期延长，室性心律失常。
- 处理：
  - 支持性治疗——检查气道，保证通气，纠正缺氧和高碳酸血症。静脉输注晶体液治疗低血压。

- 摄入 1 h 内考虑活性炭治疗，如果患者插管或者完全清醒，在 1 ~ 2 h 时甚至可以考虑再次给药。

如果 QRS 间期 > 120 ms，低血压对液体治疗也无反应，即使没有酸中毒，也应分次给予 50 ml 8.4% 碳酸氢钠。治疗目标 pH > 7.45，7.45 是可以免费使用药物的上限。尽管利多卡因可能有效，但仍应避免使用抗心律失常药物。考虑使用正性肌力药治疗难治性低血压。

癫痫发作应通过纠正缺氧和酸中毒进行治疗。监测血糖。如果癫痫频繁发作或持续较长时间，可给予苯二氮䓬类药物。8.4% 碳酸氢盐 50 ml 可能也有效果。

高热时应积极降温。

- 如果使用了苯二氮䓬类药物，则**禁止**使用氟马西尼——可以致命。
- 持续监测 ECG、BP、SpO_2、呼吸频率、格拉斯哥昏迷量表。如果意识丧失，检查血清肌酐激酶。

心脏骤停时，心肺复苏应持续 > 1 h，且仅在与上级医师讨论后才能终止。

- 如果心脏毒性对其他治疗无反应，考虑使用脂肪乳剂（如：20% 脂肪乳剂）（尽管证据有限）。

选择性 5- 羟色胺再摄取抑制剂（selective serotonin–reupatake inhibitors，SSRIs）

- 在消化道吸收，血浆峰浓度在摄入后 3 ~ 8 h 出现。
- 亲脂性，半衰期长（4 ~ 9 天）。
- 临床表现：
  - 格拉斯哥昏迷量表评分降低，共济失调，反射亢进，体温过高。
  - 低血压或高血压，室性心动过速，心动过缓。
- 处理：
  - 支持性治疗为主，给予活性炭和静脉补液治疗低血压。
  - 对于室性心律失常患者采用 ALS。发生心脏骤停，复苏应持续 > 1 h。
  - 不建议行血液透析。
  - 出现 CNS 症状（如：躁动或者癫痫发作）时，使用苯二氮䓬类药物。
  - 积极降温。
  - 检测肌酸激酶。

苯二氮䓬类药物

- 通常与其他药物联合服用。
- 呼吸抑制和 CNS 抑制。快速型心律失常。
- 处理：
  - 支持性：保证充足的通气和心血管支持。
  - 特异性：氟马西尼是特异性拮抗药，但因有致心律失常和癫痫发作的风险，在英国尚未获得许可用于治疗苯二氮䓬过量。

其他特殊类型的中毒

见表 12.1。
启动药物治疗。

☠ 胃肠道大出血

（➡另见"大出血"，p.418）

定义

消化道任何位置的出血。上消化道出血病因（按发病概率）包括消化道溃疡、胃糜烂、食管静脉曲张、Mallory-Weiss 撕裂和食管炎。下消化道出血病因包括憩室、血管发育不良、癌症／息肉、直肠疾病和肠易激病。

临床表现

- 出血：上消化道出血表现为呕血或咖啡渣样呕吐物，黑便，偶有便血（直肠的鲜红色出血）。下消化道出血表现为便血，血样腹泻，黑便较少见。
- 休克：出血早期，临床征象可能很轻微或无。呼吸频率稍快，躁动和恶心可能是唯一的早期征象。出现皮肤苍白，HR 增加，脉压增大，BP 下降，四肢厥冷或者意识改变时，临床医师应警惕严重休克。临床诊断应有生化检查结果为依据。即使在休克晚期，血红蛋白水平都可能不会显著下降。

  休克评估的干扰因素包括：
  - 年龄（老年患者可能没有典型的休克体征）
  - 体能水平（运动员）
  - 合并用药：β 受体阻滞剂可掩盖心动过速；抗高血压药物可加重低血压。
  - 缺血性心脏疾病和（或）心力衰竭可导致严重休克，即使容量状态只有少量丢失。

即刻处理

☑ 内镜评估后进行适当的复苏是主要目标。

☑ ABC——100% O_2。开放两路大口径（14 G）静脉通路。可能需要建立骨内通路。

☑ 如果患者有误吸风险，如精神状态异常或者大量出血，应采用适当的快速序贯诱导进行气管插管。保证口腔内无异物。

☑ 快速输注 500 ml 平衡晶体液进行复苏。如果 Hb < 70 g/L，输注红细胞。输注目标为 Hb 70 ～ 100 g/L。可能需要按照严重出血方案处理。

☑ 仅当活动性出血，血流动力学不稳定且血小板 < $50×10^9$/L 时，需要补充血小板。如果 INR > 1.5 且纤维蛋白原 < 1 g/L，需要纠正凝血。

☑ 对使用华法林且合并活动性出血的患者使用凝血酶原复合物。目前已有针对口服抗凝剂（direct oral anticoagulants, DOACs）的特异性拮抗药：达比加群的拮抗药伊达鲁珠单抗（Praxabind®）；可用于紧急逆转阿哌沙班和利伐洛昔班的 Andexanet alfa（重组Ⅹa）。

☑ 如果可疑有消化道溃疡，开始静脉注射 PPI。

☑ 如果存在肝硬化或者可疑食管静脉曲张破裂出血，每 6 h 给予特利加压素 2 mg IV 以减少门脉血流。内镜检查前预防性输注抗生素（遵循当地指南）以减少再出血风险和死亡率。脓毒症可增加门脉压力，内镜检查可在 50% 的患者中引起菌血症。

后续管理

☑ 所有患者均应在出现症状后 24 h 内行内镜检查。如果患者状态不稳定或者有继续出血的风险（80% 溃疡和 60% 静脉曲张可自发止血），需紧急 / 即刻进行内镜检查。

☑ 如果患者躁动或者有误吸风险，可能需要全身麻醉。一旦气道安全且同时进行复苏，应考虑建立有创监测。

☑ 确保可提供充足的血制品——启动当地的严重出血预案。

☑ 对于任何不稳定或者需要紧急麻醉或者需要紧急内镜止血的患者，应考虑给予重症监护。

☑ 警惕内镜后再出血。一旦患者稳定下来，应考虑再次行内镜检查。

☑ 对于无法控制的出血，可放置三腔两囊管压迫曲张的胃底-食管静脉。三腔两囊管只能在插管患者中使用，并由有经验的医务人员放置（有食管破裂的风险）。

☑ 消化道溃疡的患者在接受内镜检查后，可考虑注射大剂量质子泵抑制剂（PPI）（如：奥美拉唑 80 mg 缓慢 IV，之后 8 mg/h，持续 72 h）。

☑ 高手术例数中心可能提供介入放射治疗，可以限制或者止住出血。

☑ 10% 的溃疡性出血患者需要进行腹腔内手术。

辅助检查

● 全血细胞计数、尿素和电解质、肝功能检查、凝血（包括纤维蛋白原）、血栓弹力图、动脉血气分析、ECG、胸部 X 线、CT 血管造影。

危险因素

● 肝脏疾病、酒精、感染（肝炎）
● 凝血异常
● 使用抗凝药物 /NSAIDs
● 合并症——肝 / 心 / 肾衰竭

排除

● 大咯血、上呼吸道出血

Glasgow-Blatchford 评分

应在内镜检查前进行计算：得分＞1分提示需要住院治疗。得分＞6分提示50%概率需要重要干预，如输血、内镜检查。

评分项目：

- 血尿素（mmol/L）：6.5～7.9（2），8～9.9（3），10～25（4），＞25（6）
- Hb（g/L）男性：120～129（1），100～119（3），＜100（6）
- Hb（g/L）女性：100～119（1），＜100（6）
- 收缩压（mmHg）：100～109（2），90～99（2），＜90（3）
- 脉搏：≥100/min（1）
- 黑矇（1），晕厥（2）
- 肝脏疾病（2），心力衰竭（2）

注意事项

- 大量输血并发症。
- 死亡通常是由于合并其他情况（心肌梗死、器官衰竭、误吸和败血症）。快速稳定血流动力学可减少心肌梗死和死亡的发生。

拓展阅读

NICE (2012). *Acute Upper Gastrointestinal Bleeding in Over 16s: Management: Clinical Guideline CG141.* Available at: https://www.nice.org.uk/guidance/cg141

Saltzman, J.R. (2019). *Acute Upper Gastrointestinal Bleeding.* Available at: https://www.Uptodate.com

Siau K, Hearnshaw S, Stanley A et al. (2019) UK multisociety consensus care bundle for early clinical management of acute upper gastrointestinal bleeding. Available at: https://www.bsg.org.uk/resource/bsge-acute-upper-gi-bleed-care-bundle.html

☢ 化学、生物、放射和爆炸伤

定义

生物、核、放射、燃烧、化学或者爆炸性损伤。

临床表现

- 爆炸和化学性损伤往往是即刻发生的，而生物或放射暴露需要一段时间以后才会出现症状。患者可能在有或无救护车协助的情况下单独就诊（如：化学自杀、家庭爆炸、社区获得性生物危害），或作为重大事件响应的一部分就诊。在这种情况下，患者可能在现场被验伤分诊。在将患者带离现场（"热区"）前，应进行污染清理。其他患者可能在未联系紧急救助的情况下离开现场并自行前往重大事件响应以外的急诊。
- 如果**怀疑**患者曾暴露于化学或生物制剂或者被故意泄露的放射性物质，应**立即**上报当地的卫生保健机构。
- 应该对单个有症状的伤者采取标准预防措施，但在诊治过程中保持开放性思维（很可能是其他诊断）。而当有 2 名伤者出现相似或相同的症状，且发病间隔相似，临床医师应采取额外的预防措施，并且上报上级医师。当有 3 名或者以上伤者出现相同或相似症状、时间线相似或有重叠，建议工作人员先撤离该区域，将伤者隔离在单独的区域，报告上级医师并求助专家（健康保护团队，感染控制团队，考虑启动重大事件预案）。

即刻处理

☑ **个人安全至上**。必须考虑二次污染的风险，急救人员的衣服、皮肤、分泌物和呼出气体都会释放生物或者化学物质。

☑ 应该由经过训练和有经验的人员使用专业个人防护设备。

☑ **应尽一切努力明确危险物**。急救人员应从危险物品标识牌、容器上的产品信息和对事故现场的描述中收集线索确定化学品。还可以通过观察中毒者的症状和体征获取信息。国家毒物信息服务中心和当地专家的建议可能有所帮助。

☑ 患者可以协助清除自身污染。将受污染的衣物和个人物品使用双层包裹进行打包清理。禁止随意丢弃。

☑ 如果伤者摄入了化学性物质，直接接触患者呕吐物或者呕吐物释放有毒蒸汽也可能是危险的。这种情况，考虑到毒物水平和需要充足的个人防护用品（PPE），如果不安全，不要靠近。

☑ 如果伤者仅暴露于有毒气体或蒸汽中，而衣服或者皮肤上没有大量有毒物质的沉积，那么从"热区"携带出大量化学物质的概率较小，且不太可能对医护人员造成二次污染。但是，如果伤者皮肤或衣物上有固体或液体的化学物质或者化学蒸汽的冷凝物，则可能通过直接接触或者释放化学蒸汽危及医护人员和医疗环境。上述两种情况，患者的衣物均应尽早去除，双袋包装并封存于医疗废物袋。

☑ 用清水冲洗暴露或者受伤的皮肤和头发 3 ～ 5 min。对于油性或者其他黏性的化学物质，可使用温和的肥皂清洗皮肤和头发。然后用清水彻底冲洗干净。双光卤素是一种市面售卖的中和剂，对清除酸性、碱性或者黏附性物质（包括焦油和水泥）可能有效，并且在一些专业环境中（如：重工业、石化业或者遇险部门）均可使用。

☑ 眼睛溅到化学物质后，用清水或者生理盐水冲洗至少 5 min。如果佩戴了隐形眼镜，在确保容易移除且不会对眼睛造成额外损伤的前提下，将隐形眼镜摘下。如果可疑接触了腐蚀性物质或者有明显的疼痛或损伤，持续冲洗并送至重症监护区域。

☑ 如果已经吞服，不要诱导呕吐。如果患者意识清晰且能自主吞咽，给予 125 ～ 250 ml 水口服稀释胃内容物。立刻将患者送至重症监护区域。

化学性物质

进一步处理

- 取决于使用的制剂。

神经毒剂（如：有机磷和沙林）

- 沙林在结构上与有机磷和胆碱酯酶（anticholinesterases，AChE）抑制剂有关。

- 神经中毒的典型表现是胆碱能综合征。毒蕈碱样症状表现为流涎，支气管收缩，支气管黏液分泌，心动过缓，腹泻，排尿，流泪和瞳孔扩大。CNS 抑制导致的呼吸衰竭和肌肉麻痹可致死。

  ☑ 治疗遵循 ABC 原则。气道管理至关重要，尽早使用解磷剂。

  ☑ 如果患者窒息或者发生严重呼吸窘迫，马上插管和人工通气（避免使用琥珀胆碱）；检查动脉血气分析、尿素和电解质、血糖；监测 ECG，治疗心律失常。

☑ 一旦 AChE 不可逆地失活，非去极化肌松药的肌松作用将延长。使用新斯的明拮抗无效。琥珀胆碱会导致肌松作用延长。氯胺酮增加分泌物，应慎用。

☑ 阿托品可以拮抗毒蕈碱效应，但对烟碱受体无效，肌力下降或麻痹不会得到改善。每 10～20 min 使用 0.6～4 mg IV（成人）或者 20 mg/kg IV（儿童），直至分泌物干燥且心率达到 80～90 次/分。若要达到该治疗目标，总量可能高达 20 mg。

☑ 解磷定是一种可逆的 AChE 抑制剂。它能逆转烟碱受体功能障碍，持续输注可减轻麻痹。预处理可以提高暴露于神经毒剂后的生存率。初始剂量为 2 g 或者 30 mg/kg IV（成人），至少输注 4 min；然后每 4～6 h 一次，或者 8～10 mg/（kg·h）IV 持续输注。

☑ 地西泮可控制癫痫发作和减轻继发脑损伤。立即给予 5～10 mg IV（成人）或者 1～5 mg IV（儿童）；必要时可重复给药。

起泡剂（发泡剂，如芥子气）

- 尽管暴露于该物质后立刻产生组织损伤，但在症状出现前，可能有 1～24 h 的潜伏期。蒸汽暴露是造成伤亡的主要原因。暴露越多，潜伏期越短。如果泄露是发生于指定工业用地以外的地方，应认为是故意泄露。

- 呼吸道症状包括气管支气管炎伴支气管痉挛、上皮坏死、ARDS、化学性肺炎、肺水肿和出血。假膜形成可导致喉梗阻。可能需要紧急插管。

- 眼部症状包括疼痛、流泪和水肿，需用生理盐水冲洗并涂抹凡士林限制闭眼。

- 皮肤出现水肿和疼痛。水泡和皮肤全层烧伤会导致大量液体丢失。可能需要外科清创。

- 大剂量暴露可抑制骨髓功能，继发感染可导致死亡。

  ☑ 起泡剂无特异性解毒剂。治疗是支持性治疗和对症治疗，包括气道支持，支气管扩张药，必要时机械通气，合理镇痛，密切监护和一系列实验室检查。

氰化物（如：氰化氢）

- 氰化氢用于塑料和亚硝酸盐的工业生产；其他氰化物用于印刷、染色、摄影、金属清洗和制造。它们也可能存在于家庭或工业用火的烟雾中。

- 如果无事故或者工业暴露史和（或）伤亡多于一人，则考虑是故意释放。

- 氰化物是快速代谢毒剂，可抑制线粒体细胞色素氧化酶，导致细胞无法利用氧气进行呼吸。它们可引起呼吸循环停止，几分钟内即可致死。与吸入或者通过皮肤或眼睛局部吸收相比，吞服后症状出现更慢。

- 呼吸急促、神志不清、头晕，随后迅速出现抽搐、昏迷和心脏骤停。
- 动脉血气分析提示代谢性酸中毒，伴乳酸水平升高。因为氧气摄取减少，混合静脉血样饱和度升高。

　☑ 严重中毒时，尽快使用特异性解毒剂是十分重要的。

　☑ 对疑似严重中毒者，应使用依地酸二钴（300 mg，随即注射 50 ml 50% 葡萄糖，必要时可重复用药）。

　☑ 对于吸入毒气且中毒症状明显的患者，给予羟钴胺，70 mg/kg，输注时间至少 15 min。如果存在禁忌证或者无该药物，同时给予亚硝酸钠（300 mg）和硫代硫酸钠（12.5 g）。亚硝酸钠可以将血红蛋白转化为甲基血红蛋白并结合氰化物。硫代硫酸钠则可提供硫基。

防暴制剂（如：CS 毒剂，催泪瓦斯）

- 此类产品具有短期刺激作用。
- 主要作用为迅速发生的眼睛疼痛、流泪、咳嗽、流涎和支气管痉挛。
- 如果处于在密闭、充满气体的空间之内，制剂剂量可能十分巨大。
- 暴露于大剂量该制剂的患者可逐渐发生非心源性肺水肿，伴有类似 ARDS 的临床表现。

　☑ 无特异性解毒剂：临床治疗为支持性疗法，包括吸氧，支气管扩张剂和皮肤眼睛的清洗。小心去除患者的衣物并双袋打包，因为残余物可影响护理患者的医护人员。小剂量暴露时，大部分患者的症状可在几分钟至几小时内恢复。

生物性损伤

即刻处理

☑ 生物制剂可通过水、食物来源散布或者被雾化 / 释放到大气中。

☑ 暴露通常会导致罕见或意外的病例，一般不伴随创伤。应警惕那些"不合常规"的病例。比如疾病严重程度异常，受感染患者数目异常，疾病发病时间、年龄、人口统计学、地理位置或者进展程度的异常，如年轻健康成年人在夏季出现快速进展的"流感"，在英国出现出血热且无疫区旅游史。

☑ 暴露于某一种传染病源的其他迹象可能包括发生在家庭成员、朋友或者工作小组和共同协会内部，以及与宠物或周边动物接触的疾病。

☑ 即刻处理应关注于支持性治疗，病因识别和风险管理。详细病史包括：职业、旅行史、接触史、爱好、与动物接触史、蚊虫叮咬、食物等任何患者认为可能的致病因素。

☑ 尽早向上级医师、微生物学顾问或者感染科医师寻求建议。

☑ 非传染性病原体可按危险（化学）物质处理，清除污染和医学治疗是主要治疗手段。然而，需注意的是生物制剂可能具有极强的持久性，这取决于环境和扩散机制。生物制剂的效力可能是化学制剂的 1000 倍以上。

后续管理

☑ 支持治疗。治疗方法取决于病原体。遵循 ID/ 微生物专家的建议。

☑ 在英国，可疑生物性损伤时，应尽快寻求健康保护局的建议和支持。

☑ 对接触者进行化学性预防。

- 生物制剂可导致严重疾病和多器官衰竭。
- 检查包括全血细胞计数、尿素和电解质、肝功能检查、血液 / 痰液培养、胸部 X 线。

放射性损伤

即刻处理

☑ 需要有专业的放射性检测设备才可以检测到。

☑ 身体的任一部分暴露于电离辐射后均可发生放射性损伤。需考虑的因素包括：持续时间，距离，有无遮蔽。时间减半，暴露量也减半。平方反比定律适用于距离。重要的建筑结构（砖墙、水泥、泥土等）将减少暴露。

☑ 放射性物质可通过沉积在皮肤或衣物上，吸入，吞食或通过伤口吸收的方式产生污染。

☑ 放射性损伤的患者不太可能对医护人员产生威胁，但仍应佩戴口罩，离开污染区域后去除外层衣物，并定期进行身体检查。对于暴露过但**未受污染**的患者，无需采用安全预防措施。

☑ 去除受污染的衣物，双袋打包，存储远离治疗区的安全区域，直至安排专业人士处理。用镊子处理患者身上的异物，尽可能缩短处理和接触的时间。

☑ 使用清水轻柔地冲洗伤口，然后用肥皂和水从伤口边缘向内进行清洗。

☑ 由于吞食造成内部污染，早期可考虑洗胃。

☑ 放射专家可能根据体内污染的程度推荐使用特定的放射性核素特异性促排剂，如普鲁士蓝、DTPA 或者碳酸氢盐。

后续管理

☑ 良好的支持性重症护理，精细的液体管理和维持电解质平衡至关重要。

- 症状可能即刻出现，也可能延迟出现。
- 根据暴露后发生呕吐的时间，可以估测放射剂量：
  - < 10 min：可能致死剂量
  - 10 ~ 30 min：非常严重
  - < 1 h：严重
  - 1 ~ 2 h：中度
  - > 2 h：轻微
- 高辐射剂量可导致骨髓抑制、胃肠道破坏、皮肤受损和需要器官支持治疗的神经系统受损。伴随神经系统损伤的患者几乎肯定会死亡。
- 皮肤损伤可即刻出现或延迟出现，本身是致命的。伤口愈合也会延迟。
- 淋巴细胞绝对数目的下降速度可提示暴露损伤的严重性。

辅助检查

- 所有暴露于化学、生物或放射性物质的患者均需进行下列常规实验室检查，包括全血细胞计数、血糖、尿素和电解质、肝功能检查、动脉血气分析、ECG、胸部 X 线和脉搏氧饱和度。

儿科患者

- 由于体表面积 / 体重比更大，儿童更容易通过皮肤吸收毒物。

注意事项

- 爆炸可导致冲击波伤；外在损伤可能不明显，然而爆炸的冲击波可能造成严重的内部损伤。较小的设备可能会释放碎片，导致多处切割伤，内出血和被不常见病原体感染的风险。爆炸装置造成的烧伤和截肢可能会严重干扰其他创伤的救治：应坚持标准化的创伤处理，认识到一旦创伤得到系统的处理，烧伤护理通常是次要的考虑因素。
- 患者可能遭受多重损伤且可能需要紧急生命救助，但如果怀疑存在生物恐怖主义，必须注意保证个人安全。

拓展阅读

Adalja, A.A. (2019). *Identifying and Managing Casualties of Biological Terrorism*. Available at: https://www.uptodate.com/contents/identifying-and-managing-casualties-of-biological-terrorism/print

Advanced Life Support Group (2005). *Major Incident Medical Management and Support: The Practical Approach in the Hospital*. Oxford, UK: Wiley Blackwell.

Dainiak, N. (2019). *Biology and Clinical Features of Radiation Injury in Adults*. https://www.uptodate.com

Madsen, J. (2019). *Chemical Terrorism: Rapid Recognition and Initial Medical Management*. Available at: https://www.uptodate.com/contents/chemical-terrorism-rapid-recognition-and-initial-medical-managemen

⚕ 复苏后处理

定义

心脏骤停后自主循环恢复（return of spontaneous circulation，ROSC）的患者管理。

临床表现

- ROSC。
- 患者可能表现为心脏骤停后综合征。

可包括以下任意表现：

☑ 心肌功能障碍，全身性缺血再灌注损伤，导致休克、心动过缓或心动过速。

☑ 神志不清、烦躁或格拉斯哥昏迷量表改变提示脑损伤。

☑ 诱发心脏骤停的病情持续进展，包括创伤、败血症、肺部或心脏疾病。

即刻处理

（➡️另见"复苏后治疗"，图 12.3，p.391）

即刻治疗

☑ 给氧，维持 SpO_2 94% ～ 98%。避免高氧。

☑ 如果格拉斯哥昏迷量表评分发生显著改变或者气道未受保护，则气管插管。监测二氧化碳。通气使 $ETCO_2$ 维持在正常低值，而动脉血气 $PaCO_2$ 维持在正常范围。低碳酸血症和高碳酸血症都会有不利影响。

☑ 充分镇静对气管插管患者的神经保护至关重要。

☑ 开放足够的静脉通路。通常需要中心静脉通路。建立有创动脉进行 BP 监测和持续的动脉血气监测。

☑ 目标为 SBP > 100 mmHg。依据基础监测、超声、心输出量监测、乳酸水平，给予 250 ～ 500 ml 晶体液 IV，以维持血容量。

☑ 如果可能，应在急诊尽早行超声心动图检查。考虑血管升压药 / 正性肌力药物。如果射血分数偏低，使用多巴酚丁胺；如果射血分数正常，使用去甲肾上腺素。

☑ 如果低血压持续存在，请心脏科会诊，考虑行主动脉球囊反搏。

☑ 急性冠脉综合征（acute coronary syndrome，ACS）是院外心脏骤停（out of hospital cardiac arrest，OOHCA）的主要原因。如果出现 ST 段抬高或者新发的 LBBB，早期行血管造影和经皮冠脉介入术（percutaneous coronary intervention，PCI）是有益处的。即使 ECG 是正常的，如果存在 ACS 的可能性，也应咨询心脏科专家。

☑ 如果有肺水肿的证据且 MAP > 80 mmHg，考虑使用硝酸甘油和（或）呋塞米。

☑ 一旦达到目标血压，应监测静脉氧饱和度（$S_{cv}O_2$）。$S_{cv}O_2$ < 70% 提示休克。如果 Hb < 100 g/L，输注红细胞，考虑连续心输出量监测。连续经胸超声心动图可能是评估左心室功能的有效辅助方法。

☑ 如果持续心动过速或者发生了射血分数正常的 ACS 且中心静脉氧饱和度 > 70%，可考虑使用 β 受体阻滞剂（如：艾司洛尔）。

☑ 温度管理目标为保持核心温度在 36℃左右，持续至少 24 h；任何时刻都应避免发热。

☑ 对癫痫进行诊治——可能需要 EEG。通常不需要对癫痫进行预防性治疗。

☑ 维持正常血糖水平——维持血糖 < 10 mmol/L：高血糖与不良预后显著相关。

诊断

☑ 连续 12 导联 ECGs。

☑ 与心脏专家讨论冠脉造影和 PCI 的必要性：无论什么原因，60% 心脏骤停的患者在行冠脉造影时都有可干预的病变。可能需要在患者尚不稳定的时候进行转运。

☑ 对于非心源性的原因，或者原因不明时，考虑行头颅 CT 和（或）CT 肺动脉造影（CTPA）。对已知的病因进行治疗。

后续管理

优化复苏

☑ 转运至 ICU。

☑ 至少 72 h 内避免发热。

☑ 维持正常血氧和血碳酸水平，使用肺保护性通气策略。

☑ 优化血流动力学。

☑ 超声心动图和心脏相关检查。

☑ 维持正常血糖水平。

☑ 至少 72 h 后再判断预后。没有任何检查、生化标志物、神经生理学检查或者影像学检查可以在 72 h 之前预测神经学方面的预后。

☑ 撤除维持生命的支持系统时，应尽早考虑器官捐献。

☑ 考虑 ICD 植入。

☑ 考虑筛查遗传病。

☑ 管理危险因素。

☑ 安排随访和后期康复。

辅助检查

- 全血细胞计数、凝血、尿素和电解质、肝功能检查、甲状腺功能检查、血型鉴定和不规则抗体筛查、肌钙蛋白、乳酸
- 胸部 X 线、连续 ECG、超声、冠脉造影
- CTPA、头颅 CT、EEG、核心温度

危险因素

- 缺血性心脏病
- 近期心肌梗死
- 电解质紊乱

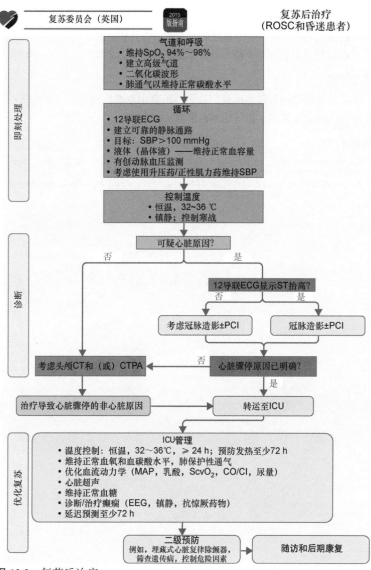

图 12.3 复苏后治疗

Reproduced with the kind permission of the Resuscitation Council（UK）

- 缺氧
- 血栓栓塞性疾病
- 心脏压塞
- 低体温
- 低血容量
- 张力性气胸

排除

- 患者有放弃复苏的要求或者存在严重合并症。
- 尽管最大程度的干预，但持续复苏的效果仍非常差。

注意事项

尽管因为发热与较差的预后相关，很多中心都积极降温，维持核心温度在 36℃并避免发热，但目前不再推荐低温疗法。

拓展阅读

Current recommendations on adult resuscitation. Williams S. BJA Education. Vol 17. Issue 3; March 2017, p99–104

Resuscitation Guidelines 2015. Nolan J, Soar J. Post Resuscitation Care: Available at: https://www.resus.org.uk/resuscitation-guidelines/post-resuscitation-care/

☀ 意识水平下降（需要麻醉介入）

定义

精神状态改变，易激惹，意识不清，不能自主保护气道，格拉斯哥昏迷量表评分下降。

临床表现

- 最常见的呼叫麻醉医师的情况是给拟行 CT 扫描的患者进行气管插管。

即刻处理

☑ 病史很重要：寻找病因。

☑ 格拉斯哥昏迷量表评分减低和需行头颅 CT 的常见病因包括：脑血管事件（缺血、脑出血、蛛网膜下腔 / 硬膜外腔出血），代谢紊乱，发作后状态（新发癫痫），全身性感染，脑膜炎，脑肿瘤，脑病，创伤，心脏骤停后，中毒。

☑ ABC——100% O_2，开放 2 条静脉通路，送检血生化。

☑ 可能需建立确定性气道——快速序贯诱导。

☑ 考虑 A-a 梯度及神经保护：通气应维持正常 / 正常低限的 $PaCO_2$。

☑ 如果可疑有创伤，尽量减少操作，根据当地方案，使用夹板和绷带 ± 松开衣领来保护颈椎。

☑ 循环——纠正低血压，并排除是否有心脏原因。维持足够的脑灌注压（60 ～ 90 mmHg），通常需要输注血管收缩药。在转运前考虑建立有创动脉血压监测。

☑ 神经评估至关重要。评估 GCS（作为一个预后因素，要特别关注运动评分）。应记录瞳孔反应和任何局灶体征。

☑ 纠正血电解质和血糖。

☑ 如果拟对患者行气管插管通气，应立即联系 CT 扫描后接收患者的病房 / 单元。

☑ 院内转运至 CT 扫描室时，应携带额外的输液和急救药物。

后续管理

☑ 如果有证据提示颅内或硬膜外出血 / 蛛网膜下腔出血 / 肿瘤，患者需紧急转至神经外科，并且有可能需要进一步院内或院间转诊。

☑ 80% 的卒中是缺血性的，目前大约 10% 可溶栓。新的干预措施包括取栓和延长溶栓时间窗，因此早期转诊和治疗是至关重要的。需要麻醉取栓的患者应遵循神经保护原则和考虑到手术室外麻醉转运的问题。

☑ 对其他适宜的医学原因，应安排进入 HDU/ITU。

☑ 大多数人工通气患者应入住 ICU 进行预后、家庭支持或者考虑器官捐献。

☑ CT 正常和（或）发作后，且考虑脑膜炎的患者。给予头孢噻肟或头孢曲松 2 g IV，并加用阿昔洛韦。如果没有颅压升高的证据，可考虑腰椎穿刺（简称"腰穿"）（lumbar puncture，LP）。

辅助检查

- 全血细胞计数、尿素和电解质、肝功能检查、凝血、血糖、对乙酰氨基酚/水杨酸水平、动脉血气分析、腰穿、胸部 X 线、CT 扫描

危险因素

- 高血压、缺血性心脏病和外周血管病是卒中的危险因素。
- 溶栓治疗或者抗血小板治疗后意识水平下降可能意味着开始出血转化或颅内出血。
- 通常，应避免对行 CT 检查的未插管患者给予镇静；全麻下气管插管更快、更安全、更简单。在转运或者行 CT 检查过程中建立患者气道要困难得多。
- 普通头颅 CT 并不能排除颅内高压——当考虑腰穿时，这一点很重要。

儿科患者

- 如果儿童无外伤史，但是发生了意识水平下降，对诊断是极大挑战，因为病因多种多样，而且往往缺乏诊断线索。
- 儿童患者对医疗资源有更密集和更高的依赖性。

注意事项

- 对于大范围脑梗死（特别是大脑中动脉）后的恶性脑水肿，目前建议行偏侧颅骨切除术，尤其当患者 < 65 岁时。
- 此类患者可能在发病后 48 h 出现格拉斯哥昏迷量表评分下降，需要紧急转运至神经外科。
- 如果使用了肌松药，癫痫发作可能会被掩盖；EEG 监测可协助诊断。

:⚕: 败血症

定义

- 败血症的特征是机体对感染反应失调导致的危及生命的器官功能障碍。死亡率 28.9%。
- 脓毒性休克继发于败血症，死亡率升高。尽管液体复苏充分，但仍可能存在持续低血压和乳酸值 ≥ 2，需要使用血管收缩药才能维持 MAP ≥ 65 mmHg。

临床表现

如果存在一个或多个危险因素（见表 12.2），NEWS 评分（National Early Warning Score）≥ 5 分，以及患者看起来状态欠佳，则考虑败血症。确诊败血症可使用 SOFA 评分（表 12.3）。较基线升高 2 分可诊断，若无基础值，评分 2 分即可诊断。SOFA 评分很复杂，可以使用 Red Flags 代替。

下列指标满足一项即提示败血症，需要采取治疗：

- 如果警觉、言语、疼痛、无反应（Alert，Verbal，Pain，Unresponsive，AVPU）（P 或 U）由正常发生变化
- 呼吸频率 ≥ 25 次 / 分
- 需要吸氧才能维持 SpO_2 ≥ 92%（若患者合并 COPD，则为 88%）
- HR > 130 次 / 分
- 收缩压 ≤ 90 mmHg（或血压自正常值下降 > 40 mmHg）
- 最近 18 h 未排尿 [或尿量 < 0.5 ml/（kg·h）]
- 非烫伤疹（斑驳 / 灰白 / 青紫）
- 最近 6 个月曾行化疗

表 12.2 败血症的危险因素（adapted from NICE guideline NG51）

败血症的危险因素

- 年龄 < 1 岁，或者 > 75 岁，或者患者十分虚弱
- 近期创伤史、手术史或有创操作（近 6 周）
- 疾病 / 药物因素导致免疫力受损（长期类固醇药物、化疗、免疫抑制剂）
- 留置管、导管、静脉吸毒者、任何皮肤破损

过去 6 周内正在怀孕 / 曾经怀孕的女性的其他危险因素：

- 妊娠期糖尿病、糖尿病或其他合并症
- 侵入性操作：剖宫产，产钳分娩，残留妊娠产物清除术
- 羊膜破裂时间延长
- 与 A 组链球菌感染者密切接触
- 持续性阴道出血或有异味的阴道分泌物

表 12.3　SOFA [sequential（sepsis-related organ assessment score）]

系统	评分				
	0	1	2	3	4
呼吸					
PaO$_2$/FiO$_2$ mmHg（kPa）	≥ 400（53.3）	< 400（53.3）	< 300（40）	< 200（26.7）有呼吸支持	< 100（13.3）有呼吸支持
凝血					
血小板，× 10^3/μl	≥ 150	< 150	< 100	< 50	< 20
肝					
胆红素，mg/dl（μmol/L）	< 1.2（20）	1.2 ~ 1.9（20 ~ 32）	2.0 ~ 5.9（33 ~ 101）	6.0 ~ 11.9（102 ~ 204）	> 12.0（204）
心血管 *	MAP ≥ 70 mmHg	MAP < 70 mmHg	多巴胺 < 5 或多巴酚丁胺（任意剂量）	多巴胺 5.1 ~ 15 或肾上腺素 ≤ 0.1 或去甲肾上腺素 ≤ 0.1	多巴胺 > 15 或肾上腺素 > 0.1 或去甲肾上腺素 > 0.1

表 12.3　SOFA [sequential (sepsis-related organ assessment score)]（续表）

系统	评分				
	0	1	2	3	4
中枢神经系统					
格拉斯哥昏迷量表评分	15	13~14	10~12	6~9	<6
肾					
肌酐，mg/dl（μmol/L）	<1.2（100）	1.2~1.9（110~170）	2.0~3.4（171~299）	3.5~4.9（300~440）	>5.0（440）
尿量，ml/d				<500	<200

* 儿茶酚胺剂量单位为 ug/（kg·min），至少持续 1 h。

Adapted with permission from Vincent, J. L. et al. (1996). The SOFA (Sepsis-related Organ Failure Assessment) score to describe organ dysfunction/failure. Intensive Care Medicine, 22 (7): 707-10. Copyright © 1996, Springer-Verlag. doi:https://doi.org/10.1007/BF01709751. Updated by Singer JAMA. 2016; 315 (8): 801-10. doi:10.1001/jama.2016.0287

即刻处理

在 1 h 内识别败血症并启动败血症 6 项（以及 ABC）是最有效的救生措施之一。

☑ **1.** 吸氧。保证氧饱和度 > 94%（如果合并二氧化碳潴留风险，则为 88% ~ 92%）。

☑ **2.** 应用抗生素前进行血培养，但延迟时间不能 > 45 min——至少 1 份外周血样，加 1 份从任意已留置时间 > 48 h 的血管装置中采集的血样。考虑对尿液、脑脊液、痰液和脓液进行培养。

☑ **3.** 诊断败血症或脓毒性休克 1 h 内开始抗生素治疗，具体根据当地指南进行经验性治疗。每延迟 1 小时，死亡率就会显著增加。审查任何阳性培养结果。考虑抗真菌和抗病毒药物。用药前考虑是否过敏。

☑ **4.** 静脉输液进行液体复苏。如果存在低血压或者乳酸 > 2 mmol/L，晶体液用量可达 30 ml/kg。

☑ **5.** 连续监测乳酸。如果乳酸 > 4 mmol/L，每输注 10 ml/kg 即进行复查，并通知重症监护。

☑ **6.** 测量尿量。可能需要留置尿管。每 1 h 计算一次液体出入平衡。目标尿量 ≥ 0.5 ml/（kg·h）。败血症合并急性肾衰竭死亡率很高。

如果反应不佳（持续低血压，高乳酸，低尿量）：

☑ 纠正血压。如果初步液体复苏后仍有低血压，加用血管收缩药——目标 MAP > 65 mmHg（或者如果患者合并高血压的话，血压目标应更高）。去甲肾上腺素是一线用药。输注去甲肾上腺素需要通过中心静脉导管。在准备建立中心静脉通路时，可先通过外周使用间羟胺。

☑ 尽早建立有创动脉监测。

☑ 重新评估容量状态并进行相应治疗，确保容量充足。临床上可通过使用床旁超声评估患者状态和组织灌注情况，或者通过使用 PICCO 或者 LiDCO® 评估血流动力学状态和心输出量。

后续管理

☑ 将重症患者转至 ITU。进一步治疗和交接应在 ITU 进行，但可以从急诊科开始。

☑ 当出现低血压，且对液体治疗和去甲肾上腺素无反应时，可以考虑使用激素。

☑ 输血：

- 输注红细胞，维持 Hb > 70 g/L（如果患者合并心肌梗死，严重缺血性心脏病，严重低氧血症，进行性加重的乳酸酸中毒或发绀型心脏病，应维持 Hb > 90 g/L）。
- 仅当存在出血或拟行出血风险大的侵入性操作时，FFP 可用于纠正凝血异常。
- 如果血小板计数 < $10×10^9$/L，或者出血风险大时 < $20×10^9$/L，应预防性输注血小板。如果存在活动性出血或者拟行侵入性操作，则应维持血小板计数 ≥ $50×10^9$/L。

☑ 败血症诱发 ARDS 的通气策略——平台压 ≤ 30 cmH$_2$O，使用 PEEP，潮气量 6 ml/kg。为实现低潮气量和低气道压，可有允许性高碳酸血症。使患者保持半卧位，若低血压不明显应采用保守的液体策略。

☑ 监测血糖，目标 < 8.3 mmol/L。（避免低血糖，低血糖与死亡率上升相关。）

☑ 预防深静脉血栓——若无禁忌证，使用小剂量肝素或低分子肝素（后者用于高危患者）。若存在肝素禁忌证，则应使用加压装置。在高危患者中应同时使用肝素和加压装置。

☑ 依据当地指南预防应激性溃疡。但如果有出血的危险因素，则必须预防。

辅助检查

- 全血细胞计数、尿素和电解质、CRP、肝功能检查、凝血、ECG、胸部 X 线
- 血培养、中段尿、腰穿
- 连续血气监测血乳酸、血糖
- 尿量

儿科患者

⊃另见 p.148

- 如果输注 20 ml/kg 液体后仍然失代偿，则应尽早进行重症监护。继续滴定式补液至治疗终点，总量可达 60 ml/kg。液体复苏总量达到 60 ml/kg 后，通常会出现呼吸衰竭——如果还没有插管考虑行气管插管。
- 如果液体治疗无效，使用多巴胺。多巴胺无效时，应使用去甲肾上腺素和肾上腺素。
- 如果出现难治性脓毒性休克或者脓毒症相关的呼吸衰竭，考虑使用 ECMO。
- 治疗终点：
  - 毛细血管再充盈时间（CRT）< 2 s
  - 血压正常，脉搏正常
  - 外周皮肤温暖
  - 尿量 > 1 ml/（kg·h）
  - 精神状态正常
  - 心脏指数 3.3 ~ 6 L/（min·m^2）

拓展阅读

NICE guideline [NG51] Sepsis: recognition, diagnosis and early management.

Daniels R, Nutbeam T. The Sepsis Manual 4th Ed. 2017-18. UK Sepsis Trust.

Singer, M. (2016). The third international consensus definitions for sepsis and septic shock (Sepsis-3). *Journal of the American Medical Association*, **315**(8), 801–10.

Surviving Sepsis Campaign (2015). *Surviving Sepsis Guidelines 2012 and Surviving Sepsis Campaign Revised Bundles* [Revised April 2015]. Available at: https://www.survivingsepsis.org

第13章

设备问题

Kim J. Gupta

杨博　译　吉晓琳　校

:○: 麻醉呼吸回路泄露

定义

因为无意的呼吸系统泄露，导致麻醉机无法将气体输送给患者。

临床表现

- **患者自主呼吸时：**
  - 储气袋排空。
  - CO_2 波形改变。
  - FiO_2 下降，导致 SpO_2 下降。
  - 吸入性麻醉药浓度下降，可能导致患者醒来。
- **患者 IPPV 时：**
  - 呼吸机风箱排空。
  - 胸廓运动或呼吸音减弱或消失。
  - 低气道压力、潮气量 / 每分通气量下限或 $ETCO_2$ 警报。
  - 可能听到呼吸机声音改变。
  - 可能闻到吸入性麻醉药的味道。
  - 可能听到气体泄漏声。

辅助检查

- 检查整个呼吸回路和连接，包括患者气道装置和麻醉机。
- 寻找泄露原因时，不能延误即刻处理。

危险因素

- 使用前对通气系统的检查不充分。
- 移动患者或麻醉机。
- 与外科 / 内镜医师共用气道。
- 更换通气系统的部件（如：CO_2 吸收器、取样管线）。
- 重新装填蒸发罐。
- 使用新鲜气体排出口作为氧气源，之后未重新连接通气系统。
- 维修后的麻醉机 / 工作站。

排除

- 新鲜气体流量过低、未打开新鲜气体或新鲜气体供应故障。
- 气管导管 / 声门上气道错位或套囊漏气。
- 呼吸回路与麻醉机断开。
- 二氧化碳分析仪、氧传感器或回路上的其他监测器，与呼吸回路断开。
- 呼吸回路或储液袋破裂（如：被麻醉机的管路支撑架或轮子破坏）。
- CO_2 吸收器罐、呼吸机风箱或蒸发罐泄漏或安装不正确（如：缺少 O 形环）。
- 呼吸机 / 通气系统压力释放阀设置过低或卡在打开的状态。

- 呼吸机故障或未打开。
- 鼻胃管置入气管。
- 气管支气管泄漏。
- 活性气体清除装置端口堵塞，导致呼吸系统出现负压。
- 使用贝恩系统通气时，无意中打开 APL。

即刻处理

☑ 寻找呼吸回路有无明显的连接断开。

如果没有发现连接断开，立即：

☑ 切换至手动通气，100% O_2，高流量（> 10 L/min）。

☑ 关闭 APL。

☑ 按压充氧按钮（这样可能就会听到漏气发生在哪个连接处）。

如果储气袋充盈：

☑ 挤压气囊并检查胸廓起伏和二氧化碳曲线。

☑ 观察动脉氧饱和度是否改善。

如果通气充分：

☑ 检查呼吸系统、气道设备 / 气管导管密封是否严密。

如果通气失败：

☑ 不使用呼吸系统，使用简易呼吸器通气（条件允许，连接氧气罐）。

如果通气依然失败：

☑ 检查气道设备 / 气管导管是否移位。

如果必要：

☑ 拔除气道设备 / 气管导管，使用面罩和简易呼吸器通气。

☑ 采用全凭静脉麻醉，直到问题解决。

后续管理

☑ 系统和详细地检查整个呼吸回路。

☑ 一旦发现和解决了回路泄露的原因，应明确发生的原因及背景，以预防将来再次发生。

儿童患者

无套囊气管导管直径可能过细。

注意事项

- 英国报告的 1029 例麻醉设备故障事件中，99 例（9.6%）是因为回路漏气。

- 患者自主呼吸时：
  - 二氧化碳曲线改变与连接断开的位置有关。如果采样管是位于有连接断开的呼气回路，波形会完全消失。否则，它会探测到二氧化碳重复吸入的可变化的数值。
  - 如果夹带了空气，可能会出现吸入／呼出氧浓度及吸入麻醉剂浓度下降，或者吸入／呼出氮气浓度升高。
- 患者正压通气时：
  - 瓶中袋（bag-in-bottle）呼吸机——风箱无法上升（袋产生 2 ～ 4 cmH$_2$O 的 PEEP）或完全塌陷，但并不能提示连接在何处断开。
  - 每分通气量分配器——如果连接断开发生在远端，可以继续运作。
  - 许多呼吸机并没有可以看见的储气装置（如：Penlon Nuffield 200）。
- 低压力／容量报警时：
  - IPPV 期间，呼吸系统低压报警是强制性的。报警触发限值应设置为刚好低于最大吸气压力。该报警并非绝对可靠，因为传感器远端的阻力（如：连接断开处部分阻塞）可能并未达到报警限值。因此，报警传感器的最佳位置是置于 Y 形三通管。
  - 容量相关报警装置一般应置于呼气支路。

拓展阅读

Cassidy, C.J., Smith, A., Arnot-Smith, J. (2011). Critical incident reports concerning anaesthetic equipment: analysis of the UK National Reporting and Learning System (NRLS) data from 2006–2008. *Anaesthesia*, **66**(10), 879–88.

Raphael, D.T., Weller, R.S., Doran, D.J. (1988). A response algorithm for the low-pressure alarm condition. *Anesthesia and Analgesia*, **67**(9), 876–83.

⚠ 呼吸机故障

定义

自动正压通气意外中断。

临床表现

- 风箱停止活动（但不排空）；呼吸机循环停止（可能可以听见）；胸廓运动停止；听诊时没有呼吸音。
- 正常呼吸系统压力波形消失；二氧化碳压力波形消失；呼吸暂停，低潮气量/每分通气量报警。
- 切换到手动通气可恢复患者通气。

辅助检查

- 检查呼吸机硬件、设置和电源，以及呼吸回路和监测设备。
- 查找故障时，不要耽误即刻处理。

危险因素

- 对呼吸机不熟悉。
- 机器检查不充分。
- 电源中断。
- 电源电涌和呼吸机程序中断。
- 麻醉机刚进行过检修。
- 新设备。

排除

- 呼吸机没有打开。
- 手动/呼吸机通气转换设置不正确或故障。
- 呼吸机、通气系统、压力传感器或泄压阀安装不当或出现故障。
- Penlon 呼吸机 APL 阀未关闭。
- 呼吸机、麻醉工作站或总电源故障。
- 呼吸机性能或设置不能满足患者情况。
- 不恰当的呼吸机设置导致减压阀打开：
  - 对于吸气时间来说，潮气量过大。
  - 吸气流量过大。
  - 减压阈值过低。
- 风箱或呼吸机机械装置卡住。
- 一些麻醉工作站呼吸机的二次驱动气体故障。
- 呼吸回路阻塞或其他原因导致的高气道压（➔见"高气道压"，p.413）。
- 大量泄漏或新鲜气流不足（➔见"呼吸回路泄露"，p.402）。

即刻处理

☑ 检查呼吸机是否已打开。

☑ 检查手动 / 呼吸机转换开关是否正确设置。

☑ 切换到带有简易呼吸系统的手动通气。

☑ 维持手动分钟通气和麻醉，直到可以使用另一台已检查过的呼吸机。
如果可以，考虑恢复自主通气，或者调用另一台呼吸机。

如果储气袋无法快速充气或排空：

☑ 检查新鲜气流量设置是否充足。

☑ 检查氧供管道有无故障（及因此导致的呼吸机驱动气体故障）。

☑ 检查呼吸系统是否有连接断开或大量泄漏（ ➲ 见 p.402，"呼吸回路泄露"）。

☑ 检查是否存在意外拔管、气道装置移位或气管导管套囊泄漏。

如果储气袋充满，但挤压时存在阻力：

☑ 考虑高气道压的原因和处理措施（ ➲ 见"高气道压力"，p.413 ）。

后续管理

☑ 清楚地标记并移走故障呼吸机，直到检查和维修后再使用。

☑ 如果呼吸机是麻醉工作站的一个组成部分，则停止使用工作站。

☑ 通知负责设备的麻醉医师 / 管理人员。

☑ 使用本地事件报告系统记录事件。

☑ 质控 / 认证人员应在制造商授权下检查设备。

☑ 应向制造商、国家报告和学习系统（NRLS）以及医疗保健产品管理局（MHRA）报告设计故障、系统故障和反复发生的问题。

注意事项

● 英国报告的 1029 例麻醉设备故障事件中，呼吸机突发故障是最常见的（ 142 例报告，13.8% ）。

● 气道压力或呼吸量监测报警故障可能被误认为呼吸机故障。

● 大量呼吸回路泄漏或阻塞可能被误认为呼吸机故障。

● 如果供气压力下降，靠氧气管道供应驱动的呼吸机可能会停止。有些将自动切换到其他管道气体，以保持足够的压力。

● 如果呼吸机在呼气末停止工作，可能会出现低压、呼吸暂停、低潮气量 / 每分通气量报警。

- 如果是吸气故障，可能会出现持续气道正压报警。
- 尽管机器故障是像呼吸机一样的复杂设备与生俱来的问题，但临床医务人员还是容易专注于解决呼吸机故障而忘记转换为手动通气先简单解决通气问题。

拓展阅读

Cassidy, C.J., Smith, A., Arnot-Smith, J. (2011). Critical incident reports concerning anaesthetic equipment: analysis of the UK National Reporting and Learning System (NRLS) data from 2006–2008. *Anaesthesia*, **66**(10), 879–88.

⚠ 供氧管路故障

定义

通过管路输送至麻醉机的氧气不足。

临床表现

- 氧气故障报警，压力表数值下降。
- 氧气流量计数值下降，无法紧急充氧，氧气管路驱动的呼吸机停止工作。
- 如果管道连接处泄漏，可听到气体泄漏声。

辅助检查

- 检查主要氧气供应软管和接口、麻醉机完整性和电源。
- 在调查氧气故障原因时，不要延误即刻处理。

危险因素

- 机器检查不充分。
- 机器检查后未重新连接管道。
- 不熟悉管道的连接。
- 麻醉工作站断电。
- 近期对机器或管道进行维护、维修或更换。
- 医院中心氧源耗尽。
- 中央氧源续充期间出现故障。
- 医院施工。

排除

- 麻醉机内部堵塞或大量气体泄漏，如蒸发罐周围或呼吸机内部（➔见"呼吸机故障"，p.405）。
- 供应软管打结或堵塞。
- 麻醉工作站电源故障。
- 消防安全隔离点关闭氧气。

儿科患者

气体故障时，IPPV 无法通过 Ayre T 形管送气。

即刻处理

☑ 确定主管道压力表上显示的压力故障。

☑ 检查管道和墙壁之间是否断开，如果可能的话尝试重新连接。

☑ **完全**打开备用氧气瓶，因为从部分打开的阀门流出的氧气的流量会因为冷却而减少。

☑ 检查氧气分析仪，确认有氧气气流返回。

☑ 检查压力表是否指示已充满或氧气瓶灌充充分。

☑ 使用低流量供氧来维持氧气可用。如果使用环路系统，关闭 APL 阀门以维持可能有用的氧气储备。

☑ 如果呼吸机使用氧气作为驱动气体，切换到手动通气以贮存氧气瓶里的氧气。

后续管理

☑ 断开管道供应。如果管道供应出现故障，重建可能会导致暂时的气流受到污染或者连接错误的气源。由于规定的管道压力大于氧气瓶压力，应优先使用恢复的气流。

☑ 告知外科医师相关问题，并有计划地加快手术。

☑ 告知其他使用管道氧气的医院区域和负责中心氧气供应的部门。

☑ 准备好适当数量的氧气瓶以完成手术。

☑ 了解何时可以恢复可靠的氧气供应。

☑ 如果氧气瓶供应耗尽，允许患者呼吸室内空气或使用自充气储气袋进行通气——给予静脉麻醉。单独使用空气可能导致患者低氧血症，仅在必要时才可使用。

注意事项

● 英国报告的 1029 例麻醉设备故障事件中，20 例（1.9%）是麻醉机供气故障。

● 如果流向 Mapleson 呼吸系统的新鲜气体中断，会很快发生重复呼吸。相反，封闭的环路系统可充当临时储氧袋和防止二氧化碳蓄积的吸收器。但要注意，来自麻醉工作站的含有空气的连续新鲜气流会给系统加压，并洗出已经存在的氧气。

● 老式麻醉机的供氧故障由 "Bosun" 或 "Ritchie" 哨子声警报预警。如果供气压力下降 50%，预警激活，发出至少 7 s 的声音，氧气恢复供应后停止。附加的故障安全机制可同时停止或调节氧化亚氮的流量，防止输送缺氧混合物。

● 为应对氧气故障，现代麻醉工作站采用电子氧供压力警报和复杂的气体运载管理系统。有些甚至在氧气管道故障后仍能继续输送管道空气。

● 一些呼吸机由氧供驱动，一旦发生故障则会停止。然而，一些麻醉工作站可改为运送其他可用的压力充足的管道气体，以驱动呼吸机。

拓展阅读

Anderson, W.R., Brock-Utne, J.G. (1991). Oxygen pipeline supply failure. A coping strategy. *Journal of Clinical Monitoring*, **7**(1), 39–41.

⚠ 手术室电源故障

定义

手术室电力供应中断。

临床表现

- 有备用电池的设备，交流电电源故障报警。
- 没有备用电池的设备，停止工作：
  - 麻醉工作站（可能新鲜气流中断）。
  - 监视器。
  - 电子化呼吸机。
  - 药物输注设备和加温设备。
  - 基本的手术设备（如：电刀）、心肺转流术机器（可能需要手摇）、电动手术台和床。
- 灯光可能熄灭（在没有窗户的手术室内或在夜间，可能完全变黑）。
- 手术室空调、供暖、层流系统故障。

辅助检查

- 对电源故障原因的调查不得延误对问题的即刻处理。

危险因素

- 缺乏备用电池或电池电量不足。
- 误拔手术室设备电源——充电不足。
- 紧急发电机测试。
- 医院施工。
- 自然灾害。

排除

- 无意中拔下或关闭麻醉工作站电源。
- 工作站电子故障；电线和保险丝故障。
- 某个插座故障。
- 某个手术室电源故障（从其他手术室获得帮助）。
- 断路开关（如：已安装）打开（考虑跳闸的原因——可能存在潜在的用电危险）。

即刻处理

☑ 如有必要，寻求帮助和光源（日光、手电筒、笔电、喉镜、手机）。不要使用明火。

☑ 检查机器流量计或电子流量计（如果仍能显示），听和感觉气体出口是否有新鲜气流。

如果无新鲜气流：

☑ 如果可以维持，则暂时使用闭环系统持续"低流量"自主呼吸麻醉。

☑ 切换到连接氧气瓶的自动充气储气袋，静脉麻醉维持。

如果有新鲜气流：

☑ 检查呼吸机是否仍在工作（如果正在使用）。

☑ 如有必要，开始手动通气。

☑ 尽可能维持临床监测：

- 视——胸部起伏、发绀、瞳孔大小、运动、出汗。
- 触——脉搏（外周或手术部位）、毛细血管再灌注时间。
- 听——听诊器、血压计。

☑ 准备好易于获得的电池供电监测仪，包括：

- 脉搏氧饱和度。
- 除颤仪 ECG。
- 转运监测仪（无创血压和 CO_2 分析仪）。

后续管理

☑ 了解手术室停电持续时间。

☑ 如果是医院范围的停电，指定一位危机管理者来发布消息，而不是频繁地打电话干扰繁忙的工程部门。

☑ 必要情况下，如果管道或氧气瓶可以供气，使用气动麻醉机和呼吸机。

☑ 如果更安全的话，考虑恢复自主通气。

☑ 注意电池电量，尤其是药物输注泵。为故障做好准备，准备好容量滴定量管。

☑ 要求手术团队尽快完成或中止手术。

☑ 将人员和资源重新分配到更需要的区域。

☑ 在恢复可靠电源之前，取消择期手术。

☑ 可能不得不启动医院应急预案。

注意事项

- 电源故障的问题，从麻醉工作站到整个医院，包括备用发电机都可能发生。尽管现代的机器有整合的备用电池，但主电源故障会产生什么影响取决于机器的类型。新鲜气流和挥发性麻醉药可能会持续输送，但其他功能（如：监测）可能会立即停止。紧急充氧仍然有效。

- 电源供给波动（灯可能闪烁）也可能导致电子设备关机或死机。

- 电源恢复后，许多麻醉工作站无法直接运行，需要先完成自检。启动过程可能包括泄漏和顺应性测试。如果可能，这些测试应该取消，因为其非常耗时，且需要将呼吸系统与患者断开并阻塞。如果测试期间呼吸回路仍与患者相连，则存在气压伤的风险。

- 如果管道供应完好无损或氧气瓶仍有氧气，气动麻醉机和呼吸机可以继续工作（➲见"供氧管路故障"，p.408）。

- 手术灯（有些有备用电池）、加温设备、腹腔镜摄像头和气体输送设备、显微镜、激光器和一些钻头，以及手术室空调和供暖可能会停止工作。只有一些医院区域和电源插座可以由应急发电机供电。

拓展阅读

Mitchell, J. (2001). Complete power failure 1. *Anaesthesia*, **56**(3), 274.

Tye, J.C., Chamley, D. (2000). Complete power failure. *Anaesthesia*, **55**, 1133–4.

Welch, R.H., Feldman, J.M. (1989). Anesthesia during total electrical failure, or what would you do if the lights went out? *Journal of Clinical Anesthesia*, **1**(5), 358–62.

:◯: 高气道压

➔另见"困难控制通气", p.75 和"OLV 时气道压力突然升高", p.230。

定义

呼吸系统中出现异常高的正压。吸气峰压超过 30 cmH₂O 认为是高压。

临床表现

- 气道压测量值高, 高气道压报警。
- 可听见漏气声、呼吸机异常循环的声音、呼吸机泄压阀的声音。
- 低潮气量及每分通气量报警, 胸部扩张不良。
- 胸内压升高导致心输出量减少。

辅助检查

- 不要因调查原因而延迟即刻处理。
- 检查气道装置、呼吸回路和麻醉机。检查患者是否麻醉过浅或支气管痉挛。
- 胸部 X 线、动脉血气分析、纤支镜检查。

危险因素

- 清洁或重新组装循环系统。
- 呼吸系统（尤其是过滤器 / 湿热交换器）被冷凝水、分泌物、血液污染。
- 呼吸系统检查不充分。
- 重复使用一次性设备。
- 麻醉工作站上有零散的杂物（如: 套管帽、针头盖）。
- 气道压高可能与临床情况相符:
  - 肥胖、严重限制性肺或胸壁疾病。
  - 患者体位（如: Trendelenburg 体位——警惕气管导管移位到支气管）。
  - 气管导管阻力（如: 显微喉镜导管）。
  - 腹内压升高（如: 气腹、肠梗阻）。

排除

- 手术团队使用拉勾或倚靠患者。
- 气道压报警故障或设置不当。
- 呼吸机设置不当（潮气量或吸气流量过大, 吸: 呼比过小或过大导致气体蓄积）。
- 机械通气 / 手动通气选择错误。
- 呼吸机故障——呼气 /PEEP 阀、压力限制阀。
- 过滤器 / 湿热交换器堵塞——冷凝水、血液、胃内容物、肺水肿。
- 隐匿的回路阻塞——扭结、异物、痰、血凝块、分泌物、压迫（如: 麻醉机的轮子）。

- APL 阀卡住或意外关闭（尤其是在机械通气切换以后）。
- 回路的呼 / 吸阀卡在关闭位置。
- 废气回收系统故障。
- 无意中按下快速充氧或其卡在打开位置。
- 限流器或机械调节器故障，导致高压气体进入呼吸系统。

即刻处理

☑ 记住：这可能是一个**临床**问题，而不是设备故障（➲见"后续管理"，p.414）。

☑ 切换到手动通气，100% O$_2$。

☑ 挤压储气袋，确认通气困难。

☑ 检查呼吸系统和气道装置 / 气管导管是否有明显阻塞物（例如：Boyle-Davis 开口器或异物）。

☑ 检查过滤器 / 湿热交换器是否有任何脏污 / 堵塞——如怀疑，拆除 / 更换。

☑ 检查有无麻醉过浅症状（喉痉挛 / 咳嗽 / 高张力 / 咬管伴气道阻塞），加深静脉麻醉。

☑ 如果通气不足，通过使用直接连接到气道装置 / 气管导管的替代系统（如：自充气储气袋）评估通气，排除呼吸系统阻塞。

如果仍然通气困难，问题在于气道装置 / 气管导管或患者：

☑ 检查气道装置 / 气管导管是否位置正确——吸引管或弹性橡胶探条应能轻松地穿过气道装置全长。

☑ 必要时进行调整和更换。

如果仍然通气困难，问题在于患者：

☑ 继续检查患者因素（➲见"后续管理"，p.414）。

后续管理

☑ 听诊呼吸音和有无支气管痉挛。

☑ 检查胸廓运动，颈部静脉，气管导管位置。

☑ 掀开手术单，检查是否有皮肤潮红、荨麻疹、皮下气肿。

☑ 考虑和排除以下问题：

- 支气管插管。
- 支气管痉挛（➲见 p.70）或动力性肺过度充气（➲见 p.234）。
- 过敏反应（➲见 p.272）。
- 张力性气胸（➲见 p.66）。
- 肺 / 肺叶塌陷。
- 气管或主支气管的解剖 / 病理性阻塞。

- 阿片类药物引起的胸壁僵硬。
- 急性肺水肿，➋见 p.68。

注意事项

- 如果设备的故障可以消除，就不急于诊断设备故障。
- 在压力控制或压力限制通气期间，二氧化碳波形和临床检查可能是通气不足的唯一早期指标。呼气 CO_2 可能上升也可能下降，这取决于高气道压的原因。
- IPPV 期间，呼气阻力问题（如：APL 阀、回路呼气阀、呼吸机呼气阀或废弃回收系统阻塞）可通过手动（或自主）通气期间吸气峰压升高、呼气末压力异常或储气袋异常扩张来诊断。
- 断开呼吸系统可释放胸廓内压力，除非压力是来气道装置的部分阻塞或"单向阀"效应。

拓展阅读

Carter, J.A. (2004). Checking anaesthetic equipment and the Expert Group on Blocked Anaesthetic Tubing (EGBAT). *Anaesthesia*, **59**(2), 105–7.

Keith, R.L., Pierson, D.J. (1996). Complications of mechanical ventilation. A bedside approach. *Clinical Chest Medicine*, **17**(3), 439–51.

第 14 章

其他问题

John Isaac，*Mark Stoneham*，*Nerida Williams*，
Bruce McCormick

刘娴　译　吉晓琳　校

✛ 大出血

定义

24 小时内出血量超过全身血量。

出血量 > 1 ml/（kg·min）。

临床表现

- 低血容量休克。
- 大量出血通常很明显，但是在手术中和创伤时，可能会被掩盖。

即刻处理

☑ ABC——100% O_2。

☑ 止血——直接加压止血，夹闭供血动脉，主动脉钳。

☑ 寻求帮助——需要团队合作。

☑ 开放静脉通路——14 G×2，可在中心静脉放置肺动脉导管鞘管（8.5 Fr）。

☑ 静脉输液——首先要增加循环容量。尽快输注加温后的晶体液。

☑ 重新评估生命体征——脉搏、血压、外周灌注。

☑ 启动大出血方案，联系血库，加快抢救进程。

☑ 预定血制品——指定一名人员取血和备血。可能会需要红细胞、血小板、新鲜冰冻血浆、冷沉淀。

☑ 如果有手术的可能——备输液加温仪、快速输血设备、加压带、传感器。

☑ 麻醉——如果需要，采用快速序贯诱导。减少诱导药物剂量。使用依托咪酯（0.1 ~ 0.3 mg/kg）或氯胺酮（1 ~ 2 mg/kg）。将输液速度调至最大。做好诱导时出现低血压的准备。

后续管理

☑ 明确的治疗方案开始后，动脉置管、中心静脉置管，留置导尿管。

☑ 持续监测血细胞比容、动脉血 pH、凝血（见复苏的目标值，表 14.1）。

☑ 如果存在活动性出血：
- INR > 1.5 时输注新鲜冰冻血浆。
- 血小板 < $80×10^9$/L 时输注血小板。
- 纤维蛋白原 < 1.5 g/L 时输注冷沉淀。

☑ 就近使用检验设备 ［血气、血细胞比容、Ca^{2+}、Hemocue®, Coagucheck®, thromboelastography（TEG®），ROTEM®］。

☑ 一些"损伤控制复苏"方案主张，在创伤早期就开始输注红细胞和血浆，并且红细胞:新鲜冰冻血浆:血小板按一定比例输注（如：2:1:1）。

表 14.1 复苏目标值

Hb	$70 \sim 80$ g/L，除非有其他原因要求更高（严重的心血管系统/呼吸系统疾病）
血小板	有活动性出血时 $> 80 \times 10^9$/L（多发伤/中枢神经系统损伤时 $> 100 \times 10^9$/L）
凝血酶原时间（PT）	<正常值 1.5 倍
部分凝血酶原时间（PTT）	<正常值 1.5 倍
纤维蛋白原	> 1.5 g/L

- ☑ 氨甲环酸 IV 对多数大出血患者是有效的（1 g IV，时间 > 10 min，然后 1 g IV，时间 > 8 h）。
- ☑ 提前通知 ICU。

辅助检查

- 血气、血细胞比容、凝血、交叉配血、尿素和电解质、TEG/**ROTEM**。

危险因素

- 手术（血管/产科/大型心胸手术/大型胃肠手术/大型整形手术）。
- 创伤（特别是钝性体-腔创伤）。
- 肝脏疾病伴食管静脉曲张的患者。
- 主动脉瘤破裂。
- 凝血异常：先天性（如：血友病），后天性（如：进展的肝脏疾病）。
- 盲视下操作（如：肝脏活检）。

排除

- 脱水
- 脓毒血症
- 过敏反应
- 心力衰竭

儿科患者

- 请教有经验的同事。呼叫儿科医师到手术室。
- 骨内输液，开放颈外静脉或者股静脉通路。
- 计算血容量（80 ml/kg）。另见儿科严重创伤，➲ p.143。
- 按 10 ml/kg 予以负荷补液。
- 根据生命体征进行补液。
- 保温。

注意事项

- 注意保温，避免低温引起的凝血异常。
- 过快的输液可能会导致低钙血症从而引起低血压。可以给予 10% 葡萄糖酸钙 10 ml IV，或者 10% 氯化钙 5 ml（成人剂量）IV。
- 在开腹手术过程中，可通过腹部压迫和缝合控制出血。
- 记住，血小板可通过任何普通输血器给予，但专用输血器可减少无效腔，避免血小板浪费。
- 尽可能使用"血液回收"，避免用于污染病例。需要组装和专人操作。
- 可咨询血液科医师的治疗建议，特别是存在潜在凝血功能障碍时。
- CRASH-2 研究发现，早期使用氨甲环酸可以降低创伤患者因出血而死亡的风险。氨甲环酸的成人使用剂量为 1 g IV，时间＞ 10 min，然后 1 g IV，时间＞ 8 h。

拓展阅读

AAGBI (2010). *Safety Guideline: Management of Massive Haemorrhage*. Available at: https://www.esahq.org/~/media/ESA/Files/Downloads/Resources-PatientSafety-PatientSafety-UK%20-%20massive_haemorrhage_2010.ashx

Crash-2 trial collaborators (2010). A randomized placebo-controlled trial. *Lancet*, **376**, 23–32

⑦ 血液制品的使用

输注红细胞

- 失血量在 30% ～ 50% 时,多可通过输注晶体液改善(取决于初始 Hb 浓度)。失血量> 50% 时需要输注红细胞。
- 输注目标为 Hb > 70 g/L(心血管系统疾病> 90 g/L)。
- 就近使用检验设备(血气、乳酸、血细胞比容、Hemocue®)。
- 如果贫血危及生命时,输注 O 型 RH(－)的血(如:Hb < 50 g/L 且持续出血)。或者使用血库可立即提供的未交叉配型但血型兼容的血制品。
- 生理盐水腺嘌呤葡萄糖甘露醇 O(－)血的血袋中几乎没有残留血浆,因此输注 ABO 血型不匹配血带来的风险很小。输注特异血型血时,因为受体抗体而出现溶血的风险很小。这两种输血出现严重并发症及死亡的风险极低,因此在红细胞交叉配型的血液可使用前,需权衡输血不良反应及延迟输血的风险。

新鲜冰冻血浆、血小板、冷沉淀

- 失血量达 3 ～ 5 L 时出现凝血功能障碍。尽可能就近使用检验设备,实时评估凝血功能变化(Coagucheck®、TEG、ROTEM)。
- 在凝血检验结果的指导下输注 FFP 和血小板比参照"临床指南"更有效。
- 输注 FFP 可纠正 PT 和 PTT 延长。
- 纤维蛋白< 1.5 g/L 且持续出血时可输注冷沉淀改善。
- 因血小板配备会有延迟,因此有输注需求时需提前备血。
- 血小板输注指征为< $80×10^9$/L 且伴活动性出血(多发创伤,中枢神经系统疾病,或因疾病和药物导致的血小板障碍时< $100×10^9$/L)。
- 解冻后的 FFP 可在冰箱冷藏保存 24 h(4℃)。

其他信息

见表 14.2 和表 14.3。

表 14.2   血液制品的价格（NHSBT 2019—2020）

成分	2019/2020 价格
标准红细胞	£ 133.44
血小板：单采	£ 240.56
血小板：混合	£ 193.14
新鲜冰冻血浆	£ 31.40
冷沉淀（混合，UK 产）	£ 174.85

Reproduced with permission from NHS Blood and Transplant 2019-20. https://nhsbtdbe.blob.core.windows.net/umbraco-assets-corp/15701/price_list_bc_nhs_2019-20-2.pdf

表 14.3   病毒感染风险 / 百万献血者检测（NHSBT/Public Health England Epidemiology Unit 2013）

乙肝病毒	1/1 270 000
丙肝病毒	1/29 000 000
艾滋病病毒	1/7 040 000

Reproduced from NHSBT/Public Health England Epidemiology Unit 2013. © Crown Copyright 2013. Open Government Licence v3.0

拓展阅读

NHSBT Price List 2016–2017. Available at: http://hospital.blood.co.uk/media/28230/component-price-list-2016-2017.pdf

Public Health England (2013). *Safe Supplies: Completing the Picture. Annual Review from the NHS Blood and Transplant/Public Health England Epidemiology Unit, 2012.* London, UK: Public Health England. Available at: http://www.hpa.org.uk/Topics/InfectiousDiseases/ReferenceLibrary/BIBDReferences/

☼ 急性输血反应

定义

输血/血液制品后 24 h 内出现的急性反应。

急性输血反应的严重程度大有不同，从轻微的发热到危及生命的过敏、溶血、低血压等。

- **发热性非溶血输血反应**——通常为轻度。
- **过敏性输血反应**——从轻度的荨麻疹到危及生命的血管性水肿或过敏反应。
- **急性溶血性输血反应**（如：ABO 血型不相容）。
- **TACO**（输血相关的循环超负荷）。
- **TRALI**（输血相关的急性肺损伤）。
- **血液制品细菌污染**——污染物决定了症状，从轻度的发热到致命性的脓毒症休克。

临床表现

- 发热、荨麻疹、呼吸困难、喘息。
- 过敏性休克—➔ 见 p.272。

即刻处理

☑ 停止输血——输注晶体。
☑ 保留血制品/血袋用于分析。
☑ 检查并记录生命体征，包括 SpO_2 和体温。
☑ 检查呼吸征象——呼吸困难、呼吸急促、喘息、发绀。
☑ 严重时启动 ABC——100% O_2。
☑ 寻求帮助。
☑ 对症处理。
☑ 检查并确认患者及血液制品的信息。
☑ 查动脉血气。
☑ 做好过敏性休克的抢救准备。
☑ 如出现多器官功能衰竭——转入 ICU。

后续管理

☑ 通知血库，将输注样本和患者血样一起送至血库。
☑ 请血液专家会诊。
☑ 通知医院输血委员会。
☑ 上报"严重不良事件"。
☑ 必要时血库会将病例上报给 SABRE 和 SHOT。

辅助检查

- SpO_2、尿素和电解质、肝功能检查、结合球蛋白、直接抗人球蛋白试验、IgA 水平（咨询血液科专家意见）。
- 血红蛋白尿。

排除

- 脓毒症休克
- 低血容量性休克
- 急性药物反应 / 过敏

注意事项

输血错误

- 这是一个"绝不事件（Never Event）"（译者注：指可以预防的严重不良事件），通常是因为交叉配型血样错误或标签错误，或血液制品与患者配型失败。多发生于匆忙备血或者血液制品与患者血样配型核对不完善时。在紧急情况及夜间发生率较高。
- ABO 不相容的输血发生率为 1/180 000 单位红细胞。
- 输注的红细胞在血液循环过程中被迅速破坏（血管内溶血）并释放炎症因子，从而导致休克、急性肾衰竭、DIC。
- 清醒的患者很快会自己不适，主诉脸红和（或）腹痛。麻醉状态下的患者可能会有心动过速、低血压、毛细血管出血的症状。

过敏反应

- 如果仅表现为体温较基线升高 < 1.5℃或出现荨麻疹症状：
  - 再次检查核对正在输注的血液制品。
  - 给予对乙酰氨基酚退热治疗。
  - 给予抗组胺药物治疗荨麻疹。
  - 以缓慢的速度重新输血。
  - 频繁观察患者。

输血相关的循环超负荷（TACO）

- 通常在输血 6 h 内出现肺水肿。
- 通过循环超负荷的表现而得出的临床诊断，包括颈动脉搏动减弱，胸部 X 线和超声提示心脏增大。
- 在瘦小和（或）年长患者，特别是伴有心力衰竭和（或）肾衰竭的患者中常见。
- 可给予吸氧、限液、利尿，必要时给予呼吸支持。

输血相关的急性肺损伤（TRALI）

- 通常在输注 FFP 或血小板 2 h 内出现肺水肿。
- TRALI 是供体血液中的抗体与患者体内的中性粒细胞、单核细胞或肺内皮细胞反应而导致的非心源性的肺水肿。
- 不伴有循环超负荷的表现，影像学显示心脏的大小正常。
- 患者通常伴发热，可能有寒战，需给予补液。治疗通常为氧疗或呼吸支持。使用利尿剂和类固醇药物无效。

- 出现疑似 TRAIL 的病例，需上报国家血液服务机构并与输血专家进行沟通，因为可能需要确定诊断后调查献血者的特异性抗原。

输注细菌污染后的血制品

- 可能会出现急重症脓毒症休克。虽然发病率低，但可致死。输注血小板时较为常见，因为血小板储存在 21℃。处理主要为治疗脓毒症休克（血培养，静脉注射广谱抗生素），可疑的血液成分需密封后请血液服务机构进行调查。

拓展阅读

Joint United Kingdom (UK) Blood Transfusion and Tissue Transplantation Services Professional Advisory Committee (2014). *Transfusion Handbook.* Available at: http://www. transfusionguidelines.org.uk/transfusion-handbook

:✪: 烧伤

（➔另见"儿科烧伤"，p.145。）

定义

因暴露于热、电能、腐蚀性物质而出现的组织损伤。

临床表现

- 吸入性烧伤可引起呼吸困难、气道阻塞和肺水肿。
- 表皮烧伤可引起低血容量、疼痛，并可能产生收缩带。
- 一氧化碳中毒可引起恶心呕吐、心动过速、心绞痛、舞蹈病和抽搐。

即刻处理

病史有助于了解烧伤程度、吸入性损伤和其他损伤的可能性。

☑ 遵循加强创伤生命支持原则（避免因过分关注烧伤而忽视其他的严重损伤）。

初期处理 ABC

☑ 作为第一急救人员，要小心处理（火、烟、电击风险）；

☑ 通过移开发热的物品（如：塑料、金属首饰）来阻断燃烧；

☑ 污染——不是所有的烧伤都是由热引起的，还要远离化学物品污染。

后期处理 ABC

气道损伤——提示吸入性损伤的体征包括：声嘶、咳嗽、黑痰、鼻毛烧伤、面部烧伤、黏膜损伤。

☑ 如有可疑气道烧伤，在气道水肿至不能插管前，尽早行气管插管。

☑ 可以预期困难插管（➔见 p.84），**但不能延迟插管**。起初时，琥珀胆碱可放心使用。

☑ 因气道水肿可能会使气管导管移位，因此需保留气管导管的外露长度，不要剪短。

呼吸——患者是否是自主呼吸？电击伤的患者可能会伴有短暂呼吸肌的麻痹。

☑ 尽管 SaO_2 和 PaO_2 正常，但组织含氧量可能因一氧化碳中毒而降低，可给予高流量纯氧纠正。高呼吸频率提示下呼吸道损伤，可诱发迟发的肺水肿，也可能提示有烟雾吸入并伴有代谢中毒。

循环

☑ 确认心输出量及心律。电烧伤可通过诱发心室颤动或损伤传导系统引起心律失常。必要时进行 BLS/ALS。

☑ 在未受伤的区域留置静脉针。通常可以使用股三角。

☑ 液体复苏至容量正常。静脉输注加温的哈特曼溶液，根据心血管反应滴定。烧伤不是引起即刻低血容量的原因。

☑ 检查在逃离火灾期间是否发生严重且隐蔽的损伤（如：从高处跳下），特别是在难以达到满意的液体复苏时。

后续管理

☑ 使用"保鲜膜"覆盖烧伤伤口。可以减少蒸发，保温和减少感染风险。革兰氏阴性菌感染性脓毒症是严重并发症。

☑ 给予镇痛：全层烧伤时无痛觉，但通常烧伤程度都是混合型的。根据疼痛反应静脉注射吗啡。

☑ 计算 TBSA（烧伤总体表面积）：烧伤按 TBSA 和烧伤深度进行分类。有三种快速简单计算烧伤面积的方法：

- Wallace 的"九分法"——对中等的烧伤快速有用，但是通过红斑计数时有高估烧伤程度的倾向（图 14.1）。

- Lund 法和 Browder 法（➲ 见 p.147）——如果使用得当，是最准确的方法。要考虑表面积随年龄的相对变化。

- 手掌面积＝ 0.8% 的体表面积。可用于烧伤面积非常小时（< 15%）。取决于患者的手掌（包括手指）面积大小。也可用于烧伤范围＞ 85% 时（计算未烧伤面积）。

☑ 对烧伤面积＞ 15% BSA 或烧伤面积＞ 10% 且伴有吸入烟雾的成年人，需要进行液体复苏治疗。

- 最常用的是 Parkland 公式，可计算出 24 h 液体需要量。

- 4× 烧伤的 TBSA（%）× 体重（kg）。

- 在前 8 h 输注 50% 的液体总量。通常选择哈特曼液。24 h 是指从烧伤开始的时间（而不是出现烧伤症状的时间），液体量需减去接诊前的补液量（如：入院前）。

☑ 留置尿管，通过尿量评估补液量是否充足［尿量＞ 1 ml/（kg·h）］。

☑ 胸壁周围烧伤的患者可能会出现限制性呼吸功能障碍，可行痂切开术治疗。

☑ 复杂烧伤伴以下情况时，需咨询该地区的烧伤中心：

- 年龄——5 岁以下或 60 岁以上。

- 面部、手部、会阴区或脚部烧伤；任何颈部和腋窝的褶皱部位；四肢和躯干及颈部等任何部位的真皮层烧伤或全层烧伤。

- 吸入性损伤和任何严重的此类损伤，不包括单纯的一氧化碳中毒。

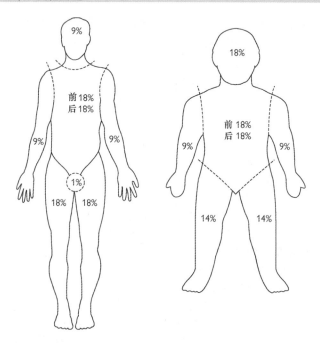

图 14.1　九分法烧伤面积评估（➜另见 Lund 和 Browder 法，p.147 ）。

Reprinted from The Lancet，257（6653），Wallace，A. B. The Exposure Treatment of Burns，pp.501-4. Copyright © 1951，with permission from Elsevier Ltd. doi：https://doi.org/10.1016/S0140-6736（51）91975-7

- 损伤机制——化学损伤（＞5% TBSA）；暴露于电离辐射的损伤；高压蒸汽伤；高压电击伤；氢氟酸损伤（＞1% TBSA）。
- 怀疑非意外烧伤。
- 皮肤烧伤累及真皮层或全层的患者中，年龄＜16 岁且面积＞5% TBSA；年龄≥16 岁且面积＞10% TBSA。
- 既往存在合并症（如：严重的心脏或呼吸系统疾病、糖尿病、怀孕、免疫抑制、肝功能损伤、肝硬化）。
- 合并伤——挤压伤、骨折、头部损伤、贯穿伤。

辅助检查

- 一氧化碳中毒（COHb > 20%）——血气检查看起来正常。因 COHb 和氧合血红蛋白均吸收 940 nm 的光线，因此 SaO_2 也在正常范围。Bench 碳氧−氧饱和度利用红光额外的波长，可用于鉴别。
- 氰化物中毒（> 50 ppm）——表现为不能解释的代谢性酸中毒和高静脉血氧饱和度。多出现在塑料燃烧时。可予以吸氧治疗。
- ECG——可发现心肌缺血 / 心律失常 / 心脏传导异常。
- 尿素和电解质——因细胞内的 K^+ 释放可能会出现高钾血症。
- 吸入性损伤的患者最好使用纤支镜检查。影像学的阳性表现通常出现较晚，因此胸部 X 线用处不大。

排除

- 有烟雾暴露史，特别是密闭空间发生火灾，或出现意识水平下降，需考虑吸入损伤的可能。
- 气道损伤——有吸入损伤的患者需严密观察，因为在 3 ～ 8 h 的"空档期（free period）"后有严重气道阻塞的风险。

注意事项

- 全层烧伤的皮肤与未烧伤的皮肤很容易混淆。全层烧伤皮肤干燥、蜡样 / 皮革样、不敏感，但是针刺后不会渗血。
- 烧伤后乙酰胆碱受体外移，使用琥珀胆碱可引起急性的高钾血症。受伤后的第一个 24 h 内使用琥珀胆碱是安全的，但是之后至少 12 个月内都不能使用。
- 非去极化类肌松药的耐药性会持续 10 周。
- 最初的低血容量和肌红蛋白尿可能会导致肾衰竭。
- 预防性使用抗生素和类固醇类药物并无明显效果，出现严重的支气管痉挛时需要使用类固醇类药物和氨茶碱。
- 肠内营养可以防止毒素及微生物的肠道易位，降低脓毒症的发生率。

拓展阅读

Bishop, S., Maguire, S. (2012). Anaesthesia and intensive care for major burns. *Continuing Education in Anaesthesia, Critical Care and Pain*, **12** (3), 118–22.

① 针刺伤

定义

伴有血液或其他体液的物体（如：锐器）或物质（如：静脉输注的液体）破坏了皮肤或黏膜的完整性（针刺破或皮下组织暴露），或者接触眼、嘴或破损的皮肤（黏膜皮肤暴露）。

临床表现

- "针刺"伤通常出现在麻醉中。
- 空芯的带血针头对麻醉医师来说危险性很高。

即刻处理

☑ 用大量的肥皂水和水清洗，但不能揉搓。

☑ 暴露的黏膜，包括结膜，应该用大量的水或生理盐水清洗（摘掉隐形眼镜）。

☑ 如果被针刺伤，应排出伤口的血液，但不能吮吸。

☑ 医院应该有"针刺伤"的方案和处置包。

☑ **立刻**向职业健康部门报告，并寻求进一步的处理和治疗。如果在非常规工作时间（多为急诊）时发生暴露，可根据当地指南的指导寻求帮助。

☑ 如果推荐暴露后预防（PEP），最理想的是应在暴露后 1 h 内开始。暴露后 72 h 内，都值得考虑 PEP。

后续管理

☑ 进一步处理需评估患者的潜在风险，征求患者同意进行血液的病毒检测（不应由被暴露的医疗工作人员负责），并对被暴露的医疗工作人员提供同样的检测。

☑ 对 HBV 或 HIV 的暴露者，大多都需要进行暴露后预防。

☑ 由职业健康 / 急诊科提供专业建议。

☑ 被暴露者 3 个月内需在安全措施下进行性生活，在所有筛查结果都是阴性之前不要献血，如果出现发热症状，需要看全科医生。

辅助检查

- 遵照职业健康的指导。

危险因素

- 与针刺伤相关的最主要的危险因素为血液传播的病毒感染：HBV、HCV 和 HIV。
- 2012 年健康保护机构公布的数据，1997 年到 2011 年医疗工作者 HCV 血清阳性的数量为 20 人。最后一例因职业暴露引起的 HIV 血清阳性的医疗工作者为 1999 年报道的。

注意事项

- 始终采用"通用预防措施"：
  - 戴手套。
  - 谨慎使用锐器——不要重新放回鞘内。
  - 使用利器后立刻扔进利器盒。不要来回翻利器盒。
  - 尽可能丢弃一次性注射器和针头。
- HBV 疫苗接种——所有可能暴露的医疗工作者均应该进行疫苗接种，并检测是否产生抗体。此项建议应由职业健康服务提出。
- 医疗工作者职业暴露于高危患者的血液及体液后，或患者检验结果未出，但是通过其他途径得知患者确诊或可疑 HBV/HIV 感染时，应使用 HBV 免疫球蛋白和（或）抗逆转录病毒药物进行暴露后预防。暴露后预防最理想的是，应在暴露后 1 h 内完成。

拓展阅读

HPA (2012). *Eye of the Needle: United Kingdom Surveillance of Significant Occupational Exposures to Bloodborne Viruses in Healthcare Workers.* Available at: http://www.hpa.org.uk/Topics/InfectiousDiseases/InfectionsAZ/BloodborneVirusesAndOccupationalExposure

NICE (2012). *Healthcare-Associated Infections: Prevention and Control in Primary and Community Care: Clinical Guideline 139.* Available at: http://www.nice.org.uk/guidance/CG139

:⊕: 骨水泥植入综合征（BCIS）

定义

聚甲基丙烯酸甲酯（PMMA）水泥置入而引起的心血管系统（CVS）严重异常，多见于髋关节置换过程中。

临床表现

- 低血压、低氧血症、PVR 升高引起的右心衰、心律失常和心脏骤停。

分级

1 级：

- 中度低氧（SpO_2 < 94%）
- 或低血压（收缩压降低 > 20%）

2 级：

- 严重低氧（SpO_2 < 88%）
- 或低血压（收缩压降低 > 40%）
- 或非预期的意识丧失

3 级：

- CVS 严重异常，需进行 CPR

Data from Donaldson AJ，Thomson HE，Harper NJ and Kenny NW. Bone cement implantation syndrome. Br J Anaesth 2009；102：12-22

即刻处理

- ☑ ABC——100% O_2。
- ☑ 静脉补液。
- ☑ 麻黄碱 IV（6 mg 单次），α 受体激动剂（如：间羟胺 0.5 mg IV）和（或）肾上腺素（10 ～ 50 μg IV）。
- ☑ 有创监测［CVP、PA 导管、经食管超声心动图（如果有）］。

后续管理

通常是稳定的短暂反应。但对于不能代偿的患者，如果不积极处理，症状会迅速恶化。

辅助检查

- 12 导联 ECG，排除心脏事件。
- 如果有的话，使用经食管超声心动图。

危险因素

- 临床经验显示健康患者很少出现该综合征。
- 多见于：
  - 高龄
  - 合并肺动脉高压
  - 心肌储备能力下降
  - 病理性或股骨粗隆间骨折
  - 长骨关节骨折

排除

- 大面积肺栓塞（➲见 p.41）——顽固低氧血症。
- 心肌梗死或心力衰竭（➲见 p.338）——更顽固的低血压、肺水肿，对液体治疗和血管活性药物反应差，伴有危险因素。
- 过敏反应（➲见 p.272）。

注意事项

很多原因可引起 BCIS：

- 骨水泥含有一种液体分子的成分，进入循环后会引起血管舒张和心动过速。
- 骨水泥混合时会产生放热反应，热会导致骨髓和血细胞释放血栓形成物质和血管活性物质。
- 当假体受损时，可能发生空气、脂肪、骨髓和骨髓碎片的栓塞。这些栓子进入右心时可以通过经食管超声心动图发现。这些微栓子可导致急性肺动脉高压和右心室衰竭。对于多数的栓塞，经食管超声心动图发现很多患者都有微栓子，其中部分患者会出现一过性的低氧血症，但很少会发展成 BCIS。
- 情况允许时，对 BCIS 高危的患者，考虑使用非骨水泥技术。

拓展阅读

Donaldson, A.J., Thomson, H.E., Harper, N.J., Kenny, N.W. (2009). Bone cement implantation syndrome. *British Journal of Anaesthesia*, **102**, 12–22.

⚠ 麻醉药物外渗

定义

意外注射或静脉注射时，液体 / 药物从静脉渗出到周围组织。

临床表现

- 大多数药物外渗只有轻微后遗症；但是，其影响范围从轻微的不适和变色，到伴肌腱和神经损伤的组织坏死，需要筋膜切开术、重建术甚至截肢的筋膜室综合征。使用细胞毒性化疗药物时更可能产生严重的后遗症。
- 麻醉科常规使用的大多数药物并不会导致严重的外渗后遗症。

即刻处理

☑ 目前对于药物外渗性损伤还没有确切的治疗方案。有证据证明早期治疗可改善预后。

☑ 停止注射。

☑ 将套管针留在原位。

☑ 评估注射药物的风险（➔见"危险因素"，p.435）。

☑ 尽可能抬高注射部位，避免肿胀（如：四肢留置针）。

☑ 透明质酸酶分解结缔组织中的透明质酸，可以增加组织对注射液体的渗透性（如：皮下灌注）。在发生外渗的皮肤边缘皮下注射 5 ～ 10 个点的透明质酸酶（15 u/ml 生理盐水）已成功应用于临床。还可通过留置针注射透明质酸酶，但是总剂量不能超过 1500 u。

☑ 细胞毒性药物发生外渗，应咨询当地具体政策；主动干预（如：全身麻醉下使用生理盐水冲洗或使用特异性解毒药物）。

后续管理

☑ 外渗性损伤应该明确地记录在病历内。

☑ 应该给予患者充分的解释和道歉。

☑ 在最初几天，应频繁关注外渗部位。

☑ 局部水泡提示非全层损伤。

☑ 硬结提示会出现溃疡。

☑ 应尽早咨询整形 / 重建手术医师。

☑ 如果皮肤全层坏死通常需要手术治疗。

危险因素

- 置管位置——肘前窝和手、脚的背侧是最容易发生外渗损伤的部位。应避免在关节和褶皱处留置，因为"小的组织间隙"内有神经和肌腱。
- 患者因素包括糖尿病、类风湿、雷诺病、外周血管疾病、淋巴水肿、近期肢体手术、近期肢体放疗。
- 药物类型——以下为外渗性损伤的高危种类
  - 高 pH（如：硫喷妥钠、依托咪酯、苯妥英钠）
  - 血管收缩药（如：肾上腺素、去甲肾上腺素）
  - 高渗性药物（如：甘露醇、氯化钙、氯化钾、碳酸氢钠、肠外营养液、某些抗生素）
  - 细胞毒性药物（如：化疗药物）

排除

- 动脉内注射（❸见 p.436）会导致意识清醒患者的严重烧灼样疼痛。根据注射药物不同，肢体远端会出现苍白、充血和发绀。

注意事项

- 在入室麻醉前，确认 IV 的位置。使用前用生理盐水测试静脉导管位置，或重新留置静脉导管。
- 使用 1 ～ 2 ml 诱导药物作为试验剂量，评估患者和注射部位。
- 如果诱导过程中患者出现过度疼痛，再次检查导管位置。但是导管位置良好时，也会因为注射丙泊酚和依托咪酯出现注射痛。
- 如果可以的话，将留置导管的肢体摆在手术过程中方便检查的位置。
- 不要信任已留置的静脉导管。因为可能已经组织化，液体可能会进入静脉周围间隙。如果输液不畅，一般认为通路已经组织化，除非确定是其他原因。绝不要通过留置管路给药，在其他部位开放新通路。
- 局部加温和局部冷却治疗都被建议使用，但没有证据证明治疗有效。

拓展阅读

Lake, C., Beecroft, C.L. (2010). Extravasation injuries and accidental intra-arterial injection. *Continuing Education in Anaesthesia, Critical Care and Pain*, **10**(4), 109–13.

⚠ 意外动脉内注射

定义

静脉注射时意外地将药物注射进动脉（IA）。最常见的原因是无意中通过动脉导管给药。

临床表现

- 意识清醒的患者 IA 注射时会感觉到严重的烧灼样疼痛。
- 注射部位的肢体远端会出现苍白、充血和发绀。

即刻处理

☑ 立刻停止注射。

☑ 保留动脉导管在原位。

☑ 目前没有普遍认同的治疗方案，治疗方案旨在减少动脉痉挛〔如：通过导管给予含利多卡因 100 mg 和（或）罂粟碱 40 mg 的生理盐水 10 ～ 20 ml〕。

☑ 可考虑使用上肢区域阻滞（臂丛或星状神经节阻滞）以减少动脉血管痉挛。

☑ 给予全身镇痛。

☑ 静脉注射肝素，后续给予口服华法林抗凝治疗。

☑ 建议静脉注射依前列醇（前列环素）。

☑ 尽快寻求血管科／整形科医师帮助。

后续管理

☑ 治疗方案很多，但都没有证据证明有效。

☑ 根据现有的证据，没有具体的治疗建议。仅有少量小样本量动物模型的研究。

☑ 一个关于 IA 注射硫喷妥钠（使用 IA 注射尿激酶治疗）的动物模型研究显示不利影响，虽然尿激酶可正规用于溶栓。

☑ **IA 注射硫喷妥钠**——引起肢体远端的严重疼痛和苍白。局部去甲肾上腺素的释放造成动脉的强烈收缩。硫喷妥钠可能在小动脉内产生结晶。这些血栓可能会引起肢体远端出现栓塞（如：单个手指）。

☑ **IA 注射芬太尼**——意识清醒的患者不会出现任何症状、体征或后遗症。

☑ **IA 注射丙泊酚**——肢体远端严重的充血，持续数小时至 12 天。通常能完全恢复。

辅助检查

- 诊断是临床性的，而且需要高度可疑的线索。
- 动脉导管连接换能器测压并抽取血样做动脉血气分析。如果导管打折或患者有动静脉瘘，这些检查结果将不能诊断。

危险因素

- 意外 IA 注射是罕见的麻醉并发症。
- 可能是错误注射到动脉导管内，特别是没有做标签标记的导管。
- 可出现在导管置于前肘窝（臂动脉）或异常的桡动脉内。
- 上肢的动脉血管解剖变异较多，可能与解剖书的图谱有所差异。
- 手背留置通路也可能会出现 IA 注射。

排除

- 很多诱导药物在静脉注射时也会出现注射疼痛。
- 组织化导管外渗也会引起疼痛、变色和苍白（➋ 见 p.434）。

注意事项

- 习惯于检查打算置管的血管的搏动，最好是在上止血带前。
- 避免止血带过紧，以防影响肢体的动脉血流。
- 不能排除动脉留置导管时，在诱导前完全开放液体流速，如果导管在动脉内，可能会出现动脉血回流（除非使用单向 / 防回流的阀门）。
- 警惕所有的动脉管路接口，对其贴标识，或直接在进手术室前使用胶带封闭。
- 诱导前给 1 ～ 2 ml 试验剂量的诱导药物并评估患者的反应。

拓展阅读

Lake, C., Beecroft, C.L. (2010). Extravasation injuries and accidental intra-arterial injection. *Continuing Education in Anaesthesia, Critical Care and Pain*, **10**(4), 109–13.

⑦ 发生火灾时的应对

定义

发生在病房、手术室或 ICU 的火灾。

消防培训的必要性

对所有员工来说，了解消防培训的必要性和价值是非常重要的。火灾发生时知道做什么，是可以挽救生命的。1974 年颁发的《工作健康与安全法》第 2 条和 2005 年修订的《监管改革（消防安全）令》规定，所有员工在工作时均应接受消防指导和培训。

临床表现

- 现在大多数医院都安装了二级火灾警报。当发生火灾时，会在火灾区连续发出警报，而在附近区域会间歇性地发出警报。
- 间断出现警报区域的人员无须撤离，但应做好随时撤离准备。当变为持续警报时，工作人员应做好患者和访视者撤离的准备。

即刻处理

☑ 科室负责人必须立刻指示工作人员进行检查，尽快确定火灾的准确位置。

☑ 如果是轻微的且工作人员可以安全处理的火灾，则不必要将人员完全疏散，且正在进行的工作可继续进行。

☑ 如果是严重的火灾，范围在本科室内或威胁到本科室，且员工无法用灭火器灭火，则工作人员和患者的安全是最重要的。必须停止所有工作，非必要人员必须撤离到附近的安全区域。工作人员迅速疏散患者的同时保护自己的安全。

☑ 在即将发生火灾／窒息时，确认安全疏散患者的工作人员和设备（如：自充气袋、氧气等，包括为工作人员提供的氧气）。

☑ 规划最合理的疏散通路（不要使用电梯，病房和加强治疗病房的床很难通过楼梯，但可以使用床垫将患者转移到楼下）。

☑ 建立与外界的联系（座机、手机、收音机、通讯员）。

☑ 消防员因受过专业培训且拥有专业的设备，可以从发生火灾的建筑内救出患者，而医生不能。

☑ 留在病房机械通气的患者可能比在布满烟雾的安全通道的患者幸存的机会更大。

☑ 工作人员不应该冒着生命危险待在不能撤离的患者身边。

注意事项

- 医院发生火灾时的基本原则是，及时发现、发出警报和呼叫消防队。
- 发生火灾时通常并不需要也不必要全员紧急撤离。
- 在英格兰及威尔士，监管改革令（消防安全）2005 已于 2006 年 10 月 1 日生效。国家医疗服务信托（NHS Trusts）包括：确保员工安全的责任；确保场所安全的责任；火灾风险评估的责任；负责所有员工在被任命为消防负责人后立即接受基本的消防培训，并定期接受强化培训。
- 培训应包括火灾预防和在发生火灾时应采取的行动，以及适用于实际工作场所的紧急疏散程序。
- 灭火器通常是红色的，但是在说明书上方有一个有色带编码的标签，表明它的成分和用途。最常见的是：
  红色：水
  用于：纸、木材、纺织品、家具和其他可燃材料
  黑色：CO_2
  用于：电器和电子设备
- 所有的工作人员都应接受工作场合的灭火器培训。

:❂: 扁桃体切除术后出血

见表 14.4。

定义

- 出血可能在早期（止血不完善）或晚期（感染）。
- 患者可能有大量失血，但是因为伴有吞咽 / 呕吐而难以评估失血量。

即刻处理

☑ ABC——100% O_2。安抚患者及家属情绪。

☑ 确保有经验的麻醉医师在场。

☑ 检验 Hb，送血样进行交叉配型，开放粗口径的静脉输液进行液体复苏。

☑ 可能存在阿片类药物或全麻后的残留麻醉状态，但要排除低血容量。

☑ 通常采用快速序贯诱导。压迫环状软骨不能限制血液反流进咽部，但可以降低胃内充满血液的风险。

☑ 可以考虑左侧卧位、头低位，不推荐吸入诱导。

☑ 出血和水肿可能会导致困难插管，备吸引器（避免血块阻塞）和困难插管设备。

☑ 术后用大口径胃管洗胃（用温度与体温接近的液体）。

☑ 在左侧卧位和头低位进行清醒拔管。

☑ 如果患者有腺样体出血，切口处加压压迫至次日清晨。保留气管插管和机械通气。

后续管理

☑ 在恢复室 / 高依赖病房停留观察数小时，要确保已止血并且充分复苏。

表 14.4　扁桃体切除术后出血治疗方案概述

步骤	二次手术治疗扁桃体 / 腺样体出血
时间	0.5 ～ 1 h
疼痛	*/**
体位	仰卧位
失血量	很重要，但很难估计，交叉配型备 2 U 血
处理措施	RSI、ETT、IPPV

儿科患者

- 儿童对于失血可能会很好代偿，直到麻醉诱导时才可能出现失代偿。
- 警惕心动过速，入手术室前保证充分的补液。

注意事项

- 应由高年资医师决定是否需要重返手术室二次手术。
- 尽早处理，必要时给予液体复苏。
- 再插管可能会比第一次手术时困难——不可低估风险。

☀️➕ 甲状腺手术术后出血

见表 14.5。

临床表现

- 甲状腺手术后出血，血液进入颈部组织。
- 大肿瘤切除后（出血风险和气管软化风险）更常见。
- 整个颈部可能会肿胀和水肿。

即刻处理

在病房

☑ 立刻寻求上级医师帮助。

☑ 如果出现喘鸣和呼吸窘迫，**立即**拆除皮肤缝线 / 钉子和带状肌的缝合线。**立即**手动清除血肿。

☑ 若呼吸未受影响，陪同患者至手术室。外科医师可在局麻下行血肿清除术。

在手术室

☑ 解除压迫后，患者需在麻醉下进行止血。由于静脉回流受阻引起气道水肿会导致气管插管困难。

☑ 考虑清醒状态下纤支镜插管（可能由于气道偏移和肿胀而困难）或使用氧气和氟烷 / 七氟烷吸入诱导。记住，清醒纤支镜插管使用的局麻药会刺激喘鸣患者的气道。

☑ 非常紧急状态——直接喉镜插管或清醒状态下气切，水肿和血肿可能会增加气切难度。可考虑使用 LMA 救急（置入可能也比较困难）。

☑ 如果气道阻塞严重，夜间保留气管插管，并给予地塞米松 8 mg IV。

表 14.5　甲状腺术后出血治疗方案概述

步骤	甲状腺术后返回手术室。出血可能引起气道阻塞
时间	1 h
疼痛	*/**
体位	仰卧位、轻微头高位
失血量	500 ~ 1000 ml
处理措施	全麻下气管插管，可能困难插管

后续管理

☑ 少数患者可能需要气管切开。

注意事项

- 虽然气管软化发生率低，但拔管前外科医师应触诊检查气管（退出部分气管导管）以评估气管软化程度。
- 行急诊颈部减压术时，血肿可能在肌层深部，仅拆开切口不一定能完全清除血肿。即使清除了血肿，也可能依然存在气道水肿。

☠ 颈动脉内膜剥脱术术后出血

见表 14.6。

临床表现

颈动脉内膜剥脱术（CEA）术后当天早期。出现颈部张力增高从而出现气道压迫。在 CEA 后的患者中发生率为 1%～4%，多发生于术后 4 h 内。死亡率高。

即刻处理

☑ ABC——100% O_2。

☑ 嘱患者坐位并进行安慰。**禁止使用镇静。**

☑ 颈部切口——如果出现喘鸣或完全气道阻塞，请外科医师紧急当场打开颈部伤口——即使在恢复室或病房。

☑ 返回手术室。

☑ 寻求帮助——即使血管手术经验丰富的麻醉医师也非常需要其他经验丰富的助手。确保可以获得困难气道车和所有自己擅长使用的工具。

☑ 在不耽误患者进手术室的前提下，可给予肾上腺素喷雾剂（5 mg，5 ml 1：1000）——可能有助于缓解气道水肿。

☑ 可能会出现困难插管，但没有时间进行清醒纤支镜插管——甚至可能紧急气管切开。

表 14.6   动脉内膜切除术后出血治疗方案概述

步骤	打开颈部切口，清除血肿并止血。气道阻塞可以危及生命
时间	1～2 h
疼痛	*
体位	坐位，头高位
出血量	＜1000 ml。可能只在 CEA 前进行了配血和备血，需要再次确认备血。
处理措施	如果是在区域麻醉下行 CEA，阻滞效果可能还足够或可以加药。或者可以选择：ETT、IPPV。 注意：可能插管困难。

后续管理

- ☑ 一旦确定气道安全，手术是最直接的处理方式。
- ☑ 给予地塞米松（8 mg IV）。
- ☑ 因气道阻塞行气管插管的患者，需在 ITU 整夜保留气管导管，待水肿消退。
- ☑ 出血很少能到需要输血的程度，但也要检查 Hb 和凝血。

拓展阅读

Shakespeare, W.A., Lanier, W.L., Perkins, W.J., Pasternak, J.J. (2010). Airway management in patients who develop neck hematomas after carotid endarterectomy. *Anesthesia and Analgesia*, **110**, 588–93.

☠ 急诊主动脉瘤修补术

见表 14.7。

临床表现

- 两种不同的临床表现：
  - 破裂——大出血患者。
  - 腹膜后渗血——低血压，但稳定。
- 时间允许时，行超声和 CT 扫描。
- 真正的腹主动脉瘤（AAA）破裂，**医院内死亡率约 40%**。> 80 岁和术前已需要 CPR 的患者，很少能存活。

即刻处理

☑ ABC——100% O_2。

☑ 麻醉史——过敏史、药物史、心脏疾病史。

☑ 开放 IV——2 个 14 G 或 PAFC 鞘。

☑ 活动性大出血处理：交叉配血——8 U 红细胞并通知血库准备血小板和 FFP。

☑ 补液——如出现低血压，使用加温输液并使用血管活性药物维持收缩压在 90 ～ 100 mmHg。

☑ 麻黄碱 3 ～ 6 mg IV 或间羟胺 0.5 ～ 1 mg IV。

☑ 顽固性低血压或即将心脏骤停时，予肾上腺素 50 ～ 100 μg IV。

☑ 避免高血压、咳嗽和情绪紧张。

☑ 镇痛——吗啡 IV。

☑ 可予氨甲环酸 1 g IV，除非血栓栓塞风险很高。

☑ 提前电话通知手术室。准备血液回收，快速输血设备 / 输液加温设备（Level-1®/Belmont® 或其他可使用设备），压力传感器和需要输注的药物包括血管加压药和正性肌力药（肾上腺素 2 mg 至 40 ml = 50 μg/ml）。

☑ 直接去手术室。

☑ 向家属（或其他人员）交代病情。

表 14.7   紧急腹主动脉瘤破裂修复治疗方案概述

步骤	紧急腹主动脉瘤破裂修复
时间	3 ～ 6 h
疼痛	****（术后机械通气时）
体位	仰卧位，双臂外展（十字形）
出血量	1000 ～ 10 000 ml（交叉配血 8 U RBC，预约血小板和 FFP）。非常适合使用自体血回输。
处理措施	ETT、IPPV、动脉＋ CVP 测压、Level-1®/Belmont® 或等效的加温输液设备。

围手术期

☑ 手术室内做好麻醉诱导准备。

☑ 指派一名助手负责管理静脉输液，包括安排提供液体 / 血液制品。

☑ 诱导前留置动脉导管（只能在上肢）。诱导前很少需要建立中心静脉通路（多在阻断后）。留置导尿管。

☑ 在铺单时和患者交流，并预充氧。

☑ 使用输液加压袋或快速输液器以最大速度补液。

☑ 当外科医师准备好，**血和血液回收设备准备好**后，使用合适的麻醉药物（如：丙泊酚 / 瑞芬太尼，依托咪酯 / 芬太尼，或氯胺酮和琥珀胆碱）进行麻醉诱导。一旦确认插管无误（$ETCO_2$），即可开始手术。做好肌松后心血管系统失代偿的准备。

☑ 血压进一步降低时，快速补液并使用血管加压药 / 正性肌力药。

☑ 通常钳夹主动脉后血流动力学会很快平稳下来，但是侧支循环还将继续出血。

☑ 静脉输液 / 血维持 Hb 80 g/L。按指征或者怀疑凝血情况较差时，输血小板和 FFP。使用 TEG 指导输血。尽早开始 TEG 并每小时检测一次。

☑ 开放主动脉是极其凶险的。补液（CVP > 10 mmHg），轻度过度通气至 $PaCO_2$ 4.2 kPa——但合并代谢性酸中毒、相对低血容量、血管扩张和心肌顿抑时，常需要使用正性肌力药物支持。输注肾上腺素（2 mg/ 40 ml，1 ～ 10 ml/h）。考虑给予葡萄糖酸钙（10 ml 10% IV），如果 pH < 7.1，考虑给予碳酸氢钠（不能从同一 IV 给药！）。

☑ 肾保护的辅助治疗包括：

- 甘露醇（25 g IV）
- 呋塞米（20 ～ 80 mg IV）

这些药物可增加尿量，但没有证据表明会降低肾衰竭的发生率。

☑ 体温过低极其危险，将所有输液加温，上半身覆盖暖风机（主动脉钳夹时下半身禁止使用）。监测体温。

☑ 鼻胃管（严重凝血障碍患者放口胃管）。

后续管理

- 在 ITU 机械通气至次日。
- 低体温、肾衰竭、出血和凝血障碍都是常见的术后并发症。

注意事项

- 通常不适合采用硬膜外麻醉。
- 心输出量监测（如：在主动脉阻断时，LiDCO Rapid 可为液体管理提供有效信息）。
- 在主动脉阻断时，食管多普勒有误导。

- 必要时可使用血型兼容，非交叉配型的血。
- 如果不能止血，外科医师可关腹将患者转至 ITU。给予 2.4 mg 重组因子 7（NovoSeven），对于一些出血不止的患者有效。尽可能纠正其他异常（FFP/ 冷沉淀 / 血小板 / 红细胞 / 体温）。

紧急的动脉瘤腔内修复术（EEVAR）

- 相对于开放性修补，很多机构对于 AAA 破裂采取血管内修复。
- 导丝穿过股动脉，扩张股动脉入口，置入球囊，在动脉破裂的上方释放球囊。之后血流动力学会平稳下来。
- 然后选择合适的位置放置支架并展开。
- 麻醉方式选择有所不同，但通常在局麻强化下放置球囊，一旦血流动力学平稳，如果需要，行全身麻醉。
- 2013 年，一项大型的随机对照试验（IMPROVE）对 600 名患者进行了研究。早期结果表明，局麻患者比全麻患者预后更好，但两组死亡率相似。

拓展阅读

Badger, S., Bedenis, R., Blair, P.H., Ellis, P., Kee, F., Harkin, D.W. (2014). Endovascular treatment for ruptured abdominal aortic aneurysm. *Cochrane Database of Systematic Reviews*, **7**, CD005261.

IMPROVE Trial Investigators (2017). Comparative clinical effectiveness and cost-effectiveness of endovascular strategy *v* open repair for ruptured abdominal aortic aneurysm: three year results of the IMPROVE randomised trial. *BMJ*, **359**, j4859.

Stoneham, M., Murray, D., Foss, N. (2014). Emergency surgery: the big three-abdominal aortic aneurysm, laparotomy and hip fracture. *Anaesthesia*, **69**, Suppl 1, 70–80.

:☼: 急诊开腹手术

临床表现

患者因各种病因需要进行非择期腹部手术（见表 14.8）。少数患者表现为脓毒血症，且可以明确诊断穿孔、吻合口瘘或缺血。需要 CT 快速诊断，及时使用抗生素和紧急手术治疗。而大多数患者表现为肠梗阻或局部的脓毒症（如：被包裹的穿孔），且可能需要经过一段时间的保守治疗。如果需要开腹手术，一般只是要求尽快进行，而并非是真正的急诊手术。

> **关键信息**
> 1. **快速准确的诊断**有助于尽早安排 CT 和尽早请外科医师会诊。
> 2. **广谱抗生素治疗**，需在患者出现脓毒血症或脏器穿孔表现 **1 h 内**给予。
> 3. **预防脏器功能衰竭**，尽早开始目标导向液体治疗。
> 4. 对于急症患者，从**决定手术到麻醉诱导不应超过 6 h**。
> 5. 使用术前风险评估，如 P-POSSUM 评分**鉴别高风险患者**。
> 6. 高危患者（死亡率＞ 5%）**术后送回 HDU/ICU**。

治疗重点

在英国，非择期开腹手术术后 30 天死亡率约为 15%，远高于高危的择期手术，且各中心的差异很大（4% ～ 44%）。对急诊开腹手术实施集束治疗可降低死亡率。集束治疗应包含皇家外科学会（UK）推荐的重点：

术前

- 在患者到达医院 1 h 内使用早期预警评分（EWS）进行早期识别。
- 尽早为高危患者（如：EWS ＞ 5）申请手术。
- 快速准确地系统诊断，有助于尽早进行 CT 并请放射科医师出报告，尽早请外科医师会诊。
- 脓毒症或脏器穿孔的患者，在 1 h 内使用广谱抗生素。严重脓毒症患者，每延迟 1 h 使用抗生素，死亡率就会增加 7.6%。抗生素的选择依据当地的方案（如：阿莫西林 1 g 1 日 3 次 / 甲硝唑 500 mg 1 日 3 次 / 庆大霉素 5 mg/kg 1 日 1 次）。如果症状无改善，考虑升级为特治星 ®（哌拉西林 / 他佐巴坦 4.5 g 1 日 3 次）± 抗真菌药物，如氟康唑。

表 14.8 非择期开腹手术的病因及表现

病因	表现
急诊开腹手术	**从决定手术到麻醉诱导的时间在 2 ~ 6 h 内**
脏器穿孔（如：盲肠、十二指肠、憩室、吻合口瘘）	脓毒症；器官功能障碍 / 多器官功能障碍风险高。通常伴有腹膜炎。 直接液体复苏。 出现症状后 1 h 内静脉给药抗生素并在 2 h（最多 6 h）内进行手术。
肠道缺血［如：散发的肠系膜上动脉（SMA）/ 肠系膜下动脉（IMA）闭塞或部分肠道低灌注状态］	因临床表现不同，通常很难诊断。腹部 CT 可诊断，但假阴性率高。 如果动脉血乳酸水平增高或不断上升，高度怀疑。死亡率高。
腹腔出血（如：自发性或创伤性肝破裂、脾破裂或肠系膜撕裂）	保守治疗可能合适。介入性放射学是关键——CT 血管造影术，随后螺旋 CT 和血管造影术。
保守治疗失败（如：被包裹的憩室脓肿、粘连性肠梗阻或出血）	以上情况，常规需要高年资外科医师会诊，以发现恶化、败血症、肠缺血、穿孔。
尽快行开腹探查术	**从决定手术到麻醉诱导的时间控制在 12 ~ 24 h**
肠梗阻（如：肠粘连、结肠癌）	呕吐、腹胀和疼痛。 CT 可用作鉴别诊断的工具。 癌症引起的梗阻通常不能解决——液体复苏后、电解质紊乱、贫血、急性器官功能障碍纠正后行手术治疗。 多数粘连引起的肠梗阻都可通过保守治疗解决。 缺血、穿孔和呕吐误吸的风险——必须由高年资外科医师密切观察并监测动脉血乳酸。

- 早期积极进行液体复苏可预防器官功能障碍。每出现一个器官衰竭，脓毒血症的死亡率增加 10% ~ 15%。器官功能受损及动脉血乳酸增高或不断上升提示器官灌注不足。从患者到急诊就应开始积极的液体复苏治疗，并贯穿整个围术期。最理想的方式是在监测心输出量下的目标导向治疗。快速补液 200 ~ 300 ml 后每搏输出量增加（10% ~ 12%），表明液体治疗有反应。

- 无法提供心输出量监测。治疗目标为平均动脉压＞ 65 mmHg（高血压病患者需更高）。当液体治疗反应不再良好，通过中心静脉导管给予血管加压药（通常为去甲肾上腺素）。监测灌注器官功能、动脉乳酸和 pH。
- Hb ＜ 70 g/L（或＜ 90 g/L，伴严重的缺血性心脏病者）输注红细胞——可改善氧供。
- 需要在进行复苏以稳定生命体征和可以进行手术治疗之间进行平衡。
- 使用评分系统（如：P-POSSUM）评估 30 天死亡率。术前的"手术发现"是对术后结果最好的猜测。
- 高危患者（P-POSSUM 死亡率＞ 5%）术后应返回 HDU/ICU。
- 脓毒血症和（或）穿孔的患者应在决定手术后的 6 h 内到达手术室。

注意事项——保守治疗

- 部分患者需在手术前进行一段时间的保守治疗，其中一部分患者不需手术即可好转。
- 治疗后未好转的患者可能因为脓毒症、肠缺血、脱水和水电解质紊乱而迅速出现病情的极度恶化。
- 需确定监测下保守治疗和外科手术治疗的标准。需密切及时发现各项病情是否出现恶化，并由有经验的外科医师决定是继续保守治疗还是需要紧急行开腹探查术。
- 这些患者与手术风险过高才采取姑息治疗的患者要区分开来。

保护性肺通气

- 潮气量 6 ～ 8 ml/kg。
- PEEP 6 cmH$_2$O，并随着 FiO$_2$ 升高而增加。
- 气道峰压＜ 32 cmH$_2$O。
- 可维持充分氧合的 FiO$_2$。（PaO$_2$ ＞ 9 kPa）
- 每 40 min 一次缓慢且轻柔的肺复张，压力 40 cmH$_2$O 维持 40 s。

围术期

- 在诱导前考虑留置动脉导管，以实时监测血压和检测乳酸（也可通过静脉血气检测）。一些心输出量监护仪（如：LiDCO rapid 和 PiCCO Plus）可以和标准动脉导线相连。
- 诱导前应准备紧急使用的血管活性药物。HR ＞ 60 次 / 分时给予间羟胺（0.5 ～ 1 mg IV），此外可给予麻黄碱（3 ～ 6 mg IV）。对于心血管系统损害的患者，可单次给予 1 : 100 000 的肾上腺素 0.5 ～ 1 ml IV。
- 快速序贯诱导。如有明显的低血压或循环系统不稳定，可给予氯胺酮（1 ～ 2 mg/kg 缓慢 IV）。

- 监测心输出量指导补液，以最优化（而非最大化）补液。要记住，对于年轻健康的患者，一般在循环完全过负荷时才会对快速补液有反应。
- 脓毒血症患者和血流动力学不稳定（译者注：原文是血流动力学稳定，有误）的患者，留置 CVC。如果液体复苏无反应，静脉给予去甲肾上腺素。将 5 mg 去甲肾上腺素混合 50 ml 5% 葡萄糖，以 1 ～ 30 ml/h 的速度泵入至 MAP > 65 mmHg。
- 肺保护性通气策略降低了发病率、并发症和住院时间，甚至对于术后要拔管的患者也是如此。
- 如果腹腔感染严重，关腹困难或出现腹腔间隔室综合征，考虑到 24 ～ 48 h 内重返手术室，外科医师可选择不关腹。可以通过针头插入导尿管监测的膀胱内压判断腹腔压力。当腹腔压力 > 20 mmHg 时，需与外科医师沟通后方能离开手术室。不治疗（不关腹）会导致多器官功能衰竭。
- 考虑术后镇痛；腹直肌鞘、硬膜外或阿片类患者自控镇痛。

术后管理

- 用准确的术中数据重新计算 P － POSSUM 评分。
- 如果预计死亡率 > 5% 或伴有其他原因（如：呼吸衰竭或因腹部开放需持续镇静），则需要返回 ICU/HDU。

注意事项

- 高死亡率出现于术后返回病房，但随后出现病情恶化的患者。

拓展阅读

Holst, L.B., Haase, N., Wetterslev, J., et al. (2014). Lower versus higher haemoglobin threshold for transfusion in patients with septic shock *New England Journal of Medicine*, **371**, 1381–91.

Huddart, S., Peden, C.J., Swart, M., et al. (2015). Use of a pathway quality improvement bundle to reduce mortality after emergency laparotomy. *British Journal of Surgery*, **102**(1), 57–66.

Pearce, R.M., Moreno, R.P., Bauer, P., et al. (2012). Mortality after surgery in Europe: a 7-day cohort study. *Lancet*, **380**, 1059–65.

Royal College of Surgeons of England and The Department of Health (2011). *The Higher Risk Surgical Patient—Towards Improved Care for a Forgotten Group*. Available at: https://www.rcseng.ac.uk/library-and-publications/rcs-publications/docs/the-higher-risk-general-surgical-patient/

Saunders, D.I., Murray, D., Pichel, A.C., Varley, S., Peden, C.J.; UK Emergency Laparotomy Network (2012). Variations in mortality after emergency laparotomy: the first report of the UK Emergency Laparotomy Network. *British Journal of Anaesthesia*, **109**, 368–75.

Severgnini, P., Selmo, G., Lanza, C., et al. (2013). Protective mechanical ventilation during general anesthesia for open abdominal surgery improves postoperative pulmonary function. *Anesthesiology*, **118**, 1307–21.

Solomkin, J.S., Mazuski, J.E., Bradley, J.S., et al. (2010). Diagnosis and management of complicated intra-abdominal infection in adults and children: guidelines by the Surgical Infection Society and the Infectious Diseases Society of America. *Clinical Infectious Diseases*, **50**, 133–64.

Vincent, J.-L., Sakr, Y., Sprung, C.L., et al. (2006). Sepsis in European intensive care units: results of the SOAP study. *Critical Care Medicine*, **34**, 344–53.

操作步骤

Louise Cossey，*Bruce McCormick*

武昊天　韦玉枝　译　吉晓琳　校

☠ 环甲膜切开术

定义
经环甲膜建立气道。常采用环甲膜穿刺术、环甲膜切开术或气管切开术。

适应证
- 插管失败后的最后手段，以实现氧合。
- 对痰液清除差的患者进行支气管灌洗（如：Mini-Trach®）。
- 给予氧疗。
- 给予雾化药物。

禁忌证
相对
- 解剖结构不清晰或异常。
- 不建议对 < 12 岁的儿童行环甲膜切开术。

解剖
- 环甲膜位于甲状软骨和环状软骨之间。
- 触诊颈前部中线。最突出的软骨是甲状软骨。用示指向下触诊，直到触及甲状软骨和环状软骨之间凹陷——环甲膜（图 15.1）。

环甲膜切开术

描述
- 经环甲膜插入带套囊气管内导管。
- 用于处理未预料的困难气管插管，➔ 见 p.84。

技术
- 颈部消毒后，遵循图 15.2 中的困难气道协会指南。

并发症
- 误吸
- 假道形成

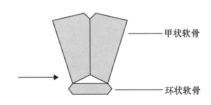

甲状软骨

环状软骨

图 15.1 环甲膜（箭头）

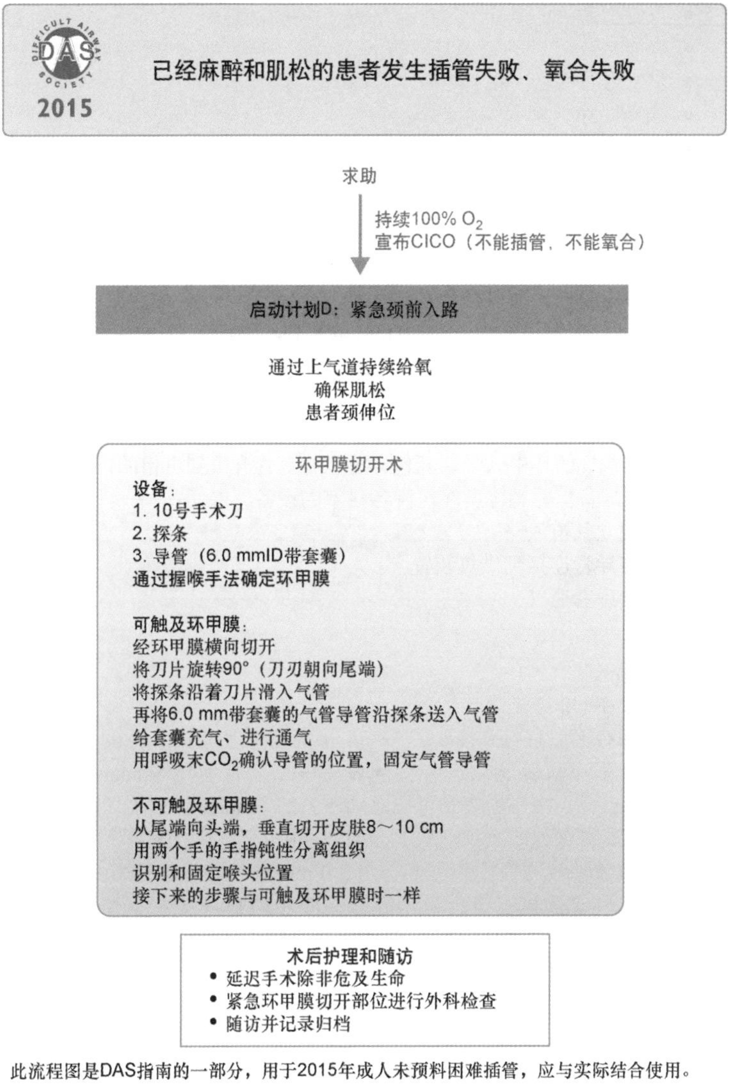

已经麻醉和肌松的患者发生插管失败、氧合失败

求助

持续100% O_2
宣布CICO（不能插管，不能氧合）

启动计划D：紧急颈前入路

通过上气道持续给氧
确保肌松
患者颈伸位

环甲膜切开术

设备：
1. 10号手术刀
2. 探条
3. 导管（6.0 mmID带套囊）
通过握喉手法确定环甲膜

可触及环甲膜：
经环甲膜横向切开
将刀片旋转90°（刀刃朝向尾端）
将探条沿着刀片滑入气管
再将6.0 mm带套囊的气管导管沿探条送入气管
给套囊充气、进行通气
用呼气末CO_2确认导管的位置，固定气管导管

不可触及环甲膜：
从尾端向头端，垂直切开皮肤8～10 cm
用两个手的手指钝性分离组织
识别和固定喉头位置
接下来的步骤与可触及环甲膜时一样

术后护理和随访
· 延迟手术除非危及生命
· 紧急环甲膜切开部位进行外科检查
· 随访并记录归档

此流程图是DAS指南的一部分，用于2015年成人未预料困难插管，应与实际结合使用。

图 15.2 紧急颈前通路

Reprinted from British Journal of Anaesthesia，115（6），C. Frerk，V. S. Mitchell，A. F. McNarry，C. Mendonca，R. Bhagrath，A. Patel，E. P. O'Sullivan，N. M. Woodall and I. Ahmad，Difficult Airway Society intubation guidelines working group. Difficult Airway Society 2015 guidelines for management of unanticipated difficult intubation in adults. pp. 827-848. doi：10.1093/bja/aev371.Copyright © 2015，The Author（s）. Published by Elsevier Ltd. All rights reserved

- 气管横断
- 出血
- 食管气管裂伤
- 纵隔气肿
- 声带损伤
- 声门下狭窄（晚期）

环甲膜穿刺术

描述

- 经环甲膜插入大口径套管。
- 经 14 G 套管可实现长达 30 min 的氧合。
- 通常利用 Sanders 注射器实现，如果不具备，可使用下文替代方案。
- 通气不足，会发生高碳酸血症。
- 紧急情况应呼叫耳鼻喉 / 颌面外科医师行气管切开术。
- 使用常规的环甲软骨切开包，可以将套管升级到更粗的口径。
- 做好准备！熟悉你所在医院各科室的设备，以便：
  - 建立气道入路。
  - 将导管连接到供氧装置上。
  - 给患者通气。

设备清单

- 消毒液。
- 手术刀（非必需）。
- 将 14 G 套管连接到抽取了 3 ～ 4 ml 无菌生理盐水的 10 ml 注射器上。
- 连接套管和氧气输送装置的设备——通常使用 Sanders 注射器或 Manujet®（带压力表和可调驱动压力的 Sanders 注射器，图 15.3）。
- 当不具备 Sanders 注射器时，可以使用以下替代方案：
  - 静脉输液器去掉滴注壶，与 3.0 mm 气管导管连接，气管导管再连接麻醉机气体出口。静脉输液器的 Luer 锁端连接一个三通，通过三通连接环甲膜切开套管（图 15.4）。

技术

- 患者仰卧位。颈部消毒、伸展。
- 确保肌肉松弛。持续上呼吸道供氧。
- 固定皮肤。用拇指和示指辨认环甲膜，稳定气管。
- 套管 / 注射器引导针尾端抬高 45° 插入气管，同时回抽。回抽到空气提示进入气管。
- 移除注射器，抽出针芯，向下推进套管。
- 将套管固定在患者颈部，避免扭曲。
- 如前所述，连接氧气输送系统。通过套管输送氧气 1 s，气体呼出 3 s，用这种方式实现氧合。气体的呼出应通过患者的气道进行，置入口咽通气道或 LMA 可以更好地确保这一点。
- 紧急情况下，如果触摸不到环甲膜（如：肥胖），可沿中线将针插入甲状软骨下方。插入气管环之间也是可以的。

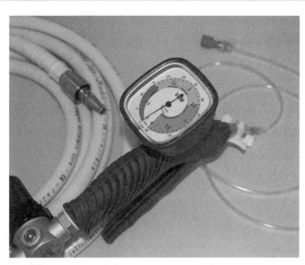

图 15.3　Manujet（VBM，德国）

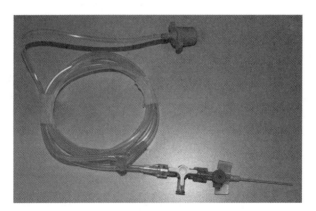

图 15.4　供氧系统的替代方法

- 进针时遇到阻力通常是由于进针过深碰到了环状软骨或气管环。应回退 5 mm，再重新进入 3 mm。

并发症

- 扭曲：
  - 呼出失败（如果气道不通畅，可能会发生）
- 通气不足：
  - 皮肤出血（加压止血——很少危及生命）

- 气道污染（血液）
- 食管撕裂
- 气胸
- 血肿
- 气管后壁穿孔：
  - 皮下和纵隔气肿（使用 Sanders 注射器要小心，套管可能误入气管外）
- 甲状腺损伤

常规 /Seldinger 法环甲膜穿刺术（如：Mini-Trach®）

描述

- 使用商品化套件——通常为 4.0 mm 内径的导管。
- 可使用 Sanders 注射器进行通气，或通过 15 mm 接头连接到麻醉呼吸回路上。
- 在紧急情况下，此法可作为熟悉技术和设备的麻醉医师首选。
- 用于改进环甲膜穿刺术。
- 可选择性用于辅助支气管灌洗（如：Mini-Trach II®、portex）。
- 主要缺点是套囊密封不足（可能需要手动封闭上气道以达到充分的肺通气）。

设备清单

- Seldinger 技术——大多数套件里的套管都有 15 mm 标准接头，可连接呼吸回路进行通气，如 Cook Melker 导管。在可选择的情况下，通常使用 Mini-Trach® 套件。
- QuikTrach® 套件——具有一个锋利的、弯曲的、锥形的针尖，通过皮肤插入，不需要切开皮肤，可立即连接到呼吸回路上。

技术

- 患者仰卧位。颈部消毒、伸展。
- 如果用于气道急救，确保肌松。持续经上呼吸道供氧。
- 切开皮肤。
- 沿着 Seldinger 导丝，将安装在扩张器上的内径 4.0 mm 的导管置入气管。
- 导管通过环甲膜时可能会有一定阻力。置入时试着来回转动，或用手术刀沿着金属丝切开环甲膜。
- 标准 15 mm 接头连接标准麻醉呼吸回路后实现氧合和通气。
- 当选择 Mini-Trach® 时，采用局部麻醉。

儿科患者

- 12 岁以下儿童采用环甲膜穿刺术优于环甲膜切开术。
- 婴儿使用 20 或 18 G 套管，幼儿使用 16 G 套管，12 岁以上儿童使用 14 G 套管。

⊙ 插管型喉罩（ILMA）

定义

是 LMA 的一种变型，足够宽和短，特殊的气管导管可通过其进入气管（图 15.5）。常规病例插管成功率为 88%。

适应证

选择性使用

● 可预见的困难插管，通气无障碍。

紧急使用

● 插管失败——➔见 p.84。

禁忌证

绝对禁忌

● 张口受限，严重牙关紧闭。

相对禁忌

● 可能不能保证通气——不能替代纤支镜气管插管。

● 颈椎损伤。

● 既往放疗史或颈部解剖异常（使用纤支镜引导）。

设备清单

● 适当型号 ILMA（见表 15.1）。

● 特殊的、硅胶的加强气管导管。所有尺寸的 ILMA 均能通过尺寸 6.0、6.5、7.0、7.5 或 8.0 mm 直径的导管。

● 稳定杆——帮助去除放置气管导管后的 ILMA（替代方法是用在一端绑上几层胶带的探条）。

准备

● 患者麻醉状态。

● 将润滑剂涂抹在 ILMA 后面，套囊完全放气。

● 检查所选的已润滑气管导管是否可以顺利地进入 ILMA，在使用前将其移除。

技术

● 头部居中。

● 握住喉罩手柄，然后插入 ILMA。

● ILMA 套囊适当充气，连接呼吸回路通气。

● 调整位置以达到最佳的二氧化碳波形（呼气时出现长平台）。

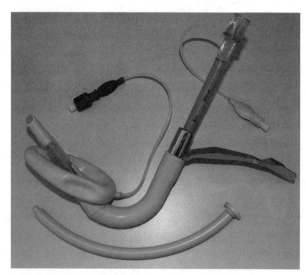

图 15.5　插管型喉罩

表 15.1　LMA-Fast Trach™ 型号

LMA-Fast Trach™ 型号	患者体重
3	30 ～ 50 kg 儿童
4	50 ～ 70 kg 成人
5	70 ～ 100 kg 成人

Data from：Copyright © 2014 Teleflex Incorporated. All rights reserved. LMA，LMA Fastrach，LMA Better by Design are trademarks or registered trademarks of Teleflex Incorporated or its affiliates

- 使用支气管镜或使用光棒照亮颈部确认位置。
- 若位置正确，可通过 ILMA 盲插入润滑的气管导管。必要时逆时针旋转气管导管 90° 以绕过右侧杓状软骨。15 mm 接头连接气管导管，确认气管导管位置正确后通气。LMA 可以在手术期间保持在原位，也可以移除。
- 断开 15 mm 连接器，用导管稳定杆移除 ILMA。

ILMA 插管失败

- 如果两次尝试后仍不能插管，可用支气管镜检查 ILMA 和声门位置，或尝试更大的 ILMA。一些麻醉医师更喜欢常规在支气管镜上安装气管导管。
- 避免长时间的插管尝试，会导致出血和肿胀。如果氧合不佳，紧急环甲膜切开术（⊃见 p.454）。

并发症

- 喉痛
- 声嘶
- 会厌水肿
- 食管插管（5%）
- 食管破裂

儿科患者

- 最小的 ILMA 是 3 号，适用于 > 30 kg 的儿童。
- 更小儿童可使用标准 LMA 进行插管，尽管较小型号的 LMA 更难对位良好（表 15.2）。

经典 LMA 插管

- 移除 LMA 的管芯，以便气管导管通过。
- 以常规方式放置喉罩，用于引导盲插管，将适当大小的气管导管置入喉罩。
- 推荐的最大导管型号见表 15.3。
- 在大约 70% 的病例中，气管导管将被直接引导入气管（但环状软骨受压时只有 50%）。
- 使用 5 ml 注射器的针栓稳定气管导管的位置，然后移除 LMA。
- 支气管镜有助于导管放置及定位。将气管导管固定于支气管镜上，其可起到探条的作用，引导气管导管插入气管。然后依次退出支气管镜和喉罩。

表 15.2 儿童 LMA 型号	
型号 2.5	20 ～ 30 kg
型号 2	10 ～ 20 kg
型号 1.5	5 ～ 10 kg
型号 1	< 5 kg

Data from：Copyright © 2014 Teleflex Incorporated. All rights reserved. LMA，LMA Fastrach，LMA Better by Design are trademarks or registered trademarks of Teleflex Incorporated or its affiliates

表 15.3 最大可插入 ETT 型号与 LMA 型号

喉罩型号	ETT 型号（ID，mm）
1	3.5
1.5	4.0
2	4.5
2.5	4.5
3	5.0
4	6.0 带套囊
5	7.5 带套囊

- 另一种选择是通过 LMA 插入气管交换管芯（Cook®）。在移除 LMA 后，置入气管导管时可经交换管芯维持氧合。也可使用橡胶探条，但无法在交换期间保证氧合。

拓展阅读

Kihara, S., Watanabe, S., Brimacombe, J., Taguchi, N., Yaguchi, Y., Yamasaki, Y. (2000). Segmental cervical spine movement with the intubating laryngeal mask during manual in-line stabilization in patients with cervical pathology undergoing cervical spine surgery. *Anesthesia and Analagesia*, **91**, 195–200.

⚠ 清醒纤维支气管镜插管

定义

清醒患者在纤支镜引导下气管插管。

适应证

- 已知或怀疑插管困难。
- 已知或疑似颈椎损伤（骨折或韧带损伤）。
- 病态肥胖。
- 张口困难（类风湿关节炎、颞下颌关节外伤）。
- 饱胃，但存在可预见插管困难或琥珀胆碱禁忌（如：烧伤、脊髓损伤）。

禁忌证

绝对禁忌

- 不合作的患者。
- 存在继发于喉周梗阻的严重喘鸣。
- 已知的中、低位气管狭窄。
- 对局部麻醉药过敏。
- 纤支镜引导气管插管不适用于"不能插管、不能通气"的情况。

相对禁忌

- 气道污染（气道出血）。
- 儿童。

准备

- 对气道进行全面的临床评估。
- 患者知情同意至关重要。气管导管经支气管镜通过声带过程中，患者会感到自己无法呼吸，应提前告知。
- 评估鼻腔通道是否通畅（根据病史和单侧鼻腔封堵）。
- 计算局麻药的最大剂量——9 mg/kg 利多卡因
  - 给予止涎药物以减少分泌物，优化局部麻醉效果。麻醉前 1 h 予 400 μg IM 或在麻醉准备间予 200 μg IV 和 0.1% 赛洛唑啉喷鼻剂。
- 建立静脉通道。
- 经鼻导管给氧。

技术

见表 15.4。

存在多种情况——➔ 见"特殊注意事项"，p.465。

- 轻度镇静——咪达唑仑（1 ~ 2 mg）和芬太尼（50 ~ 100 μg）或瑞芬太尼［< 0.2 μg/（kg·min）］。任何时候都要保持与患者的语言沟通。
- 确认更通畅侧的鼻腔，喷 5% 可卡因溶液 1 ml。

表 15.4　清单

血管收缩药	如果可能，应提前使用 0.1% 的赛洛唑啉或 1% 的去氧肾上腺素鼻腔喷雾剂
局麻药	5%～10% 可卡因
	2% 可卡因和利多卡因凝胶
	10% 利多卡因喷雾
	4 支装有 2% 利多卡因 1.5 ml 的注射器
镇静药	咪达唑仑、芬太尼 / 瑞芬太尼
	麻醉诱导用药和神经肌肉阻滞剂
设备	6.0/6.5 mm 经鼻气管导管
	6/7 mm 鼻咽通气道（沿长轴切开）
	Forrester 喷雾器
	安全夹
	温水箱
	经鼻给氧导管
设备核对	检查支气管镜的光源是否正常，清洁前端和检查对焦
	检查经吸引孔是否能给氧及顺畅注射利多卡因

- 用温热后的 6 mm 鼻咽通气道扩张鼻腔，然后用可卡因或利多卡因凝胶润滑 7 mm 的鼻咽通气道（沿长轴切开，插入安全夹，以协助运镜）。
- 10% 利多卡因喷洒口咽，然后使用 Forrester 喷雾器尽可能向后咽部喷洒 2% 利多卡因（2～4 ml）进行表面麻醉。
- 通过支气管镜给氧气（2 L/min），清除前端分泌物，并喷洒局麻药。
- 将润滑的支气管镜通过鼻咽通气道，直视下将 1.5 ml 2% 利多卡因直接喷洒在声带上。通过声带后，气管入口处局麻药喷洒。气管可以通过环状软骨来识别。
- 将温热、已润滑的气管导管套在支气管镜上，通过鼻腔重新插入气管。
- 移除鼻咽通气道，将气管导管向前推进，在推送过程中观察气管——注意不要推进太深，避免刺激隆嵴导致咳嗽。
- 将气管导管逆时针旋转 90°，允许斜面的前缘通过声带（即斜面朝后）。

- 撤除支气管镜，仔细确认插管位置，并通过呼气末二氧化碳波形和储气囊运动来确认。不要将套囊充气，因为这可能会引起患者恐慌（增加呼吸阻力）。
- 麻醉诱导，套囊充气并固定好导管。

并发症

耐受性差 / 咳嗽，气道出血（因鼻腔扩张），分泌物过多，喉痉挛，呕吐和误吸。

特殊注意事项

- 当无法通过支气管镜给予氧气时，可通过鼻导管给予 2 ～ 4 L/min 的氧气。
- **环甲膜穿刺**——这种技术可行，但往往会导致剧烈咳嗽。识别环甲膜（介于甲状软骨和环状环之间），用 2% 利多卡因打局麻小皮丘。垂直插入连接含利多卡因 2.5 ml 的 5 ml 注射器的 20/22 G 套管，直至回抽出空气，确定进入气管内。套管鞘可能不容易通过环甲膜，这种情况下可以使用 23/25 G 的针来代替。注射 2% 利多卡因 2 ～ 3 ml。
- **气管导管的选择**——Portex "蓝线" 经鼻气管导管在加热后非常柔韧。6.5 mm 的导管适合大多数人，偶尔可能需要 6 mm 的。导管近端缩短 3 cm，是为了防止导管阻碍移除鼻咽通气道。或选择 6 mm 或 6.5 mm 的加强型气管导管。普通的气管导管容易导致鼻出血。
- **喉部显露困难**——要求患者伸舌、吞咽或发声（可改善视野）。
- "视野一片红色" 提示太深（食管）或不在中线（梨状窝）。回撤到软腭，确认纤支镜位于中线。调暗室内灯光可使镜头前端经皮可见。
- **"先放导管" 技术**——使用 6/7 mm 鼻咽通气道扩张鼻腔，然后将气管导管插入 10 cm 至鼻腔后方。支气管镜穿过气管导管，视野良好下定位在喉部入口。必要时，此阶段还可应用 2% 利多卡因喷洒声带。将支气管镜推入气管（观察气管环）。使用支气管镜作为引导，将气管导管推进到纤支镜下方并进入气管（支气管镜顶端处于中线位置）。
- **经口入路的注意事项**——纤支镜口咽通气道（如：Berman 通气道 ®，Vital Signs，或 Ovassapian 插管通气道，Hudson；图 15.6）保护纤支镜，使舌向前，并使纤支镜处于中线位置。注意：使用正确型号的通气道，确保尖端刚好在喉部入口上方。技术上要困难得多。
- 经鼻插管的禁忌证包括凝血功能障碍、颅底骨折、脑脊液漏和严重的鼻腔疾病。
- 体位取决于偏好，可选择：
  - 患者至少 45° 直立位，操作者面对患者
  - 患者仰卧位，操作者处于常规插管位置

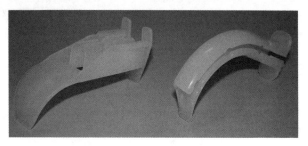

图 15.6   Berman 通气道和 Ovassapian 通气道

⑦ 光棒引导气管插管

定义
末端带光源的装置通过在颈部软组织透光来引导插管。

适应证
可预料的或未预料的困难气道，尤指张口困难或颈部活动度差的患者。

相对禁忌证
- 环境亮度过高。
- 任何阻碍透光的面部毛发或颈部病变。

并发症
同任何尝试经口腔或鼻腔插管。

设备
- 光棒（lightwand）是带有外部（Imagica™）或内部（Trachlight™、Laerdal）光源的可塑形光纤探条。它们也可以与光纤技术结合，并连接到喉镜手柄，如 Levitan FpS、Clarus medical（图 15.7）。

准备
- 将气管导管套在润滑的光棒上，光棒的末端留在管内。
- 在距气管导管末端 3 ～ 6 cm 处对导管进行塑型，弯曲 90 度，类似"曲棍球棒"。
- 将环境光线调到最暗。

技术
- 麻醉诱导。
- 轻微伸展患者的头部，除非颈椎后仰存在风险。

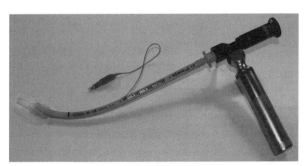

图 15.7　光棒

- 确保光源打开，采用执笔式握住。
- 使患者嘴张开，用非优势手上提下颌以抬高会厌。
- 光棒从嘴角进入口咽，越过舌体后旋转至中线。
- 在舌骨中线水平上方出现一个光圈，表明尖端位于会厌谷。
- 当光棒和气管导管成功进入气管时，光源持续保持明亮。
- 移除光棒，并按常规方式确定导管位置。

故障排查

- 中线外可见红光——尖端在梨状窝，应退回并重新定位。
- 光亮短暂消失，然后发出发散的光亮，提示食管插管。

① 逆行气管插管

定义

将导丝穿过环甲膜，使导丝逆行通过口腔，引导气管导管的插管方法。

适应证

- 可预料的困难插管。
- 喉镜检查困难但可以面罩通气的紧急气道建立。

禁忌证

相对禁忌

- 凝血障碍。
- 环状软骨或环甲膜解剖结构异常。
- 环甲膜感染。
- 甲状腺肿。

设备清单

- 消毒液和孔巾。
- 纱布。
- 手术刀刀片。
- 逆行插管工具：
  - 商品化套件避免设备选择困难（如：Cook 逆行插管套装 ®）。
  - 16 G 硬膜外穿刺（Tuohy）针或 16 G 套管针，含有 3 ～ 4 ml 无菌生理盐水的 10 ml 注射器，导丝。
- 适当型号的已润滑气管导管（Cook 套装的最小 ID 为 4 mm）。

准备

- 在可预料困难插管中，气道麻醉与清醒纤支镜插管方法相同，（⤵ 见 p.463）。
- 患者取仰卧位，颈部伸展。

技术

见图 15.8。

- 消毒铺巾。
- 无菌操作。
- 穿刺针或套管针，连接 10 ml 注射器，在中线位置穿过环甲膜。
- 朝向头侧（与环甲膜切开术朝向尾侧相比）穿刺。
- 注射器回抽出空气表示进入气管。
- 如果使用套管针，取下注射器和拔出针芯。
- 向头侧置入导丝 J 端，使用压舌板和 Magill 钳将导丝从口中取出。用手指卷起导丝使其远离口咽黏膜并有助于取出。

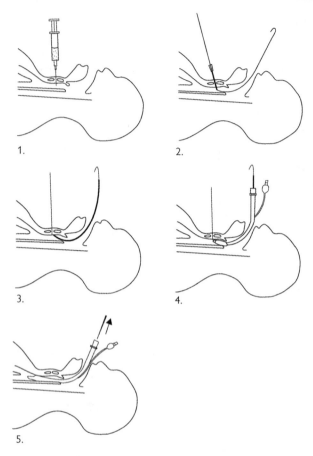

图 15.8   逆行气管插管技术

- 在专用套装中，导丝上可见黑色刻度，以确保口中有足够长度的导丝来置入气管导管。
- 移除套管。（可将导丝穿过支气管镜吸引通道，用支气管镜评估导丝位置）
- Cook 套装允许 11 Fr 引导管顺利通过，有助于后续气管导管放置。气管导管内径至少 4 mm 才可使用此装置。

表 15.5　逆行插管时合适的扩张器尺寸

气管导管尺寸（内径 /mm）	输尿管 / 肾造口扩张器尺寸 ［法式规格（外径 /mm）］
3.5 ～ 4	10 F（3.3）
4.5	12 F（4.0）
5	14 F（4.7）
> 5	16 F（5.3）

- 气管导管可以套在输尿管或经皮肾造口扩张器（Boston Scientific，MA，USA）上，便于通过声带。肾造瘘扩张器较短（35 cm），更适合相对较短的导丝。合适的尺寸见表 15.5。
- 气管导管通过导丝，逆时针方向旋转 90°——帮助斜面前缘通过声门（即斜面向后）。在环甲膜穿刺处感受到张力时，将插管旋转 180°。
- 在整个放置过程中始终保持对导丝的控制。
- 气管导管通过后撤出导丝，避免污染颈部穿刺部位。
- 套囊充气，按常规方式确认插管位置。

并发症

- 同针 / 套管环甲膜穿刺术（➲见 p.456）。
- 气道出血，气管导管难以通过声带、会厌或声门结构。

儿科患者

年幼儿童依从性差。12 岁以上的儿童可以尝试。

⚠ 胸管置入术

定义

将引流管置入胸膜腔。

适应证

- 气胸。
- 创伤性血胸或血气胸。
- 胸腔积液。
- 脓胸。
- 术后引流（如：开胸手术、食管切除术、心脏手术）。

禁忌证

绝对禁忌（无需进一步调查）

- 临床和放射学诊断不明确（如：肺大疱或气胸）。
- 肺与胸壁粘连。

相对禁忌

- 张力性气胸应首先行胸腔穿刺术。
- 凝血障碍、血小板减少症、抗凝。
- 全肺切除术后引流

注意

国家患者安全局（英国）建议：

- 胸腔引流只能由具有相关资质人员操作。
- 引流胸腔积液时强烈建议在超声引导下进行。

解剖

- 清醒患者将头抬高 45°。麻醉患者可仰卧位。
- 将同侧手臂置于枕后，暴露腋窝区域。
- 背阔肌前缘、胸大肌外侧缘与乳头水平的水平线之间的三角是最安全的区域，对皮下结构的损伤风险最小。
- 插入位置：
  - 腋窝中线第 5 肋间隙。
  - "安全三角"位于胸大肌外侧缘、背阔肌前缘及乳头水平线以上区域（见图 15.9）。
  - 气胸可以在胸廓顶（锁骨中线，第 2 肋间隙）置入引流管。这也是紧急胸腔穿刺的部位。

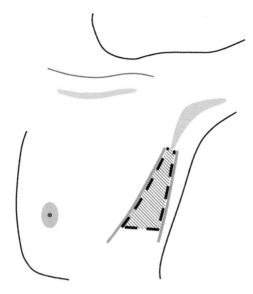

图 15.9　胸腔引流安全三角

设备清单

- 无菌手套、手术衣和无菌单。
- 消毒液。
- 纱布。
- 注射器和针头。
- 1% 利多卡因加 1：20 万肾上腺素。
- 手术刀和刀片。
- 钝性剥离器械（如：Spencer-Wells 钳）。
- 肋间引流管：
  - 血胸 / 血气胸——大口径引流管（＞ 24 Fr）。
  - 积液 / 脓胸——中等口径（12 ～ 24 Fr）引流管，如果积液是漏出液，pleurocath® 就足移了。
  - 单纯性气胸——小口径（8 ～ 10 Fr）或猪尾导管，使用 Seldinger 技术置入（如：Pleurocath®）。
- 连接管道。
- 丝线缝合。

- 水封瓶、无菌水（备连接）。
- 清洁敷料和强力胶带。
- 考虑使用超声机。

准备

- 向患者解释并获得知情同意。
- 建立外周静脉通路。
- 考虑适当的镇静和镇痛。
- 对创伤患者预防性使用抗生素（如：头孢菌素）。
- 对于积液，建议放射科医师标记胸腔积液最大深度位置。大量积液可以在手术前进行引流；少量积液，明智的做法是在操作过程中使用超声以确保胸腔引流管位置最佳。

技术

使用 Seldinger 技术插入小口径引流管，请阅读随套装提供的说明。置入其他引流管时：

- 消毒铺巾。
- 清醒患者，1% 利多卡因浸润皮肤、肌肉和骨膜。
- 在肋骨上方，水平切开 2 ～ 3 cm，穿过皮肤和浅筋膜。切口大小应适合插入引流管和一根手指。
- 手术钳**钝性剥离**，避免暴力。如果引流管配扩张器，应拆除并丢弃。
- 沿肋骨上方钝性分离肌肉层，至穿透壁胸膜。
- 手指确认进入胸膜腔（触摸肺表面）。手术钳的一个臂穿过引流管的第一个侧孔，指向远端。手指引导引流管进入胸腔。
- 引流管尖端的理想位置：气胸时位于胸腔**顶部**，胸腔积液时位于**底部**。这在实际工作过程中很难做到。
- 连接水封瓶。
- 通过导管是否起雾、气泡溢出和呼吸时水柱波动来确认引流管位置。
- 用两根 2-0 的丝线固定，首先在皮肤上打结，然后环绕引流管打结。
- 缝合手术切口，使引流管周围密闭。
- 使用透明敷料以便进行伤口检查。双透明敷料将引流管固定于胸壁，距皮肤 7 ～ 10 cm，增加安全性。
- 胸部 X 线检查引流管位置。
- 切勿对全肺切除术后肋间引流管进行抽吸（导致灾难性的纵隔移位）。
- 如果需要，留取适当的积液样本。

并发症

- 胸腔内或腹腔内器官撕裂／穿刺伤。
- 出血。
- 肋间神经、静脉或动脉损伤。
- 胸管位置不当、扭结、脱位或断开。
- 引流管皮肤周围漏气，皮下气肿。
- 复张性肺水肿。
- 感染。

张力性气胸的紧急处理

定义

- 胸膜或胸壁的缺损形成一个单向阀（只进不出），导致空气在胸膜腔内逐渐积聚，进而导致呼吸和心血管衰竭。

适应证

- 呼吸窘迫。
- 气管偏离患侧。
- 胸部过度扩张，呼吸运动消失。
- 患侧呼吸音减弱及叩诊过清音。
- 通气时气道压力高。
- 颈静脉怒张。
- 心动过速和低血压，导致无脉电活动的心脏骤停。

观察

- 临床诊断——不需要等待胸部 X 线结果。

危险因素

- 钝性或穿透性创伤。
- 正压通气。
- 气胸。

鉴别诊断

- 引起气道压力过高的其他原因（如：设备、黏液栓、支气管痉挛）。
- 低血容量或心脏压塞。

紧急处理——胸腔穿刺术

- 皮肤消毒。
- 至少使用 16 G 套管（以提供足够的长度）。取下白色 Luer 帽和帽下的"flash-back"腔
- 在患侧锁骨中线第 2 肋间隙，垂直于皮肤插入套管。
- 当空气进入胸膜腔时，可以听到空气逸出的嘶嘶声——让空气排出。
- 开放套管和空气相通。避免弯折，在插入肋间引流管前不要拔出套管。

后续管理

- 无论是否有气胸，都必须放置胸腔引流管。
- 安全拔除套管。
- 胸部 X 线。

⑦ 单肺通气（OLV）

定义

（另见双腔管，→p.242）

OLV 是胸科麻醉的术语，指一侧肺通气，另一侧肺萎陷。

单肺通气（OLV）适应证

- 改善肺或食管手术的手术条件。
- 肺保护，防止血液或脓液污染。
- 重症监护通气。少数情况下单独隔离患者一侧肺（如：偶尔在单肺移植后使用）。
- OLV 技术包括双腔管、支气管封堵器或单腔管越过隆嵴进入一侧支气管。

双腔管（DLT）

- 双腔管一个管腔开口在隆嵴之上，另一个开口在主支气管。
- 型号为 26 ～ 41 F，通常 37 ～ 39 F 用于女性，39 ～ 41 F 用于男性。
- 左双腔管的支气管部分位于左主支气管，右双腔管的支气管部分位于右主支气管。
- 任何一种插管均可用于任何一侧肺的 OLV，主要取决于所夹闭的管腔。
- 左侧 DLT 更常用，因为它更容易定位（图 15.10）。右侧 DLT 的 Murphy 眼（图 15.11），Murphy 眼应与右肺上叶开口对齐，以便通气。右肺上叶从右主支气管发出，距离隆嵴位置多变。可能在前方、侧方或后方。

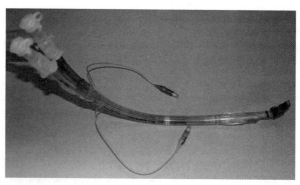

图 15.10　左侧 DLT

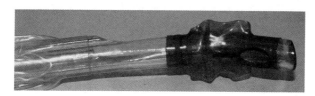

图 15.11 右侧 DLT 的 Murphy 眼

- 左双腔管可用于大多数手术。对于涉及左主支气管的手术，如全肺切除术或左主支气管袖状切除术，使用右双腔管可能更好，但也可使用左双腔管，在吻合支气管前回撤即可。

插入 DLT

- 将导管的尖端通过声带，然后立即向插管的支气管方向旋转 90°。让助手拔除金属管芯。双腔管通常体积较大，可能难以放置，特别是对于有假牙的患者。
- 推进导管，直到送不进去。
- 套囊充气，直到口腔漏气消失，并检查双肺通气情况（和单腔管检查方法一致）。
- 夹闭要塌陷侧肺的管腔（靠近盖子），把夹闭侧的盖子打开，使空气从肺中逸出，使得肺塌陷。听诊胸腔以确定 OLV。在这个过程中，使用高流量新鲜气体进行手动通气，在吸气时听诊，也可以弥补套囊充气前的大量气体泄漏。
- 由于未充气的支气管套囊周围有气体泄漏，因此通气侧管腔内仍存在漏气。0.5 ml 分次给套囊充气，直到不再漏气。通常使用 2 ml 空气即可。
- 如果患者侧卧位，DLT 可能会移动。再次检查 DLT 位置，合理的潮气量不会产生过高的气道压（低于 35 cmH$_2$O）。可以通过使用容量控制通气来检查，气道压力会增加 5 ~ 8 cmH$_2$O。如果气道压力没有增加，可能未能实现 OLV。而气道压过高则提示 DLT 位置已经远超过了隆嵴。
- 可能需要增加 FiO$_2$，但 SaO$_2$ 在 90% 以上一般是可以接受的。可以通过增加呼吸频率，以达到可接受的呼气末 CO$_2$ 浓度。

用纤维支气管镜检查 DLT 位置

对于左双腔管，可能不需要进行支气管镜检查。然而，如果气道压力高，未能实现 OLV，或供氧或二氧化碳清除不足，则需要检查 DLT 位置是否正确。右双腔管常规使用支气管镜进行定位。

将支气管镜插入气管腔

- 检查隆嵴是否可见。隆嵴在主支气管之间形成一条锐利的突起，而其他气道分支之间都是钝而平缓的结构。检查支气管部分是否插入正确一侧。应该只能看到支气管套囊的顶部，不应该从支气管突出。

现在插入支气管腔

- 检查导管的末端是否紧贴气道壁，检查管腔末端是否通畅。
- 如果是右双腔管，在支气管腔内寻找 Murphy 眼。应该能看到右肺上叶的开口，一个黑色的孔，而不是粉红色的黏膜。

故障排查

氧合不好

- 可能由肺部病变引起，但应首先检查：
  - DLT 位置，特别是如果使用右双腔管，检查右肺上叶通气情况。
  - 通过支气管镜检查气管插管其他方面。
- 尝试通过以下方法改善氧合：
  - 提高 FiO_2。
  - 通气侧肺使用 PEEP（在通气压力允许的情况下）。
  - 从容量控制通气转变为压力控制通气（可以在较低的吸气峰压获得相同的潮气量）。
  - 增加吸呼比（同样，在压力允许的情况下）。
  - 治疗低血压（低心输出量可能导致通气侧肺无效腔量增加）。
  - 在不影响手术入路的情况下，对非通气侧肺应用 CPAP。

气道高压力

- 如果是支气管腔通气，检查插管是否紧贴支气管内壁，且支气管套囊刚好在隆嵴下方。偶尔会进入更深的支气管分支。当怀疑插入过深时，支气管镜下可见次级隆嵴（即隆嵴下的第一级分支）。
- 如果气管腔通气，检查支气管套囊有无嵌入隆嵴，且气管开口高于隆嵴。
- 吸除支气管树的所有分泌物。

OLV 未实现

- 吸引非通气侧管腔。
- 检查气管腔是否有漏气（提示支气管套囊移位或充气不足）。
- 用支气管镜检查位置。
- 对位不良导致的 OLV 失败通常是由于插入深度不足导致压力过低，或插入过深导致压力过高。

支气管封堵器

定义

支气管封堵器实质上是一个带套囊的空心导管（见图 15.12）。从单腔气管导管中插入，通过隔离一侧肺来达到 OLV。

适应证

- 麻醉医师的喜好。
- 不能进行 DLT 插管。
- 患者已经用单腔气管插管的情况（如：在 ICU）。

置入支气管封堵器（Cook®）

- 单腔气管插管后，将润滑的封堵器插入导管。
- 将支气管镜插入封堵器的导管支架中。
- 将支气管镜放入计划隔离的主支气管并推进封堵器，在纤支镜引导下到达支气管合适的位置。
- 套囊充气，直到把支气管腔封闭，检查套囊是否保持原位。
- 取出支气管镜，将导丝从封堵器中取出——在此之前，肺不能塌陷。由于封堵管的管腔小，完全塌陷所需的时间比 DLT 长。
- 由于右肺上叶支气管由右主支气管近端发出，右侧支气管封堵器放置比较困难。

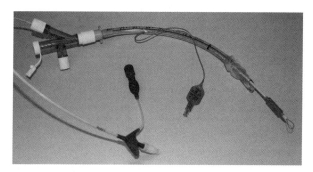

图 15.12 支气管封堵器

⊘ 电子雾化器

定义

对麻醉患者的气道使用雾化的支气管扩张剂、类固醇或肾上腺素。

适应证

- 麻醉患者支气管痉挛。
- COPD 患者拔管前的优化措施。

禁忌证

绝对

- 对雾化剂过敏。

设备清单

- T 型管连接回路装置（图 15.13）。有 15 mm 或 22 mm 的接头，可提供按公–母和母–母连接的多种组合，如 Cirrus™ 系列喷雾器（Intersurgical，纽约，美国）。将喷雾器罐连接到 T 型管。
- 绿色氧气管。
- 带有流量调节器的外部氧气源。
- 给药——充分给药的最佳容量为 5 ml（如需要，用生理盐水稀释）。
- 剂量（表 15.6）。

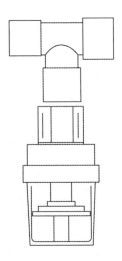

图 15.13 T 型雾化器

表 15.6　雾化用药剂量

沙丁胺醇		**2.5 ～ 5 mg**
异丙托溴铵		250 ～ 500 μg
肾上腺素	成人	5 ml 1：1000
	儿童	0.5 ml/kg 1：1000；最大量 5 ml

技术

- 将药物和稀释液放置在雾化器内。
- 湿热交换过滤器会吸收雾化药物。要将雾化器置于回路中湿热交换过滤器和患者之间。回路的呼气端可放置一个过滤器，以保护呼吸机内的流量传感器。
- 确保通过雾化器的氧气流量至少 6 ～ 10 L/min。
- 连续或间歇地输送。
- 如果可能，增加潮气量至＞ 500 ml，I：E 比值增加到 1：1 或 1：1.5。
- 确保整个治疗过程中雾化器正常工作——装置应保持垂直。
- 治疗结束后移除并重新设置呼吸机。
- 对于严重的支气管痉挛患者和儿童，治疗期间可能需要手动通气。

故障排查

- 由于驱动气体会稀释回路中的挥发性麻醉剂。此时可增加吸入气体挥发罐浓度，并考虑补充静脉麻醉药。
- 在载气都被排出前，药物监测可能是不准确的。
- 增加的气体会导致呼出潮气量被高估。

① 定量吸入器（MDI）

定义
将标准 MDI 连接到麻醉回路，给予麻醉患者支气管扩张剂。

适应证
- 麻醉后患者出现轻度支气管痉挛。
- COPD 患者拔管前的优化措施。

禁忌证

绝对
- 对雾化药物过敏。

相对
- 严重支气管痉挛，应静脉给予支气管扩张剂。

设备清单
- 吸入器。
- 可嵌入的输送装置。可以更有效地向患者定量传输药物，如 Isothermal Breathing Circuit Accessory® (Allegiance healthcare Corporation，USA)。无须特殊连接，大部分药物都储存在装置中。
- 如果不具备可嵌入的输送装置，则需要一个 50 ml 注射器和一个 15 cm 长的输液管或二氧化碳监测管。

技术
- 使用前摇匀吸入器。
- 将设备置于吸气端，并放置在湿热交换过滤器的远端。
- 吸气会激活设备，每 20 ～ 30 秒重复一次。
- 总共给药 4 ～ 10 喷。
- 作为一种即刻措施，将吸入器放入 50 ml 注射器针筒中。用 Luer 锁将注射器连接到管道上。通过向下按压注射器针栓向气管导管内喷 2 ～ 6 喷。
- 作为紧急措施，可用吸入器直接向气管导管中喷药，然后重新连接管路并通气。重复 6 ～ 10 次。这是一种效率很低的给药方法，因为大多数药物都不能到达患者体内。但是，在建立专用系统之前可以使用。

故障排查
- 机械通气时，仅 5% 的剂量可以输送给患者——做好重复使用的准备。
- 某些呼吸机中的流量传感器可能会受到影响和损坏。

:☼: **血管通路**

大口径血管通路

- 对于复苏患者，通过放置短粗的套管以获取最大流量。建议在前臂或肘窝的粗大静脉放置两个 14 G（橙色或棕色）套管针。
- 可通过导丝和扩张器将小口径通路转换为大口径通路（如：RIC®-Rapid Infusion Catheter，Arrow International，Reading，USA）。
- 如果小口径通路已建立，可以考虑注射 20 ～ 50 ml 温生理盐水，以帮助识别较大的近端静脉。
- 其他潜在的大口径血管通路部位有：
  - 大隐静脉。
  - 颈外静脉——静脉瓣会妨碍导管完全插入。
  - 颈内静脉、锁骨下静脉或股静脉，由经验丰富的中心静脉穿刺者完成。
- 肺动脉导管鞘通常为 8 Fr：
  - 提供最佳的大口径静脉通路。
  - 可以置入到上文列出的静脉通路中。
  - 在休克患者中可能很难做到。

颈外静脉通路

见图 15.14。

- 对于迫切需要大口径静脉通路的成人或儿童，应尽早在该部位进行尝试。
- 患者头低位有助于定位静脉。由于静脉内有瓣膜存在，通常可能存在导管不能完成置入的情况，但这并不是问题，只要导管被安全固定好即可。

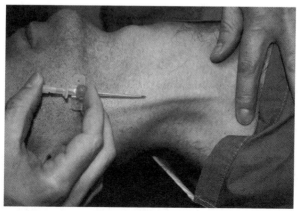

图 15.14　颈外静脉置管（戴手套！）

:✪: 颈内静脉通路

定义

将导管置入中心静脉。

适应证

- 血流动力学监测（CVP、混合静脉血氧饱和度）。
- 给药和静脉营养。
- 血滤和透析。
- 外周静脉开放困难。

相对禁忌证

- 出血性疾病。
- 置入部位感染。
- 不能仰卧位。
- 中心静脉阻塞。

并发症

- 血管损伤（动脉损伤、血肿）。
- 气胸。
- 心律失常。
- 空气栓塞。
- 感染。
- 导管相关血栓形成。
- 心脏压塞。

解剖

可选的静脉通路：

- 颈内。
- 股。
- 肘前（用于 PICC 通路）。
- 颈外。
- 锁骨下（该位置超声引导放置 CVC 比较困难，而且出血时不易压迫）。

设备清单

- 倾斜手术床。
- 穿戴无菌手术衣、手套、帽子、口罩。
- 消毒铺巾。
- CVC 套件包括：15 cm 1 ～ 5 腔 CVC，10 ml 注射器和针、扩张器、手术刀、导丝。
- 常规无菌套装、缝合线。
- 1% 利多卡因 5 ml。
- 盐水。
- ECG 监测。

超声设备

- 通常使用线阵探头，尽管凸阵探针头也可以。
- 血管通常是浅表的，所以频率大多选 2 ~ 10 MHz 为宜。
- 无菌探头套、凝胶和橡皮筋（通常为一个套装）。

准备工作

- 患者知情同意。
- 使用超声确认静脉通畅。
- 如果患者可以耐受，将床置于 Trendelenburg 位，以充盈静脉和防止空气栓塞。

超声引导下右颈内静脉 CVC 置入技术

- 严格遵守无菌技术。消毒铺巾。
- 准备探头：
  - 将凝胶置于保护套远端，然后轻柔套住探头。
  - 用橡皮筋固定。
- 在穿刺处涂抹少量凝胶。
- 用非优势手触摸颈动脉脉搏，横向放置探头。
- 在皮肤与探针之间使用凝胶，以确定探头接触良好。
- 得到颈动脉内侧至颈内静脉外侧的横切面图像（有些人提倡使用纵切面）（图 15.15 和图 15.16）。

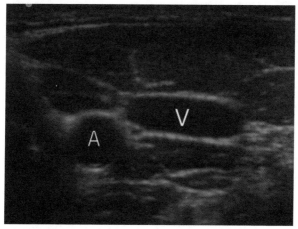

图 15.15　颈内静脉（V）、颈动脉（A）的超声图像

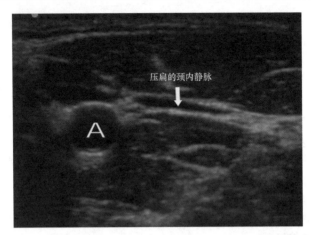

图 15.16　颈内静脉及颈动脉（A）的超声图像——施加压力时静脉是可以压扁的

- 通过静脉可以压扁和 Valsalva 动作静脉扩张来确认颈内静脉。通常距表面深度可以用屏幕上的刻度来估计（很少超过 3 cm）。
- 将静脉置于探头中间，使用惯用手以 60° 角从探头上方 1 ~ 2 cm 处轻柔进针（角度视静脉深度而定）进入已局部麻醉的皮肤。
- 边进针边回抽。
- 沿着前进方向轻轻晃动针头和注射器，可以看到针的位置。
- 如果单手操作困难，让助手刷手消毒后扶住探头。
- 回抽到静脉血后，将针固定，检查血液是否还能顺畅回抽。如有阻力，停止前进，边回抽缓慢退针。在退针时找到静脉并不少见。
- 取下注射器，确定不是动脉穿刺（鲜红、有搏动）后，置入导丝，用超声确认位置。
- 使用 Seldinger 技术放置中心静脉导管。
- 固定（三点固定）。
- 通过连接换能导线确认静脉波形和胸部 X 线检查，以确定导管位置正确。

体表标志定位法右颈内静脉 CVC 置入术

（右颈内静脉解剖如图 15.17 所示，标记线如图 15.18 所示。）

- 将患者头部向对侧旋转 20°（如果颈椎没问题）。
- 操作者站在穿刺侧同侧。
- 严格遵守无菌技术。消毒铺巾。
- 用非优势手的示指和中指感受颈动脉搏动，并轻轻地向中线推。在进针过程中不要移动这些手指。
- 穿刺部位位于甲状软骨下缘水平，颈动脉搏动的外侧。
- 皮肤局部麻醉后，有些人提倡使用 21 G"导引"针来定位颈内静脉的位置和深度。
- 以 45° 角度轻柔进针，对准同侧乳头，持续回抽。
- 如果穿刺针推进太深，保持回抽并缓慢退针通常会找到静脉。
- 置入导丝。
- 使用 Seldinger 技术放置中心静脉导管。
- 固定（三点固定）。
- 通过连接换能导线确认静脉波形和胸部 X 线检查，以确定导管位置正确。

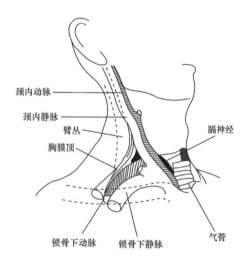

图 15.17 右颈内静脉解剖

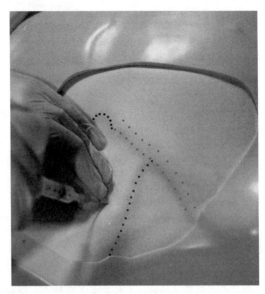

图 15.18 体表标志定位法右 CVC 置入术

超声

- 根据英国国家健康与临床卓越研究所指南，常规情况下首选二维（2D）超声引导置入 CVC。
- 声波在阻抗不同的组织界面上反射，呈现亮度不同的回声：
  - 液体显示为黑色。
  - 骨骼和空气为白色。
- 静脉无搏动，可压扁，且在患者低头或做 Valsalva 动作时扩张。动脉有搏动，一般的探头压力不可压扁。
- 2D 超声引导：
  - 在进针之前和进针时，可实时显示静脉和邻近结构。
  - 发现解剖变异和静脉内血栓。
  - 可能会减少血肿、颈动脉穿刺、神经损伤、气胸、导管错位的发生率和穿刺次数。

正确放置

- 导管的尖端应位于上腔静脉（SVC）内，心包折返处以上。位置太低和有血管壁被侵蚀的风险，会导致心脏压塞、心律失常或三尖瓣损伤。
- 如果导管尖端与血管壁的成角＞ 40°，心包折返处以上的上腔静脉穿孔可能更严重（上腔静脉上部和无名静脉更可能发生）。
- 一般认为导管尖端应位于胸部 X 线上的隆嵴水平，导管垂直（与 SVC 壁平行）。长度因人而异，对右颈内静脉来说，通常 11 ～ 14 cm 足够，左颈内静脉稍长。

拓展阅读

NICE (2002). *Guidance on the Use of Ultrasound Locating Devices for Placing Central Venous Catheters. Technology Appraisal Guidance TA49.* Available at: https://www.nice.org.uk/guidance/ta49

:⚙: 股静脉通路

定义

经位于腹股沟的股静脉建立中心静脉通路。

适应证

- 建立外周静脉通路困难。
- 中心静脉通路：
  - 液体复苏（如：肺动脉导管鞘）
  - 静脉营养和给药（血管加压药、强心药）
  - 经静脉起搏
  - 肺动脉导管
  - 血滤
- 颈或锁骨下静脉通路不可用或建立失败。

禁忌证

相对

- 骨盆或腹部创伤。
- 计划放置导管的肢体受伤。

解剖

- 股静脉紧邻股动脉，位于动脉内侧［从外侧到内侧，NAVY：神经（N，nerve）、动脉（A，artery）、静脉（V，vein）、内裤边（Y，Y-fronts）］，见图 15.19。
- 在腹股沟韧带下方穿刺静脉，以免置入腹腔。

设备清单

⮩见"颈内静脉通路"，p.484。

与颈内静脉置管一样，建议在超声定位和引导下进行股静脉置管。

准备

- 患者知情同意。
- 仰卧位。
- 臀部下垫沙袋 / 盐水袋，展开髋部便于操作。
- 肥胖患者可能需要助手推开腹部。
- 右手操作者会发现站在患者的右边更容易（左侧和右侧穿刺均适用）。
- 使用超声确认静脉是否通畅。

技术

- 严格遵守无菌技术。消毒铺巾。
- 如果使用超声，则使用与"颈内静脉通路"相同的技术，⮩p.484。
- 在腹股沟韧带远端触摸股动脉。
- 手指轻置于动脉上，穿刺针带 5 ml 注射器，与皮肤成 45° 角，在动脉内侧 1 cm，朝向脐部进针。太用力会压瘪静脉。

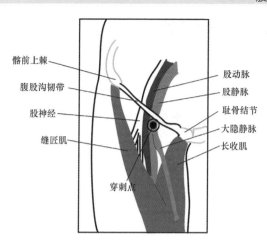

图 15.19 股静脉位于股动脉内侧
（从外到内，NAVY：nerve、artery、vein、Y-fronts）。

- 边回抽边进针。
- 回抽到静脉血后，将针固定，检查血液是否还能顺畅回抽。如有阻力，停止前进，边回抽边缓慢退针。在退针时找到静脉并不少见。
- 取下注射器，确认不是动脉穿刺（鲜红、有搏动）后，置入导丝。
- 如果导丝不能顺畅通过，取出导丝，检查是否还能顺畅回抽血液，然后重新置入导丝。
- 继续置入 CVC。

并发症

穿刺到动脉、腹腔内出血（穿刺太靠近端）、感染（发生率高于锁骨下或颈静脉入路）。

儿科患者

- 确保皮肤穿刺部位远低于腹股沟韧带，避免误入腹腔。
- 选择适当的中心静脉导管型号，见表 15.7：

表 15.7　儿童股静脉导管型号

患者体重（kg）	导管型号［法式规格］
< 5	3 或 4
5 ～ 15	5 或 7
> 15	7 ～ 11

✛ 骨髓腔内穿刺置管

定义

长骨的骨髓腔穿刺置管，为重症儿童或成人快速建立紧急血管通路。

适应证

- 紧急血管通路。当静脉穿刺置管很可能费时超过 90 s 或两次失败后使用。
- 允许采血样和输液 / 给药。药物起效和血药浓度类似于静脉通路。

禁忌证

绝对禁忌

- 穿刺点近端骨折（胫骨骨折，可以在股骨穿刺）
- 骨髓炎。
- 骨折部位。

相对禁忌

- 尽管以前不建议用于 6 岁以上的儿童，但武装部队和急诊科越来越多地在成人中使用骨髓腔内穿刺置管作为快速血管通路。

解剖

- 最常用的部位是胫骨（图 15.20）。
- 触诊胫骨结节。
- 穿刺部位为胫骨结节下侧和内侧 2 ～ 3 cm 处，位于胫骨平台前内侧。
- 股骨穿刺部位——股骨前外侧表面，股骨外侧髁上 3 cm。

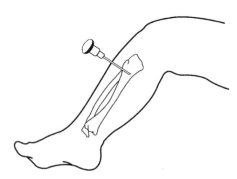

图 15.20 胫骨骨髓腔内穿刺

设备清单

- 无菌手套。洞巾。
- 消毒液。
- 18 G 骨髓腔内穿刺针（14 G、16 G 也可以）。设施有限的地方可使用标准 19 G（白色），但针腔更有可能被骨头堵塞。
- 专用的骨髓腔内（IO）针和电钻越来越多。例如 EZ-IO®（Vidacare），15 G，有三种长度可供儿童和成人使用。
- 局麻药（如有需要）——1% 利多卡因。
- 5 ml 注射器，50 ml 注射器。
- 输液装置、三通、延长管。
- 采血管（交叉配型、电解质）。

准备

患者屈膝，并在后面放置沙袋作为支撑。

技术

- 消毒铺巾。
- 无菌技术。
- 如果患者意识清醒，局部浸润麻醉，包括骨膜。
- 控制穿刺部位上方的膝盖，以固定腿部。
- 与皮肤呈 90° 插入骨髓腔。
- 旋转着钻入针头。
- 当针穿透皮质进入骨髓腔时，有"落空感"并停止进针。
- 拔出套针。
- 确定进入骨髓腔的方法有：
  - 在进入骨髓腔时有明显的"落空感"。
  - 针头在没有支撑的情况下保持直立。
  - 用 5 ml 注射器回抽有血液。
- 送血进行交叉配血、检测电解质，床旁检测葡萄糖（使用骨髓血样全血细胞计数检测不可靠）。
- 如果没有抽出血液，用生理盐水冲洗后再回抽。
- 用无菌纱布包裹。把胶带卷的卷筒芯套在针头上，并用胶带固定。
- 输液。
  - 适用于输注血液制品、合成胶体和晶体液。
  - 液体不会被动地流入骨髓——使用 50 ml 的注射器，通过三通连接到输液装置上。
  - 观察到局部软组织肿胀，提示置管位置不正确。
- 给药：
  - 所有的复苏药物（除了铍）都可以通过该通路给予。
  - 每种药物给药之后都应用 5 ~ 10 ml 生理盐水冲洗。
  - 建议的剂量与静脉给药相同。
- 在 6 h 内应更换为静脉通路，并移除原通路。

并发症

　　感染/骨髓炎、筋膜室综合征、皮肤坏死、新生儿胫骨骨折、血肿、生长板损伤。

成人骨髓腔内通路

- 骨髓腔内通路现在被更多地用于建立成人的快速血管内通路，特别是在武装部队和急诊科。
- 推荐的穿刺部位是胫骨平台（图 15.20）、髂前上棘、肱骨头和胸骨。

☼ 切开建立血管通路

描述
切开后，在直视下将大口径导管置入大隐 / 贵要静脉。

适应证
- 因损伤或低血容量需要复苏，但静脉通路建立困难的患者。

禁忌证
相对
- 局部感染。
- 既往在同一部位切开过。

解剖学
- 常用位置为大隐静脉：
  - 位于踝关节内前上 2 cm 处。
- 可选择肘窝的贵要静脉：
  - 肘部内上髁前上 2 cm 处。

设备清单
- 消毒液
- 洞巾
- 无菌手套
- 动脉钳
- 手术刀
- 缝线
- 两根丝线
- 14 G 套管

准备工作
患者仰卧位

技术
见图 15.21。
- 无菌技术。
- 1% 利多卡因局部浸润，谨慎操作，避免穿刺到静脉。
- 在静脉上方做 2.5 cm 横切口，切开全层皮肤。
- 使用弯动脉钳钝性分离，确认静脉后将其从周围组织中分离出 2 cm。
- 结扎静脉远端，留下缝线以备牵引。
- 静脉近端套线。
- 横切静脉壁一小口（静脉切开术），用动脉钳扩张。
- 通过静脉切口置入大口径导管（去掉针芯 / 探针），收紧静脉近端套

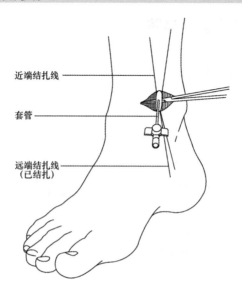

近端结扎线

套管

远端结扎线
（已结扎）

图 15.21　切开大隐静脉建立通路

线结扎固定导管。抽取需要的血样（如：交叉配型、全血细胞计数、
电解质和血糖）。
- 连接到给药装置。
- 缝合切口。
- 无菌敷料覆盖。

并发症

蜂窝织炎、血肿、静脉炎（考虑置入后 48 h 内拔除）、静脉后壁穿孔、
血栓形成、神经损伤、动脉损伤。

:☠: 紧急起搏

定义

为治疗心律失常引起的急性心血管障碍，使用重复不断的外部电刺激以产生心脏活动。

临时起搏：

- 内部：
  - 经静脉/心内膜（电极经中心静脉置入）。
  - 心外膜（开胸手术，将电极放置在心脏外表面）。
- 外部（经皮）起搏：
  - 急性血流动力学障碍期间，桥接临时内部起搏。
  - 将两个电极放置于前后胸壁。

适应证

急诊手术

如果有症状或计划进行大手术，在出现以下情况时，可能需要紧急起搏：

- 二度或三度房室传导阻滞。
- 间歇性房室传导阻滞。
- 一度房室传导阻滞合并左束支传导阻滞。

（束支阻滞、双/三分支阻滞和文氏型在麻醉状态下不太可能进展为更高的阻滞）

需要复苏的患者

如果以下情况导致低血压或低心输出量，需要临时经静脉起搏：

- 心室停搏伴心房 ECG 活动。
- 窦性心动过缓。
- 完全（三度）心脏传导阻滞。
- 莫氏 II 型二度 AV 阻滞（高风险进展为完全心脏传导阻滞）。
- 室性快速心律失常需要超速起搏。

使用外部起搏直到经静脉置入起搏导线。

心脏手术

以下情况，心脏外科医师将放置心外膜导线（心房、心室或两者）：

- 有发生缓慢性心律失常或传导异常风险的手术（如：主动脉瓣手术）。
- 手术或脱离心肺转流术过程中出现传导异常。

禁忌证

相对

- 考虑中心静脉通路的禁忌证。
- 清醒患者对外部起搏耐受性差。

外部起搏（经皮）

- 为复苏期间的桥接治疗。
- 如果患者意识清醒，会造成严重不适，引起抽搐并干扰呼吸。

设备清单

- 外部起搏器通常作为一些除颤器的插件（询问急诊科或 CCU）。
- 两个起搏电极片。
- 翻转患者的工具。

准备工作

- 如果患者清醒，告知患者并解释可能出现的不适。
- 在血流动力学可耐受的情况下，合理的镇静是必要的。患者可能由于心输出量提高而恢复意识，需要镇静才可继续起搏。
- 告知心脏团队可能需要经静脉起搏。

技术

- 将黑色（负极）电极放在胸骨下部左侧的前胸壁上。将患者翻转到右侧，将红色（正极）电极放在胸骨后壁的对应位置。
- 将电极片（含导电凝胶）连接到机器上。
- 在起搏器 / 除颤仪上设置需要的起搏心率，并将输出电流设置为 70 mA。
- 开始起搏，并以 5 mA 为增量增加电流，直到 ECG 监测仪上出现捕获（起搏信号和随后的 QRS 波群存在规律的联系）。
- 一旦起搏被捕获，将电流设置为高于阈值 5 ～ 10 mA。
- 如果在 120 mA 时仍没有捕捉，则重新定位电极。

心外膜起搏

当进行心脏手术时，外科医师可能会把起搏线递给你，要求你把它们连接到起搏器上并开始起搏。

- 在手术过程中，导线被放置并固定在心外膜上。
- 在心脏手术和恢复期使用。
- 通常是两根心室导线 ± 两根心房导线。
- 导线从剑突下方穿过皮肤引到体外。按照惯例，心房导线在右，心室导线在左。

心室起搏

- 起搏器的每个心室端口连接一条心室导线，拧紧固定。
- 外科医师可能希望检查阈值。
- 与外科医师讨论后，以 VVI 模式起搏，设定起搏心室率（成人通常为 70 ～ 80 次 / 分）。

心房起搏

- 除心室导线外，起搏器的每个心房端口连接一条心房导联，拧紧固定。
- 设置需要的心房率和 2～3 倍心房阈值的电压。如果 AV 传导正常，将心室输出设置为零就可以进行心房起搏了。
- 如果存在 AV 传导阻滞，设置心室输出电压（2～3 倍阈值）和需要的房室延迟（约 120 ms）。这样就能实现序贯房室起搏。
- 不再需要起搏后，轻柔地拔出导线。

⚠ 心脏起搏器患者的麻醉

描述心脏起搏器的通用代码

- 该代码由五个字母组成（表 15.8）。
- 前三个字母描述的是抗心动过缓功能，而且总是规定好的。
- 第四和第五个字母与附加功能有关，如果没有这些功能，则省略。

示例

- VVI——心室有起搏需求。如果无自主节律，心室感应并起搏。
- DDD——两心腔起搏和感应。心房冲动抑制心房输出。随后的心室冲动抑制心室输出。在缺乏 AV 传导的情况下起搏心室。

手术准备

- 患者应定期到心脏门诊检查起搏器。确保最近一次检查是在 1 年内，并且效果满意。
- 术前 ECG 不能识别所有问题。如果感知适当地高于起搏阈值心率，则可能不会出现起搏信号。
- 在适当的情况下，可以增加备用起搏心率以增加心输出量，为手术做准备。

心血管考虑

- 为治疗潜在的心动过缓（如：VVI）而设置的起搏器会产生一个固定的心输出量。任何前负荷或后负荷的下降都很少或不会引起代偿性心动过速。

表 15.8 描述起搏器的通用代码——5 个字母

第 1 个字母	起搏心腔	V，心室 A，心房 D，双腔 O，无
第 2 个字母	感知心腔	V，心室 A，心房 D，双腔 O，无
第 3 个字母	感知反应	T，激发 I，抑制 D，双重 O，无
第 4 个字母	程控或心率调控	P，简单程控 M，多重程控 R，心率调控
第 5 个字母	抗心动过速功能	P，起搏 S，休克

- 输注 500 ～ 1000 ml 晶体液补充前负荷。谨慎缓慢地使用 IV 或吸入诱导进行全身麻醉。可以选择蛛网膜下腔麻醉，而且可能耐受性很好，但是要做好处理低血压的准备。
- 对麻黄碱等 β 受体激动剂的反应可能很小。使用间羟胺（0.5 ～ 1.0 mg IV）等 α 受体激动剂可以更好地维持血压。

电刀的使用

- 双极电刀是安全的。
- 如果使用传统（单极）电刀，起搏导线中的持续电流传导会引起发热和心肌损伤。此外，起搏器可能会将电刀误认为心室活动而抑制输出（仅在使用电刀期间）。
- 电极板应贴在可以使电流远离起搏器的位置，并且电刀要以短脉冲的方式使用。
- 心脏技师不推荐使用磁铁将起搏器转换为 VOO（以固定的背景心率起搏），尽管有些人仍然推荐将其作为严重血流动力学障碍的最后措施。

植入型心律转复除颤器（ICD）患者的麻醉

- 放置 ICD 是为了防止患有或存在室性心律失常风险的患者出现心源性猝死。
- 手术或内镜下使用电刀可能激活 ICD，如果需要手术，应该由心脏技师来关闭设备。在起搏器上放置一块磁铁就可以使除颤功能失效。
- 手术室和恢复室应该能即刻提供体外除颤仪。
- 患者离开手术室前应重新激活 ICD。
- ICD 也可能被磁共振成像和体外冲击波碎石术激活。
- 周围神经刺激器也应避免使用。
- 以上做法也适用于具有超速起搏功能的起搏器。

⚠ 危重患者的转运

定义

转运需要持续复苏、监测和治疗的危重疾病或损伤患者。

- 院内转运（如：从急诊科到手术室、放射科或 ICU ）。
- 院间转运（如：从当地或地区综合医院到神经外科、烧伤科或儿科 ICU 进行专科治疗或检查 ）。

安全转运的原则

- 由高年资医师，正常情况下是会诊医师做出转院决定。
- 在重症监护和转院方面有经验的工作人员（专科住院医师或会诊医师及有经验的护士 ）。
- 专业转运团队（如：儿科抢救团队 ）——可能会改善结果，但会导致延误。
- 适当的设备和车辆。
- 全面监测。
- 出发前保持患者平稳。
- 不断重新评估。
- 直接交接。
- 详细的病历记录和核对执行。

转运的危险

另见表 15.9。

- 生理功能紊乱，因加速 / 减速 / 震动影响心血管状态和颅内压导致病情恶化。
- 孤立无援的情况。
- 空间有限（尤其是直升机 ）。
- 温度和压力改变。
- 监测失灵，噪音干扰。
- 交通事故。

表 15.9 转运交通工具选择

	公路	直升机	飞机
距离	＜ 50 英里（80km ）	50 ～ 150 英里（ 80 ～ 240 km ）	＞ 150 英里（ 240 km ）
速度	慢	快，特别是如果直接出发和到达	快——可能会因为转运患者的数量而变慢
花费	低	昂贵	非常昂贵
患者进入	好	通常差	好
噪音和震动	中等	差	中等——起降时差
海拔	无	低	高

设备

转运交通工具

- 定制的，有足够的空间、光线、气体、电力和通讯设备。
- 模式——考虑紧急情况、转运时间、地理位置、天气、交通和成本。
- 如果距离超过 50 英里（80 km），考虑空中转运。

航空医疗转运

- 随着海拔的升高，PaO_2 下降，气体腔扩大。
- 大多数飞机到海拔 1500 ~ 2000 米会增压（1500 米的 PaO_2 约为 10 kPa 或 75 mmHg）。
- 插入鼻 / 口胃管，考虑给胸部创伤患者置入肋间引流管。
- 用生理盐水替换气管导管套囊中的空气。
- 温度控制、噪音和震动带来的问题。
- 直升机在相对低的海拔高度飞行，避免了其中一些问题。但是直升机转运空间狭窄，且患者很难进入。

专业设备

- 必须坚固、轻便，并安装有电池。
- 便携式呼吸机有连接断开和高压警报。能够调整每分通气量、FiO_2、I：E 比和 PEEP。
- 氧气供应能满足转运时间并有 2 h 的储备（表 15.10）。
- 带有 ECG、有创压力、无创血压、氧饱和度、呼末 CO_2 和温度监测的便携式监护仪。
- 监护仪和输液泵电池供应充足。有些救护车有变压器，可以使用电力。
- 吸引器。除颤仪（**不要**在空中使用，除非为此目的而设计：有可能对直升机的电力系统造成灾难性的破坏）。
- 备好转运药箱和气道 / 插管箱。
- 加热毯。
- 观察记录表格、笔和笔式手电筒。

表 15.10　氧储备计算

氧气瓶型号 （容积，升）	不同分钟容积（FiO_2 1.0）的供氧时长（min）		
	分钟容积 5 L/min	分钟容积 7 L/min	分钟容积 10 L/min
D（340）	56	42	30
E（680）	113	85	61
F（1360）	226	170	123

设备问题

- 取一段直径 22 cm 的螺纹管，将其一侧整段切开，把多条导线整齐地包裹在这段螺纹管中。
- 震动使无创血压监测无法操作或不准确。如果可能的话，使用有创血压监测。
- 在寒冷、移动的患者中，脉搏血氧仪不可靠（考虑耳用探头）。
- 监护仪和输液泵的电池寿命因制造商不同而有很大差异，必须了解。带上备用电池包。
- 输注泵的电池寿命随输注速度而变化。

准备工作

- 出发前要仔细确定患者稳定。
- 通过检查病历和详细交接来熟悉患者的病史。
- 全面检查患者。
- 向患者（如果有意识的话）和其家人介绍自己，解释自己的角色。

准备清单

预测可能出现的问题，并检查是否有办法处理任何可能发生的情况，如：血压升高、血压降低、呼吸机压力过高、呼吸机故障、气管导管移位、氧饱和度下降。

A：气道

- 气道是否安全？如果怀疑情况恶化或恶化的风险高（如：有气道烧伤风险的口周烧伤），进行麻醉、肌松和插管。
- 对于任何创伤，在整个转运过程中都要保护颈椎。
- 固定好气管导管——检查门齿处长度。

B：呼吸

- 便携式呼吸机——检查对控制装置的熟悉程度。在出发前检查使用转运呼吸机时的动脉血气。采样时的呼末 CO_2 通常比动脉水平低（但不可靠）$0.4 \sim 0.6$ kPa（$3 \sim 4.5$ mmHg）。
- 听诊胸部——呼吸音对称。
- 自动充气（AMBU®）袋，用于呼吸机或氧气发生故障时。
- 吸引器（救护车上可能有）。
- 足够的镇静、镇痛和肌松药。
- 充足的氧气储备。
- 如果有可能出现气胸，则插入肋间导管。

C：循环

- 需要持续观察患者的某一部位（如：手指用于测量毛细血管再充盈时间）。
- 两路大口径静脉通路。恢复血容量。
- 控制外部出血。
- 需要的话，监测有创血压和 CVP。

- 强心药和升压药——如果很可能输注的话，备好注射器。准备好其他血管活性药物，并以熟悉的配方稀释。
- 备几支装有生理盐水的注射器，用于静脉管路冲管。
- 导尿管用于监测尿量。

D：神经损伤（意识状态）
- 考虑对所有意识不清或有恶化风险的患者进行插管。
- 监测格拉斯哥昏迷评分和瞳孔。
- 颅脑损伤患者可使用甘露醇（0.5 g/kg 或高渗盐水，例如 1～2 ml/kg 的 5% 盐水）。
- 鼻胃 / 口胃管。

E：暴露
- 失温。
- 夹板固定的长骨。
- 泵和电池。

F：备忘
- 通知上级医师，并确定后方医院的 ICU/ 手术室已做好充分准备。
- 所有病历（复印）、介绍信、检查结果、影像资料、可用的血制品。
- 明确目的地医院、接诊医师、科室（如：直接前往神经手术室或 ICU）。记下联系电话。
- 从后方医院出发时通知接收单元 / 医院。
- 通知家属。
- 需要的手机、保暖衣物、钱和信用卡。
- 为返程做计划。
- 转运工作人员死亡、残疾的医疗赔偿和保险。

儿科患者
- 低体温风险，尤其是婴儿。监测核心温度，使用热气毯、帽子和气泡包裹将热损失降至最低。
- 确定已固定好 IV 通道。
- 儿科专用的监测（如：氧饱和度探头）。
- 儿科专用药物和插管箱。
- 通常从接收部门获得更多医嘱（如：通过传真或电子邮件发送预先计算的药物剂量和输注细节）。
- 考虑儿科或新生儿转运服务。

拓展阅读

The Intensive Care Society. *Standards and Guidelines*. Available at: https://www.ics.ac.uk/ICS/ICS/GuidelinesAndStandards/StandardsAndGuidelines.aspx

药物

郭梦倬　译　吉晓琳　校

急诊药物处方总览

药物	药物说明及围手术期适应证	警告和禁忌证	副作用	剂量（儿童）	剂量（成人）
腺苷	具有抗心律失常作用的内源性核苷。减慢房室结传导。治疗急性阵发性室上性心动过速（包括预激综合征）或用于鉴别室上性心动过速与作用时间持续 10 s	二度或三度心脏传导阻滞。呼吸困难、哮喘。房室传导阻滞。用于心脏移植或双嘧达莫治疗时需减量	面色潮红、呼吸困难、哮喘。房室传导阻滞、头痛——一过性	初始剂量 0.1 mg/kg，每次增加 0.05 mg/kg，至最大剂量 0.5 mg/kg（或 12 mg）	6 mg 快速单次 IV，必要时，间隔 2 min 可增加至 12 mg
肾上腺素	兼具 α 和 β 作用的内源性儿茶酚胺： 1. 治疗过敏反应 2. 支气管扩张剂 3. 正性肌力药物 4. 雾化吸入治疗喉炎 5. 延长局部麻醉作用 6. 心脏骤停 1 : 1000，含 1 mg/ml 1 : 10 000，含 100 µg/ml 1 : 200 000，含 5 µg/ml	心律失常，尤其是同时使用氟烷时。老年人慎用。无论何时，尽可能通过中心静脉导管给药	高血压、心动过速、焦虑、高血糖、心律失常。减少子宫血流	适应证： 1～3. IV/IM/IO： 1 : 10 000，0.1 ml/kg（10 µg/kg） 输注： 0.05～0.5 µg/（kg·min） 4. 雾化： 1 : 1000，0.4 ml/kg（最大剂量 5 ml） 5. 最大剂量 2 µg/kg 6. 10 µg/kg；**⊕**见 p.130	适应证： 1～3. IV/IM/IO： 1 : 10 000，1 ml 至 5～10 ml（0.5～1 mg）。 输注： 2～20 µg/min［0.04～0.4 µg/（kg·min）］ 4. 雾化： 1 : 1000，5 ml 5. 最大浸润剂量 2 µg/kg 6. 1 mg（1 : 10 000，10 ml）每次给药间隔 3～5 min

（Adapted from the Oxford Handbook of Anaesthesia. 注：许多药物未经批准用于儿童，但作为临床常规使用。）

（续表）

药物	药物说明及围手术期适应证	警告和禁忌证	副作用	剂量（儿童）	剂量（成人）
氨茶碱	甲基黄嘌呤支气管扩张剂，用于转化和治疗预防哮喘。可转化为茶碱。一种磷酸二酯酶抑制剂。血清浓度10～20 mg/L（55～110 μmol/L）	已经口服或静脉注射茶碱的患者需慎用。0.6 mg/kg剂量的氨茶碱，其血清浓度将增加1 mg/L	心悸、心动过速、呼吸急促、癫痫发作、恶心、心律失常	5 mg/kg，30 min给完。随后根据血清浓度以0.5～1 mg/（kg·h）维持	5 mg/kg，静脉滴注至少30 min，随后根据血清浓度维持0.5 mg/（kg·h）
胺碘酮	兼具1C和III类抗心律失常作用，用于治疗室上性和室性心律失常	如未稀释至≤2 mg/ml，需经中心静脉导管给药。窦房结阻滞、甲状腺功能障碍、怀孕、小咪症。使用5%葡萄糖（非生理盐水）稀释	常导致甲状腺功能障碍和可逆性角膜沉积	＞1岁：5 mg/kg，30 min给完。随后以300 μg/（kg·h）至最大剂量1.5 mg/（kg·h）维持。24 h最大给药总量1.2 g。顽固性室颤，于5 mg/kg缓慢IV	5 mg/kg，给药时间20～120 min，随后以300 μg/（kg·h）至最大给药总量1.2 g。顽固性室颤，于300 mg缓慢IV
阿替尔	长效心脏选择性β受体阻滞剂	哮喘、心力衰竭、房室传导阻滞、维拉帕米治疗	心动过缓、低血压、心肌收缩力下降	0.05 mg/kg，间隔5 min追加一次，最大值为单次给药剂量的4倍	5～10 mg，给药时间超过10 min。PO: 50 mg，od
阿托品	M型胆碱受体阻滞剂。阻断房室和窦房结的迷走神经，增加心率（小剂量时具有微弱的激动效应，会出现心率短暂下降）。属叔胺类。可通过血脑屏障	阻塞性尿路病变和心血管疾病、青光眼、重症肌无力	减少分泌物，降低支气管括约肌张力，松弛支气管平滑肌。老年人精神错乱	IV: 10～20 μg/kg。拮抗新斯的明的毒蕈碱效应：10～20 μg/kg。IM/SC: 10～30 μg/kg。PO: 40 μg/kg	300～600 μg。拮抗新斯的明的毒蕈碱效应：600～1200 μg

IV＝静脉内。IM＝肌内。SC＝皮下。PO＝经口。SL＝舌下。ET＝气管内。od＝一日一次。bd＝一日两次。tds＝一日三次。qds＝一日四次。NR＝不推荐。若无特殊说明，药物均为静脉注射并使用0.9%生理盐水稀释

（续表）

药物	药物说明及围手术期适应证	警告和禁忌证	副作用	剂量（儿童）	剂量（成人）
碳酸氢钠	碱盐，用于纠正酸中毒和加快局麻药起效。8.4% = 1000 mmol/L。纠酸剂量（mmol）：体重（kg）× 碱缺失 × 0.3	遇含钙溶液沉淀，增加 CO_2 产生，外渗处坏死。尽可能通过中心静脉导管给药	碱中毒、低钾血症、高钠血症、低钙血症	8.4% 溶液（1 mmol/kg），1 ml/kg	取决于酸中毒的程度。复苏：予 8.4% 溶液 50 ml，随后复查血气
氯化钙	补充电解质，正性肌力作用，高钾血症、高镁血症。10% 氯化钙含 Ca^{2+} 680 μmol/mL	外渗处坏死，与碳酸盐不相容	心律失常、高血压、高钙血症	10% 溶液：0.1 ~ 0.2 ml/kg	10% 溶液：2 ~ 10 ml（10 mg/kg，0.07 mmol/kg）
葡萄糖酸钙	同氯化钙。10% 葡萄糖酸含钙离子 225 μmol/ml	静脉炎发生率较氯化钙低	同氯化钙	10% 溶液：0.3 ~ 0.5 ml/kg（最大剂量 20 ml）	10% 溶液：6 ~ 15 ml（30 mg/kg，0.07 mmol/kg）
氯丙嗪	吩噻嗪类、抗精神病药物、抗胆碱能。强效止吐药，用于治疗慢性呃逆	低血压	锥体外系和抗胆碱能症状、镇静、低血压	IM/PO: 0.5 mg/kg tds（1 ~ 6 岁，最大剂量 40 mg/d；6 ~ 12 岁，最大剂量 75 mg/d）	IV: 最大剂量 25 mg（生理盐水稀释至 1 mg/ml，1 mg/min）。深部 IM: 25 ~ 50 mg，q6 ~ 8 h
氯美噻唑	催眠镇静剂，用于酒精戒断和癫痫持续状态。无静脉注射制剂	老年人慎用	鼻充血、意识混乱、静脉炎、低血压、昏迷		PO: 1 ~ 2 粒胶囊，夜间服用（192 ~ 384 mg）

（续表）

药物	药物说明及围手术期适应证	警告和禁忌证	副作用	剂量（儿童）	剂量（成人）
丹曲林	直接作用于骨骼肌的肌松剂，用于治疗恶性高热和神经安定药恶性综合征。每瓶20 mg，用60 ml温水溶解后经输血器给药	避免联合使用钙通道阻滞剂（维拉帕米），因其可能导致高钾血症和心血管虚脱。可透过胎盘	骨骼肌无力（22%），静脉炎（10%）	初始剂量2.5 mg/kg，然后每5 min重复给予1 mg/kg追加剂量，直至最大剂量10 mg/kg	初始剂量2.5 mg/kg。然后每5 min重复给予1 mg/kg追加剂量，直至最大剂量10 mg/kg
地塞米松	泼尼松衍生的皮质类固醇。钠潴留效应较氢化可的松弱。用于脑水肿，预防水肿，止吐	与抗胆碱酯酶药物相互作用，加重重症肌无力的程度	见泼尼松龙	IV/IM/SC: 100～400 µg/kg bd。脑水肿：见BNFc。喉炎：150 µg/kg，必要时12 h后再次给予同等剂量。止吐：150 µg/kg（最大剂量8 mg）	IV/IM/SC: 4～8 mg。脑水肿：负荷剂量10 mg，之后4 mg qds，3天后减量（地塞米松0.75 mg=泼尼松龙5 mg）
地西泮	长效苯二氮䓬类药物。镇静或终止癫痫持续状态。可用于酒精戒断	血栓性静脉炎：乳剂（Diazemuls®）对静脉刺激性较小	镇静，循环抑制	0.2～0.4 mg/kg。直肠：0.5 mg/kg，如Stesolid® 或可使用静脉制剂	PO/IV/IM: 2～10 mg，必要时可重复使用（最大使用剂量为tds）

IV=静脉内。IM=肌内。SC=皮下。PO=经口。SL=舌下。ET=气管内。od=一日一次。bd=一日两次。tds=一日三次。qds=一日四次。NR=不推荐。若无特殊说明，药物均为静脉注射并使用0.9%生理盐水稀释

（续表）

药物	药物说明及围手术期适应证	警告和禁忌证	副作用	剂量（儿童）	剂量（成人）
地高辛	强心苷类。弱的正性肌力作用，控制室上性心律失常时的心室反应。治疗浓度 0.5 ～ 2 μg/L（1.2 ～ 2.6 nmol/L）	老年患者减量。合并低钾血症时，药物作用和毒性增强	厌食、恶心、疲劳、心律失常、视物模糊/视物发黄	24 h 内给予负荷剂量，10 μg/kg tds	快速 IV：250 ～ 500 μg，30 min 给完。最大剂量：1 mg/24 h。口服负荷量：1 ～ 1.5 mg 于 24 h 内分次给予。口服维持量：125 ～ 250 μg/d
多巴酚丁胺	β1- 肾上腺素受体激动剂，正性肌力和正性变时作用。心脏衰竭	心律失常和高血压。静脉炎，但可通过外周给药	心动过速。降低外周和肺血管阻力	输注：2 ～ 20 μg/（kg·min）	输注：2.5 ～ 10 μg/（kg·min）
多巴胺	天然生成的儿茶酚胺，具有α、β1 和多巴胺能活性。正性肌力药	通过中心静脉导管给药。嗜铬细胞瘤（以分泌去甲肾上腺素为主）	心动过速、心律失常	输注：2 ～ 20 μg/（kg·min）	输注：2 ～ 10 μg/（kg·min）
多培沙明	儿茶酚胺，具有 β2 和多巴胺能活性。正性肌力药	通过中心导管给药。嗜铬细胞瘤，低钾血症	心动过速	输注：0.5 ～ 6 μg/（kg·min）	输注：0.5 ～ 6 μg/（kg·min）

（续表）

药物	药物说明及围手术期适应证	警告和禁忌证	副作用	剂量（儿童）	剂量（成人）
多沙普仑	呼吸兴奋剂，通过颈动脉化学感受器和髓质发挥作用。持续时间12 min	癫痫，气道阻塞，急性哮喘，严重的心血管系统疾病	心律失常风险。高血压	1 mg/kg，缓慢给予	1～1.5 mg/kg，给药时间＞30 s。输注：2～4 mg/min
依诺昔酮	III型磷酸二酯酶抑制剂，用于充盈压增加性心力衰竭。正性肌力血管扩张药	狭窄性瓣膜病，心肌病	心律失常，低血压、恶心	负荷剂量500 μg/kg。输注：5～20 μg/(kg·min)	输注：90 μg/(kg·min)，随后调整为10～30 min，随后调整为5～20 μg/(kg·min)[最大剂量24 mg/(kg·d)]
麻黄碱	直接和间接拟交感神经作用。血管加压素，可安全用于孕妇。持续时间10～60 min	老年患者，患有高血压和心血管系统疾病者均慎用。快速使用耐受。避免使用单胺抑制剂	心动过速，高血压		3～6 mg，可重复使用（30 mg稀释至10 ml，增量1 ml）。IM：30 mg
麦角新碱	麦角生物碱，用于控制子宫张力减退或出血。（Syntometrine® = 麦角新碱500 μg/ml 和缩宫素5 U/ml）	严重心脏病或高血压	血管收缩、高血压、呕吐		IM：Syntometrine®，1 ml。250～500 μg IV，需注意缓慢给药，且同时给予止吐药

IV＝静脉内。IM＝肌内。SC＝皮下。PO＝经口。SL＝舌下。ET＝气管内。od＝一日一次。bd＝一日两次。tds＝一日三次。qds＝一日四次。NR＝不推荐。若无特殊说明，药物均为静脉注射并使用0.9%生理盐水稀释

（续表）

药物	药物说明及围手术期适应证	警告和禁忌证	副作用	剂量（儿童）	剂量（成人）
艾司洛尔	短效选择性心脏 β 阻滞剂。由红细胞酯酶代谢。治疗室上性心动过速或术中高血压。持续时间 10 min	哮喘，心力衰竭，房室传导阻滞。维拉帕米治疗	低血压，心动过缓。或可延长丁二酰胆碱的作用	室上性心动过速：0.5 mg/kg，1 min 给完，随后 50～200 µg/（kg·min）	室上性心动过速：0.5 mg/kg，随后给药时间超过 1 min，给完。随后：50～200 µg/（kg·min）。高血压：25～100 mg。随后 50～300 µg/（kg·min）
氟马西尼	苯二氮䓬类受体拮抗剂。持续时间 45～90 min	苯二氮䓬类依赖（急性戒断），如果是长效苯二氮䓬类药物，会出现再次镇静	心律失常，癫痫	10 µg/kg（最大剂量 200 µg），必要时可重复使用（最大剂量 50 µg/kg）。输注：2～10 µg/（kg·h）	200 µg。然后每隔 60 s 可给予 100 µg（最大剂量为 1 mg）。输注：100～400 µg/h
磷苯妥英	苯妥英钠的前体药物。给药速度可以更快。苯妥英钠当量（PE）：磷苯妥英 1.5 mg ＝ 苯妥英钠 1 mg	见苯妥英钠。监测心电图/血压。注射速度：50～100 mg（PE）/min［癫痫持续状态 100～150 mg（PE）/min］	见苯妥英钠	＞5 岁：20 mg（PE）/kg，随后每天天子4～5 mg（PE）/kg。输注速度：1～2 mg（PE）/（kg·min）	输注：10～15 mg（PE）/kg，随后每天天子4～5 mg（PE）/kg。癫痫持续状态：20 mg（PE）/kg。也可 IM
呋塞米	袢利尿剂，治疗高血压、充血性心力衰竭、肾衰竭、液体过负荷		低血压，耳鸣，低钾血症	0.5～1.5 mg/kg bd	10～40 mg IV，缓慢给药

（续表）

药物	药物说明及围手术期适应证	警告和禁忌证	副作用	剂量（儿童）	剂量（成人）
胰高血糖素	多肽激素，用于治疗低血糖。高血糖作用持续10～30 min。1 unit = 1 mg	必须尽快给予葡萄糖。嗜铬细胞瘤	高血压、低血压、恶心、呕吐	<25 kg，0.5 U（0.5 mg）。>25 kg，1 U（1 mg）。β受体阻滞剂过量：50～150 μg/kg（最大剂量10 mg），随后用5%葡萄糖配置并以50 μg/（kg·h）输注	SC/IM/IV：1 U（1 mg）。β受体阻滞剂过量：2～10 mg，随后用5%葡萄糖配置并以50 μg/（kg·h）输注
葡萄糖	治疗低血糖昏迷患者	50%浓度有刺激性；因此，使用前可稀释到20%或更低浓度		10%葡萄糖，5 ml/kg，必要时可重复输注	葡萄糖25～50 g（如：20%葡萄糖125～250 ml）
硝酸甘油	有机硝酸盐血管舒张剂。控制性降压，心绞痛，充血性心力衰竭	除颤前移除贴剂，避免形成电弧	心动过速、低血压、头痛、恶心、面色潮红、高铁血红蛋白症	0.2～10 μg/（kg·min）；[通常为1～3 μg/（kg·min）]	输注：0.5～10 mg/h。舌下含服片剂：0.3～1 mg，必要时。舌下喷剂：400 μg，必要时。贴剂：5～10 mg/24 h
格隆溴铵	季铵盐抗胆碱能药物。心动过缓，拮抗胆碱酯酶抑制剂的毒蕈碱作用，止涎剂	青光眼、心血管疾病慎用。与阿托品不同，其不透过血脑屏障	小剂量时反常性心动过缓。降低食管下括约肌张力	4～10 μg/kg	200～400 μg。控制新斯的明的毒蕈碱作用：每1 mg新斯的明对应200 μg

IV＝静脉内。IM＝肌内。SC＝皮下。PO＝经口。SL＝舌下。ET＝气管内。od＝一日一次。bd＝一日两次。tds＝一日三次。qds＝一日四次。NR＝不推荐。若无特殊说明，药物均为静脉注射并使用0.9%生理盐水稀释

（续表）

药物	药物说明及围手术期适应证	警告和禁忌证	副作用	剂量（儿童）	剂量（成人）
氟哌啶醇	丁酰苯类抗精神病药物。有效的止吐药	神经安定药恶性综合征	锥体外系反应	NR	IM/IV：每 4～8 h 予 2～10 mg（最大剂量 18 mg/d）。止吐药：0.5～2 mg IV，0.5～3 mg PO
透明质酸酶	用于增强注射液或麻药液外渗。治疗药液外渗。皮下灌注：1500 U/L	不适用于静脉注射	偶有严重过敏	局部麻醉：15 U/ml	眼科：10～15 U/ml。局部应用。外渗：1 ml 生理盐水中加 1500 U 浸润患处
肼屈嗪	直接作用于小动脉的血管扩张剂。用于控制动脉压。持续时间 2～4 h	快型乙酰化患者需要更高剂量。系统性红斑狼疮	增加心率，心输出量、每搏量	每 4～6 h 予 0.1～0.5 mg/kg	每 5 min 予 5 mg，最大剂量 20 mg
氢化可的松	内源性类固醇，具有抗炎和强效的盐皮质激素作用（替代治疗中可选的类固醇—可的松的活性形式）。治疗过敏	（氢化可的松 20 mg 三波尼松龙 5 mg）	高血糖、高血压、精神紊乱、肌无力、液体潴留	4 mg/kg，随后予 2～4 mg/kg qds	IV/IM：50～200 mg qds。肾上腺抑制和手术：诱导予 25 mg，随后予 25 mg，qds。PO：10～30 mg/d

（续表）

药物	药物说明及围手术期适应证	警告和禁忌证	副作用	剂量（儿童）	剂量（成人）
亚胺培南	碳青霉烯类广谱抗生素。与西司他汀合用可降低肾代谢	肾衰竭和妊娠期慎用	恶心、呕吐、腹泻、惊厥、血栓性静脉炎	>3个月：15 mg/kg qds，给药时间超过30 min（严重感染25 mg/kg）	缓慢IV（1h）：250～500mg qds。手术预防用药：诱导剂量1 g，3 h后重复给药
胰岛素（可溶解的）	人可溶性胰腺激素。促进细胞内葡萄糖运输和合成代谢。糖尿病、糖尿病酮症中毒和高钾血症	监测血糖和血钾。于2～8℃储存	低血糖、低钾血症	酮症酸中毒：0.1～0.2 U/kg（最大剂量20 U）。随后0.1 U/(kg·h)（最大剂量5～10 U/h）	酮症酸中毒：10～20 U，随后5～10 U/h。可调节范围（见 p.276～277）。高钾血症（见 p.313）
英脱利匹特®	20%脂肪乳剂，用于治疗严重局部麻醉药中毒（见 p.248）	在治疗过程中继续进行心肺复苏。丙泊酚不适合作为替代品		1.5 ml/kg，单次注射，随后15 ml/(kg·h)	初始剂量：1.5 ml/kg，推注（70 kg患者约100 ml）。必要时间隔5 min可重复应用两次。输注：0.25 ml/(kg·min)（70 kg患者约1 L/h）。5 min后输注速度加倍

IV＝静脉内。IM＝肌内。SC＝皮下。PO＝经口。SL＝舌下。ET＝气管内。od＝一日一次。bd＝一日两次。tds＝一日三次。qds＝一日四次。NR＝不推荐。若无特殊说明，药物均为静脉注射并使用0.9%生理盐水稀释

（续表）

药物	药物说明及围手术期适应证	警告和禁忌证	副作用	剂量（儿童）	剂量（成人）
异丙肾上腺素	合成的儿茶酚胺，是强效β肾上腺素能受体激动剂，心脏传导阻滞或心动过速缓使用阿托品无效时可作为紧急治疗。β受体阻滞剂过量	缺血性心脏病，甲状腺功能亢进，糖尿病。英国药品与保健产品监管局：除非特殊需要，否则不推荐使用	心动过速，心律失常，出汗，震颤	单次：5 μg/kg。输注：0.02～1μg/（kg·min）	输注：0.5～10 μg/min（2 mg溶于5%葡萄糖500 ml，以7～150 ml/h输注或者1 mg溶于5%葡萄糖50 ml，以1.5～30 ml/h输注）
氯胺酮	苯环己哌啶衍生物，可产生分离麻醉。可用于高危或低血容量患者的麻醉诱导/维持	苏醒期谵妄，苯二氮䓬类药物可减轻症状。高血压慎用。用抗毒蕈碱药物控制唾液分泌过多	支气管扩张，颅内压升高，血压升高，子宫张力增高，唾液分泌增多，如给药速度过快可致呼吸抑制	诱导：1～2 mg/kg IV，5～10 mg/kg IM。输注：1～3 mg/（kg·h）	诱导：1～2 mg/kg IV，5～10 mg/kg IM。输注：1～3 mg/（kg·h）[镇痛只需0.25 mg/（kg·h）]
拉贝洛尔	α（轻度）和β肾上腺素能受体阻滞剂。用于控制血压，并且无反射性心动过速。持续时间2～4 h	哮喘，心力衰竭，房室传导阻滞，维拉帕米治疗	低血压，心动过缓，支气管痉挛，肝损伤	1月龄～12岁：0.25～0.5 mg/kg，最大剂量20 mg；12～18岁：50 mg，1 min给完，间隔5 min可重复给予，最大剂量200 mg	可由5 mg递增至100 mg。输注：20～160 mg/h（葡萄糖溶液配置）。胸主动脉夹层：2 mg/min

（续表）

药物	药物说明及围手术期适应证	警告和禁忌证	副作用	剂量（儿童）	剂量（成人）
劳拉西泮	苯二氮䓬类：1. 镇静或术前用药。2. 癫痫持续状态。持续时间 6～10 h	减少对麻醉药物的需求。老年患者需减量	与阿片类药物合用抑制呼吸。遗忘	癫痫持续状态：0.1 mg/kg；最大剂量 4 mg	1. PO：1～4 mg，术前 1～2 h。IV/IM：1.5～2.5 mg。2. 癫痫持续状态：4 mg IV。必要时，10 min 后可重复使用
氯甲西洋	苯二氮䓬类催眠镇静药，可作为术前用药	减少对麻醉药物的需求	与阿片类药物合用抑制呼吸。遗忘	NR	0.5～1.5 mg，术前 1～2 h。（老年患者 0.5 mg）
硫酸镁	用于治疗的必不可少的矿物质：1. 低镁血症 2. 心律失常 3. 子痫发作 4. 严重哮喘（$MgSO_4$ 1 g = 4 mmol）	增强肌松。治疗期间注意监测血清离子水平。肌无力和肌营养不良。心脏传导阻滞	中枢神经系统抑郁症、低血压、肌肉无力	1. 低镁血症：0.2～0.4 mmol/kg（最大剂量 20 mmol/d）。监测血清离子水平。2. 心律失常：25～50 mg/kg，超过10 min 给完（最大剂量 2 g）。4. 哮喘 40 mg/kg IV，超过 20 min 给完（最大剂量 2 g）	1. 低镁血症：2 g IV，超过 10 min 给完，随后 1 g/h。监测血清离子水平。2 + 4. 心律失常和哮喘：2 g（8 mmol）IV，超过 10 min 给完。可重复给药。3. 子痫：4 g（16 mmol），超过 10 min 给完，随后以 1 g/h 持续给药 24 h（见 p.169）

IV ＝静脉内。IM ＝肌内。SC ＝皮下。PO ＝经口。SL ＝舌下。ET ＝气管内。od ＝一日一次。bd ＝一日两次。tds ＝一日三次。qds ＝一日四次。NR ＝不推荐。若无特殊说明，药物均为静脉注射并使用 0.9% 生理盐水稀释

（续表）

药物	药物说明及围手术期适应证	警告和禁忌证	副作用	剂量（儿童）	剂量（成人）
甘露醇	渗透性利尿剂，用于肾保护和降低颅内压。20%溶液=20 g/100 ml	细胞外容量增加，尤其是有严重肾脏或心血管疾病	利尿，急性肾衰竭、高渗性	0.25 ~ 1.5 g/kg	0.25 ~ 2 g/kg（如：0.5 g/kg = 20%溶液 2.5 ml/kg）
间羟胺	强效的直接/间接作用于 α 肾上腺素受体产生拟交感作用。治疗低血压。持续时间 20 ~ 60 min	单胺氧化酶抑制剂，妊娠期。老年患者和高血压患者慎用。外渗可导致坏死	高血压，反射性心动过缓、心律失常，肾脏和胎盘灌注减少	>12岁：10 μg/kg，随后 0.1 ~ 1 μg/（kg·min）	0.25 ~ 2 mg。10 mg用生理盐水稀释至 20 ml，增量 0.5 ~ 1 ml（老年患者需进一步稀释）
亚甲蓝	1. 治疗高铁血红蛋白血症。2. 手术中确认输尿管（肾排泄）。3. 手术中确认甲状腺和前哨淋巴结	葡萄糖 -6- 磷酸脱氢酶缺乏。蓝色会引起脉搏血氧饱和度读数的急性变化	心动过速、恶心、皮肤着色	1 mg/kg，缓慢 IV（最大剂量 7 mg/kg）	1 mg/kg，缓慢 IV（最大剂量 7 mg/kg）
美托洛尔	心脏选择性 β 受体阻滞剂	哮喘，心力衰竭、房室传导阻滞、维拉帕米治疗	导致心动过缓、低血压、心脏收缩力下降		1 ~ 5 mg IV，超过10 min 给完，如有需要可重复使用（最大剂量 15 mg）

（续表）

药物	药物说明及围手术期适应证	警告和禁忌证	副作用	剂量（儿童）	剂量（成人）
咪达唑仑	短效苯二氮䓬类药物。具有镇静、抗焦虑、遗忘和抗惊厥作用。持续时间20~60 min。口服较大剂量静脉制剂有效	老年患者减量（非常敏感）	低血压，呼吸抑制，呼吸暂停	镇静：25~50 μg/kg IV，可重复给药（<6岁，最大剂量6 mg; >6岁，最大剂量10 mg）; PO: 0.5 mg/kg，可将静脉制剂溶于橙汁（最大剂量20 mg）。口含片：0.2 mg/kg（6月龄~10岁，最大剂量5 mg; >10岁，最大剂量6~8 mg	镇静：0.5~7.5 mg，滴定至起效。PO: 0.5 mg/kg（可将静脉制剂溶于橙汁）。IM: 2.5~10 mg（0.1 mg/kg）
米力农	选择性磷酸二酯酶抑制剂，用于充血压增高的心力衰竭患者。心脏术后使用的正性肌力血管扩张药	狭窄性瓣膜病，心肌病	心律失常，低血压，恶心	50 μg/kg，超过30~60 min给完。随后0.375~0.75 μg/(kg·min)。最大剂量1.13 mg/(kg·d)	50 μg/kg，超过10 min给完。随后0.375~0.75 μg/(kg·min)。最大剂量1.13 mg/(kg·d)
纳洛酮	纯阿片拮抗剂。小剂量用于治疗硬膜外给予阿片类药物所致的瘙痒，还可用于母亲使用阿片类药物的新生儿，肌内注射	如用于逆转长效阿片类药物，需警惕再次进入麻醉状态。阿片类药物成瘾者慎用——可导致急性戒断症状。作用持续时间30 min	心律失常，肺水肿	5~10 μg/kg。输注：5~20 μg/(kg·h)。新生儿 IM: 200 μg。瘙痒症：0.5 μg/kg	200~400 μg滴定至所需临床效果。治疗阿片类药物/硬膜外给药所致的瘙痒：100 μg单次注射，300 μg加入静脉输注液体

IV=静脉内。IM=肌内。SC=皮下。PO=经口。SL=舌下。ET=气管内。od=一日一次。tds=一日三次。bd=一日两次。qds=一日四次。
NR=不推荐。若无特殊说明，药物均为静脉注射并使用0.9%生理盐水稀释。

（续表）

药物	药物说明及围手术期适应证	警告和禁忌证	副作用	剂量（儿童）	剂量（成人）
新斯的明	抗胆碱酯酶药，用于：1. 拮抗非去极化肌肉松弛效应。2. 治疗重症肌无力。持续时间 60 min IV（2～4 h PO）	与毒蕈碱药物合用	心动过缓、恶心、流涎过多（毒蕈碱效应）（见下）	50 μg/kg，与阿托品 20 μg/kg 或格隆溴铵 10 μg/kg 合用（见下）	1.50～70 μg/kg（最大剂量 5 mg），与阿托品 10～20 μg/kg 或格隆溴铵 10～15 μg/kg合用。2. PO：15～30 mg，间隔适当时间给药
新斯的明和格隆溴铵	每 1 ml 含甲硫酸新斯的明（2.5 mg）和格隆溴铵（500 μg）	见新斯的明	见新斯的明	0.02 ml/kg（1 ml 用 4 ml 盐水稀释，予 0.1 ml/kg）。最大剂量 2 ml（原液）	1 ml，30 s 给完。必要时可重复一次
尼莫地平	钙通道阻滞剂。用于预防蛛网膜下腔出血后血管痉挛	通过中心静脉导管给药。脑水肿、颅内压升高，西柚汁。禁用 PVC 制品（吸附）	低血压、面色潮红、头痛	输注：15～30 μg/(kg·h)；最大剂量 2 mg/h	PO：60 mg，每间隔 4 h（最大剂量 360 mg/d）输注：1 mg/h，2 h 后增加至 2 mg/h
硝普钠	一氧化氮产生强效外周血管舒张作用。控制性降压	避光保存。代谢产生氰化物，随后转变为硫氰酸盐	高铁血红蛋白血症、低血压、心动过速。氰化物可导致心动过速、出汗、酸中毒	输注：0.5～8 μg/(kg·min)[最大剂量 4 μg/(kg·min)>24 h]	输注：0.5～1.5 μg/(kg·min)，缓慢增加至 8 μg/(kg·min)。最大剂量：1.5 mg/kg（急性）

（续表）

药物	药物说明及围手术期适应证	警告和禁忌证	副作用	剂量（儿童）	剂量（成人）
去甲肾上腺素	强效儿茶酚胺α肾上腺素受体激动剂。血管收缩作用	仅可通过中心静脉导管给药。单胺氧化酶抑制剂和三环类抗抑郁药可增强其效应	反射性心动过缓、心律失常、高血压	输注：0.02～1 μg/(kg·min)	输注：2～20 μg/min [0.04～0.4 μg/(kg·min)]
奥曲肽	生长抑素类似物，用于治疗垂体肿瘤增大、肢端肥大症和静脉曲张出血（未经许可使用）	减少抗糖尿病治疗的需要	胃肠道紊乱、胆结石、高血糖和低血糖	SC: 1～5 μg/kg，每间隔6～8 h	SC: 50 μg od/bd，增加至200 μg tds。IV: 50 μg，用盐水稀释（监测ECG）
催产素	非肽类激素，刺激子宫收缩。用于引产和预防产后出血	避免快速给药。避免胎儿窘迫	血管扩张、低血压、面色潮红、心动过速		产后缓慢输注：5 U，如有需要，随后以10 U/h输注（如：40 U溶于0.9%生理盐水40 ml）
三聚乙醛	癫痫持续状态	等量橄榄油稀释原液后经直肠给药（或使用50：50预混）		PR: 0.8 ml/kg，以50：50混合	深部 IM: 5～10 ml（原液）。PR: 20～40 ml（预混）
酚妥拉明	α1-和α2-肾上腺素受体阻滞剂。扩张外周血管和控制降压。治疗外渗。持续治疗10 min	如果造成过度低血压，使用去甲肾上腺素或甲氧明治疗（非肾上腺素麻黄碱的β效应）	低血压、心动过速、面色潮红	50～100 μg/kg，50 μg/(kg·min)	2～5 mg（10 mg，用生理盐水稀释至10 ml，抽取1 ml），随后5～

IV＝静脉内。IM＝肌内。SC＝皮下。PO＝经口。SL＝舌下。ET＝气管内。od＝一日一次。bd＝一日两次。tds＝一日三次。qds＝一日四次。NR＝不推荐。若无特殊说明，药物均为静脉注射并拌使用0.9%生理盐水稀释

（续表）

药物	药物说明及围手术期适应证	警告和禁忌证	副作用	剂量（儿童）	剂量（成人）
去氧肾上腺素	选择性直接作用于α肾上腺素受体的激动剂。收缩外周血管和治疗低血压。持续时间20 min	老年患者或心血管疾病患者慎用。甲状腺功能亢进	反射性心动过缓、心律失常	2～20 μg/kg（最大剂量500 μg），如有需要可重复使用。随后0.1～0.5 μg/（kg·min）	20～100 μg可增量（10 mg用生理盐水稀释至500 ml，抽取1 ml）。IM：2～5 mg。输注：30～60 μg/min（5 mg用生理盐水稀释至50 ml，以0～30 ml/h输注）
苯妥英	抗惊厥和治疗地高辛中毒。血清浓度10～20 mg/L（40～80 μmol/L）	避免用于房室传导阻滞，卟啉症患者和妊娠患者。监测ECG/BP。	低血压、房室传导缺陷、共济失调。酶诱导作用	负荷剂量：20 mg/kg IV，超过1 h给完	20 mg/kg（最大剂量2 g），1 h给完（盐水稀释至10 mg/ml），随后干100 mg tds。心律失常：3.5～5 mg/kg（给药速度<50 mg/min）
氯化钾	补充电解质（→见p.315）	用药前需稀释	快速输注会导致心脏骤停。高浓度可致静脉炎	0.5 mmol/kg，2～3 h输完。维持：1～2 mmol/（kg·d）	10～20 mmol/h（经外周输注最大浓度40 mmol/L）。ECG监测：经中心静脉导管给药浓度可高达20～40 mmol/h（最大剂量200 mmol/d）

（续表）

药物	药物说明及围手术期适应证	警告和禁忌证	副作用	剂量（儿童）	剂量（成人）
泼尼松龙	口服的具有活性的皮质类固醇。盐皮质激素的作用弱于氢化可的松	肾上腺抑制，严重的全身感染	消化不良和溃疡、骨质疏松、肌病、精神病、愈合受损、糖尿病	PO：1～2 mg/kg od。喉炎：1～2 mg/kg，如有需要，12 h后可重复给予	PO：10～60 mg od，减量至2.5～15 mg od
丙环定	抗毒蕈碱药物，用于药物诱发性肌张力障碍的急性治疗（除外迟发性运动障碍）	青光眼，胃肠道梗阻。老年人减量	尿潴留、口干、视物模糊	IV：＜2岁，0.5～2 mg。2～10岁：2～5 mg	IV：5 mg。IM：5～10 mg，如有需要，20 min后可重复给予
异丙嗪	吩噻嗪类、抗组胺、抗胆碱、止吐镇静剂。儿科镇静		锥体外系反应	＞2岁：镇静/术前用药PO：0.5～2 mg/kg	PO：10～20 mg tds 深部IM：25～50 mg
普萘洛尔	非选择性β肾上腺素受体阻滞剂。控制性降压。控制甲状腺功能亢进症状	哮喘、心力衰竭，房室传导阻滞。维拉帕米治疗	心动过缓、低血压、房室传导阻滞、支气管痉挛	IV：20～50 μg/kg，5～10 min以上给完，每6～8 h一次	IV：增量1 mg，可至5～10 mg
鱼精蛋白	鲑鱼精子中提取的碱性蛋白。肝素拮抗剂	轻度抗凝，显著的组胺释放作用。过敏风险	严重低血压，肺动脉高压，支气管痉挛，面色潮红	缓慢IV：每1 mg可逆转1 mg肝素（100 U）	缓慢IV：每1 mg可逆转1 mg肝素（100 U）

IV＝静脉内。IM＝肌肉内。SC＝皮下。PO＝经口。SL＝舌下。ET＝气管内。od＝一日一次。bd＝一日两次。tds＝一日三次。qds＝一日四次。NR＝不推荐。若无特殊说明，药物均为静脉注射并使用0.9%生理盐水稀释

（续表）

药物	药物说明及围手术期适应证	警告和禁忌证	副作用	剂量（儿童）	剂量（成人）
瑞芬太尼	超短效阿片类药物。辅助全麻。由非特异性酯酶代谢，而非血浆胆碱酯酶		肌强直，呼吸抑制，低血压，心动过缓	缓慢单次注射：剂量可高达 1 μg/kg。输注（IPPV）：0.1～0.5 μg/（kg·min）。输注（SV）：0.025～0.1 μg/（kg·min）	缓慢单次注射：剂量可高达 1 μg/kg。输注（IPPV）：0.1～0.5 μg/（kg·min）。输注（SV）：0.025～0.1 μg/（kg·min）
沙丁胺醇	β_2 受体激动剂。治疗支气管痉挛	可能会导致低钾血症，高剂量时高监测钾离子水平	震颤，血管扩张，心动过速	缓慢 IV：1 月龄～2 岁，5 μg/kg；>2 岁，15 μg/kg（最大剂量 250 μg）。输注：1～5 μg/（kg·min）。喷雾：<5 岁，2.5 mg；>5 岁，5 mg	250 μg 缓慢 IV。随后 5 μg/min（剂量可达 20 μg/min）。喷雾：2.5～5 mg prn
舒更葡糖	罗库溴铵、维库溴铵专用的环糊精类逆转剂	至少 24 h 后才可使用罗库溴铵或维库溴铵；夫西地酸或氟氯西林可在 6 h 内置换与舒更葡糖结合的肌肉松池剂	可与避孕药结合	TOF T2 出现：2 mg/kg。目前不推荐完全逆转	TOF T2 出现：2 mg/kg。立即逆转全剂量罗库溴铵/维库溴铵：16 mg/kg
琥珀胆碱	去极化肌肉松弛剂。快速短效肌肉松弛作用。重复使用可致 II 相阻滞（>8 mg/kg）。2～8℃储存	血浆胆碱酯酶缺乏症、低钾血症、低钙血症的阻滞时间延长。恶性高热，肌病	眼内压增加。重复用药可致心动过缓。血钾升高（正常升高 0.5 mmol/L，烧伤、外伤、上运动神经元损伤时血钾升高水平更高）	IV：1～2 mg/kg IM：3～4 mg/kg	1～1.5 mg/kg。输注：0.5～10 mg/min

（续表）

药物	药物说明及围手术期适应证	警告和禁忌证	副作用	剂量（儿童）	剂量（成人）
硫喷妥钠	短效巴比妥酸盐。麻醉诱导、抗惊厥、脑保护。可因重新分布而恢复	重复使用产生蓄积。低血容量和老年患者慎用。卟啉症	低血压。误入动脉，会导致坏死	诱导：新生儿，2～4 mg/kg；儿童，3～6 mg/kg。癫痫持续状态：2～4 mg/（kg·h）随后 8 mg/（kg·h）	诱导/脑保护：3～5 mg/kg。抗惊厥：0.5～2 mg/kg prn
氨甲环酸	抑制血纤维蛋白溶解酶原激活为血纤维蛋白溶解酶，从而减少纤维蛋白溶解。重大创伤或前列腺切除术、拔牙时的出血	避免用于血栓栓塞性疾病、肾疾病和妊娠	眩晕、恶心	缓慢 IV：10～15 mg/kg tds。PO：10～25 mg/kg tds	缓慢 IV：0.5～1 g tds。PO：15～25 mg/kg tds。创伤：1 g IV，10 min 给完，随后予 1 g，8 h 给完
血管加压素	抗利尿激素，用于治疗尿崩症、难治性血管舒张性休克、静脉曲张出血	冠状动脉疾病患者使用尤其谨慎	苍白、冠状动脉收缩、水中毒	尿崩症 SC/IM：<12 岁，0.1～0.4 μg/d。>12 岁，1～4 μg/d	尿崩症 SC/IM：5～20 U，每 4 h 一次。脓毒性休克充输注：1～4 U/h。静脉曲张出血：20 U，超过 15 min 给完

IV＝静脉内。IM＝肌内。SC＝皮下。PO＝经口。SL＝舌下。ET＝气管内。od＝一日一次。bd＝一日两次。tds＝一日三次。qds＝一日四次。NR＝不推荐。若无特殊说明，药物均为静脉注射并使用 0.9% 生理盐水稀释

输注方案

药物	适应证	稀释液	剂量	建议方案（60 kg 成人）	输注速度范围	初始速率（成人）	注释
肾上腺素	治疗低血压，难治性支气管痉挛、过敏反应	0.9% 生理盐水，5% 葡萄糖	2 ~ 20 μg/min [0.04 ~ 0.4 μg/(kg·min)]	5 mg/50 ml (100 μg/ml)	1.2 ~ 12 + ml/h（译者注："+"原文如此）	5 ml/h	通过中心静脉导管给药。术中首次使用配置方案建议：1 mg/50 ml（或 1 mg/500 ml，若无中心静脉通路）
氨茶碱	支气管扩张	0.9% 生理盐水，5% 葡萄糖	0.5 mg/(kg·h)	250 mg/50 ml (5 mg/ml)	0 ~ 6 ml/h	6 ml/h	予 5 mg/kg IV 负荷剂量（超过 30 min 给完）后输注
胺碘酮	治疗心律失常	仅可使用 5% 葡萄糖	输注负荷量 5 mg/kg，超过 20 ~ 120 min 给完，随后于 900 mg，超过 24 h 给完	300 mg/50 ml (6 mg/ml)	25 ~ 50 ml/h，随后 6 ml/h	25 ml/h	通过中心静脉导管给药。或 2 mg/ml 或极端情况下可外周给药。24 h 内最大剂量 1.2 g
碳酸氢钠	酸中毒	无需稀释（8.4% 溶液）	[体重 (kg) × 碱缺失 ×0.3] mmol				8.4% = 1000 mmol/L。尽可能通过中心静脉导管给药
地高辛	快速控制心室率	0.9% 生理盐水，5% 葡萄糖	250 ~ 500 μg，30~60 min 给完。0.75 ~ 1 mg，超过 2 h 给完	250 ~ 500 μg/ 50 ml	0 ~ 100 ml/h	50 ml/h	ECG 监测

（续表）

药物	适应证	稀释液	剂量	建议方案（60 kg 成人）	输注速度范围	初始速率（成人）	注释
多巴酚丁胺	心力衰竭/正性肌力药物	0.9%生理盐水，5%葡萄糖	2.5~10 μg/(kg·min)	250 mg/50 ml (5 mg/ml)	2~7 ml/h	2 ml/h	或可通过大的外周静脉给药
多巴胺	正性肌力药物	0.9%生理盐水，5%葡萄糖	2~10 μg/(kg·min)	200 mg/50 ml (4 mg/ml)	2~9 ml/h	2 ml/h	通过中心静脉导管给药
多培沙明	正性肌力药物	0.9%生理盐水，5%葡萄糖	0.5~6 μg/(kg·min)	50 mg/50 ml (1 mg/ml)	2~22 ml/h	2 ml/h	或可通过大的外周静脉给药
多沙普仑	呼吸兴奋剂	0.9%生理盐水，5%葡萄糖	2~4 mg/min	200 mg/50 ml (4 mg/ml)	30~60 ml/h	30 ml/h	最大剂量 4 mg/kg
依诺昔酮	正性肌力血管扩张药	仅可使用 0.9%生理盐水	90 μg/(kg·min)，10~30 min，随后以 5~20 μg/(kg·min) 输注	100 mg/50 ml (2 mg/ml)	9~36 ml/h	162 ml/h，10~30 min	最大剂量 24 mg/(kg·d)
艾司洛尔	β 受体阻滞剂	0.9%生理盐水，5%葡萄糖	50~200 μg/(kg·min)	2.5 g/50 ml (50 mg/ml)	3~15 ml/h	3 ml/h	ECG 监测
硝酸甘油	心肌缺血或控制性降压	0.9%生理盐水，5%葡萄糖	0.5~12 mg/h	50 mg/50 ml (1 mg/ml)	0.5~2 ml/h	5 ml/h	
肝素（未分级）	抗凝作用	0.9%生理盐水，5%葡萄糖	每 24 h 予 24 000~48 000 U	50 000 U/50 ml (1000 U/ml)	1~2 ml/h	2 ml/h	12 h 后查 APTT。参考当地指南

适用于任何输注的替代方案：如果 3 mg/kg/50 ml，则 1 ml/h = 1 μg/(kg·min)；如果 3 mg/50 ml，则 1 ml/h = 1 μg/min

（续表）

药物	适应证	稀释液	剂量	建议方案（60 kg 成人）	输注速度范围	初始速率（成人）	注释
胰岛素（可溶解的）	糖尿病	0.9% 生理盐水	按比例	50 U/50 ml（1 U/ml）	按比例	按比例	
异丙肾上腺素	治疗心脏传导阻滞或心动过缓	0.9% 生理盐水，5% 葡萄糖	0.5～10 μg/min	1 mg/50 ml（20 μg/ml）	1.5～30 ml/h	7 ml/h	
氯胺酮	全身麻醉	0.9% 生理盐水，5% 葡萄糖	1～3 mg/（kg·h）	500 mg/50 ml（10 mg/ml）	6～18 ml/h	10 ml/h	诱导：0.5～2 mg/kg
氯胺酮	"创伤"合剂	0.9% 生理盐水	0.5 ml/（kg·h）	50 ml 合剂（氯胺酮 4 mg/ml）	15～45 ml/h	30 ml/h	氯胺酮 200 mg ＋咪达唑仑 10 mg ＋维库溴铵 10 mg，配至 50 ml
利多卡因	室性心律失常	0.9% 生理盐水	4 mg/min，输注 30 min，2 mg/min，输注 2 h，随后 1 mg/min，输注24h	500 mg/50 ml（10 mg/ml ＝ 1%）	6～24 ml/h	24 ml/h	先给予 50～100 mg 负荷剂量缓慢 IV。ECG 监测。
米力农	正性肌力血管扩张药	0.9% 生理盐水，5% 葡萄糖	50 μg/kg，10 min 给完，随后以 0.375～0.75 μg/（kg·min）输注	10 mg/50 ml（0.2 mg/ml）	7～14 ml/h	90 ml/h，输注 10 min	最大剂量 1.13 mg/（kg·d）

（续表）

药物	适应证	稀释液	剂量	建议方案（60 kg 成人）	输注速度范围	初始速率（成人）	注释
纳洛酮	阿片类拮抗剂	0.9% 生理盐水, 5% 葡萄糖	> 1 μg/（kg·h）	2 mg/500 ml（4 μg/ml）		100 ml/h	根据用药反应调整速率
尼莫地平	预防蛛网膜下腔出血后血管痉挛	0.9% 生理盐水, 5% 葡萄糖	1 mg/h, 2 h 后增加至 2 mg/h	未稀释（0.2 mg/ml）	5~10 ml/h	5 ml/h	通过中心静脉导管给药。禁用聚氯乙烯制品
硝普钠	控制性降压	5% 葡萄糖	0.3~1.5 μg/（kg·min）	25 mg/50 ml（500 μg/ml）	2~10 ml	5 ml/h	最大剂量 1.5 mg/kg。避光保存
去甲肾上腺素	治疗低血压	5% 葡萄糖	2~20 μg/min [0.04~0.4 μg/（kg·min）]	4 mg/40 ml（100 μg/ml）	1.2~12 + ml/h	5 ml/h	通过中心静脉导管给药
奥曲肽	生长抑素类似物	0.9% 生理盐水	25~50 μg/h	500 μg/50 ml（10 μg/ml）	2~5 ml/h	5 ml/h	用于静脉曲张出血，未经许可使用
缩宫素	防止子宫张力减退	0.9% 生理盐水, 5% 葡萄糖	0.02~0.125 U/min（10 U/h）	30 U/500 ml（0.06 U/ml）	30~125 ml/h	125 ml/h	各部门治疗方案各异
苯妥英钠	抗惊厥	0.9% 生理盐水	20 mg/kg	1000 mg/100 ml（需使用 0.22~0.5 μm 过滤器）	可高达 50 mg/min	200 ml/h	监测 ECG 和 BP。在 1 h 内完成
沙丁胺醇	支气管痉挛	5% 葡萄糖	5~20 μg/min	1 mg/50 ml（20 μg/ml）	15~60 ml/h	30 ml/h	在 250 μg 缓慢单次 IV 后

适用于任何输注替代方案：如果 3 mg/kg/50 ml，则 1 ml/h = 1 μg/（kg·min）；如果 3 mg/50 ml，则 1 ml/h = 1 μg/min

Reproduced from Allman, KG. and Wilson, I. ed. (2016). Oxford Handbook of Anaesthesia, 4th ed. Oxford: Oxford University Press.
Reproduced with permission of the Licensor through PLSclear

缩略词

P，primary	初级
S，secondary	次级
A-A，Alveolar-arterial	肺泡-动脉
AAA，abdominal aortic aneurysm	腹主动脉瘤
AAGBI，Association of Anaesthetists of Great Britain and Ireland	大不列颠及爱尔兰麻醉医师协会
ABC，Airway，Breathing，Circulation	气道、呼吸、循环
ABGS，arterial blood gases	动脉血气
A&E，accident and emergency	突发和紧急
ACE，angiotensin-converting enzyme	血管紧张素转换酶
ACH，acetylcholine	乙酰胆碱
ACHE，acetylcholinesterase	乙酰胆碱酯酶
ACS，acute coronary syndrome	急性冠脉综合征
ACTH，adrenocorticotrophic hormone	促肾上腺皮质激素
ADH，antidiuretic hormone	抗利尿激素
ADP，accidental dural puncture	意外硬脊膜穿破
AEC，airway exchange catheter	气道交换导管
AEDS，automated external defibrillators	自动体外除颤器
AF，atrial fibrillation	心房颤动
AFE，amniotic fluid embolus	羊水栓塞
AHF，acute heart failure	急性心力衰竭
AIDS，acquired immune deficiency syndrome	获得性免疫缺陷综合征
ALF，acute liver failure	急性肝衰竭
ALI，acute lung injury	急性肺损伤
ALS，advanced life support	加强生命支持
ALT，alanine aminotransferase	谷丙转氨酶
APL，automatic pressure limiting	自动限压
APTR，activated partial thromboplastin ratio	活化部分凝血活酶比值
APTT，activated partial thromboplastin time	活化部分凝血活酶时间
ARDS，acute respiratory distress syndrome	急性呼吸窘迫综合征
ARF，acute renal failure	急性肾衰竭
ASA，American Society of Anesthesiologists	美国麻醉医师协会

ASAP，as soon as possible	尽早
AST，aspartate transaminase	谷草转氨酶
ATLS，advanced trauma life support	加强创伤生命支持
ATN，acute tubular necrosis	急性肾小管坏死
AV，atrioventricular/ arteriovenous	房室 / 动静脉
AVM，arteriovenous malformation	动静脉畸形
AXR，abdominal X-ray	腹部 X 线片
BAL，bronchoalveolar lavage	支气管肺泡灌洗
BB，bronchial blockers	支气管封堵器
BCIS，bone cement implantation syndrome	骨水泥植入综合征
BD，twice daily	1 日 2 次
BE，base excess	碱剩余
BIPAP，biphasic positive airway pressure	双相气道正压
BLS，basic life support	基础生命支持
BM，'blood sugar'	血糖
BMI，body mass index	体重指数
BNP，b（rain）-natriuretic peptide	脑钠肽
BP，blood pressure	血压
BPF，bronchopleural fistula	支气管胸膜瘘
BPM，beats per minute	次 / 分
BSA，body surface area	体表面积
BTS，British Thoracic Society	英国胸科学会
BURP，Backwards，Upwards，Rightwards Pressure	BURP 手法（向后向上向右压力）
CBF，cerebral blood flow	脑血流
CCF，congestive cardiac failure	充血性心力衰竭
CCU，coronary care unit/ critical care unit	冠心病监护治疗病房 / 重症监护治疗病房
CEA，carotid endarterectomy	颈动脉内膜剥脱术
CI，cardiac index	心指数
CICV，can't intubate...can't ventilate	无法插管，无法通气
CK，creatine kinase	肌酸激酶
CK-MB，creatine kinase MB isoenzyme	肌酸激酶同工酶 MB
CMV，cytomegalovirus	巨细胞病毒
CNS，central nervous system	中枢神经系统
CO，cardiac output	心输出量

COHb，carboxyhaemoglobin	碳氧血红蛋白
COPD，chronic obstructive pulmonary disease	慢性阻塞性肺疾病
CPAP，continuous positive airways pressure	持续气道正压通气
CPB，cardiopulmonary bypass	心肺转流术
CPP，cerebral perfusion pressure	脑灌注压
CPR，cardiopulmonary resuscitation	心肺复苏
CRP，C-reactive protein	C- 反应蛋白
CS，Caesarean section	剖宫产
CSE，combined spinal/epidural	腰硬联合麻醉
CSF，cerebrospinal fluid	脑脊液
CSM，Committee on Safety of Medicines	药物安全委员会
CSW，cerebral salt-wasting	脑性耗盐
CSWS，cerebral salt-wasting syndrome	脑性耗盐综合征
CT，computed tomography	计算机断层扫描
CTPA，computed tomography pulmonary angiogram	CT 肺动脉造影
CV，central venous	中心静脉
CVC，central venous catheter	中心静脉导管
CVE，cerebrovascular episode	脑血管事件
CVP，central venous pressure	中心静脉压
CVS，cardiovascular system	心血管系统
CXR，chest X-ray	胸部 X 线
DAS，Difficult Airway Society	困难气道协会
DBS，double-burst stimulation	双短强直刺激
DC，direct current	直流
DDAVP，1-deamino-8-D-arginine vasopressin	1- 去氨基 -8- 右旋精氨酸抗利尿激素
DHI，dynamic hyperinflation	动态过度充气
DI，diabetes insipidus	尿崩症
DIC，disseminated intravascular coagulation	弥散性血管内凝血
DKA，diabetic ketoacidosis	糖尿病酮症酸中毒
DLT，double-lumen tube	双腔管
DMV，difficult mask ventilation	困难面罩通气
DNAR，do not attempt resuscitation	放弃复苏
DVT，deep vein thrombosis	深静脉血栓形成

ECG，electrocardiogram	心电图
ECM，external cardiac massage	胸外心脏按压
ECMO，extracorporeal membrane oxygenation	体外膜氧合
ECT，electroconvulsive therapy	电休克疗法
ED，external diameter; emergency department	外径；急诊
EDTA，ethylenediamine tetra-acetic acid	乙二胺四乙酸
EEG，electroencephalogram	脑电图
EMLA，eutectic mixture of local anaesthetics	局麻药共晶混合物
ENT，ear, nose, throat	耳，鼻，喉
ERPC，evacuation of retained products of conception	残留妊娠产物清除术
ET，endotracheal	气管内
ETCO$_2$，end-tidal CO$_2$	呼气末二氧化碳
ETT，endotracheal tube	气管导管
EU，European Union	欧盟
EUA，examination under anaesthetic	麻醉状态下检查
FAST，Focused Assessment with Sonography for Trauma	创伤重点超声评估
FB，foreign body	异物
FBAO，foreign body airway obstruction	异物气道阻塞
FBC，full blood count	全血细胞计数
FEV1，forced expiratory volume in 1 second	第1秒用力呼气容积
FFP，fresh frozen plasma	新鲜冰冻血浆
FGF，fresh gas flow	新鲜气体流量
FiAA，inspired fraction of anaesthetic agent	吸入麻醉剂浓度
FiO$_2$，inspired fraction of O$_2$	吸入氧浓度
FOB，fibreoptic bronchoscope	纤维支气管镜
FOI，fibreoptic intubation	纤维支气管镜插管
FONA，front of neck access	颈前通路
FRC，functional residual capacity	功能残气量
FTc，corrected flow time	校正血流时间
GA，general anaesthesia	全身麻醉
G&S，group and save	血型鉴定和不规则抗体筛查
GCS，Glasgow coma scale	格拉斯哥昏迷量表
GFR，glomular filtration rate	肾小球滤过率
GI，gastrointestinal	胃肠

GIT，gastrointestinal tract	消化道
G-6-PD，glucose-6-phosphate dehydrogenase	葡萄糖 -6- 磷酸脱氢酶
GTN，glyceryl trinitrate	硝酸甘油
GU，genitourinary	泌尿生殖系统
HB，haemoglobin	血红蛋白
HBV，hepatitis B virus	乙型肝炎病毒
HCV，hepatitis C virus	丙型肝炎病毒
HDU，high dependency unit	高依赖病房
HIB，*Haemophilus influenzae b*（vaccine）	流感嗜血杆菌 b（疫苗）
HIV，human immunodeficiency virus	人类免疫缺陷病毒
HME，heat and moisture exchanger	湿热交换器
HR，heart rate	心率
IA，intra-arterial	动脉内
IAP，intra-abdominal pressure	腹腔内压力
IBP，invasive blood pressure monitoring	有创血压监测
ICD，implantable cardioverter defibrillator	埋藏式心脏复律除颤器
ICH，intracerebral haemorrhage	脑出血
ICP，intracranial pressure	颅内压
ICS，Intensive Care Society	重症监护协会
ICU，intensive care unit	重症监护治疗病房
ID，internal diameter	内径
IGE，immunoglobulin E	免疫球蛋白 E
ILCOR，International Liaison Committee on Resuscitation	国际急救与复苏联合会
I：E RATIO，inspiratory：expiratory ratio	吸气：呼气比值
IHD，ischaemic heart disease	缺血性心脏病
ILMA，intubating laryngeal mask airway	插管型喉罩
IM，intramuscular（ly）	肌内
INR，international normalized ratio	国际标准化比值
IO，intraosseous	骨内
IPPV，intermittent positive pressure ventilation	间歇正压通气
ITU，intensive therapy unit	加强治疗病房
IU，international units	国际单位
IV，intravenous	静脉内
IVC，inferior vena cava	下腔静脉

IVCT，*in vitro* contracture testing	体外挛缩试验
IVI，intravenous infusion	静脉输液
IVRA，intravenous regional anaesthesia	静脉局部麻醉
JVP，jugular venous pressure	颈静脉压力
KCl，potassium chloride	氯化钾
LA，local anaesthetic/left atrium	局部麻醉药 / 左心房
LBBB，left bundle branch block	左束支传导阻滞
LFT，liver function test	肝功能检查
LMA，laryngeal mask airway	喉罩
LMWH，low molecular weight heparin	低分子量肝素
LOC，loss of consciousness	意识丧失
LSCS，lower segment Caesarean section	子宫下段剖宫产术
LV，left ventricle	左心室
LVAD，left ventricular assist device	左心室辅助装置
LVF，left ventricular failure	左心室衰竭
LVH，left ventricular hypertrophy	左心室肥大
LVSWI，left ventricular stroke work index	左心室做功指数
MA，mean acceleration	平均加速度
MAC，minimum alveolar concentration	最低肺泡有效浓度
MAOIS，monoamine oxidase inhibitors	单胺氧化酶抑制药
MAP，mean arterial pressure	平均动脉压
MC&S，microscopy, culture and sensitivity	微生物培养和敏感性
MDI，metered dose inhaler	定量吸入器
MEN，multiple endocrine neoplasia	多发性内分泌肿瘤
METHB，methaemoglobin	高铁血红蛋白
MH，malignant hyperthermia	恶性高热
MHRA，Medicines and Healthcare Products Regulatory Agency	英国药物与保健产品监管局
MI，myocardial infarction	心肌梗死
MRI，magnetic resonance imaging	磁共振成像
MSU，midstream urine	中段尿
NAI，non-accidental injury	非事故损伤
NG，nasogastric	鼻饲
NHS，National Health Service	英国国家医疗服务体系
NIBP，non-invasive blood pressure	无创血压

NICE，National Institute for Health and Care Excellence	英国国家健康与临床卓越研究所
NIDDM，non-insulin-dependent diabetes mellitus	非胰岛素依赖型糖尿病
NRLS，National Reporting and Learning System	国家报告和学习系统
NSAIDS，non-steroidal anti-inflammatory drugs	非甾体抗炎药
NSTEACS，non-ST segment elevation acute coronary syndromes	非 ST 段抬高型急性冠脉综合征
NSTEMI，non-ST elevation myocardial infarction	非 ST 段抬高型心肌梗死
OD，once daily	一日一次
ODP，operating department practitioner	手术室从业人员
OGD，oesophagogastroduodenoscopy	食管胃十二指肠镜检查
OLV，one-lung ventilation	单肺通气
OMV，Oxford Miniature Vaporizer	牛津微型蒸发器
PA，pulmonary artery	肺动脉
PABA，para-aminobenzoic acid	对氨基苯甲酸
PAC，pulmonary artery catheter	肺动脉导管
$PaCO_2$，partial pressure arterial CO_2	动脉二氧化碳分压
PACU，post-anaesthetic care unit	麻醉后恢复室
PAFC，pulmonary artery flotation catheter	肺动脉漂浮导管
PALS，paediatric advanced life support	儿童加强生命支持
PaO_2，partial pressure arterial O_2	动脉氧分压
PAP，positive airways pressure/pulmonary artery pressure	气道正压 / 肺动脉压
P_{aw}，airway pressure	气道压
PAWP/PAOP，pulmonary artery wedge pressure/ pulmonary artery occlusion pressure	肺动脉楔压
PBLS，paediatric basic life support	儿科基础生命支持
PCA，patient-controlled analgesia	患者自控镇痛
PCI，percutaneous coronary intervention	经皮冠状动脉介入治疗
PCV，pressure-controlled ventilation	压力控制通气
PCWP，pulmonary capillary wedge pressure	肺毛细血管楔压
PDPH，postdural puncture headache	硬脊膜穿破后头痛
PE，pulmonary embolism/phenytoin equivalents	肺栓塞 / 苯妥英钠当量
PEA，pulseless electrical activity	无脉性电活动
PEEP，positive end-expiratory pressure	呼气末正压

PEFR, peak expiratory flow rate	呼气峰值流速
PEP, postexposure prophylaxis	暴露后预防
PICC, peripherally inserted central catheter	经外周静脉穿刺的中心静脉导管
PICCO, pulse contour cardiac output	脉搏指数连续心输出量监测
PICU, paediatric intensive care unit	儿科重症监护治疗病房
PIH, pregnancy-induced hypertension	妊娠高血压
PLMA, ProSeal LMA	双管型喉罩
PO, by mouth	口服
PO_2, partial pressure O_2	氧分压
PONV, postoperative nausea and vomiting	术后恶心呕吐
PPI, proton pump inhibitor	质子泵抑制剂
PR, *per rectum*	直肠给药
PRN, when required	必要时
PT, prothrombin	凝血酶原时间
PTH, parathyroid hormone	甲状旁腺激素
PTT, partial thromboplastin time	部分凝血活酶时间
PUD, peptic ulcer disease	消化性溃疡
PV, peak velocity	峰值速度
PVR, pulmonary vascular resistance	肺血管阻力
QDS, four times daily	1 日 4 次
QSOFA, quick sepsis-related organ failure assessment	快速脓毒症相关器官功能衰竭评分
RA, right atrium	右心房
RAE, Ring-Adair-Elwyn	预铸直角弯度型气管导管
RBBB, right bundle branch block	右束支传导阻滞
RBC, red blood cell (s)	红细胞
RF, recombinant factor	重组因子
ROSC, return of spontaneous circulation	自主循环恢复
RS, respiratory system	呼吸系统
RSI, rapid sequence induction	快速序贯诱导
RTA, road traffic accident/ motor vehicle accident	道路交通事故 / 摩托车事故
RUL, right upper lobe	右上叶
RV, right ventricle	右心室
SAD, supraglottic airway device	声门上气道工具
SAG-M, saline adenine glucose-mannitol	生理盐水腺嘌呤葡萄糖-甘露醇

SAH，subarachnoid haemorrhage	蛛网膜下腔出血
SaO$_2$，arterial oxygen saturation	动脉氧饱和度
SBCU，special baby care unit	婴儿特别护理病房
SC，subcutaneous（ly）	经皮下
SCD，sickle cell disease	镰状细胞病
SCI，spinal cord injury	脊髓损伤
ScvO$_2$，central venous O$_2$ saturation	中心静脉氧饱和度
SD，stroke distance	划距
SHOT，Serious Hazards of Transfusion	严重输血危害
SIADH，syndrome of inappropriate antidiuretic hormone secretion	抗利尿激素分泌失调综合征
SIRS，systemic inflammatory response syndrome	全身炎症反应综合征
SL，sublingual	舌下含服
SLE，systemic lupus erythematosus	系统性红斑狼疮
SLT，single-lumen endotracheal tube	单腔气管导管
SNP，sodium nitroprusside	硝普钠
SOFA，sepsis-related organ failure assessment	脓毒症相关器官功能衰竭评分
SpO$_2$，peripheral oxygen saturation	外周血氧饱和度
SSRI，selective serotonin-reuptake inhibitor	5- 羟色胺选择性重摄取抑制剂
STEMI，ST elevation myocardial infarction	ST 段抬高型心肌梗死
SV，stroke volume	每搏输出量
SVC，superior vena cava	上腔静脉
SVI，stroke volume index	每搏输出量指数
SVR，systemic vascular resistance	体循环阻力
SVRI，systemic vascular resistance index	体循环阻力指数
SVT，supraventricular tachycardia	室上性心动过速
T$_3$，tri-iodothyronine	3,5,3′ - 三碘甲腺原氨酸
T$_4$，thyroxine	甲状腺素
TAVI，transcatheter aortic valve implantation	经导管主动脉瓣植入术
TB，tuberculosis	肺结核
TBW，total body water	总体水
TCA，tricyclic antidepressants	三环类抗抑郁药
TCI，target controlled infusion	靶控输注
Tc/Xe，technetium/ xenon	锝 / 氙
TDS，three times daily	1 日 3 次

TEDS，thromboembolism deterrent stockings	防血栓弹力袜
TEG，thromboelastography	血栓弹力图
TFTS，thyroid function tests	甲状腺功能检查
TIA，transient ischaemic attack	短暂性脑缺血发作
TIVA，total intravenous anaesthesia	全凭静脉麻醉
TMJ，temporomandibular joint	颞下颌关节
TOE，transoesophageal echocardiography	经食管超声心动图检查术
TOF，train-of-four	4个成串刺激
t-PA，tissue plasminogen activator	组织型纤溶酶原激活物
TPN，total parenteral nutrition	全胃肠外营养
TRALI，transfusion-related acute lung injury	输血相关性急性肺损伤
TSH，thyroid stimulating hormone	促甲状腺激素
TT，tracheal tube	气管导管
TURP，transurethral resection of the prostate	经尿道前列腺切除术
U，unit	单位
U&ES，urea and electrolytes	尿素和电解质
US，ultrasound	超声
USS，ultrasound scan	超声扫描
UTI，urinary tract infection	泌尿系统感染
UV，ultraviolet	紫外线
VATS，video-assisted thoracoscopy	电视胸腔镜
VES，ventricular ectopics	室性异位搏动
VF，ventricular fibrillation	心室颤动
VOO，ventricular asynchronous	心室非同步起搏
VP，ventriculoperitoneal（shunt）	脑室腹膜（分流）
VSD，ventricular septal defect	室间隔缺损
VT，tidal volume	潮气量
VT，ventricular tachycardia	室性心动过速
VTE，venous thromboembolism	静脉血栓栓塞症
WFNS，World Federation of Neurological Surgeons	世界神经外科医师联合会
WHO，World Health Organization	世界卫生组织
WPW，Wolff-Parkinson-White（syndrome）	预激综合征
YAG，yttrium-aluminium-garnet（laser）	钇铝石榴石激光器